卫生部"十二五"规划教材

全国高等医药教材建设研究会"十二五"规划教材

全国高职高专教材 供五年一贯制护理学专业用

病原生物与免疫学

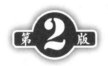

第2版

主　编　许正敏

副主编　曹德明　夏和先

编　者（以姓氏笔画为序）

　　　　吕瑞芳（承德护理职业学院）

　　　　许正敏（襄樊职业技术学院）

　　　　孙　莉（襄樊职业技术学院）

　　　　李水仙（长治医学院）

　　　　李剑平（江西护理职业技术学院）

　　　　李智山（襄樊学院医学院）

　　　　吴华英（无锡卫生高等职业技术学校）

　　　　周振座（柳州医学高等专科学校）

　　　　郑韵芳（福建卫生职业技术学院）

　　　　袁德凯（昆明学院医学院）

　　　　夏和先（皖西卫生职业学院）

　　　　曹德明（黑龙江护理高等专科学校）

秘　书　孙　莉

人民卫生出版社

图书在版编目（CIP）数据

病原生物与免疫学/许正敏主编. —2 版. —北京：人民卫生出版社，2011.7

ISBN 978-7-117-14517-6

Ⅰ.①病…　Ⅱ.①许…　Ⅲ.①病原微生物-医学院校-教材②医药学：免疫学-医学院校-教材　Ⅳ.①R37②R392

中国版本图书馆 CIP 数据核字（2011）第 117943 号

人卫智网	www.ipmph.com	医学教育、学术、考试、健康，购书智慧智能综合服务平台
人卫官网	www.pmph.com	人卫官方资讯发布平台

病原生物与免疫学
第 2 版

主　　编：许正敏

出版发行：人民卫生出版社（中继线 010-59780011）

地　　址：北京市朝阳区潘家园南里 19 号

邮　　编：100021

E - mail：pmph @ pmph.com

购书热线：010-59787592　010-59787584　010-65264830

印　　刷：北京汇林印务有限公司

经　　销：新华书店

开　　本：787×1092　1/16　　印张：24　　插页：2

字　　数：605 千字

版　　次：2004 年 7 月第 1 版　2024 年 8 月第 2 版第 26 次印刷

标准书号：ISBN 978-7-117-14517-6/R · 14518

定　　价：38.00 元

打击盗版举报电话：010-59787491　E-mail：WQ @ pmph.com

（凡属印装质量问题请与本社市场营销中心联系退换）

第二轮全国高职高专五年一贯制护理学专业卫生部规划教材

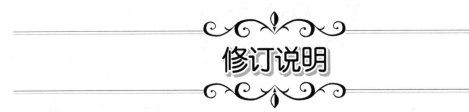

修订说明

第一轮全国高职高专五年一贯制护理学专业卫生部规划教材是由全国护理学教材评审委员会和卫生部教材办公室 2004 年规划并组织编写的,在我国高职高专五年一贯制护理学专业教育的起步阶段起到了非常积极的作用,很好地促进了该层次护理学专业教育和教材建设的发展和规范化。

全国高等医药教材建设研究会、全国卫生职业教育护理学专业教材评审委员会在对我国高职高专护理学专业教育现状(专业种类、课程设置、教学要求)和第一轮教材使用意见调查的基础上,按照《教育部关于加强高职高专教育人才培养工作的意见》等相关文件的精神,组织了第二轮教材的修订工作。

本轮修订的基本原则为:①体现"三基五性"的教材编写基本原则:基本理论和基本知识以"必须、够用"为度,可适当扩展,强调基本技能的培养。在保证教材思想性和科学性的基础上,特别强调教材的适用性与先进性。同时,教材融传授知识、培养能力、提高素质为一体,重视培养学生的创新能力、获取信息的能力、终身学习的能力,突出教材的启发性。②符合和满足高职高专教育的培养目标和技能要求:本套教材以高职高专护理学专业培养目标为导向,以护士执业技能的培养为根本,力求达到学生通过学习本套教材具有基础理论知识适度、技术应用能力强、知识面较宽、综合素质良好等特点。③注意与本科教育和中等职业教育的区别。④注意体现护理学专业的特色:本套教材的编写体现对"人"的整体护理观,使用护理程序的工作方法,并加强对学生人文素质的培养。⑤注意修订与新编的区别:本轮修订是在上版教材的基础上进行的修改、完善,力求做到去粗存精,更新知识,保证教材的生命力和教学活动的良好延续。⑥注意全套教材的整体优化:本套教材注重不同教材内容的联系与衔接,避免遗漏和不必要的重复。⑦注意在达到整体要求的基础上凸显课程个性:全套教材有明确的整体要求。如每本教材均有实践指导、教学大纲、中英文名词对照索引、参考文献;每章设置学习目标、思考题、知识链接等内容,以帮助读者更好地使用本套教材。在此基础上,强调凸显各教材的特色,如技能型课程突出技能培训,人文课程增加知识拓展,专业课程增加案例导入或分析等。⑧注意包容性:本套教材供全国不同地区、不同层次的学校使用,因此教材的内容选择力求兼顾全国多数使用者的需求。

全套教材共29种,配套教材15种,配套光盘12种,于2011年9月前由人民卫生出版社出版,供全国高职高专五年一贯制护理学专业师生使用,也可供其他学制使用。

第二轮教材目录

序号	教材名称	配套教材	配套光盘	主编	指导评委
1	人体结构学	✓	✓	杨壮来　牟兆新	赵汉英
2	病理学与病理生理学	✓	✓	陈命家	姜渭强
3	生物化学			赵汉芬	黄　刚
4	生理学			潘丽萍	陈命家
5	病原生物与免疫学	✓		许正敏	金中杰
6	护理药理学	✓	✓	徐　红	姚　宏
7	护理学导论	✓	✓	王瑞敏	杨　红
8	基础护理技术	✓	✓	李晓松	刘登蕉
9	健康评估	✓		薛宏伟	李晓松
10	护理伦理学			曹志平	秦敬民
11	护理心理学		✓	蒋继国	李乐之
12	护理管理与科研基础	✓		殷　翠	姜丽萍
13	营养与膳食			林　杰	路喜存
14	人际沟通			王　斌	李　莘
15	护理礼仪		✓	刘桂瑛	程瑞峰
16	内科护理学	✓	✓	马秀芬　张　展	云　琳
17	外科护理学	✓	✓	党世民	熊云新
18	妇产科护理学	✓	✓	程瑞峰	夏海鸥
19	儿科护理学	✓		黄力毅　张玉兰	梅国建
20	社区护理学			周亚林	高三度
21	中医护理学	✓		陈文松	杨　军
22	老年护理学	✓		罗悦性	尚少梅
23	康复护理学			潘　敏	尚少梅
24	精神科护理学		✓	周意丹	李乐之
25	眼耳鼻咽喉口腔科护理学			李　敏	姜丽萍
26	急危重症护理学	✓		谭　进	党世民
27	社会学基础			关振华	路喜存
28	护理美学基础		✓	朱　红	高贤波
29	卫生法律法规			李建光	王　瑾

评审委员会名单

顾　　问：郭燕红　卫生部医政司

李秀华　中华护理学会

尤黎明　中山大学护理学院

姜安丽　第二军医大学

涂明华　九江学院

主 任 委 员：熊云新　柳州医学高等专科学校

副主任委员：金中杰　甘肃省卫生厅

夏海鸥　复旦大学护理学院

委　　员：（按姓名汉语拼音首字母排序）

陈命家　安徽医学高等专科学校

程瑞峰　江西护理职业技术学院

党世民　西安交通大学附设卫生学校

高三度　无锡卫生高等职业技术学校

高贤波　哈尔滨市卫生学校

黄　刚　甘肃省卫生学校

姜丽萍　温州医学院护理学院

姜渭强　苏州卫生职业技术学院

李春艳　北京朝阳医院

李乐之　中南大学湘雅二医院

李晓松　黑龙江护理高等专科学校

李　莘　广东省卫生职业教育协会

刘登蕉　福建卫生职业技术学院

路喜存　承德护理职业学院

梅国建　平顶山学院

秦敬民　山东医学高等专科学校

尚少梅　北京大学护理学院

王　瑾　天津医学高等专科学校

杨　红　重庆医药高等专科学校

杨　军　江汉大学卫生技术学院

姚　宏　本溪卫生学校

云　琳　河南职工医学院

赵汉英　云南医学高等专科学校

秘　　书：皮雪花　人民卫生出版社

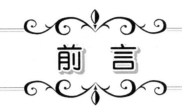

前　言

2010年10月，卫生部教材办公室和全国卫生职业教育护理学专业教材评审委员会在北京召开第二轮全国高职高专五年一贯制护理学专业卫生部规划教材修订工作会议。会议强调本次教材的修订，要符合和满足高职高专教育的培养目标和技术要求；要继续坚持"三基五性"、"必需，够用"的原则；要体现护理学专业的特色。

根据北京会议精神以及兄弟院校使用第1版后的意见及全体编者的教学体会，对教学大纲、编写内容及编排顺序等，进行了认真地讨论和修订。力求《病原生物与免疫学》能为护士执业所必需的护理专业知识与工作能力奠定必备的基础，以适应我国高职高专教育改革和基层卫生工作改革发展的需要。

本教材共分四篇，第一篇为免疫学基础，第二篇为医学微生物，第三篇为人体寄生虫，第四篇为实验指导。在继第1版教材的基础上，本版教材在内容与编排顺序上进行了适当的调整：①第1版的第三篇免疫学基础改编为第一篇，以利于循序渐进。②免疫学基础删减了超抗原、免疫佐剂及免疫球蛋白血清型等内容。③医学微生物删减了乙型肝炎病毒、人类免疫缺陷病毒等基因结构内容。④人体寄生虫删减了线虫纲、吸虫纲、绦虫纲及原虫等生物学特征分类的概述；将传统生物学分类编写更改为按寄生部位（与致病、标本采集、实验诊断、临床诊断相关，以利于学习，更贴近工作）编写；增加了再现的食源性寄生虫——广州管圆线虫，强化了机会致病寄生虫内容。⑤为体现护理学专业的特色，在实验室检查内容的编排上，注重标本采集、送检，以利于学生明了所学知识在实际工作中的重要作用，突出了"能力导向"，明确感染性疾病的"根与源"。⑥免疫学基础示意图及寄生虫生活史线条图增加了图解与重点归纳，更加明确了应知应会的知识在临床医学及预防医学中的作用。⑦以真实、直观的显微镜下实物照片，替代了第1版人工绘制线条图。⑧淡化了教材的系统性，附有模块式的附录，以便学生从另一个层面复习。⑨实验报告增加了"思考与讨论"，旨在彰显能力导向，让学生明白理论与实践、知识与应用、学习与工作的关系。

在教材编写过程中，我们汲取和借鉴了相关教材的成果，得到了各参编单位领导的大力支持，卫生部教材办公室、人民卫生出版社给予了帮助和指导，襄樊学院医学院邹玖明老师、襄樊职业技术学院陶永平和卢恩昌老师参加了教材部分插图的绘制与文字校对工作，在此一并致以衷心的感谢。

本教材是全体编写人员辛勤劳动、共同努力的成果。限于编者的水平与时间以及病原生物与免疫学理论、应用技术等的发展日新月异，错漏之处在所难免，恳请广大读者和同道不吝批评指正，以利日臻完善。

许正敏

2011年3月13日

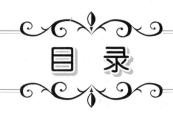

目 录

第二篇 医学微生物

第三篇　人体寄生虫

第四篇　实验指导

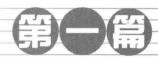

第一篇

免疫学基础

第一章　免疫学概述

1. 掌握免疫的概念和免疫功能。
2. 熟悉免疫在医学中的作用。

免疫学是伴随着人类对传染病的防治而发展起来的,其历史源远流长。近 100 年的快速发展,免疫学真正成为了一门独立的学科。因此,免疫学既是一门历史悠久的古老学科,又是一门富有活力、有着巨大发展潜能的新兴学科。

第一节　免疫的概念

免疫(immunity)功能是机体的重要功能,能够识别"自己"和"非己"物质。当细菌等"非己"物质侵入机体时,机体免疫系统会进行识别并通过一系列反应将其清除。"非己"物质不但包括了细菌、病毒等外源性物质,还包括机体衰老、受损伤的细胞及肿瘤细胞等内源性物质,这些"非己"物质统称为抗原性异物。免疫是机体识别和清除抗原性异物的功能。正常时对机体有利,表现为维持机体的生理平衡和稳定;异常时对机体有害,表现为组织损伤和生理功能的紊乱。

第二节　免疫的功能

根据机体识别、清除抗原性异物的种类不同,免疫功能分为免疫防御、免疫稳定和免疫监视三个方面。

一、免疫防御

指机体清除病原生物和其他外来抗原性异物的功能。若该功能异常:过低表现为免疫缺陷,易发生严重感染,如艾滋病(获得性免疫缺陷综合征),多继发感染而死亡;敏感性过高,则可导致组织损伤和生理功能紊乱,即发生超敏反应,如青霉素过敏性休克。

二、免疫稳定

指机体识别和清除体内衰老及受损伤的细胞,进行免疫调节的功能。若该功能失调,可引起自身免疫性疾病,如类风湿关节炎。

三、免疫监视

指机体识别和清除体内突变细胞的功能。若该功能失调,可使突变细胞过度增殖,从而形成肿瘤。

第三节　免疫学在医学中的作用

一、在疾病的预防方面

从"人痘"接种,进而采用牛痘苗预防天花,经过不懈的努力,终于在 1980 年由世界卫生组织宣布:"天花已在全世界被消灭"。这是人类预防疾病最伟大的成就。过去,在发展中国家,每 15 秒就有一名儿童死于麻疹、百日咳、白喉、破伤风、脊髓灰质炎、结核 6 种传染病。现在,由于较普遍地接种麻疹疫苗、百白破三联制剂、脊髓灰质炎疫苗和卡介苗等,这 6 种疾病的发病率显著降低。许多疾病(如肝炎和结核等)最有效的预防方法也是免疫接种。控制并消灭新出现的传染病,其根本途径仍是有效疫苗的研制和预防接种。

> **"人痘"接种和牛痘苗**
>
> 我国早在宋朝(公元 11 世纪)已有预防天花的传说,到明朝(公元 16 世纪)有了接种"人痘"预防天花的正式记载。基于经验,将沾有痘浆的患者衣服给正常儿童穿着,或将患天花后局部形成的痂皮磨成细粉,让正常儿童经鼻吸入,可预防天花。这些方法尽管有效,但有一定的危险性,有可能人为感染天花。公元 18 世纪后叶,免疫学史上的重要发现问世,英国医生琴纳(Jenner)观察到挤奶女工因接触患有牛痘的牛后,可被传染并在其手臂上长出类似牛痘的疱疹,这些得过牛痘的女工却不会得天花。受此启发,琴纳进行"牛痘"预防天花试验取得成功,发明了牛痘苗,人类得以安全有效地预防天花,此举开创了人工自动免疫的先河。

二、在疾病的诊断方面

免疫学诊断方法伴随着免疫学的发展而发展,免疫学诊断技术可定性、定量、定位检测,在医学领域的应用愈来愈广泛。目前,越来越多的免疫学检测项目已应用于疾病的诊断。

三、在疾病的治疗方面

免疫学治疗是用免疫应答调节剂或免疫抑制剂来增强或抑制机体的免疫功能,以达到治疗疾病的目的。目前,运用免疫学方法治疗疾病的范围不断扩大,新方法不断涌现,特别是在肿瘤、移植排斥、自身免疫性疾病方面取得了重大进展。传统治疗肿瘤的方法有手术疗法、放射疗法和化学疗法,但这些方法都会伤及正常细胞,而用单克隆抗体制备的杀伤肿瘤的"生物导弹",能准确地杀伤癌细胞而不损伤正常细胞。随着时间的推移,免疫治疗会在更多的疾病中得到运用。

(曹德明)

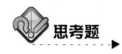思考题

1. 简述琴纳创建牛痘苗预防天花的意义。
2. 简述免疫功能的双重性。
3. 免疫学在医学实践中有哪些作用?

第二章　抗　原

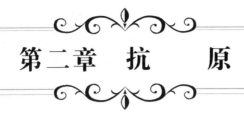

学习目标

1. 掌握抗原、抗原决定基的概念及医学上重要的抗原。

2. 熟悉决定抗原免疫原性的条件、抗原特异性与交叉反应在疾病病因及诊断中的实际意义。

3. 了解抗原的分类。

第一节　抗原的概念、特性和分类

一、抗原的概念和特性

抗原（antigen，Ag）是一种能刺激机体免疫系统产生特异性免疫应答，并能与相应的免疫应答产物（抗体或效应 T 细胞）发生特异性结合的物质。抗原是机体识别和清除的对象，既可以是侵入机体的异物，也可以是体内形成的异物。抗原是机体建立特异性免疫的始动因素和必备条件，没有抗原刺激就没有特异性免疫的形成。

抗原一般具备两种基本特性：一是免疫原性，即能刺激机体发生免疫应答，产生相应免疫应答产物（抗体或效应 T 细胞）的能力；二是抗原性，指与相应抗体或效应 T 细胞发生特异性结合的能力。同时具有免疫原性和抗原性的物质称为完全抗原，即通常所称的抗原。只有抗原性而无免疫原性的物质称半抗原。半抗原与蛋白质等载体耦联后，能诱导机体产生抗半抗原抗体，此称为半抗原-载体效应。

二、抗原的分类

抗原一般有以下几种分类方法：

（一）根据抗原的基本性能分类

1. 完全抗原　具有免疫原性和抗原性。细菌、病毒、异种血清和大多数蛋白质等均为完全抗原。

2. 半抗原　只有抗原性而没有免疫原性，又称不完全抗原。半抗原只能与抗体特异性地结合，却不能单独诱导机体产生抗体。这些抗原单独存在时无免疫原性，当与蛋白质载体结合后才具有免疫原性。大多数多糖、类脂和某些药物等为半抗原。

（二）根据产生抗体时是否需要 T 细胞协助分类

1. 胸腺依赖性抗原（thymus dependent antigen，TD-Ag） 这类抗原在 T 细胞参与下，才能激活 B 细胞产生抗体。TD 抗原刺激机体主要产生 IgG 类抗体，还可引发细胞免疫及再次应答。大多数天然抗原（如细菌、病毒、异种血清等）属此类。

2. 胸腺非依赖性抗原（thymus independent antigen，TI-Ag） 这类抗原不需要 T 细胞协助，能直接刺激 B 细胞产生抗体。TI 抗原只能刺激 B 细胞产生 IgM 类抗体，不能引发细胞免疫及再次应答。少数抗原（如细菌脂多糖和细菌多聚鞭毛素等）属此类。TD-Ag 和 TI-Ag 的区别见表 2-1。

表 2-1 TD-Ag 和 TI-Ag 的比较

	TD-Ag	TI-Ag
组成	B 细胞和 T 细胞决定基	B 细胞决定基
产生抗体是否需 T 细胞辅助	必需	不需
免疫应答类型	体液免疫和细胞免疫	体液免疫
产生抗体的类型	主要为 IgG	IgM
再次应答	有	无

（三）根据抗原的来源及与机体的亲缘关系分类

1. 异种抗原 指来自另一物种的抗原物质，如植物花粉、异种动物血清、各种微生物及其代谢产物等。

2. 同种异型抗原 指来自同种生物而不同基因型个体的抗原物质，如人类红细胞血型抗原及组织相容性抗原等。

3. 自身抗原 机体的自身成分正常时不引发免疫应答，但在感染、外伤和药物等影响下，自身成分的分子结构发生改变或隐蔽抗原释放，形成自身抗原，可引发针对自身的免疫应答。

（四）其他分类法

根据抗原的化学组成分为蛋白质抗原、脂蛋白抗原、糖蛋白抗原、多糖抗原和核蛋白抗原；根据抗原的来源分为外源性抗原和内源性抗原；根据抗原的获得方式分为天然抗原和人工抗原。

超 抗 原

某些抗原物质只需极低浓度（1~10ng/ml）即可激活体内大量（2%~20%）T 细胞克隆，产生极强的免疫应答效应，这类抗原称为超抗原（super antigen，SAg）。

超抗原多为一些微生物及其代谢产物，如金黄色葡萄球菌肠毒素（SE）A~E、葡萄球菌表皮剥脱毒素（ET）、链球菌 M 蛋白、某些病毒蛋白等。

SAg 的作用特点为：①强大的刺激能力；②无须抗原加工与呈递；③与 T 细胞相互作用无 MHC 限制性；④所诱导的 T 细胞应答，其效应并非针对超抗原自身，而是通过分泌大量细胞因子，参与某些病理生理过程。

第二节　决定抗原免疫原性的条件

一、异　物　性

1957 年，澳大利亚学者伯内特(Burnet)提出克隆选择学说，依据该学说，凡是胚胎时期未与免疫系统中免疫活性细胞充分接触过的物质，都可视为异物。

免疫系统能识别"自己"与"非己"，并能将"非己"清除体外。"非己"即"异己"，因此异物性是构成抗原免疫原性的首要条件。具有异物性的物质主要有：①异种物质。例如，病原微生物及动物血清对人体都是良好抗原。生物间种族亲缘关系越远，分子结构差异越大，免疫原性越强。②同种异体物质。由于个体间的遗传差异，组织细胞或体液中有些成分的分子结构也存在不同程度的差异，例如人类血型抗原、主要组织相容性抗原等。将这些同种异型抗原输入另一个体，即可引发免疫应答。③自身物质。在正常情况下，机体自身成分无免疫原性，但在感染、烧伤、冻伤、电离辐射、药物等因素影响下，体内某种成分结构发生改变，可成为自身抗原，引起免疫系统对自身物质进行排斥，发生自身免疫性疾病。体内有些物质从胚胎发生时起即处于隐蔽状态，若出生后由于某些因素(如炎症、外伤等)影响，使隐蔽物质释放，成为自身抗原，可刺激机体免疫系统发生免疫应答。

二、抗原分子的理化特性

(一) 分子量的大小

凡具有免疫原性的物质分子量都较大，一般在 10kD 以上，低于 4.0kD 者一般无免疫原性。抗原分子量愈大，免疫原性愈强。大分子物质结构复杂，在体内存留时间长，不易被迅速酶解而排除，故有利于刺激免疫系统，发生免疫应答。

(二) 化学组成

免疫原性与化学组成密切相关。多数抗原为蛋白质，蛋白质中含有大量芳香族氨基酸(尤其是酪氨酸)时，免疫原性就强。以非芳香族氨基酸为主的蛋白质，免疫原性则弱，例如明胶蛋白，分子量虽高达 100kD，因其主要由直链氨基酸组成，在体内易降解为小分子物质，所以免疫原性很弱。若在明胶分子内引入少量酪氨酸(2%)，则免疫原性显著增强。

(三) 分子构象和易接近性

抗原分子的立体结构是决定抗原分子与免疫细胞抗原受体结合、引发免疫应答的关键因素之一，也是决定抗原与相应抗体结合、出现各种免疫反应的物质基础。如果某些原因导致抗原立体结构发生改变，可使免疫原性改变或丧失。例如，溶菌酶为良好抗原，但若分子内双硫键还原而失去立体结构，免疫原性即消失。某些化学基团(如酪氨酸)，在分子表面时，因易与免疫细胞抗原受体结合，免疫原性强；若存在于大分子内部，则表现不出免疫原性。此外，蛋白质等抗原可因加热、冻融、光照、振荡等引起变性，使免疫原性改变或丧失。

(四) 物理状态

一般聚合状态的蛋白质较其单体免疫原性强，颗粒性抗原较可溶性抗原强。如果将免疫原性弱的物质吸附到某些大颗粒表面，则能增强其免疫原性。

三、宿主方面的因素

机体对抗原的应答是受免疫应答基因(主要是 MHC)控制的。因个体遗传基因不同，故人群对同一抗原应答的程度不同。年龄、性别与健康状态也影响机体对抗原的应答。

四、免疫方法的影响

抗原进入机体的剂量、途径及次数均影响机体对抗原的应答。一般来说，抗原剂量要适中，太低和太高易诱导免疫耐受。免疫途径以皮内和皮下免疫效果最佳，腹腔注射次之，口服和静脉注射易诱导免疫耐受。注射间隔要适当，次数不要过多，否则会影响免疫应答。

第三节　抗原的特异性与交叉反应

一、抗原的特异性

抗原的特异性既表现在免疫原性上，又表现在抗原性上。前者是指抗原进入机体，只能刺激机体相应的淋巴细胞克隆产生特异的抗体或效应 T 细胞；后者是指抗原只能与相应的抗体或效应 T 细胞结合。特异性是免疫应答最基本的特点，也是免疫学诊断与防治的理论依据。

（一）抗原决定基

抗原决定基是抗原分子上决定抗原特异性的特殊化学基团，又称表位。表位的性质、数目、位置和空间构象决定着抗原的特异性。

抗原的结合价是指能与抗体分子结合的抗原决定基的数目。半抗原为一价，而天然抗原分子结构复杂，表面常有多个以及不同类型的抗原决定基，为多价抗原，能与多个抗体分子特异性结合。

（二）抗原决定基对抗原特异性的影响

抗原决定基性质、数目、位置及空间结构决定着抗原的特异性。如分别用连接不同酸基的苯胺衍生物作为半抗原，与同一种载体耦联制备成人工抗原，然后免疫动物。结果证实，各种带有不同酸基的半抗原只能与相应的抗体结合（表 2-2）。用氨基苯甲酸的三种异构体（邻位、间位、对位）分别与同一种载体蛋白耦联，免疫动物所获得的抗体也只能与相应的半抗原结合（表 2-3）。研究表明，抗右旋、抗左旋和抗消旋酒石酸的抗体仅与相应旋光性的酒石酸结合，显示了空间构象与抗原表位特异性的关系。

表 2-2　化学基团的性质对抗原特异性的影响

	对氨基苯甲酸 NH_2 ── $COOH$	对氨基苯磺酸 NH_2 ── SO_3H	对氨基苯砷酸 NH_2 ── AsO_3H
载体-对氨基苯甲酸抗体	+	−	−
载体-对氨基苯磺酸抗体	−	+	−
载体-对氨基苯砷酸抗体	−	−	+

注：＋，阳性反应；－，阴性反应

表 2-3 化学基团的空间位置对抗原特异性的影响

	邻位氨基苯甲酸	间位氨基苯甲酸	对位氨基苯甲酸
载体-邻位氨基苯甲酸抗体	＋	－	－
载体-间位氨基苯甲酸抗体	－	＋	－
载体-对位氨基苯甲酸抗体	－	－	＋

注:＋,阳性反应;＋,阴性反应

二、交 叉 反 应

有些复杂的抗原,除各有其主要的特异性抗原决定基外,相互间也可存在相同或相似的抗原决定基,此相同或相似的抗原决定基称为共同抗原表位,即共同抗原。同种属生物间存在的共同抗原称为类属抗原,例如伤寒沙门菌与肖氏沙门菌间的共同抗原。存在于不同种属生物间的共同抗原称为异嗜性抗原,例如大肠埃希菌 O_{14} 的脂多糖与人结肠黏膜间的共同抗原等。一种具有共同抗原决定基的物质刺激机体产生的抗体,可与其他含有共同抗原决定基的物质结合发生反应,称为交叉反应(图 2-1)。血清学诊断中出现交叉反应时,易造成判断的错误。有时,两种抗原决定基的化学成分并不相同,但立体结构很相似时,其抗原与抗体间也可发生交叉反应,但结合力相对较弱。

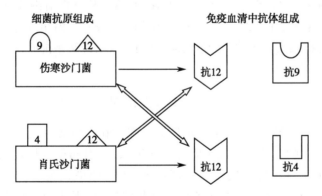

图 2-1 细菌共同抗原与交叉反应示意图

伤寒沙门菌有 9 抗原和 12 抗原,刺激机体获得的免疫血清中有抗 9 和 12 抗体;肖氏沙门菌有 4 抗原和 12 抗原,刺激机体获得的免疫血清中有抗 4 和抗 12 抗体。由于有共同的 12 抗原,伤寒沙门菌可与肖氏沙门菌刺激机体获得的免疫血清反应,肖氏沙门菌亦可与伤寒沙门菌刺激机体获得的免疫血清反应

第四节 医学上重要的抗原物质

一、病原微生物

细菌、病毒、立克次体及螺旋体等都有较强的免疫原性,机体感染这些微生物后,可发生免疫应答,故用病原微生物制成疫苗进行预防接种,可提高人群免疫力,控制传染病的流行。根据病原微生物抗原的特异性,用免疫学方法鉴定由患者体内分离出的病原微生物或测定患者血清中特异性抗体,辅助诊断感染性疾病。病原微生物结构虽简单,但化学组成很复杂,每种病原微生物都是由多种成分组成的抗原复合体。以肠道杆菌为例,其主要抗原有表面抗原、菌体抗原、鞭毛抗原等。每种抗原又有多种抗原决定基,有些决定基是某种细菌特有的,即为该菌的特异性抗原;有些决定基是与其他细菌共有的类属抗原。

二、细菌的外毒素和类毒素

有些细菌在生长繁殖过程中,向菌体外分泌有毒的物质,称为外毒素。外毒素是蛋白质,毒性很强,免疫原性也很强。外毒素经 0.3%～0.4%甲醛处理后,失去毒性,但仍保留免疫原性,成为类毒素。类毒素可作为人工自动免疫制剂,用于疾病的预防,如常用的白喉类毒素、破伤风类毒素可预防白喉流行及破伤风的发生。

三、动物免疫血清

常用的各种抗毒素,是将类毒素注射于马体内,然后从马血清中分离、提取免疫球蛋白制成。将这种动物来源的抗毒素注入人体,可中和被感染者体内相应的外毒素,达到防治疾病的作用。但这种抗毒素是异种动物蛋白质,因而对人来说又是抗原,故注射前应做皮肤过敏试验,以防超敏反应的发生。

四、异嗜性抗原

是指一类与种属特异性无关的存在于人、动物、植物和微生物之间的共同抗原。有些病原微生物与人体的某些组织细胞间有共同抗原,是引起免疫性疾病的原因之一。如A族溶血性链球菌与肾小球基底膜有共同抗原,因而感染该菌后可引起急性肾小球肾炎。大肠埃希菌 O_{14} 的脂多糖与人结肠黏膜有共同抗原,现认为溃疡性结肠炎的发生与感染该菌有关。

五、同种异型抗原

由于遗传基因的差异,同种不同个体间存在多种同种异型抗原。人体主要有两类:

(一)红细胞血型抗原

包括 ABO 血型及 Rh 血型抗原等。①ABO 血型不符的血液在体外混合可出现凝集现象,如输入人体内可引起溶血反应。临床输血前均要进行交叉配血(供血者红细胞加受者血清、受者红细胞加供血者血清),以防止错误输血导致严重的输血反应。②根据红细胞表面

Rh抗原的存在与否,可将人类红细胞分为Rh阳性(Rh⁺)和Rh阴性(Rh⁻)两种。母亲血型为Rh⁻,胎儿血型为Rh⁺,当母亲再次怀孕、胎儿血型仍为Rh⁺时,可引起新生儿溶血症。

(二)人类主要组织相容性抗原

组织相容性是指不同个体间进行组织器官移植时供者与受者相互接受的程度。在进行不同个体间的组织移植时发现,移植物能否存活是由供者与受者细胞表面抗原的特异性决定的。这种存在于机体组织细胞表面、代表个体组织特异性的抗原称为组织相容性抗原,有主要和次要之分。人类主要组织相容性抗原又称HLA抗原。

六、自 身 抗 原

(一)隐蔽的自身抗原

有些自身物质由于屏障作用,在正常情况下与免疫活性细胞相隔绝,称为隐蔽抗原。当外伤、感染或手术等原因,使隐蔽抗原进入血流成为自身抗原,则可引发自身免疫性疾病,如甲状腺球蛋白释放入血,引发超敏反应性甲状腺炎;眼葡萄膜色素抗原释放,引发交感性眼炎;精子抗原引发男性不育症等。脑组织和眼晶状体蛋白也属于隐蔽的自身抗原。

(二)修饰的自身抗原

正常情况下,自身物质无免疫原性。但由于病原微生物感染、电离辐射或化学药物等影响,自身成分的分子结构有时可发生改变,形成新的抗原决定基而成为自身抗原,刺激机体引发自身免疫性疾病。某些患者服用甲基多巴后,可使红细胞抗原发生改变,导致自身免疫性溶血性贫血。

七、肿 瘤 抗 原

(一)肿瘤特异性抗原(tumor specific antigen,TSA)

是肿瘤细胞表面特有的抗原。在黑色素瘤、结肠癌、乳腺癌等肿瘤细胞表面可检测到此类抗原。

(二)肿瘤相关抗原(tumor associated antigen,TAA)

这类抗原并非肿瘤细胞所特有,但在细胞癌变时体内含量明显增多,无严格的特异性。TAA有两类:①与肿瘤有关的病毒抗原。人类的某些肿瘤与病毒感染有密切关系,如鼻咽癌组织中有EB病毒基因及抗原,宫颈癌细胞内有单纯疱疹病毒-Ⅱ型基因及抗原。这些肿瘤患者血清中常能查到较高效价的相关病毒抗体。②胚胎性抗原。有些肿瘤细胞能产生胚胎时期合成的大分子物质,即胚胎性抗原。与人类肿瘤有关的胚胎性抗原种类较多,在临床上最有意义的是甲胎蛋白(alpha-fetoprotein,AFP),它原是胎儿肝细胞合成的一种糖蛋白,胚胎6周时出现在胎儿血清中,14~16周达高峰,21周后下降,出生后血清中AFP含量极微,低于20ng/ml。而原发性肝癌患者血清中AFP含量多在300ng/ml以上,孕妇及其他肿瘤患者血清中AFP含量虽可增多,但很少超过100ng/ml。故AFP的检测可用于原发性肝癌的辅助诊断。

(曹德明)

 **思考题**

1. 试述抗原的基本性能。
2. 比较 TD-Ag 和 TI-Ag 的特点。
3. 简述决定抗原免疫原性的条件。
4. 举例说明交叉反应是如何发生的。
5. 列出医学上重要的抗原。

第三章　免疫球蛋白

1. 掌握抗体、免疫球蛋白的基本概念和免疫球蛋白的生物学作用。
2. 熟悉免疫球蛋白的基本结构及五类免疫球蛋白的主要特性与功能。
3. 了解人工制备抗体的类型和作用。

第一节　抗体和免疫球蛋白的概念

抗体(antibody,Ab)是 B 细胞识别抗原后增殖分化为浆细胞所产生的一类能与相应抗原特异性结合的球蛋白。抗体主要存在于血清中,也见于其他体液。研究表明,在骨髓瘤、巨球蛋白血症等患者血清中还存在与抗体结构相似而不具有抗体活性的球蛋白。经国际免疫学会议讨论决定,将具有抗体活性及化学结构与抗体相似的球蛋白统称为免疫球蛋白(immunoglobulin,Ig)。免疫球蛋白是化学结构的概念,抗体则是生物学功能的概念。所有的 Ab 都是 Ig,但 Ig 不是都具有 Ab 活性。免疫球蛋白可分为分泌型和膜型两种。

第二节　免疫球蛋白的分子结构

一、免疫球蛋白的基本结构

(一) 免疫球蛋白单体

Ig 的基本结构是由二硫键连接的四条肽链构成的单体,它是 Ig 的基本功能单位。其中两条多肽链较长,每条链由 450～550 个氨基酸残基组成,称为重链(heavy chain,H 链)。重链间由二硫键相连。另两条多肽链较短,每条链约含 214 个氨基酸残基,称为轻链(light chain,L 链)。轻链以二硫键与重链相连。每条多肽链都有氨基端(N 端)和羧基端(C 端)。

(二) 免疫球蛋白分区

1. 可变区和恒定区　Ig 分子肽链的 N 端,L 链的 1/2 和 H 链的 1/4,氨基酸的种类和排列顺序随抗体特异性的不同变化较大,称为可变区(variable region,V 区);肽链 C 端,L 链的 1/2和 H 链的 3/4,氨基酸的种类和排列顺序变化不大,称为恒定区(constant region,C 区)。

2. 高变区和骨架区　V_H 和 V_L 各有 3 个区域的氨基酸残基组成和排列顺序高度可变，故称高变区（hypervariable region，HVR），分别用 HVR1、HVR2 和 HVR3 表示。可变区中的非 HVR 部位称为骨架区，其氨基酸残基组成和排列变化相对较少，对 HVR 起支架作用。

3. 铰链区　L 链由 N 端向 C 端分为 V_L 和 C_L 两区；H 链由 N 端向 C 端分为 V_H、C_H1、C_H2、C_H3，有些 Ig 有 C_H4。C_H1 与 C_H2 之间的肽链称铰链区，该区肽链富含脯氨酸和二硫键，具有弹性，使 2 个 Fab 段易于伸展和弯曲，有利于结合抗原决定基（图 3-1）。

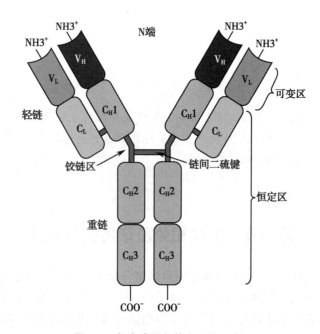

图 3-1　免疫球蛋白基本结构示意图

免疫球蛋白的基本结构是由二硫键连接的四条肽链构成的单体，两条长链为重链，两条短链为轻链。氨基端重链的 1/4 和轻链的 1/2 氨基酸序列的变化很大，为可变区；其他部分氨基酸序列相对恒定，为恒定区；位于 C_H1 与 C_H2 之间富含脯氨酸的区域为铰链区。V_H 和 V_L 分别代表重链和轻链的可变区，C_H 和 C_L 分别代表重链和轻链的恒定区

二、免疫球蛋白的其他成分

（一）连接链（joining chain，J 链）

由浆细胞合成的多肽链，主要功能是将 2 个或 2 个以上的免疫球蛋白单体连接在一起。IgM 经 J 链通过二硫键将 5 个单体相互连接成五聚体，SIgA 经 J 链通过二硫键将 2 个单体连接形成二聚体，IgD、IgG 和 IgE 为单体，不含 J 链（图 3-2）。

（二）分泌片（secretory piece，SP）

分泌片是 SIgA 分子上的一个辅助成分，为一种含糖的肽链，由黏膜上皮细胞合成和分泌，并结合于 IgA 二聚体上，使其成为 SIgA。分泌片的作用是保护 SIgA，使之免受黏膜环境中各种蛋白酶的降解，并介导 IgA 二聚体转运至黏膜表面。

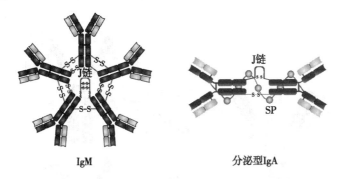

图 3-2　IgM 和 SIgA 的结构示意图

IgM 为五聚体,是由 5 个单体通过一个 J 链连接而成的。IgM 重链有 5
个功能区,除 V_H、C_H1、C_H2 和 C_H3 外,还有一个 C_H4。分泌型 IgA 由 J
链连接的 2 个单体和分泌片组成。分泌片为一种含糖的肽链,由黏膜
上皮细胞合成和分泌,并结合于 IgA 二聚体上

三、免疫球蛋白的分类

Ig 为复杂的大分子蛋白质,本身亦为抗原。Ig 重链恒定区(CH)氨基酸的组成和排列
顺序不同,故其抗原特性也不同,据此可将重链分为 α、γ、δ、ε 和 μ 五类,与之相应的 Ig 也分
为五类,分别为 IgA、IgG、IgD、IgE 和 IgM。轻链分 κ 和 λ 两型,一个天然 Ig 分子上两条轻
链的型别总是相同的。

四、免疫球蛋白的功能区

Ig 分子的每条肽链可折叠为几个球形的功能区,每个功能区约由 110 个氨基酸组成。

轻链有 V_L 和 C_L 两个功能区;IgG、IgA 和 IgD 的重链有 V_H、C_H1、C_H2 和 C_H3 四个功能
区;IgM 和 IgE 重链有五个功能区,除 V_H、C_H1、C_H2 和 C_H3 外,还有一个 C_H4。功能区的作
用为:①V_H 和 V_L 是结合抗原的部位,其中高变区是 V 区中与抗原决定基互补结合的部位。
②C_H 和 C_L 上具有同种型和部分同种异型的遗传标志。③IgG 的 C_H2 和 IgM 的 C_H3 具有补
体 C1q 结合位点,可启动补体经典激活途径。④IgG 的 C_H3 可与单核细胞、巨噬细胞、中性
粒细胞、B 细胞和 NK 细胞表面的 IgG 的 Fc 受体结合;IgE 的 C_H2 和 C_H3 可与肥大细胞和
嗜碱性粒细胞上 IgE 的 Fc 受体结合。⑤IgG 可借助 C_H2 穿过胎盘。

五、免疫球蛋白的水解片段

(一) 木瓜蛋白酶水解片段

木瓜蛋白酶水解 IgG 的部位是在铰链区二硫键连接的 2 条重链的近 N 端,水解后可得
到 3 个片段:①2 个相同的 Fab 段,即抗原结合片段(fragment antigen binding,Fab),相当
于抗体分子的两个臂,每个 Fab 段由一条完整的轻链和重链的 V_H 和 C_H1 功能区组成。Fab
段为单价,与抗原结合后,不能形成凝集现象或沉淀现象。②1 个 Fc 段,即可结晶片段
(fragment crystallizable,Fc)。Fc 段相当于 IgG 的 C_H2 和 C_H3 功能区,是抗体分子与某些
效应分子或细胞相互作用的部位(图 3-3)。

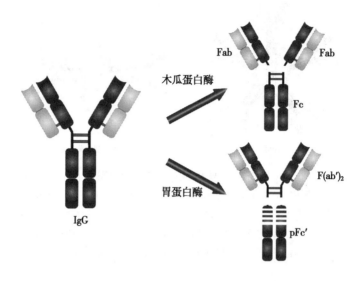

图 3-3 免疫球蛋白的水解片段示意图

木瓜蛋白酶作用于铰链区二硫键连接的 2 条重链的近 N 端,将
Ig 裂解为 2 个相同的 Fab 段和 1 个 Fc 段。胃蛋白酶作用于铰
链区二硫键连接的重链近 C 端,将 Ig 水解为 1 个大片段 F(ab')₂
和多个小片段 pFc'

(二) 胃蛋白酶水解片段

胃蛋白酶在铰链区连接重链的二硫键近 C 端水解 IgG,获得 1 个 F(ab')₂ 片段和 pFc' 段(图 3-3)。

由于水解后的 F(ab')₂ 片段具有 2 个抗原结合部位(双价),故与抗原结合可发生凝集现象或沉淀现象。而另一部分进一步被胃蛋白酶裂解为若干片段,称为 pFc',失去了生物学活性。由于 F(ab')₂ 片段保留了结合抗原等的生物学活性,又避免了 Fc 段可能引起的超敏反应,因而胃蛋白酶被广泛用于精制抗毒素。

第三节 免疫球蛋白的生物学活性

一、特异性结合抗原

Ig 重要的功能是与相应抗原特异性结合,从而在体内介导多种重要的生理和病理效应,在体外引起多种抗原-抗体反应。Ig 的 V 区与相应抗原决定基立体构型相吻合,借静电引力、氢键及范德华力等发生结合。

二、激活补体

当抗体(IgG、IgM)与相应抗原特异性结合后,使抗体发生变构,IgG 的 C_H2 功能区补体结合位点暴露,从而导致补体通过经典途径激活,而 IgM 的补体结合点位于 C_H3 功能区。此外,IgA 等其他类别 Ig 可通过替代途径激活补体,由此可引发一系列的免疫学效应。

三、结合 Fc 受体

Ig 可通过其 Fc 段与多种细胞表面的 Fc 受体结合。中性粒细胞、巨噬细胞、淋巴细胞、嗜碱性粒细胞、肥大细胞、血小板等都表达 Fc 受体。Ig 与这些细胞表面 Fc 受体结合的部位由 Ig 的类别决定,IgG 为 C_H3 功能区;IgE 为 C_H2 和 C_H3 功能区。

不同类别 Ig 与不同细胞表面的 Fc 受体结合,产生不同的免疫效应。IgE 的 Fc 段与肥大细胞、嗜碱性粒细胞表面的 Fc 受体结合,使机体处于致敏状态。当细胞表面结合的 IgE 再次与相应的抗原结合时,触发这些细胞脱颗粒并释放多种生物活性介质,引发Ⅰ型超敏反应。IgG 的 Fc 段与中性粒细胞、巨噬细胞等细胞表面的 Fc 受体结合,可增强吞噬作用,即抗体的调理吞噬作用。IgG 的 Fc 段与 NK 细胞、中性粒细胞、巨噬细胞表面的 Fc 受体结合,可引发抗体依赖性细胞介导的细胞毒作用。

四、通过胎盘和黏膜

在人类,IgG 是唯一能从母体胎盘转移到胎儿体内的 Ig。IgG 通过胎盘的作用属于自然被动免疫,对于新生儿的抗感染具有重要作用。IgA 通过消化道和呼吸道黏膜形成分泌型 IgA,是机体黏膜局部免疫的重要因素。

第四节 五类免疫球蛋白的特性与功能

一、IgG

IgG 分为 IgG1、IgG2、IgG3 和 IgG4 四个亚类,出生后 3 个月即开始合成,3～5 岁接近成人水平,是血清中含量最高的 Ig,占血清总 Ig 的 75%～80%。IgG 半衰期为 20～23 天,是再次免疫应答的主要抗体。

IgG 是血液和细胞外液中的主要抗体成分,发挥重要的免疫学效应。IgG1、IgG2 和 IgG3 能通过经典途径激活补体,并可与巨噬细胞、NK 细胞表面的 Fc 受体结合,发挥调理吞噬作用、ADCC 作用等。IgG 是唯一能通过胎盘的抗体,在新生儿抗感染中起重要作用。

IgG 是抗感染的主要抗体,抗菌抗体、抗病毒抗体和抗毒素多为 IgG。某些自身抗体如抗甲状腺球蛋白抗体、抗核抗体以及引起Ⅱ、Ⅲ型超敏反应的抗体,也多为 IgG。

二、IgM

IgM 为五聚体,是由 5 个单体通过一个 J 链连接而成,分子量最大,称为巨球蛋白。五聚体结构使 IgM 一般不能通过血管壁,主要存在于血液中,其激活补体的能力比 IgG 强。天然的血型抗体为 IgM,血型不符的输血会发生严重的溶血反应。IgM 是个体发育过程中最早合成和分泌的抗体,胚胎发育晚期的胎儿即能产生 IgM,故脐带血 IgM 增高提示胎儿有宫内感染(如风疹病毒或巨细胞病毒等感染)。在体液免疫应答中,IgM 也是最先产生的抗体。血清 IgM 水平升高,说明有近期感染,故该指标有助于感染性疾病的早期诊断。IgM 在早期免疫防御中具有重要作用,是血管内抗感染的主要抗体。

膜表面 IgM 是 B 细胞抗原受体的主要成分。只表达 mIgM 是未成熟 B 细胞的标志。

三、IgA

IgA 分为血清型和分泌型两种,前者以单体形式存在,后者(SIgA)是由 J 链连接的 2 个单体和分泌片组成的,主要存在于胃肠道和支气管分泌液、初乳、唾液和泪液中。SIgA 是参与黏膜局部免疫的主要抗体,通过与相应的病原生物结合,阻止病原生物黏附到细胞表面,从而在局部抗感染中发挥重要作用。SIgA 在黏膜表面还有中和毒素的作用。新生儿易患呼吸道、胃肠道感染可能与 SIgA 合成不足有关。

四、IgD

正常人血清中 IgD 浓度很低,平均约 0.03mg/ml。IgD 可在个体发育的任何时间产生。IgD 的确切功能尚不清楚。B 细胞表面的 mIgD 可作为 B 细胞分化发育成熟的标志,未成熟 B 细胞仅表达 mIgM,成熟 B 细胞同时表达 mIgM 和 mIgD。

五、IgE

IgE 是正常人血清中含量最少的 Ig,血清浓度极低。IgE 为亲细胞抗体,以其 Fc 段与肥大细胞、嗜碱性粒细胞上的 Fc 受体结合,从而引发 I 型超敏反应。此外,IgE 可能与机体抗寄生虫免疫有关。

第五节 人工制备抗体的类型

一、多克隆抗体

早年,人工制备抗体主要是以抗原免疫动物而获得相应的抗血清。由于天然抗原常含不同的抗原表位,故传统上通过接种动物所获得的抗血清含有多种抗体,称为多克隆抗体。多克隆抗体由于特异性不高、易发生交叉反应,因而应用受到限制。

二、单克隆抗体

由单一细胞增殖形成的细胞群体即为细胞克隆。1975 年,科学家首创了单克隆抗体技术(图 3-4)。这种技术的基本原理是:小鼠骨髓瘤细胞在体内、体外可无限增殖,但不能分泌抗体;经抗原免疫的小鼠脾细胞(含有大量 B 细胞)能产生抗体,但在体外不能无限增殖。用免疫脾细胞与小鼠骨髓瘤细胞融合后,在 HAT 选择培养基[含有次黄嘌呤(H)、氨基蝶呤(A)和胸腺嘧啶核苷(T)]中,未融合的脾细胞和骨髓瘤细胞相继死亡,而融合细胞可存活和增殖。融合后的杂交细胞系称为杂交瘤细胞,该细胞既具有无限增殖的特性,又具有合成和分泌抗体的能力。这种经筛选和克隆化的细胞合成和分泌的抗单一抗原表位的特异性抗体称为单克隆抗体。

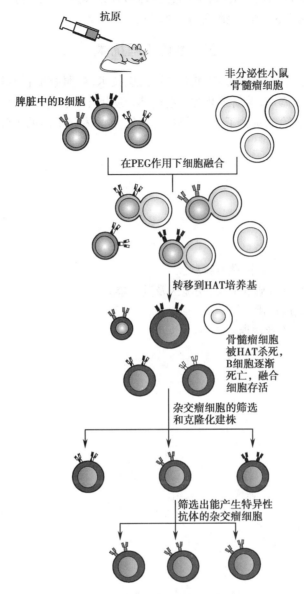

图 3-4 单克隆抗体制备示意图

用抗原免疫小鼠,刺激机体产生针对该抗原的特异性 B 细胞。取该免疫小鼠的脾细胞(含有 B 细胞)与非分泌性小鼠骨髓瘤细胞,在 PEG(聚乙二醇)作用下进行细胞融合。转移到 HAT 选择培养基后,未融合的骨髓瘤细胞死亡,未融合的 B 细胞因不能在体外长期培养也发生死亡,只有融合后的杂交瘤细胞可在 HAT 选择培养基中存活和增殖,该细胞既具有无限增殖的特性,又具有合成和分泌抗体的能力。经筛选和克隆化的细胞即可合成和分泌抗单一抗原表位的特异性抗体——单克隆抗体

单克隆抗体结构高度均一,特异性强,已广泛应用于生命科学的各个领域:①作为诊断

试剂用于许多血清学检测;②用于抑制同种异体移植排斥反应或治疗自身免疫病;③与核素、毒素、化学药物耦联成导向药物,用于治疗肿瘤。

三、基因工程抗体

基因工程抗体是利用 DNA 重组和蛋白质工程技术,按照意愿在基因水平上对免疫球蛋白进行切割、拼接或修饰,重新组装的新型抗体。基因工程抗体保留了天然抗体的特异性和主要生物学活性,去除或减少了无关结构,并可赋予抗体分子新的生物学活性,因而应用前景更为广泛。

(曹德明)

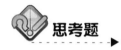 **思考题**

1. 免疫球蛋白的生物学活性有哪些?
2. 试述免疫球蛋白的基本结构、功能区及其功能。
3. 试述 IgG 的免疫作用。
4. 试述 IgM 的生物学特性。

第四章　补体系统

学习目标

1. 掌握补体的概念及生物学作用。
2. 熟悉补体系统的组成、性质及激活途径。
3. 了解补体系统的调节。

　　补体(complement,C)是存在于人和脊椎动物血清与组织液中的一组经活化后具有酶活性的蛋白质,包括30余种可溶性蛋白和膜结合蛋白,故称为补体系统。补体既是机体固有免疫防御的重要部分,又是抗体发挥免疫效应的主要成分之一,并且具有调节免疫系统功能的作用。若补体缺陷、功能障碍或过度活化,则可导致相关疾病的发生及发展。

> **补体的发现**
>
> 　　19世纪末,在发现体液免疫后不久,Bordet即证明,新鲜血清中存在一种不耐热的成分,可辅助特异性抗体介导溶菌作用。由于这种成分是抗体发挥溶细胞作用的必要补充条件,故被称为补体。补体广泛参与机体抗病原微生物感染以及免疫调节,也可介导免疫病理损伤性反应,是体内具有重要生物学作用的效应系统和效应放大系统。

第一节　补体系统的组成与性质

一、补体系统的组成与命名

(一) 补体系统的组成

　　按照补体系统生物学功能的不同,将其30余种组分分为补体固有成分、补体受体及补体调节蛋白三种类型。

　　1. 补体固有成分　　是指存在于血浆等体液中,构成补体基本组成的蛋白质。包括:①参与经典激活途径的成分:C1、C2和C4。②参与旁路激活途径的成分:B因子、D因子及P因子。③参与甘露糖结合凝集素激活途径的成分:MBL、MBL相关丝氨酸蛋白酶(MASP)。④补体活化的共同成分:C3、C5、C6、C7、C8和C9。

　　2. 补体受体(CR)　　是指存在于不同细胞膜表面,能与补体活性片段结合并介导多种生物效应的分子,包括 CR1~5、C3aR、C4aR、C5aR、C1qR 和 H 因子受体等。

3. 补体调节蛋白 是指存在于血浆及细胞膜表面,可调节补体活化强度和范围的蛋白分子,主要包括:血浆中的 C1 抑制物(C1INH)、I 因子、H 因子和 C4 结合蛋白(C4bp);细胞膜表面的衰变加速因子(DAF)、膜辅助蛋白(MCP)等。

(二)补体的命名

补体经典激活途径的固有成分,按其被发现的先后顺序,命名为 C1、C2、C3…C9,其中 C1 又含有 3 个亚单位,分别称为 C1q、C1r、C1s。补体旁路途径成分以及某些补体调节蛋白以大写英文字母表示,分别称为 B 因子、D 因子、P 因子、I 因子、H 因子。其他补体分子多按其功能命名,如 C1 抑制物、C4 结合蛋白、衰变加速因子等。

补体活化后的裂解片段,在该成分的符号后面附加小写英文字母表示,如 C3b 与 C3a。具有酶活性的补体分子,在其符号上加一横线表示,如 $\overline{C3bBb}$ 等。被灭活的补体成分,在其符号前加 i 表示,如 iC5b。

二、补体的来源和理化性质

大多数血浆补体成分由肝细胞合成,少数由单核-巨噬细胞和肠黏膜上皮细胞等合成,脂肪组织、内皮细胞、淋巴细胞和神经胶质细胞等亦可合成补体的某些成分。补体约占血清球蛋白总量的 10%,多数为 β 球蛋白,少数为 α 球蛋白或 γ 球蛋白。血清中 C3 含量最高,D 因子含量最少。C1q 分子量最大,D 因子分子量最小。

补体性质不稳定,受理化因素影响而失去生物学功能,即补体灭活。补体对热尤其敏感,56℃ 30 分钟能使多数补体成分失活。室温下补体活性亦可减弱甚至丧失,在 0~10℃ 仅能保持 3~4 天。其他能使蛋白质变性的理化因素如机械震荡、紫外线照射、强酸强碱、乙醇及蛋白酶等,均可破坏补体活性。

第二节 补体系统的激活与调节

在生理状况下,血清中大多数补体成分均以无活性的酶原形式存在。只有在某些激活物的作用下,补体的各成分才能依次被激活,表现出其生物学活性。已发现三条激活补体的途径,即经典途径、旁路途径和 MBL 途径。三条激活途径均具有共同的终末反应过程(图 4-1)。

一、经典激活途径

经典途径是指激活物与 C1q 结合,依次活化 C1r、C1s、C4、C2,形成 C3 转化酶($\overline{C4b2a}$)和 C5 转化酶($\overline{C4b2a3b}$)的级联酶促反应。

(一)激活物

经典途径的激活物主要是与抗原结合的 IgG(IgG1、IgG2、IgG3)或 IgM 分子。另外,C 反应蛋白、细菌脂多糖及某些病毒蛋白等也是激活物。

(二)活化过程

1. 识别阶段 当特异性 IgG 或 IgM 与相应抗原结合后,抗体发生构象改变,其 Fc 段的补体结合部位暴露,被 C1q 识别并与之结合。C1q 与 2 个以上的 Fc 段结合后,可发生构型改变,使 C1r、C1s 相继活化。

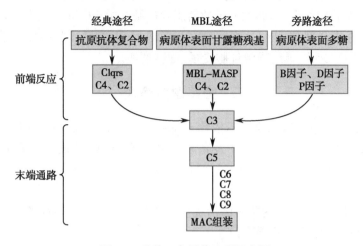

图 4-1 补体三条活化途径示意图

补体循三条途径被激活,三条途径的前端反应各不相同,但具有
共同的末端通路(自 C3 以后)

2. 活化阶段 在 Mg^{2+} 存在下,活化的 C1s 使 C4 裂解为 C4a 和 C4b 两个片段。在 Mg^{2+} 存在下,C2 与 C4b 形成复合物,C2 被 C1s 裂解产生 C2a、C2b。C2a 和 C4b 结合形成 $\overline{C4b2a}$ 复合物(经典途径 C3 转化酶)。在 C3 转化酶的作用下,C3 被裂解为 C3a 和 C3b 两个片段。C3b 与 $\overline{C4b2a}$ 结合形成 $\overline{C4b2a3b}$ 复合物,此为经典途径 C5 转化酶(图 4-2)。

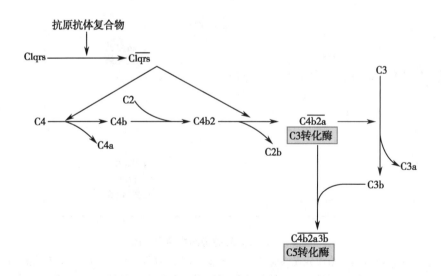

图 4-2 补体激活的经典途径示意图

抗原抗体复合物激活 C1,依次激活 C4、C2、C3,形成 C3 转化酶和 C5 转化酶

3. 膜攻击阶段 C5 转化酶裂解 C5 产生出 C5a 和 C5b 两个片段。C5b 可吸附于邻近

的细胞表面,与 C6 结合成 C$\overline{5b6}$ 复合物。C$\overline{5b6}$ 与 C7 结合形成复合物 C$\overline{5b67}$并吸附于细胞膜上。C$\overline{5b67}$与细胞膜结合后,即插入膜的磷脂双层结构中。C$\overline{5b67}$吸附 C8 形成 C$\overline{5b678}$。其中 C8 是 C9 的结合部位,与 C9 分子聚合,形成 C$\overline{5b6789n}$,即补体的膜攻击复合物(MAC),可使细胞膜穿孔,最终导致细胞受损、细胞裂解。

二、旁路激活途径

旁路途径又称替代途径,此途径不依赖于抗体,不激活 C1、C4、C2,而由微生物或外源性异物直接激活 C3,在 B 因子、D 因子及备解素参与下,形成 C3 转化酶和 C5 转化酶的级联酶促反应,然后完成 C5～C9 的活化过程。

(一) 激活物

旁路激活途径的激活物是为补体激活提供保护性环境和接触表面的成分,主要有某些细菌、脂多糖、酵母多糖、葡聚糖等。

(二) 活化过程

在生理条件下,C3 在蛋白酶的作用下,缓慢持续地产生少量的 C3b。C3b 可与 B 因子结合,结合状态的 B 因子在 D 因子作用下裂解成 Ba 和 Bb。Ba 释放入液相,Bb 仍附着于 C3b,形成 C$\overline{3bBb}$ 复合物(旁路途径的 C3 转化酶)。C$\overline{3bBb}$不稳定,可被血清中的 H 因子和 I 因子灭活,但血清中的备解素(P 因子)能稳定 C$\overline{3bBb}$的活性,并使 C3 水解生成 C3a 和 C3b,新生成的 C3b 沉积在激活物表面并与 C$\overline{3bBb}$结合形成 C$\overline{3bBb3b}$,此复合物即为旁路途径的 C5 转化酶,能裂解 C5,其后续激活过程及效应与经典途径完全相同,即进入 C5～C9 的激活阶段,形成 MAC,导致靶细胞溶解。

在激活物存在的情况下,C$\overline{3bBb}$能不断地使 C3 裂解,产生的 C3b 再沉积于激活物表面并与 Bb 结合,形成更多的 C3 转化酶,引起迅速放大的正反馈效应(图 4-3)。

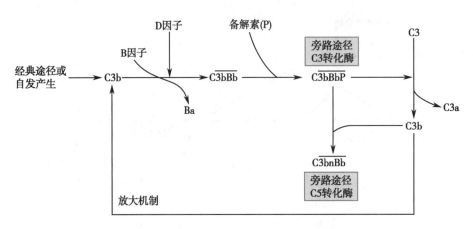

图 4-3　补体激活的旁路途径示意图

①激活顺序:细菌多糖成分提供反应表面→C3、B 因子、D 因子参与→形成 C3 转化酶和 C5 转化酶;②C3b 的放大效应:C3 转化酶作用下→天然 C3 被裂解为 C3b 和 C3a→新产生的 C3b 与激活物表面结合→C3b 与 B 因子被 D 因子裂解为 Ba 和 Bb→Bb 与 C3b 结合为新的 C$\overline{3bBb}$→正反馈效应

三、MBL 激活途径

MBL 激活途径又称凝集素途径,是由血浆中甘露糖结合的凝集素(MBL)直接识别病原微生物表面的 N 氨基半乳糖或甘露糖,形成与经典激活途径基本相似的级联酶促反应过程。

(一)激活物

MBL 激活途径的激活物主要是病原微生物表面的 N 氨基半乳糖或甘露糖。

(二)活化过程

MBL 分子结构与 C1q 分子相似,在 Ca^{2+} 存在的条件下,可与多种病原微生物表面的 N 氨基半乳糖或甘露糖结合,并发生构型改变,导致 MBL 相关的丝氨酸蛋白酶(MASP)活化。MASP2 能以类似于 C1s 的方式裂解 C4 和 C2,形成类似经典激活途径的 C3 转化酶,其后的反应过程与经典激活途径相同(图 4-4)。MASP1 能直接裂解 C3 生成 C3b,形成旁路途径的 C3 转化酶,参与并加强旁路途径正反馈效应环路。因此,MBL 途径对经典途径和旁路途径活化具有交叉促进作用。

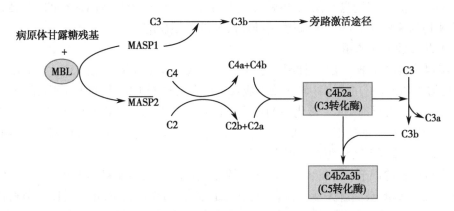

图 4-4 补体激活的 MBL 途径示意图
①MBL 识别含糖基的病原体→激活 MASP1→直接裂解 C3→后续过程类似旁路激活途径;②MBL 识别含糖基的病原体→激活 MASP2→裂解 C4、C2→后续过程类似经典激活途径

由于旁路途径和 MBL 途径活化不需要抗原抗体复合物的参与,故在病原微生物感染时,补体发挥作用的顺序依次是旁路途径、MBL 途径、经典途径。补体激活的三条途径起点各异,但相互交叉,终末过程的组分及活化过程相同。三条途径的比较见表 4-1。

表 4-1 补体三条激活途径的比较

	经典途径	旁路途径	MBL 途径
激活物	抗原抗体复合物	细菌脂多糖、酵母多糖、葡聚糖等	病原微生物表面的 N 半乳糖或甘露糖
C3 转化酶	C$\overline{4b2a}$	C$\overline{3bBb}$	C$\overline{4b2a}$

	经典途径	旁路途径	MBL 途径
C5 转化酶	C $\overline{4b2a3b}$	C $\overline{3bBb3b}$	C $\overline{4b2a3b}$
作用	在感染后期或恢复期发挥作用,或参与抵御相同病原体再次感染	在感染早期或初次感染即可发挥作用	在感染早期或初次感染发挥作用

四、补体激活途径的调节

补体系统的活化是一种高度有序的级联反应,机体通过一系列的复杂因素调节补体系统的激活过程,使之反应适度,以保持补体系统激活与灭活的动态平衡,防止补体成分过度消耗和对自身组织的损伤。

(一) 自身衰变的调节

补体系统成分的自身衰变是补体自身控制的重要机制。补体活化片段 C4b、C3b 和 C5b 极不稳定,若不与细胞结合,很快就会失去活性。经典途径和旁路途径的 C3 转化酶和 C5 转化酶均易衰变失活,从而限制后续补体成分的连锁反应。

(二) 调节因子的作用

1. 经典途径的调节 ①C1 抑制分子(C1INH):C1INH 可使活化的 C1r 和 C1s 失去酶解正常底物的功能。②抑制 C3 转化酶形成:C4 结合蛋白与 CR1 均可与 C4b 结合,并抑制 C4b 与 C2 结合,从而抑制 C3 转化酶的形成。I 因子可将 C4b 裂解为 C4c 与 C4d,抑制 C3 转化酶的形成。衰变加速因子(DAF)可同 C2 竞争与 C4b 的结合,故亦可抑制 C3 转化酶的形成。经典途径的 C5 转化酶也受以上机制调控。

2. 旁路途径的调节 ①抑制 C3 转化酶的形成:H 因子、CR1 可与 B 因子或 Bb 竞争结合 C3b,从而使 C3b 被酶解失活。I 因子可将 C3b 水解为无活性 iC3b。上述调节机制均可抑制旁路途径 C3 转化酶的形成。②促进已形成的 C3 转化酶解离:CR1 和 DAF 可促进 Bb 从已形成的 C3 转化酶中解离。旁路途径的 C5 转化酶也受以上机制调控。

第三节 补体系统的生物学功能

补体系统具有多种生物学功能,不仅参与非特异性免疫应答,也参与特异性免疫应答。补体系统激活后,在细胞膜上形成 MAC 介导细胞溶解效应。同时,补体在激活过程中产生多种蛋白水解片段,通过与细胞膜上相应受体结合而介导多种生物学功能。

一、溶解细胞作用

补体系统被激活后产生 MAC,形成穿膜的亲水性通道,破坏细胞膜局部磷脂双层,导致细胞裂解。MAC 的生物学效应是参与宿主抗细菌、抗病毒的防御机制,溶解红细胞、血小板和有核细胞。

二、调 理 作 用

补体调节吞噬作用是机体抵御全身性细菌和真菌感染的主要机制之一。补体活化过程中可产生 C3b、C4b 及 iC3b,其一端与靶细胞或免疫复合物结合,另一端与带有相应补体受体的吞噬细胞(中性粒细胞、单核-巨噬细胞)结合,在吞噬细胞和靶细胞之间起桥梁作用,从而促进吞噬细胞对靶细胞或免疫复合物的吞噬,此过程称为补体的调理作用。

三、过敏毒素作用及趋化作用

补体活化过程中产生的 C3a、C4a 和 C5a 称为过敏毒素,可与肥大细胞、嗜碱性粒细胞表面的相应受体结合,促使肥大细胞、嗜碱性粒细胞脱颗粒,释放组胺和其他血管活性介质,引起血管扩张、毛细血管通透性增加、平滑肌收缩。C5a 还有趋化作用,又称中性粒细胞趋化因子,能吸引中性粒细胞,使其向炎症部位聚集,增强对病原微生物吞噬,同时亦引起炎症反应。

四、清除免疫复合物

补体活化过程中产生的 C3b 或 C4b 可使免疫复合物黏附到表面带有相应补体受体的红细胞、血小板及某些淋巴细胞上,形成较大的复合物,从而易于被吞噬细胞吞噬和清除。

五、免疫调节作用

补体主要通过以下 3 种方式对免疫应答进行调节:①C3b 可参与捕捉、固定抗原,使抗原易被 APC 捕获与呈递;②补体成分可与多种免疫细胞相互作用,调节免疫细胞的增殖和分化;③补体参与调节多种免疫细胞的效应功能,如 NK 细胞与 C3b 结合后可增强对靶细胞的 ADCC 作用。

(李剑平)

 思考题

1. 什么是补体? 补体系统由哪些成分组成?
2. 补体激活的三条途径有何异同?
3. 补体系统的生物学功能有哪些?

第五章 免疫系统

学习目标

1. 掌握免疫系统的组成及功能，T细胞、B细胞的主要表面分子，抗原呈递细胞及细胞因子的概念。

2. 熟悉T细胞、B细胞的分类，各类免疫细胞的特点及功能。

3. 了解细胞因子的特点和生物学作用。

免疫系统是机体执行免疫应答的物质基础，由免疫器官、免疫细胞和免疫分子组成。

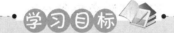

第一节 免疫器官

免疫器官按发生的早晚和功能的差异，分为中枢免疫器官和外周免疫器官。中枢免疫器官包括胸腺和骨髓，它们是免疫细胞发生、分化和成熟的场所，对外周免疫器官的发育也有促进作用。外周免疫器官包括淋巴结、脾及黏膜相关淋巴组织，它们是T淋巴细胞和B淋巴细胞定居、增殖及接受抗原刺激发生适应性免疫应答的部位。

一、中枢免疫器官

（一）骨髓

骨髓是造血器官，也是免疫细胞发生和分化的场所，为机体重要的中枢免疫器官，同时也是再次体液免疫应答发生的主要部位。多能造血干细胞分化形成的淋巴样祖细胞，在骨髓微环境中，分化成熟为具有免疫功能的骨髓依赖性淋巴细胞，简称为B淋巴细胞或B细胞。

腔上囊又称法氏囊，是鸟类特有的中枢免疫器官，位于泄殖腔后上方。腔上囊是禽类B细胞分化成熟的器官。

（二）胸腺

胸腺位于胸腔上纵隔前部、胸骨的后方，分左右两叶。人胸腺的大小和结构因年龄的不同而有明显差异。新生儿期胸腺重10～20g，尔后逐渐长大，至青春期最重，可达30～40g。青春期后逐渐退化。老年期胸腺萎缩，功能衰退，机体易发生感染和肿瘤。

胸腺是T细胞分化、发育和成熟的器官。从骨髓迁入的淋巴样祖细胞，在胸腺微环境中,分化成熟为具有免疫功能的胸腺依赖性淋巴细胞,简称为 T 淋巴细胞或 T 细胞。

二、外周免疫器官

(一) 淋巴结

人体全身有 500～600 个淋巴结,淋巴结沿淋巴管道分布,主要含 T 细胞、B 细胞、巨噬细胞和树突状细胞。

1. 淋巴结的结构　淋巴结基本结构分为被膜和实质,被膜与实质间为被膜下淋巴窦。实质又可分为皮质和髓质两部分(图 5-1)。皮质分为浅皮质和深皮质两个区域,浅皮质区是 B 细胞定居的场所,称为非胸腺依赖区。B 细胞受抗原刺激大量增殖时,可形成生发中心。深皮质区亦称副皮质区,是 T 细胞定居的场所,称为胸腺依赖区。毛细血管后微静脉位于深皮质区,在淋巴细胞再循环中起主要作用,血管内的淋巴细胞由此进入淋巴结。

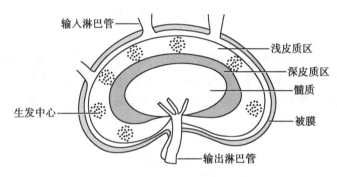

输入淋巴管　　　　　浅皮质区
　　　　　　　　　深皮质区
　　　　　　　　　髓质
生发中心　　　　　被膜
　　　　　输出淋巴管

图 5-1　淋巴结结构组成示意图

淋巴结表面覆盖结缔组织被膜。实质又可分为皮质和髓质两部分。皮质分为浅皮质和深皮质两个区域,浅皮质区是 B 细胞定居的场所,称为非胸腺依赖区。B 细胞受抗原刺激大量增殖时,可形成生发中心。深皮质区亦称副皮质区,是 T 细胞定居的场所,称为胸腺依赖区

2. 淋巴结的主要功能　①过滤淋巴液,是淋巴液的有效滤器。机体通过淋巴窦内吞噬细胞的吞噬作用、抗体和其他免疫分子的作用,杀伤、清除进入淋巴液中的病原微生物及有害物质,从而净化淋巴液,防止病原体扩散。②是 T 细胞和 B 细胞定居及接受抗原刺激后增殖与分化、发生免疫应答的场所。③参与淋巴细胞再循环。

(二) 脾

脾是人体最大的免疫器官,具有造血、储血和过滤作用,也是 T 细胞和 B 细胞定居及接受抗原刺激后发生免疫应答的重要场所。

1. 脾的结构　脾表面由被膜包裹,实质部分由红髓和白髓组成,两者交界处为边缘区。白髓由中央动脉周围淋巴鞘和淋巴滤泡两部分组成。中央动脉周围淋巴鞘主要含 T 细胞,相当于淋巴结的深皮质区,为脾的胸腺依赖区。淋巴滤泡又称脾小结,主要含 B 细胞,为脾的非胸腺依赖区。红髓由脾索和脾血窦组成,主要含 B 细胞、巨噬细胞、树突状细胞及其他血细胞。边缘区含 T 细胞、B 细胞和巨噬细胞,该区为血液中淋巴细胞经脾再循环的场所。

2. 脾的功能　①脾是胚胎期多能造血干细胞增殖分化的场所,具有造血功能;②为血

液的滤过器,可以清除血中病原微生物和自身衰老、损伤的细胞;③是 T 细胞和 B 细胞定居及接受抗原刺激后发生免疫应答的场所;④参与淋巴细胞再循环。

(三) 黏膜相关淋巴组织

主要指呼吸道、肠道及泌尿生殖道黏膜固有层和上皮细胞下散在的无被膜淋巴组织以及某些带有生发中心的器官化的淋巴组织,如扁桃体、小肠的派氏集合淋巴结及阑尾等。

黏膜相关淋巴组织是人体重要的防御屏障,是发生黏膜局部适应性免疫应答的主要部位。

成熟的淋巴细胞进入外周免疫器官后,不同种类的淋巴细胞定位于不同部位,其中某些淋巴细胞还可以离开外周免疫器官,进入淋巴液、血液,在体内循环,接受抗原刺激后可返回外周免疫器官发生免疫应答,这一过程称为淋巴细胞再循环。

淋巴细胞再循环增加了淋巴细胞与抗原的接触机会,利于发生免疫应答。

第二节 免疫细胞

凡与免疫应答有关的细胞统称为免疫细胞。免疫细胞包括各类血细胞,如淋巴细胞、单核-巨噬细胞、树突状细胞、粒细胞、肥大细胞、红细胞、血小板等。其中 T 细胞和 B 细胞可接受抗原刺激而活化、增殖和分化,发生适应性免疫应答,称为免疫活性细胞,亦称抗原特异性淋巴细胞。

CD 的概念

不同的免疫细胞在不同的发育阶段及活化过程中,在细胞表面会出现或消失不同的标记分子,此为分化抗原。这些分化抗原与细胞的分化发育及活化等密切相关,并可作为表面标志用于细胞的鉴定。应用以单克隆抗体鉴定为主的方法,将来自不同实验室的单克隆抗体所识别的同一分化抗原,其编码基因及其分子表达的细胞均鉴定明确者统称为分化群(cluster of differentiation,CD)。人 CD 分子的编号已从 CD1 命名至 CD350。

一、淋 巴 细 胞

(一) T 细胞

T 细胞在外周血中占淋巴细胞总数的 $65\%\sim80\%$,T 细胞在介导适应性免疫应答的同时也参与免疫调节。

1. T 细胞主要表面分子 T 细胞表面表达的不同糖蛋白分子,与 T 细胞功能有关,也可作为鉴别 T 细胞及其活性状态的表面标志。

(1)TCR-CD3 复合物:T 细胞表面能特异性识别和结合抗原的结构称为 T 细胞抗原受体(T cell recepter,TCR)。TCR 与 CD3 分子以非共价键结合成复合物,具有识别抗原和转导活化信号的功能。

TCR 是 T 细胞特有的表面标志,有 α、β、γ 和 δ 四种肽链,依据所含肽链的不同分为 TCRαβ 和 TCRγδ 两种类型。CD3 是 T 细胞的重要分子,其通过盐桥与 TCR 形成稳定的复合物,作用是转导抗原活化信号。

(2)CD4 和 CD8 分子:CD4 和 CD8 分子是 T 细胞重要的表面标志(Th 有 CD4 分子,

Tc 有 CD8 分子),为 T 细胞辅助受体。CD4 分子与 MHC Ⅱ类分子结合;CD8 分子与 MHC Ⅰ类分子结合。CD4 和 CD8 分子参与抗原刺激信号的转导,还参与 T 细胞在胸腺内的发育、成熟及分化。

(3)CD28:天然配体为 CD80(B7-1)和 CD86(B7-2)。CD28 与配体结合,为 T 细胞提供重要的协同刺激信号。

(4)CD40L(CD154):主要表达于活化的 CD4$^+$T 细胞和 CD8$^+$T 细胞,为 B 细胞表面的 CD40 的配体,参与 B 细胞的免疫应答,并能诱导记忆性 B 细胞形成。

(5)CD2(LFA-2):参与 T 细胞的活化。该分子又名绵羊红细胞受体,若将绵羊红细胞在体外与 T 细胞混合,绵羊红细胞与 T 细胞上的相应受体结合而呈花环状,此被称为 E 花环试验。

(6)丝裂原受体:T 细胞表面表达多种识别丝裂原的膜分子。丝裂原是非特异性的激活剂,可通过相应受体刺激静止期淋巴细胞转化为淋巴母细胞,发生有丝分裂而增殖。丝裂原种类很多,常见的是植物血凝素(PHA),可活化 T 细胞,借此进行淋巴细胞转化试验,以判断机体的细胞免疫功能。

2. T 细胞的分类 外周成熟的 T 细胞是由具有不同免疫功能的亚群组成的一个异质性群体。

(1)按 CD 分子的不同:T 细胞分为 CD4$^+$T 细胞和 CD8$^+$T 细胞两个亚群。

(2)按 TCR 类型不同:分为 TCRαβ 和 TCRγδ 两类 T 细胞。

(3)按功能不同:分为辅助性 T 细胞(Th)、细胞毒性 T 细胞(Tc 或 CTL)和调节性 T 细胞(Tr)。

(4)按是否接触抗原刺激及所处活化阶段的不同:分为初始 T 细胞、效应 T 细胞和记忆性 T 细胞。

(二) B 细胞

B 细胞在外周血中约占淋巴细胞总数的 20%。B 细胞的主要功能是产生抗体、呈递抗原和通过分泌细胞因子参与免疫调节。

1. B 细胞主要表面分子 B 细胞表面有众多的表面分子,其中 BCR 复合物、CD40 和 CD80/CD86 在细胞活化中发挥非常重要的作用。

(1)BCR 复合物:①B 细胞抗原受体(B cell recepter,BCR),为膜表面免疫球蛋白(mIg)。mIg 有单体 mIgM 和 mIgD 两种。若仅表达 mIgM 者为不成熟 B 细胞,同时表达 mIgM 和 mIgD 者为成熟 B 细胞。mIg 的功能是与相应抗原特异性结合,是 B 细胞的特征性表面标志。②CD79a(Igα)和 CD79b(Igβ),与 BCR 非共价相连,转导 BCR 识别抗原的信号。

(2)CD40:CD40 与 T 细胞表面的 CD40L 结合后,在 B 细胞活化中起协同刺激作用。

(3)CD80/CD86:CD80/CD86 与 CD28 结合,在 T 细胞活化中起协同刺激作用。

2. B 细胞的分类 依照 CD5 的表达与否,将 B 细胞分成 B-1 细胞和 B-2 细胞。B-1 细胞表面表达 CD5,B-2 细胞不表达 CD5,即通常所指的 B 细胞。

(三) 自然杀伤细胞

自然杀伤细胞(natural killer cell,NK 细胞)是淋巴细胞中的一类杀伤细胞,它不需抗原预先刺激,即能杀伤靶细胞,因而称为自然杀伤细胞。NK 细胞发源于骨髓多能造血干细胞,在人类主要分布于外周血和脾,在外周血中约占淋巴细胞总数的 10%,淋巴结及其他组织内也有少量存在。

目前,临床将 CD3$^-$、CD56$^+$ 和 CD16$^+$ 淋巴样细胞认定为 NK 细胞。CD16 为低亲和性 IgG Fc 受体,当靶细胞膜上的抗原与抗体 IgG 特异性结合时,NK 细胞通过其 Fc 受体 与 IgG 结合,触发对靶细胞的杀伤作用(图 5-2)。由于这种杀伤作用必须依赖抗体 IgG,故称抗体依赖性细胞介导的细胞毒作用(antibody dependent cell-mediated cytotox-icity,ADCC)。

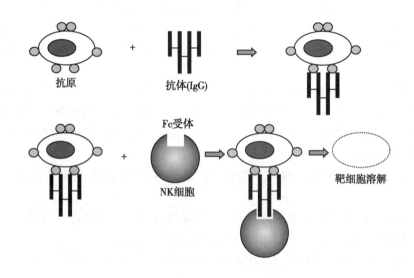

图 5-2　ADCC 作用示意图

靶细胞膜上带有特异性抗原。当靶细胞膜上的抗原与抗体 IgG 的 Fab
特异性结合时,NK 细胞通过其 Fc 受体与 IgG 的 Fc 结合,触发 NK 细
胞对靶细胞的杀伤作用,导致靶细胞溶解

NK 细胞具有重要的免疫监视功能,在抗感染早期和抗肿瘤中发挥重要作用。

二、抗原呈递细胞

抗原呈递细胞(antigen presenting cell,APC)是指能够加工、处理抗原并将抗原信息呈 递给 T 淋巴细胞的一类细胞。分为专职性抗原呈递细胞和非专职性抗原呈递细胞。专职 性抗原呈递细胞具有显著的抗原摄取、加工、处理与呈递功能,包括单核-巨噬细胞、树突状 细胞和 B 细胞等。非专职性抗原呈递细胞在通常情况下不表达 MHCⅡ分子,仅在炎症等 情况下表达 MHCⅡ分子,并具一定的抗原呈递能力,如内皮细胞、成纤维细胞等。表达 MHCⅠ类分子的靶细胞是一类特殊的非专职性抗原呈递细胞,此类细胞能将内源性抗原加 工成抗原肽,与自身的 MHCⅠ类分子结合后呈递给 CD8$^+$ T 细胞,如有核细胞癌变或被病 毒感染时。下面介绍单核-巨噬细胞和树突状细胞。

(一) 单核-巨噬细胞

单核-巨噬细胞包括血液中的单核细胞和组织中的巨噬细胞。单核细胞在骨髓中发育 成熟后进入血流,然后通过毛细血管进入肝、脾、淋巴结及全身结缔组织,发育、分化为巨噬 细胞。

单核-巨噬细胞表面具有多种受体,如 IgG 的 Fc 受体和补体 C3b 受体等。这些受体与单核-巨噬细胞发挥多种免疫功能有关。单核-巨噬细胞在免疫中的作用有:①吞噬作用:可吞噬多种病原微生物、肿瘤细胞、体内衰亡细胞等,而且可因抗体或补体的参与而加强;②摄取、处理、呈递抗原:巨噬细胞在摄取抗原性异物后,可将其加工处理成抗原肽,以抗原肽-MHCⅡ类分子复合物形式表达于细胞表面,诱导 T 细胞发生适应性免疫应答;③分泌多种生物活性物质:参与适应性免疫应答的调节,如白细胞介素-1、干扰素等。

(二) 树突状细胞

树突状细胞(dendritic cell,DC)广泛分布于脑以外的全身组织和脏器,数量较少,仅占人外周血单个核细胞的 1%,因其具有许多分枝状突起而得名。

树突状细胞对抗原有摄取、处理与呈递作用,是体内功能最强的抗原呈递细胞,其最大的特点是能够显著刺激初始 T 细胞活化增殖,而巨噬细胞和 B 细胞仅能刺激已活化的或记忆性 T 细胞。因此,树突状细胞是机体适应性免疫应答的启动者。

树突状细胞也是体内重要的免疫调节细胞,可通过分泌不同的细胞因子参与固有和适应性免疫应答。

第三节 细 胞 因 子

一、细胞因子的概念

细胞因子(cytokine,CK)是由机体多种细胞分泌的具有调节细胞生理功能、介导炎症反应、参与免疫应答和组织修复等多种生物学效应的小分子多肽或糖蛋白。

二、细胞因子的作用特点

细胞因子通过旁分泌、自分泌或内分泌的方式发挥作用,其作用特点为:①多效性:一种细胞因子可作用于多种细胞,产生多种生物学效应;②重叠性:几种不同的细胞因子作用于同一种细胞,产生相同或相似的生物学效应;③拮抗性:一种细胞因子抑制其他细胞因子的功能;④协同性:一种细胞因子强化另一种细胞因子的功能。

三、细胞因子的分类

1. 白细胞介素(interleukin,IL) 最初是指由白细胞产生又在白细胞间发挥作用的细胞因子,后来发现白细胞介素可由其他细胞产生,也可作用于其他细胞,目前发现的白细胞介素已有 35 种(IL-1~IL-35)。

2. 干扰素(interferon,IFN) 是最先发现的细胞因子,因其具有干扰病毒感染和复制的作用而得名。根据来源和理化性质,可将干扰素分为 α、β 和 γ 三类。IFN-α/β 主要由白细胞、成纤维细胞和病毒感染的组织细胞产生,也称为Ⅰ型干扰素。IFN-γ 主要由活化 T 细胞和 NK 细胞产生,也称为Ⅱ型干扰素。

3. 肿瘤坏死因子(tumor necrosis factor,TNF) 是一种能使肿瘤发生出血坏死的物质。肿瘤坏死因子分为 TNF-α 和 TNF-β 两种,前者主要由活化的单核-巨噬细胞产生,接受抗原刺激的 T 细胞、活化的 NK 细胞和肥大细胞也可分泌 TNF-α。TNF-β 主要由活化的 T 细胞产生,又称淋巴毒素(LT)。

4. 集落刺激因子(colony stimulating factor,CSF) 是指能够刺激多能造血干细胞和不同发育分化阶段的干细胞进行增殖分化,并在半固体培养基中形成相应细胞集落的细胞因子。目前发现的集落刺激因子有粒细胞-巨噬细胞集落刺激因子(GM-CSF)、单核-巨噬细胞集落刺激因子(M-CSF)、粒细胞集落刺激因子(G-CSF)等。此外,红细胞生成素(EPO)、干细胞生长因子(SCF)和血小板生成素也是重要的造血刺激因子。

5. 生长因子(growth factor,GF) 是具有刺激细胞生长作用的细胞因子,包括转化生长因子 β(TGF-β)、表皮细胞生长因子(EGF)、血管内皮细胞生长因子(VEGF)、成纤维细胞生长因子(FGF)、神经生长因子(NGF)和血小板衍生的生长因子(PDGF)等。

6. 趋化性细胞因子(chemokine) 是一个蛋白质家族,主要由白细胞与造血微环境中的基质细胞分泌。可结合在内皮细胞的表面,对中性粒细胞、单核细胞、淋巴细胞、嗜酸性粒细胞及嗜碱性粒细胞具有趋化和激活作用。

四、细胞因子的生物学作用

1. 参与固有性免疫应答 参与固有免疫的细胞因子主要由单核-巨噬细胞分泌,有抗病毒和抗细菌等病原生物感染的作用。

2. 调节适应性免疫应答 调节适应性免疫应答的细胞因子主要由抗原活化的 T 细胞分泌,能调节淋巴细胞的激活、生长、分化和效应的发挥。

3. 诱导凋亡 诱导细胞凋亡是一种重要的免疫应答负调节机制。IL-2 可诱导抗原活化的 T 细胞发生凋亡,进而限制免疫应答的强度,避免免疫损伤的发生。这种 IL-2 依赖性诱导活化细胞凋亡的机制如果受损,则易发生自身免疫性疾病。此外,TNF 可诱导肿瘤细胞的凋亡。

4. 刺激造血 在免疫应答和炎症反应过程中,白细胞、红细胞和血小板不断被消耗,因此机体需不断从骨髓补充这些血细胞。由骨髓基质细胞和 T 细胞等产生刺激造血的细胞因子,在血细胞的生成方面起重要作用。

(曹德明)

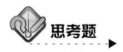

思考题

1. 简述免疫系统的组成与功能。
2. 列表说明 T 细胞的主要膜分子及意义。
3. 列表说明 B 细胞的主要膜分子及意义。
4. 简述细胞因子的生物学作用。

第六章　主要组织相容性复合体

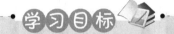

学习目标

1. 掌握主要组织相容性复合体的概念。
2. 熟悉 HLA 复合体的基因组成，HLA 分子的分布与功能。
3. 了解 HLA 的遗传特征，HLA 分子的结构，HLA 在医学上的意义。

第一节　主要组织相容性复合体的概念及基因结构

一、主要组织相容性复合体的概念

组织相容性是指不同个体间进行组织器官移植时供者与受者相互接受的程度。在不同个体间进行组织器官移植时，供受者间能否彼此相容以及相容的程度取决于供受者细胞表面的特异性抗原。这种存在于机体组织细胞表面，代表个体特异性的抗原称为组织相容性抗原。组织相容性抗原的构成复杂，其中能引起迅速而强烈排斥反应的称为主要组织相容性抗原；反之，则称为次要组织相容性抗原。主要组织相容性抗原不是单一的抗原成分，是由若干抗原成分组成的一个抗原系统。与之相对应，编码主要组织相容性抗原系统的基因也是一个基因群，这个编码主要组织相容性抗原系统的基因群即为主要组织相容性复合体（major histocompatibility complex，MHC）。MHC 编码的抗原分子通常称为 MHC 分子，即主要组织相容性抗原（分子）。各种动物（特别是哺乳动物）都有 MHC 及其 MHC 分子。人类 MHC 所编码的分子，由于首先在白细胞表面发现且含量最高，故将其命名为人类白细胞抗原（human leukocyte antigen，HLA）。目前，习惯上称人类 MHC 为 HLA 基因或 HLA 基因复合体，其编码产物称为 HLA 分子或 HLA 抗原。

现知 MHC 的主要生物学功能是通过其编码分子呈递抗原肽给 T 淋巴细胞（详见本章第二节及第七章），从而启动特异性免疫应答。

二、HLA 复合体的基因结构

HLA 复合体的基因结构非常复杂，是由多个紧密相邻的基因座位所组成的一个基因群，而非单一的一个基因座位。HLA 复合体位于人类第 6 号染色体的短臂，全长 3600kb，共有 224 个基因座位,其中 128 个为功能性基因,96 个为假基因。

(一) 经典的 HLA I 类基因和 HLA II 类基因

经典的 HLA I 类基因位于远离着丝点的一端,包括 B、C 和 A 三个基因座位,仅编码 HLA I 类分子重链(α 链);经典的 HLA II 类基因位于近着丝点一端,结构较为复杂,由 DP、DQ 和 DR 三个亚区组成,每一亚区包括 2 个或 2 个以上的功能基因座位,分别编码 HLA II 类分子的 α 链和 β 链(图 6-1)。

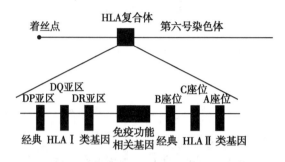

图 6-1 人类 HLA 复合体基因结构示意图

(二) 免疫功能相关基因

包括编码某些补体成分、炎症蛋白和免疫调节蛋白等的基因座位。

三、HLA 复合体的多态性与单倍型遗传

(一) 多态性

多态性是群体概念,指 HLA 复合体中每个基因座位在人群中存在多个等位基因。对一个个体而言,一个基因座位最多只能有 2 个等位基因,分别出现在来自父母双方的同源染色体上。HLA 复合体是目前已知人体内多态性最丰富的基因系统。截至 2006 年 7 月,已确定的 HLA 复合体等位基因总数达 2641 个,加之 HLA 复合体等位基因均为共显性,因此,在人群中无血缘个体间 HLA 型别完全相同的可能性极小,使寻找 HLA 相匹配的器官移植供者的难度加大,是制约器官移植开展的重要原因。

(二) 单倍型遗传

单倍型是指一条染色体上 HLA 不同座位等位基因的特定组合。人体细胞为二倍体细胞,2 个单倍型分别来自父母,共同组成个体的基因型。由于一条染色体上的 HLA 各位点的距离很近,很少发生同源染色体间的交换,因此,在遗传过程中 HLA 单倍型作为一个完整的遗传单位由亲代传给子代,即为单倍型遗传。同胞之间 2 个单倍型完全相同或完全不同的几率各占 25%,有一个单倍型相同的几率占 50%;亲代和子代之间有一个单倍型相同,也只能有一个单倍型相同。这一遗传特点可作为选择器官移植供者及亲子鉴定的依据。

第二节 HLA 分子的结构、分布与功能

一、HLA 分子的结构

经典的 HLA I 类基因编码的产物称为经典 HLA I 类分子。事实上,I 类基因仅编码

HLA I 类分子重链（α 链），其轻链（β 链）为 β₂ 微球蛋白（β₂-m），编码基因位于第 15 号染色体上。可见，经典的 HLA I 类分子是由一条重链和一条轻链组成的异二聚体。此异二聚体为跨膜蛋白，远膜端构成肽结合区，是与抗原肽片段结合并呈递给 T 细胞的部位，经典的 HLA I 类分子主要呈递内源性抗原（endogenous antigen）肽片段给 CD8⁺ T 细胞；同时，CD8⁺ T 细胞表面的 CD8 分子识别 HLA I 类分子的非肽结合区（详见第七章）。

经典的 HLA II 类基因编码的产物称为经典 HLA II 类分子。经典的 HLA II 类分子是由分子量相近的 α 链和 β 链组成的异二聚体，α 链和 β 链均为 HLA II 类基因编码的产物，分别由 DP、DQ 和 DR 三个亚区中的两个功能基因座位编码，形成 DPα-DPβ、DQα-DQβ 和 DRα-DRβ 三种异二聚体。HLA II 类分子也为跨膜蛋白，远膜端构成的肽结合区主要呈递外源性抗原（exogenous antigen）肽片段给 CD4⁺ T 细胞；同时，CD4⁺ T 细胞表面的 CD4 分子识别 HLA II 类分子的非肽结合区（详见第七章）。

二、HLA 分子的分布

经典的 HLA I 类分子分布于所有的有核细胞表面；经典的 HLA II 类分子分布较为局限，主要表达于 B 细胞、巨噬细胞和树突状细胞等专职抗原呈递细胞。另外，活化的 T 细胞和胸腺上皮细胞等也表达 HLA II 类分子。

三、HLA 分子的功能

（一）经典 HLA 分子作为抗原呈递分子参与适应性免疫应答

经典 HLA 分子的主要功能是参与抗原的处理和呈递，从而启动特异性免疫应答。经典的 HLA I 类分子主要呈递内源性抗原肽片段给 CD8⁺ T 细胞，经典的 HLA II 类分子主要呈递外源性抗原肽片段给 CD4⁺ T 细胞（详见第七章）。与此相关或由此派生出如下一些功能形式：

1. 参与免疫细胞间相互作用 CTL 与靶细胞、Th 与 APC 间相互作用时，需要 T 细胞表面的 TCR 识别抗原，其过程实际是 TCR 双重识别抗原肽-自身 MHC 复合物的过程，可见 T 细胞识别抗原既具有抗原特异性，又具有自身 MHC 限制性。MHC 限制性（MHC restriction）即指 TCR 识别抗原肽的同时必须识别自身 MHC 分子的现象。

2. 参与 T 细胞分化发育 T 细胞在胸腺中分化发育为成熟 T 细胞的过程中，必须与胸腺上皮细胞表面的自身抗原肽-HLA I 类分子或 HLA II 类分子复合物接触才能分别分化为成熟的 CD8⁺ T 细胞和 CD4⁺ T 细胞。

3. 参与对免疫应答的遗传调控 机体对某种抗原产生应答与否以及应答程度是受遗传控制的。经典 HLA 分子通过对内源性和外源性抗原的呈递，参与并调控免疫应答的类型和强度，因此 HLA 基因是机体内重要的免疫应答调控基因。

HLA 参与群体水平的免疫调节，增强种群的应变能力

由于 HLA 的多态性，种群实际是由携带不同 HLA 等位基因的不同个体组成的，不同个体对各种抗原的处理呈递能力不尽相同，使得种群内不同个体的抗病能力存在差异，因此 HLA 多态性是群体水平免疫调节产生的基础。此一时，这一部分个体生存能力强；彼一时，那一部分个体适应能力好，这在群体水平上有助于增强物种的适应能力和应变能力，推动生命的进化。

（二）免疫功能相关基因的编码分子参与固有免疫应答

免疫功能相关基因通过编码某些补体、炎症蛋白和免疫调节蛋白等分子，主要参与并调控机体的固有免疫应答。

第三节　HLA 在医学上的意义

一、HLA 与器官移植

组织器官移植的成败，主要取决于供、受者之间 HLA 型别相匹配的程度。通常，需要对供、受者分别进行 HLA 分型和进行供、受者间交叉配合实验。

二、HLA 分子的异常表达和临床疾病

（一）HLA Ⅰ类分子表达异常

通常，HLA Ⅰ类分子分布于所有的有核细胞表面，但某些肿瘤细胞表面 HLA Ⅰ类分子表达降低或缺失，不能有效呈递肿瘤抗原给 CTL，造成肿瘤细胞逃脱免疫监视，可能与肿瘤的生长和转移有关。

（二）HLA Ⅱ类分子表达异常

正常情况下，不表达 HLA Ⅱ类分子的细胞若异常表达 HLA Ⅱ类分子，可导致自身免疫病的发生。如胰岛素依赖型糖尿病患者的胰岛 β 细胞可有 HLA Ⅱ类分子异常表达，并将自身抗原呈递给自身反应性 T 细胞，从而启动自身免疫应答，导致自身组织损伤。

三、HLA 与疾病关联

HLA 是人体对疾病易感与否的主要免疫遗传学成分。带有某些特定 HLA 型别的个体易患某种疾病称为阳性关联，或对某种疾病有较强的抵抗力称为阴性关联。典型例子是强直性脊柱炎患者中 HLA-B27 抗原阳性率高达 58%～97%，而在健康对照人群中仅为 1%～8%，表明 HLA-B27 和强直性脊柱炎属阳性关联。可见，分析 HLA 与疾病的关联不仅有助于某些疾病的诊断，而且对某些疾病的预测和进行免疫干预有重要意义。

四、HLA 与法医学的关系

因为 HLA 复合体呈高度多态性，所以 HLA 复合体可视为个体特异性的终生遗传标记。目前，检测 HLA 型别已成为法医学上进行个体识别和亲子鉴定的重要手段。另外，利用 HLA 复合体的单倍型遗传特征，更有助于法医学的鉴定。

（李水仙）

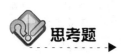

思考题

1. 主要组织相容性复合体（MHC）和 HLA 复合体是什么关系？
2. 简述经典 HLA Ⅰ类和 HLA Ⅱ类分子的体内分布及功能。
3. 说出 HLA 在医学上的意义。

第七章 免疫应答

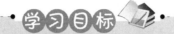
第一节 免疫应答的概念、类型、过程及特点

一、免疫应答的概念

免疫应答(immune response)是指免疫系统识别和清除抗原的整个过程。根据免疫应答识别的特点及效应机制,免疫应答分为固有免疫(innate immunity)和适应性免疫(adaptive immunity)。本章所述主要指适应性免疫,是指机体识别和清除抗原性异物的全过程,包括抗原呈递细胞对抗原的摄取、处理及呈递,免疫活性细胞对抗原的识别及自身活化、增殖、分化,以及产生的适应性免疫效应。在此过程中,T 细胞和 B 细胞是主体,抗原刺激 T 细胞和 B 细胞,使之发生活化后产生抗体或效应 T 细胞,发挥适应性免疫效应。

二、免疫应答的类型

根据在免疫应答中起主要作用的免疫活性细胞的不同,分为 T 细胞介导的细胞免疫和 B 细胞介导的体液免疫。

根据抗原进入体内的次数及间隔时间的不同,分为初次应答和再次应答。

根据免疫应答是否表现出效应,分为正免疫应答和负免疫应答。正免疫应答即机体接受抗原刺激后产生抗体或效应 T 细胞,导致免疫效应发生。负免疫应答又称免疫耐受,即机体接受抗原刺激后,特异性不发生免疫效应。

三、免疫应答的基本过程

免疫应答的基本过程可分为 3 个阶段:

1. 抗原呈递和识别阶段 指抗原呈递细胞对抗原的摄取、处理和呈递以及免疫活性细胞对抗原的识别。

2. 活化、增殖和分化阶段　指 T 细胞和 B 细胞接受抗原刺激后活化、增殖和分化,产生抗体和效应 T 细胞的阶段。

3. 效应阶段　指抗体和效应 T 细胞与相应抗原发生特异性结合,发挥清除抗原的阶段。

四、免疫应答的主要特点

1. 特异性　表现为免疫活性细胞只能接受相应抗原刺激而活化,所形成的免疫效应细胞和抗体只能与相应抗原发生反应。

2. 记忆性　表现为机体再次接触相同抗原时发生的免疫应答比初次接触抗原时反应更迅速、更强烈。

第二节　T 细胞介导的细胞免疫应答

T 细胞介导的免疫应答即细胞免疫,是指 T 细胞接受抗原刺激后转化为效应 T 细胞,进而发挥免疫效应。细胞免疫通常由 TD 抗原诱发。

一、抗原呈递和识别阶段

(一) APC 呈递抗原

外源性抗原被专职 APC 摄入胞质后降解成小分子抗原肽,然后与 MHC Ⅱ类分子结合形成抗原肽-MHC Ⅱ类分子复合物,表达于抗原呈递细胞表面,供 Th 细胞识别。

病毒感染细胞或肿瘤细胞亦为广义抗原呈递细胞,本身具有抗原呈递作用,但通常称之为靶细胞。这些细胞的抗原(病毒抗原或肿瘤抗原)首先被胞质内的蛋白酶降解成肽段,经加工修饰成为具有免疫原性的抗原肽。抗原肽与 MHC Ⅰ类分子结合形成抗原肽-MHC Ⅰ类分子复合物后,被运送到细胞表面,供 Tc 细胞识别。

(二) T 细胞对抗原的识别

Th 细胞为 CD4$^+$ T 细胞,其通过 TCR 识别 APC 表面的抗原肽-MHC Ⅱ类分子复合物,即 T 细胞的双识别。因此,Th 细胞对抗原的识别受 MHC Ⅱ类分子的限制。同时,CD4 分子识别 MHC Ⅱ类分子的非肽结合区,辅助 TCR 识别抗原和参与 T 细胞活化信号的传导。

Tc 细胞为 CD8$^+$ T 细胞,其通过 TCR 识别靶细胞表面的抗原肽-MHC Ⅰ类分子复合物,亦即 T 细胞的双识别。因此,Tc 细胞对抗原的识别受 MHC Ⅰ类分子的限制。同时,CD8 分子识别 MHC Ⅰ类分子的非肽结合区,辅助 TCR 识别抗原和参与 T 细胞活化信号的传导。

二、活化、增殖和分化阶段

指 Th 细胞和 Tc 细胞识别抗原后活化、增殖、分化为 CD4$^+$ Th1 细胞和 CD8$^+$ 效应 Tc 细胞的阶段。

(一) CD4$^+$ Th1 细胞的形成

Th 细胞以 TCR 识别抗原肽的同时还识别与抗原肽结合的 MHC Ⅱ类分子。其识别抗原的信号由 CD3 传递入细胞内(即 T 细胞活化的第一信号),CD4 与 MHC Ⅱ类分子的结合加强第一信号。APC 表面协同刺激分子 B7 等与 T 细胞表面协同刺激分子受体 CD28 等结合,产生 T 细胞活化的协同刺激信号(即 T 细胞活化的第二信号),Th 细胞与 APC 相互作用见图 7-1。

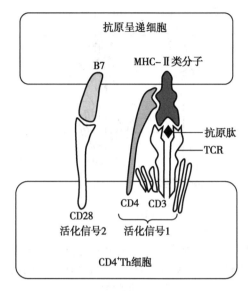

图 7-1 Th 细胞与 APC 相互作用示意图

外源性抗原被 APC 摄入胞质后降解成小分子抗原肽,然后与 MHC Ⅱ类分子结合形成抗原肽-MHC Ⅱ类分子复合物,表达于抗原呈递细胞表面。Th 细胞为 CD4⁺ T 细胞,其通过 TCR 识别 APC 表面的抗原肽-MHC Ⅱ类分子复合物,而 CD4 分子识别 MHC Ⅱ类分子的非肽结合区。活化的第一信号由 CD3 传递入细胞内,APC 表面的 B7 与 T 细胞表面的 CD28 结合,产生 T 细胞活化的第二信号。Th 细胞在双信号刺激下活化、增殖、分化为 CD4⁺ Th1 细胞

Th 细胞在双信号刺激下活化,活化的 Th 细胞表达 IL-12 等细胞因子受体,在以 IL-12 为主的细胞因子作用下,增殖、分化为 CD4⁺ Th1 细胞。

(二) CD8⁺ 效应 Tc 细胞的形成

CD8⁺ Tc 细胞活化也需要双信号,CD8⁺ T 细胞通过 TCR 与靶细胞表面的抗原肽-MHC Ⅰ类分子复合物结合,而 CD8 分子结合 MHC Ⅰ类分子的非肽结合区,产生 Tc 细胞活化的第一信号,再通过 Tc 细胞表面的黏附分子(主要为 CD28)与靶细胞表面的黏附分子(主要为 B7)相互作用提供 Tc 细胞活化的第二信号,在双信号作用下,Tc 细胞活化(图 7-2)。活化的 Tc 细胞在 CD4⁺ Th 细胞分泌的 IL-2 等细胞因子参与下,分化为效应 Tc 细胞。

T 细胞进行克隆扩增后,有部分细胞分化为有记忆能力的细胞,当再次接触相同抗原后,可迅速活化、增殖、分化为效应细胞。

三、效 应 阶 段

(一) CD4⁺ Th1 的作用

CD4⁺ Th1 细胞主要是通过合成细胞因子活化巨噬细胞等诱生炎症,在宿主抗胞内病原

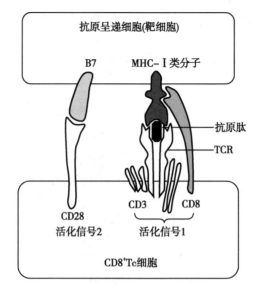

图 7-2 Tc 细胞与 APC(靶细胞)相互作用示意图

靶细胞将抗原加工修饰成为具有免疫原性的抗原肽。抗原肽与 MHC I 类分子结合形成抗原肽-MHC I 类分子复合物后,被运送到细胞表面。CD8⁺ T 细胞通过 TCR 与靶细胞表面的抗原肽-MHC I 类分子复合物结合,而 CD8 分子结合 MHC I 类分子的非肽结合区,产生 Tc 细胞活化的第一信号,由 CD3 传递入细胞内。Tc 细胞表面的黏附分子 CD28 与靶细胞表面的黏附分子 B7 相互作用提供 Tc 细胞活化的第二信号,在双信号作用下,Tc 细胞活化、分化为效应 Tc 细胞

生物感染中起重要作用。CD4⁺Th1 释放的主要细胞因子有:

1. IFN-γ ①增强巨噬细胞等 MHC I / II 类分子的表达,提高抗原呈递能力;②活化单核-巨噬细胞,增强其吞噬杀菌能力;③活化 NK 细胞,增强其杀伤肿瘤细胞和抗病毒作用,提高机体的免疫监视功能。

2. IL-2 ①刺激 CD8⁺Tc 细胞增殖分化为效应 Tc 细胞;②刺激 CD4⁺Th 细胞增殖分化,分泌 IL-2、TNF-β 和 IFN-γ;③增强 NK 细胞、巨噬细胞杀伤活性。

3. TNF-β ①产生炎症作用和杀伤靶细胞;②抗病毒作用;③激活中性粒细胞、巨噬细胞,释放 IL-1、IL-6 和 IL-8 等细胞因子。

LAK 细胞

1982 年,Grimm 等人在研究人类 Tc 细胞时,观察到新鲜的外周血淋巴细胞(或脾细胞)在 IL-2 存在下,经 4~5 天培养后,能诱导出一种新的杀伤细胞,称为淋巴因子激活的杀伤细胞(lymphokine activated killer,LAK),其最突出的特征是具有广谱的抗肿瘤作用。

LAK 细胞的主要特征为:①具有大颗粒淋巴细胞的形态特征;②能杀伤对 NK 细胞不敏感的实体瘤细胞,具有广谱的抗肿瘤作用;③仅能在 IL-2 等细胞因子诱导下产生;④LAK 细胞前体及效应细胞均为非黏附细胞;⑤对放射线敏感。

(二) CD8$^+$Tc 细胞的作用

CD8$^+$Tc 细胞主要通过以下两种机制杀伤表达抗原的靶细胞：

1. 使靶细胞裂解 其过程为：①Tc 细胞通过 TCR 特异性识别结合靶细胞表面的抗原肽-MHC I 分子复合物，同时两者表面的黏附分子相互结合，此过程只需几分钟；②Tc 细胞和靶细胞紧密接触，通过颗粒胞吐释放穿孔素和颗粒酶，穿孔素可在细胞膜上构筑小孔；③靶细胞膜上出现大量小孔，使水分子通过小孔进入细胞内，致靶细胞裂解死亡。此外，Tc 细胞释放的颗粒酶也可通过穿孔素形成的孔道进入靶细胞，使之溶解破坏。

2. 使靶细胞凋亡 Tc 细胞活化后大量表达 FasL，FasL 和靶细胞表面的 Fas 分子结合，引发死亡信号的逐级转导，最终激活内源性 DNA 内切酶，使 DNA 断裂，导致靶细胞死亡。

细胞免疫的生物学效应主要有：①抗胞内感染作用：包括对细菌、病毒、真菌和寄生虫的感染；②抗肿瘤作用：包括 Tc 的特异性杀伤作用，单核-巨噬细胞和 NK 细胞的 ADCC 作用及细胞因子的直接和间接杀瘤作用；③免疫损伤作用：介导Ⅳ型超敏反应引起免疫损伤。

第三节 B 细胞介导的体液免疫应答

B 细胞介导的免疫应答即体液免疫，是指 B 细胞在抗原刺激下分化增殖为浆细胞，浆细胞合成并分泌抗体，由抗体发挥适应性免疫效应的过程。TD 抗原和 TI 抗原均可诱导体液免疫应答，但两者作用的机制及特点不同。

一、B 细胞对 TD 抗原的免疫应答

(一) 抗原呈递和识别阶段

1. APC 呈递抗原 外源性 TD-Ag 进入机体后，由专职 APC 摄取和加工，转变为抗原肽。抗原肽与 APC 的 MHC Ⅱ类分子结合，形成稳定的抗原肽-MHC Ⅱ类分子复合物，然后转运至细胞表面，供 Th 细胞识别。

2. Th 细胞对抗原的识别 识别过程前已述及。

3. B 细胞对抗原的识别 B 细胞表面的 BCR 是膜表面免疫球蛋白，其通过可变区识别并结合特异性抗原，这种结合不受 MHC 分子的限制。同时，B 细胞也可发挥专职抗原呈递细胞的作用。

(二) 活化、增殖和分化阶段

指 Th 细胞和 B 细胞识别抗原后，B 细胞活化、增殖和分化为浆细胞的阶段。

1. Th 细胞活化及其对 B 细胞的辅助 Th 细胞接受双信号刺激活化，同时 APC 释放 IL-1 等细胞因子，作用于 Th 细胞。Th 细胞接受刺激充分活化、增殖，产生更多的细胞因子作用于 B 细胞。另外，活化的 Th 细胞高表达 CD40L，可与 B 细胞表面的 CD40 结合，产生 B 细胞活化的第二信号，协同刺激 B 细胞活化、增殖和分化。

2. B 细胞活化、增殖和分化 B 细胞活化亦需双信号刺激(图 7-3)。第一信号是 B 细胞的 BCR 识别并结合抗原肽，其抗原刺激信号由 Igα/Igβ 转导；第二信号即协同刺激信号，B 细胞活化需 Th 细胞的辅助，活化的 T 细胞表面表达的 CD40L 与 B 细胞表面的 CD40 结合，与其他协同刺激分子共同提供 B 细胞活化的第二信号。在细胞因子的参与下，B 细胞活化、增殖、分化为浆细胞。

有的 B 细胞可成为记忆细胞。记忆 B 细胞不产生抗体,但再次与相同抗原接触时,可迅速活化为浆细胞,产生大量特异性的抗体。

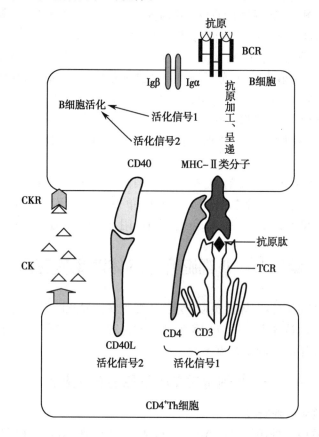

图 7-3 B 细胞与 Th 细胞间相互作用示意图

B 细胞通过 BCR 识别并结合抗原,将抗原加工成抗原肽后,与MHC Ⅱ类分子结合形成抗原肽-MHC Ⅱ类分子复合物,呈递给Th 细胞的 TCR,产生 T 细胞活化的第一信号。B 细胞识别抗原后表达 B7 分子,与 T 细胞表面的 CD28 结合,提供 T 细胞活化的第二信号

活化的 T 细胞表面表达 CD40L。B 细胞的 BCR 识别并结合抗原肽,产生第一活化信号,由 Igα/Igβ 转导。活化的 T 细胞表面表达的 CD40L 与 B 细胞表面的 CD40 结合,产生 B 细胞活化的第二信号。活化的 Th 细胞分泌多种细胞因子(CK),诱导活化 B细胞的分化和抗体的产生

(三) 效应阶段

指浆细胞分泌抗体发挥免疫效应的阶段。分泌至体液中的抗体与相应抗原结合后发挥多种生物学效应,主要有:①中和作用:阻止细菌、毒素、病毒侵犯敏感细胞;②溶解作用:与补体协作杀死、裂解细菌和病毒;③调理作用:增强吞噬细胞的吞噬;④细胞毒作用:促进NK 细胞杀伤微生物感染的靶细胞及肿瘤细胞;⑤免疫损伤作用:介导Ⅰ型、Ⅱ型和Ⅲ型超敏反应引起免疫损伤。

二、B细胞对TI抗原的免疫应答

某些抗原如某些细菌多糖、多聚蛋白质及脂多糖等,能直接活化B细胞,而不需要T细胞的辅助,这类抗原为胸腺非依赖性抗原(TI-Ag)。

TI抗原诱导B细胞产生的体液免疫应答有2个特点:①TI抗原直接刺激B细胞活化,诱导产生低亲和力的IgM,不需要Th细胞的辅助;②在免疫应答过程中不产生记忆B细胞,故只表现为初次应答而没有再次应答。

三、抗体产生的一般规律

(一) 初次应答

初次应答是机体初次接受抗原刺激发生的免疫应答。抗原第一次进入机体时,须经较长的潜伏期才能在血液中检出抗体,潜伏期的长短与抗原性质等因素有关,一般5~10天后血中抗体逐渐增多,2~3周达高峰。初次应答的特点是:抗体产生慢,血中浓度低,亲和力低,在体内维持时间短。许多因素如抗原的性质、剂量、性状和注射途径等,均能影响初次应答。多数抗原引起的初次应答,开始产生的抗体是IgM型;当IgM高峰下降时,IgG才出现。

(二) 再次应答

再次应答是机体再次接受相同抗原刺激发生的免疫应答。机体再次受相同抗原刺激时,抗体产生的情况与初次应答不同。其特点是:潜伏期短(2~3天),血中抗体浓度升高快,亲和力强,维持时间长。IgM产生的数量和维持时间与初次应答相似,而IgG的数量可较初次应答高出数倍至数十倍。再次应答是抗原直接刺激记忆性B细胞引起的,不需要B细胞分化的前段过程,故反应迅速。抗体产生规律见图7-4。

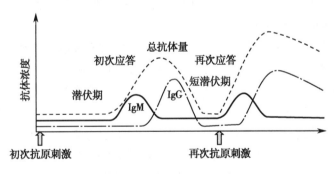

图7-4　抗体产生规律示意图

初次应答潜伏期长,首先产生IgM,然后产生IgG,抗体浓度低,在体内维持时间短。再次应答潜伏期短,产生的抗体以IgG为主,抗体浓度高,在体内维持时间长

掌握抗体产生的规律,在医学实践中有重要的指导意义:①检测特异性IgM可用于感染的早期诊断;②检测患者疾病早期和恢复期特异性抗体的效价,有助于诊断疾病及评估疾病的转归;③制订最佳免疫方案,可使免疫机体产生高效价、高亲和力

抗体。

（曹德明）

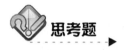 **思考题**

1. 简述适应性免疫应答的基本过程。
2. 概述 B 细胞对 TD 抗原的免疫应答。
3. 分析抗体产生的一般规律及意义。
4. Tc 细胞是如何杀伤靶细胞的？

【附】 免疫调节与免疫耐受

一、免 疫 调 节

免疫调节是指机体在遗传基因调控下，免疫细胞、免疫分子、神经内分泌系统共同参与，使免疫应答强度适宜，维持机体内环境稳定的过程。

（一）免疫基因的调控

控制免疫应答的基因主要有两类：①编码直接识别抗原的分子，即 T 细胞、B 细胞的抗原识别受体；②编码控制免疫应答分子的基因。前者是免疫系统识别"自己"与"非己"，决定免疫应答特异性的物质基础；后者主要指 MHC，通过其呈递抗原的功能调控免疫应答。

（二）细胞水平的免疫调节

Th1 和 Th2 两个亚群经分泌细胞因子相互调节。Th1 细胞分泌 IFN-γ 抑制 Th2 细胞的增殖及功能；Th2 细胞产生 IL-4 和 IL-10，可抑制 Th1 细胞的活性。

（三）分子水平的免疫调节

1. 抗原的调节作用 抗原是免疫应答的启动物质，在免疫应答发生、发展过程中，抗原本身又因酶解、抗体等免疫物质的清除作用而逐渐减弱其对机体的刺激，使免疫应答不至于过强。另外，抗原的质和量以及进入机体的途径等都对免疫应答有重要影响，如 TD-Ag 可诱发细胞免疫和体液免疫，TI-Ag 只能诱发体液免疫。

2. 抗体的调节作用 抗体是免疫应答的效应产物，反过来又可以对免疫应答产生负调节作用。其机制是：当抗原与相应抗体形成复合物后，该复合物的抗原还可与 B 细胞膜上的 mIg 结合，而复合物的抗体又以其 Fc 段与此 B 细胞膜上的 Fc 受体结合。这样，B 细胞膜上的抗原受体与 Fc 受体借抗原抗体复合物发生交联，从而抑制了 B 细胞的活化。此外，抗体与相应抗原结合后封闭了有效抗原决定基，也可抑制免疫应答。

3. 细胞因子的调节作用 细胞因子之间通过合成与分泌的相互调节、受体表达的相互调控、生物学效应的相互影响而组成细胞因子网络，这一网络是免疫细胞间相互影响与调节的重要方式。如 T 细胞产生 IL-2、IL-4、IL-5 和 IL-6 等细胞因子，刺激 B 细胞的分化、增殖和抗体的产生；而 B 细胞产生 IL-12，调节 Th1 细胞和 Tc 细胞的活性。又如单核-巨噬细胞产生 IL、TNF 等细胞因子，具有促进淋巴细胞分化的功能；而淋巴细胞产生 IL、IFN 等细胞因子，具有调节单核-巨噬细胞的功能。免疫细胞还可通过分泌细胞因子进行自身调节。

(四) 神经、内分泌系统与免疫调节

免疫系统与神经、内分泌系统存在广泛的联系,三者相互作用、相互影响,构成了复杂的神经-内分泌-免疫调节网络,共同维持机体内环境的平衡。

中枢神经系统和内分泌系统通过受体实现对免疫系统的调节。几乎所有的免疫细胞上都有不同的神经递质和激素受体。

免疫系统也可以通过多种途径影响神经内分泌系统。

二、免 疫 耐 受

免疫耐受是机体免疫系统在某种抗原诱导下形成的特异性无免疫应答状态。与正免疫应答一样,免疫耐受须经抗原的诱导,经过一定的诱导期才产生,并具有特异性和记忆性,因此,免疫耐受又称为负免疫应答。免疫耐受不同于免疫缺陷,免疫缺陷是由于机体免疫系统缺陷和功能障碍导致的对多种抗原物质不发生免疫应答或免疫应答低下,免疫缺陷无抗原特异性。

(一) 免疫耐受现象

1. 天然免疫耐受现象 欧文(Owen)在1945年观察到,异卵双生小牛由于在胚胎期胎盘血管融合而导致血液交流,出生后双方成为含有两种不同血型红细胞的血型嵌合体,相互间进行皮肤移植不发生移植排斥反应。而将其他小牛的皮肤移植给此孪生小牛,则发生排斥。

2. 获得性免疫耐受现象 梅达沃(Medawar)于1953年报道,将CBA系黑鼠的淋巴细胞注入A系白鼠的胚胎内,待此A系白鼠出生8周后,将CBA系黑鼠的皮肤移植给此A系白鼠,移植物存活而不排斥,但此A系白鼠不能接受其他品系小鼠的皮肤移植,而未经处理的A系白鼠接受其他品系(包括CBA系)皮肤移植后都会发生排斥反应。

(二) 诱导免疫耐受的条件

1. 抗原方面 诱导机体产生免疫耐受的抗原称耐受原。抗原的性质、剂量和注射途径均影响抗原是否能成功地诱导免疫耐受。

(1)抗原的性质:一般说来,抗原的异源性远,分子结构差异大,则免疫原性强;反之,则易诱发免疫耐受。分子量大、颗粒性及蛋白质聚合物免疫原性较强;反之,分子量较小、可溶性、非聚合的单体蛋白易成为耐受原。

(2)抗原的剂量:TI抗原在高剂量时才能诱导B细胞耐受。TD抗原在低剂量和高剂量均可诱导耐受,在适度剂量时则导致免疫应答。

(3)注射的途径:抗原经口服和静脉注入最易导致耐受,腹腔注射次之,皮内和皮下注射最难诱导耐受。

2. 机体方面 与免疫耐受相关的机体方面因素主要有遗传因素、免疫系统的发育程度以及机体的免疫功能状态。与免疫应答相同,免疫耐受也受机体遗传因素的调控。不同种或同种不同品系的动物,诱发免疫耐受的难易有明显的差异。机体免疫系统发育愈趋成熟,诱导产生耐受性的难度就愈大。一般而言,胚胎期最易诱导耐受,新生期次之,成年期最难。免疫功能处于抑制状态的机体,较易诱导产生耐受性。因此,在诱导免疫耐受时,采用一些抑制免疫功能的措施,有利于成功地建立免疫耐受。

(三) 免疫耐受形成机制

1. 中枢耐受 中枢耐受是指在胚胎期和在T细胞、B细胞发育过程中,不成熟T细胞、

B细胞在胸腺和骨髓微环境中,与相应自身抗原作用后所形成的免疫耐受。中枢耐受相当稳定,通常可持续终身。

中枢耐受形成机制尚不完全清楚。T细胞在中枢免疫器官发育时,未成熟细胞通过表面功能性抗原识别受体(TCR),与微环境基质细胞(巨噬细胞、树突状细胞)表达的自身抗原肽-MHC分子复合物高亲和力结合,启动细胞程序性死亡,从而导致体内能够识别自身抗原的自身应答性T细胞克隆消除,引起中枢免疫耐受。B细胞可能通过相似机制形成中枢耐受。

2. 外周耐受 外周耐受是指成熟的T细胞、B细胞对内源性抗原或外源性抗原刺激产生的特异性不应答。

(1)缺乏免疫细胞活化信号:①缺乏第一信号:组织特异性自身抗原的浓度太低,与MHC I类分子结合后不足以提供T细胞活化的第一信号;一般细胞不表达MHC II类分子,不能有效激活T细胞;②缺乏协同刺激信号:正常组织细胞不表达或低表达协同刺激分子。在无炎症因子的情况下,APC不活化,协同刺激分子不表达或低表达,不能有效地向T细胞提供协同刺激信号,导致特异性T细胞克隆不能活化,即克隆无能。

(2)免疫隔离部位:脑及眼的前房部位,移植同种异型抗原的组织,不诱导免疫应答,移植物不被排斥,这些部位称为免疫隔离部位(immunologically privileged sites)。胎盘亦为免疫隔离部位。产生免疫隔离部位的原因主要是机体的生理屏障和抑制性细胞因子的作用。

(四)研究免疫耐受的意义

免疫耐受是机体免疫系统对抗原应答的一种形式,对免疫耐受的研究必然有助于进一步认识免疫应答的本质问题。

诱导机体产生免疫耐受,有助于防治自身免疫病、超敏反应和器官移植排斥反应。

免疫耐受与肿瘤的发生及某些病原微生物在体内持续存在密切相关。因此,研究这种免疫耐受产生的原因和条件,努力实现免疫耐受的人工终止,必将对上述疾病的治疗和预防提供有效的手段。

(曹德明)

第八章 抗感染免疫

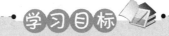

1. 掌握固有免疫应答和适应性免疫应答的概念、区别及其关系。
2. 熟悉抗感染免疫的概念。
3. 了解吞噬细胞的吞噬过程与后果。

第一节 概　　述

抗感染免疫(anti-infectious immunity)是机体抵抗病原生物及其有害产物以维持生理稳定的功能。在病原体侵入机体的过程中,若机体免疫系统产生足够强的免疫应答发挥抗感染作用,则可将病原体杀灭并清除;相反,若机体免疫力低下或病原体毒力强、数量多,则可导致机体发生疾病甚至死亡。

机体的抗感染免疫通过固有免疫应答和适应性免疫应答协同完成。固有免疫(先天性免疫或称非特异性免疫)应答和适应性免疫(获得性免疫或称特异性免疫)应答均参与宿主的抗感染免疫过程。固有免疫应答生来就有,不需后天抗原刺激,因而在病原体侵入宿主后,具有即刻、快速的免疫作用,并同时对之后适应性免疫应答的产生具有启动作用,但其作用缺乏抗原特异性和记忆性;适应性免疫应答通常是宿主出生后经某种病原体及其产物刺激而产生的特异性免疫应答,一般发生作用在病原体侵入宿主7～10天以后,具有特异性和记忆性。但是,在抗感染免疫过程中,固有免疫应答和适应性免疫应答不是独立起作用,而是固有免疫应答发生在前,并启动适应性免疫应答产生,之后互为辅助和加强,共同发挥有效的抗感染免疫作用。不同的病原体感染以及一种病原体感染的不同时相或过程中,不同的免疫机制(固有免疫应答、适应性细胞免疫应答、适应性体液免疫应答)有先有后,彼此配合。抗感染免疫包括抗细菌免疫、抗病毒免疫、抗真菌免疫及抗寄生虫免疫等。

第二节 固有免疫应答的抗感染免疫作用

一、屏障结构

1. 皮肤黏膜屏障 健康完整的皮肤黏膜是阻止病原体侵入的有效机械屏障。汗腺分泌的乳酸、皮脂腺分泌的脂肪酸、胃黏膜分泌的胃酸以及外分泌液内的 SIgA 等抗菌物质是阻止病原体侵入的有效化学屏障。皮肤黏膜部位的正常微生物群对病原体侵入具有竞争营养等作用，构成阻止病原体侵入的有效微生物屏障。

2. 血脑屏障 由软脑膜、脉络膜、脑毛细血管壁及其壁外的星状胶质细胞等所构成。血脑屏障能阻止病原体及其他有害物质从血液进入脑组织或脑脊液，对中枢神经系统有保护作用。婴幼儿的血脑屏障发育欠完善，故易发生中枢神经系统感染。

3. 胎盘屏障 由母体子宫内膜的基蜕膜和胎儿绒毛膜组成。胎盘屏障能阻止母体感染时体内的病原体及其有害物质通过胎盘进入胎儿。妊娠前 3 个月胎盘屏障发育不完善，此时胎儿易受母体内病原体或药物分子的侵扰而影响胎儿发育，甚至造成胎儿畸形或死亡。

二、吞噬细胞

人体内专职吞噬细胞分为两类：一类是小吞噬细胞，主要指中性粒细胞，还有嗜酸性粒细胞；另一类是大吞噬细胞，即单核-巨噬细胞。

1. 吞噬过程 ①趋化与黏附：当病原体通过皮肤或黏膜侵入组织后，吞噬细胞可通过趋化因子（如 C3a、C5a 和某些细胞因子等）的吸引，从毛细血管游出并集聚到病原体侵入部位，之后，病原体表面的特定分子作为配体与吞噬细胞表面的特定受体分子黏附结合。②吞入：有两种方式，一种是吞噬作用，即对较大的颗粒物质如细菌等，由吞噬细胞伸出伪足将细菌包绕并摄入细胞质内，形成吞噬体；另一种是吞饮作用，即吞噬细胞对病毒等较小的物质，其附着处的细胞膜直接内陷将其吞入细胞质中，形成吞饮体。③杀灭与消化：吞噬体形成后，溶酶体与之靠近接触、融合成为吞噬溶酶体；溶酶体中的杀菌物质即可发挥杀灭病原体的作用，各种水解酶则溶解消化被杀灭的病原体，并将不能消化的残渣排出吞噬细胞外（图 8-1）。

2. 吞噬后果 包括完全吞噬和不完全吞噬，同时还会造成组织损伤。

（1）完全吞噬：病原体被吞噬后经杀灭、消化，未消化的残渣被排出胞外，即为完全吞噬。如化脓性细菌被中性粒细胞吞噬后，一般在 5～10 分钟被杀死，30～60 分钟被破坏，这类细菌也称胞外细菌。

（2）不完全吞噬：有些病原体虽可被单核-巨噬细胞吞噬，却不被杀死，甚至在吞噬细胞内得到保护并生长繁殖，进而随吞噬细胞游走，扩散到全身其他部位，称为不完全吞噬。这类病原体因进入体内较长一段时间处于单核-巨噬细胞内，故称胞内病原体，包括胞内细菌（如结核分枝杆菌、布氏杆菌等）、立克次体、衣原体、病毒、某些真菌及寄生虫等。当特异性细胞免疫应答产生后，由 $CD4^+$ Th1 细胞分泌的细胞因子（如 IFN-γ 等）能够激活、增强单核-巨噬细胞的功能，此时，借助于特异性细胞免疫应答的协助，通常单核-巨噬细胞能最终消灭吞入的胞内病原体，这是特异性免疫应答和非特异性免疫应答协同抗感染的典型例子。

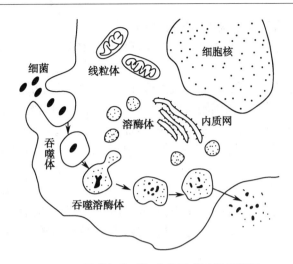

图 8-1　吞噬细胞对细菌的吞噬过程示意图

吞噬细胞吞噬颗粒物质(如细菌)时,吞噬细胞伸
出伪足将细菌包绕并摄入细胞质内,形成吞噬
体;吞噬体形成后,溶酶体与之靠近接触、融合成
为吞噬溶酶体;溶酶体中的杀菌物质杀灭病原
体,各种水解酶消化被杀灭的病原体,并将不能消
化的残渣排出吞噬细胞外

少数情况下,特异性免疫应答和非特异性免疫应答协同仍不能将病原体消灭,则宿主发生疾病,需要配合药物治疗。

> **兼性胞内病原体和专性胞内病原体**
>
> 　　胞内病原体中有些具有独立生活的能力, 只是抗吞噬消化能力较强,不易被单核-巨噬细胞杀死,如大部分胞内细菌、真菌和寄生虫,又称兼性胞内病原体;还有一些胞内病原体本身不能营独立生活,必须在活细胞内寄生生长,这类病原体通常也具有较强的抗吞噬消化能力,不易被单核-巨噬细胞杀死,如衣原体、立克次体和病毒,又称专性胞内病原体。

　　(3)组织损伤:吞噬细胞在吞噬过程中,由溶酶体释放至胞外的多种水解酶及杀菌性物质等可非特异地破坏邻近的正常组织,造成组织损伤和炎症。

　　另外,嗜酸性粒细胞具有一定的抗某些寄生虫感染的作用。

三、自然杀伤细胞

　　自然杀伤细胞在非特异性抗病毒感染中发挥重要作用,不仅可直接杀伤病毒感染细胞,而且其作用的发挥不需抗原预先刺激,也不受 MHC 限制,在病毒感染的早期,特异性免疫应答未产生前即可发挥抗病毒作用。另外,在 IgG 参与下,NK 细胞对病毒感染细胞还可发挥 ADCC 作用。

四、体　液　因　素

　　正常人体的组织和体液中有多种非特异性抗病原体的物质存在,重要的有补体系统、溶菌酶和干扰素等,能配合其他杀菌因素发挥作用。

1. 补体系统 无论在感染的早期,还是在特异性抗体产生后,补体均可发挥重要的防御作用(详见第四章)。

2. 溶菌酶 溶菌酶主要是由吞噬细胞来源的一种碱性蛋白,广泛分布于血清、唾液、乳汁等外分泌液中。通过裂解细菌细胞壁肽聚糖的 β-1,4 糖苷键,破坏聚糖骨架结构,导致细菌裂解。由于革兰阴性菌细胞壁外有外膜保护,加之聚糖骨架含量少,因此溶菌酶主要破坏革兰阳性菌,革兰阴性菌对溶菌酶不敏感,但在特异性抗体参与下,溶菌酶也可破坏革兰阴性菌。

3. 干扰素 干扰素是病毒或其他干扰素诱生剂刺激人或动物细胞所产生的一类糖蛋白,具有广谱抗病毒作用,发挥抗病毒作用在特异性免疫应答产生前。此外,抗原刺激 T 细胞等也可产生干扰素。干扰素的作用还包括免疫调节功能(如激活 NK 细胞、CTL 和单核-巨噬细胞等)以及抗肿瘤作用。

第三节 适应性免疫应答的抗感染免疫作用

一、抗细菌免疫

1. 抗胞外细菌免疫 胞外细菌进入体内通常被中性粒细胞完全吞噬,并引起局部化脓性炎症,因其在体内主要存在于细胞外,所以适应性免疫应答发挥抗胞外细菌感染时以特异性抗体为主。主要表现为:①外分泌液中的 SIgA 具有阻止胞外细菌对黏膜上皮细胞的黏附侵入作用;②体液中的特异性抗体 IgG 与细菌结合可发挥抗体介导的调理吞噬作用,特异性抗体 IgM 与细菌结合可经激活补体后产生的 C3b 和 C4b 发挥补体介导的调理吞噬作用,IgG、IgM 与细菌的结合还可激活补体经典途径发挥溶菌作用;③对以外毒素为主要毒力因子的细菌如破伤风梭菌等,机体通过产生抗毒素抗体对外毒素发挥特异性中和作用。

2. 抗胞内细菌免疫 胞内细菌进入体内通常被单核-巨噬细胞吞噬,但因其抗吞噬能力较强,结果常发生不完全吞噬,细菌存在于吞噬细胞内,因特异性抗体不能进入细胞内发挥作用,因此主要靠特异性细胞免疫应答。主要表现为:①CD4$^+$ Th1 细胞分泌的细胞因子(如 IFN-γ 等)能够激活、增强单核-巨噬细胞的功能,以消灭吞入的胞内细菌;②CTL 对感染细胞的直接杀伤作用;③外分泌液中的 SIgA 也具有阻止胞内细菌对黏膜上皮细胞的黏附侵入作用。

二、抗病毒免疫

病毒虽是专性细胞内寄生病原体,但其特有的复制周期决定了病毒需要从细胞内释放出来再去感染其他易感细胞,因此对释放至细胞外的病毒主要由特异性抗体发挥作用,对细胞内的病毒主要由特异性细胞免疫发挥作用。主要表现为:①外分泌液中的 SIgA 和体内的特异性抗体均可与病毒结合,阻止病毒吸附易感细胞,发挥特异性中和作用;②CD4$^+$ Th1 细胞分泌的细胞因子(如 IFN-γ 等)能够激活、增强单核-巨噬细胞的功能,以消灭单核-巨噬细胞吞入的病毒;③CTL 对病毒感染细胞的直接杀伤作用。

三、抗真菌免疫

真菌感染时,固有免疫应答在阻止真菌病的发生上起重要作用,而适应性免疫应答与真菌病的恢复密切相关。主要表现为：①皮肤黏膜屏障发挥着重要作用，如儿童皮肤的皮脂腺发育不完善，具有杀真菌作用的不饱和脂肪酸分泌量不足，易患头癣，成人手足部的汗液较多，且掌跖部缺乏皮脂腺，易患手足癣；吞噬细胞在抗真菌感染中有一定的作用。②CD4$^+$Th1 介导的细胞免疫在抗深部真菌感染中起重要作用，如患 AIDS、恶性肿瘤或应用免疫抑制剂的人，其 T 细胞功能低下，易并发播散性真菌感染，并导致死亡；抗体对深部感染真菌的免疫作用可能有限；浅部感染真菌未与机体免疫系统充分接触，细胞免疫和体液免疫均产生不足，作用受限。

四、抗寄生虫免疫

多数情况下，人体感染寄生虫后可产生特异性免疫应答，但作用比较弱。主要表现为：①特异性抗体可单独作用于寄生虫，使其丧失侵入细胞的能力；特异性抗体结合寄生虫后激活补体系统，可使寄生虫溶解或发生补体介导的调理吞噬作用；特异性抗体结合寄生虫后，还可与巨噬细胞（IgG）、嗜酸性粒细胞（IgE）、NK 细胞（IgG）等配合发挥抗体介导的调理吞噬作用和（或）ADCC 作用。②CD4$^+$Th1 介导的细胞免疫应答在抗寄生虫感染中也起一定作用。

由于人体抗不同病原体的特异性免疫应答强度有异，加之宿主和病原体的种类以及两者间相互关系的不同，抗病原体特异性免疫应答大致分为两种类型：①消除性免疫（sterilizing immunity）：宿主能消除体内病原体，并对再感染有完全的抵抗力。这种类型在细菌和病毒感染时多见，真菌和寄生虫感染时较为少见。②非消除性免疫（non-sterilizing immunity）：宿主对体内的活病原体不能完全清除，一旦通过药物清除体内残余的活病原体后，宿主已获得的免疫力很快消失，对病原体的再感染缺乏抵抗力。这种类型在寄生虫感染时多见（常称为带虫免疫），其他病原体感染时少见（结核分枝杆菌感染属之，常称为传染性免疫或有菌免疫）。非消除性免疫的另一种形式也主要见于寄生虫感染，即：活的成虫可使宿主产生特异性免疫力，但这种免疫力对体内原有成虫不发生影响，却对再感染时侵入的童虫有一定的抵抗力，这种特殊类型称为伴随免疫。非消除性免疫是宿主免疫力与病原体在体内共存的不完全免疫。

（李水仙）

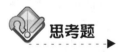

思考题

1. 简述固有免疫应答和适应性免疫应答的概念、区别及其关系。
2. 简述固有免疫应答的抗感染免疫作用。
3. 简述适应性免疫应答的抗细菌感染作用。
4. 简述适应性免疫应答的抗病毒感染作用。
5. 简述何为消除性免疫和非消除性免疫，并比较带虫免疫和伴随免疫。

第九章 超敏反应

超敏反应(hypersensitivity)是指机体对某些抗原初次应答后,再次接受相同抗原刺激时,发生的一种以机体生理功能紊乱或组织细胞损伤为主的特异性免疫应答。它的本质仍属于特异性免疫应答,具有抗原特异性和记忆性,诱导其发生的抗原又称为变应原(allergen)。变应原可是自身抗原,亦可是外部抗原。超敏反应不是疾病名称,而是一些疾病的组织损伤机制或发病机制。目前,在很多情况下,超敏反应和变态反应(allergy)或过敏反应(anaphylaxis)被视为同义词广泛应用。超敏反应的分类方法多样,被广泛接受并采纳的是Gell和Coombs根据超敏反应发生机制不同而提出的四型分类法。

第一节 Ⅰ型超敏反应

Ⅰ型超敏反应是一种主要由特异性IgE抗体介导的超敏反应。主要特征是:①通常再次接触变应原后反应发生快、消退亦快,故此型超敏反应又称为速发型超敏反应(immediate hypersensitivity);②一般只导致机体出现功能紊乱,而不发生严重的组织细胞损伤(反复发生的晚期相反应例外);③具有明显的个体差异和遗传背景,对变应原易产生IgE抗体应答的超敏患者称为特应性素质个体。

一、变 应 原

引起Ⅰ型超敏反应的变应原种类繁多,其分子量多为10~40kD。常见的有:花粉颗粒、尘螨或其排泄物、真菌菌丝及孢子、动物皮屑或羽毛、昆虫毒液、异种血清以及牛奶、鸡蛋、鱼虾、蟹贝等食物蛋白或部分肽类成分;某些小分子半抗原物质如一些药物或化学物质。另外,尘螨、细菌、蜂毒中的某些酶类也是导致某些患者致敏的变应原。变应原不同,进入机体的途径可不同,包括吸入、食入、注射、接触和叮咬等。吸入性变应原在低剂量(5~10ng/d)

时易诱发反应,而食入性变应原在高剂量(10~100g/d)时才易诱发反应。

二、发生机制

（一）参与Ⅰ型超敏反应的主要体内成分

1. IgE 正常人血清中 IgE 含量很低,而在过敏患者体内,特异性 IgE 抗体含量异常增高。IgE 为亲细胞性抗体,不结合抗原就可通过其 Fc 段与肥大细胞和嗜碱性粒细胞表面的 IgE FcR(FcεR Ⅰ)结合,而使机体处于致敏状态。

2. 参与反应的主要效应细胞 包括肥大细胞和嗜碱性粒细胞。肥大细胞和嗜碱性粒细胞表面均有高亲和性 IgE FcR(FcεR Ⅰ),胞质内含有类似的嗜碱性颗粒,它们被变应原激活后可释放大致相同的原发和继发介质,参与Ⅰ型超敏反应。

3. 参与反应的主要生物活性介质 肥大细胞和嗜碱性粒细胞脱颗粒释放细胞内预合成的介质(原发介质),主要有组胺、激肽原酶等;细胞内新合成的介质(继发介质)主要有前列腺素 D_2、白三烯、血小板活化因子等脂类介质。

（二）发生过程

Ⅰ型超敏反应的发生机制贯穿于整个发生过程中,其发生过程大致可分为致敏、激发和效应三个阶段(图 9-1)。亦可将激发和效应阶段并称为发敏阶段。

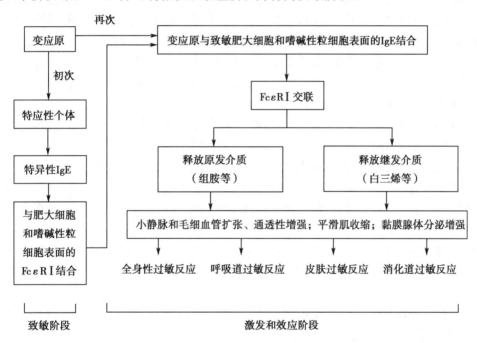

图 9-1 Ⅰ型超敏反应的发生机制

1. 致敏阶段 指变应原进入体内诱发产生 IgE 并结合到肥大细胞和嗜碱性粒细胞膜上的过程。变应原进入机体诱导产生的 IgE 抗体,在不结合抗原的情况下,通过其 Fc 段与肥大细胞和嗜碱性粒细胞表面的 FcεR Ⅰ结合,此时这些细胞称为致敏肥大细胞和致敏嗜碱性粒细胞,使机体处于对该变应原的致敏状态。致敏状态可维持数月,这期间如不接触相同变应原,致敏状态则逐渐消失。

2. 激发阶段 指相同变应原再次进入机体,通过与致敏肥大细胞和致敏嗜碱性粒细胞表面的 IgE 结合,使之脱颗粒释放活性介质的阶段。主要步骤为:多价变应原与致敏细胞表面 2 个或 2 个以上相邻的 IgE 结合,使膜表面 FcεR I 交联,然后诱导致敏细胞脱颗粒释放原发介质及合成释放继发介质。各种活性介质的生物学作用不尽相同,但总的可概括为:使小静脉和毛细血管扩张、通透性增强;刺激支气管、胃肠道等处平滑肌收缩;促进黏膜腺体分泌增强。

3. 效应阶段 指活性介质作用于靶组织和器官引起局部或全身发生反应的阶段。根据效应发生的快慢和持续时间的长短,可分为即刻/早期相反应(immediate reaction)和晚期相反应(late-phase reaction)两种类型。前者通常在接触变应原后数秒内发生,可持续数小时;后者发生在变应原刺激后 6~12 小时,可持续数天。反复发生的晚期相反应可致组织损伤,表现为器质性病变。

三、临床常见的 I 型超敏反应性疾病

1. 全身性过敏反应 常见的为药物过敏性休克与血清过敏性休克。

(1)药物过敏性休克:以青霉素引发最为常见。此外,头孢菌素、链霉素、普鲁卡因等也可引起。青霉素本身无抗原性,其降解产物青霉噻唑醛酸或青霉烯酸是半抗原,可与体内蛋白共价结合为完全抗原后,刺激机体产生特异性 IgE,使肥大细胞和嗜碱性粒细胞致敏。当再次接触青霉素降解产物时,触发过敏反应,严重者由于全身小静脉和毛细血管迅速扩张、通透性增强,可发生过敏性休克甚至死亡。青霉素制剂在弱碱性溶液中易形成青霉烯酸,因此使用青霉素时应临用前配制,放置 2 小时后不宜使用。少数人在初次注射青霉素时就可发生过敏性休克,这可能与其曾经使用过被青霉素污染的注射器等医疗器械或吸入空气中青霉菌孢子而使机体处于致敏状态有关。

(2)血清过敏性休克:发生于机体再次使用同种动物免疫血清进行治疗或紧急预防时。免疫血清经过胃蛋白酶处理精制提纯后,降低了此病的发生。

(3)其他原因所致的过敏性休克:蜂毒、食物等也可导致过敏性休克。

2. 呼吸道过敏反应 常因吸入花粉、尘螨、毛屑等或呼吸道病原生物感染(此时病原生物成分作为变应原)引起。以过敏性鼻炎和过敏性哮喘最为常见。过敏性哮喘常有早期相和晚期相反应两种类型。

3. 皮肤过敏反应 主要包括荨麻疹、特应性皮炎(湿疹)和血管神经性水肿。可经吸入、食入、注射、接触、叮咬等途径,由花粉、食物、药物、病原生物或冷热刺激等很多因素引起。

4. 消化道过敏反应 少数人可因进食牛奶、鸡蛋、鱼虾、蟹贝等高蛋白食物发生过敏性胃肠炎,严重者也可发生过敏性休克。

第二节 Ⅱ型超敏反应

Ⅱ型超敏反应是由 IgG 和 IgM 类抗体与靶组织细胞表面相应抗原或细胞外基质抗原结合后,在补体、吞噬细胞和 NK 细胞参与下,引起的以细胞溶解或组织损伤为主的病理性免疫反应(图 9-2)。Ⅱ型超敏反应又称细胞毒型或细胞溶解型超敏反应。

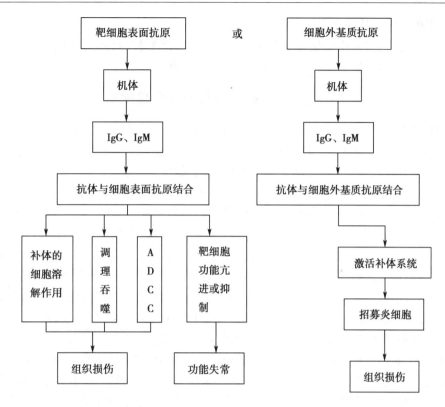

图 9-2 Ⅱ型超敏反应的发生机制

一、发 生 机 制

1. 引起Ⅱ型超敏反应的变应原 引起Ⅱ型超敏反应的变应原是某些靶细胞表面的抗原或细胞外基质的抗原。可见于:①自体正常组织细胞或细胞外基质,如外源性抗原与正常细胞或细胞外基质具有共同抗原时;②异体正常细胞,如与自体不相符的 ABO 血型抗原、Rh 抗原和 HLA 抗原;③改变的自身细胞或细胞外基质,如感染和理化因素所致的自身细胞或自身细胞外基质抗原改变;④半抗原或抗原-抗体复合物在自身细胞表面的结合。

2. 抗体、补体和效应细胞的作用 参与Ⅱ型超敏反应的抗体主要是 IgG 和 IgM 类抗体,与补体系统和效应细胞(巨噬细胞、中性粒细胞和 NK 细胞)协同杀伤靶细胞或靶组织。靶细胞或靶组织损伤机制包括:

(1)补体的细胞溶解作用:靶细胞表面抗原与 IgG 和 IgM 类抗体结合后,通过激活补体经典途径使靶细胞溶解破坏;补体裂解片段 C3b、C4b 的调理吞噬作用,也使靶细胞溶解破坏。

(2)依赖抗体的细胞介导的细胞毒作用:巨噬细胞、中性粒细胞和 NK 细胞与靶细胞表面 IgG 抗体的 Fc 段结合发挥 ADCC 作用,使靶细胞破坏。

(3)抗体的调理吞噬作用:IgG 与靶细胞表面抗原结合,其 Fc 段与巨噬细胞表面的相应受体结合,发挥调理吞噬作用,导致靶细胞损伤。

(4)细胞外基质抗原与抗体结合:细胞外基质抗原与抗体结合后,通过激活补体产生的裂解片段,吸引炎细胞至局部,造成非特异性组织损伤。如:C5a 可趋化中性粒细胞在局部聚集,并在试图吞噬抗体与细胞外基质抗原的结合物过程中,通过释放溶酶体酶,使局部组织和周围组织发生非特异性损伤。

(5)抗受体的抗体与相应受体结合:抗细胞表面受体的自身抗体与相应受体结合后,可导致细胞功能紊乱,表现为亢进或抑制,而不破坏靶细胞。

二、临床常见的Ⅱ型超敏反应性疾病

1. 输血反应 多由 ABO 血型不符的输血引起。人血清中存在天然血型抗体 IgM,若误将 A 型血输给 B 型血患者,或误将 B 型血输给 A 型血患者,受血者体内的血型抗体 IgM 与输入的红细胞表面血型抗原结合,从而激活补体引起溶血反应。

2. 新生儿溶血症 见于母子血型不符时。多见于血型为 Rh⁻ 母亲再次妊娠血型为 Rh⁺ 胎儿。由于母亲和胎儿之间血型不合(母体为 Rh⁻,胎儿为 Rh⁺),第一胎分娩时,胎儿的 Rh⁺ 红细胞进入母体(胎盘早剥等),刺激母体免疫系统产生相应抗体(IgG)。当再次妊娠时,若胎儿为 Rh⁺,母体内抗 Rh⁺ 红细胞的抗体经胎盘进入胎儿体内,与胎儿红细胞的相应抗原结合,通过激活补体导致胎儿红细胞破坏,引起流产、死胎或新生儿溶血症。初次分娩后 72 小时内给母体注射 Rh 抗体,及时清除进入母体内的 Rh⁺ 红细胞,可有效预防再次妊娠时发生新生儿溶血症。ABO 血型不符亦可发生新生儿溶血症,但症状较轻。

3. 药物过敏性血细胞减少症 某些药物如青霉素,其降解产物作为半抗原,或某些药物如非那西丁、氨基比林、磺胺、奎尼丁等,自身作为半抗原,进入体内后,与血浆蛋白或血细胞膜抗原结合成完全抗原,激发机体产生特异性 IgG 和 IgM 类抗体。当再次服用相同药物时,可循以下途径引起血细胞损伤:①免疫复合物型:药物或其代谢产物作为半抗原与已经形成的特异性抗体结合成抗原-抗体复合物,并通过 IgG 的 Fc 段或活化补体所形成的 C3b,与红细胞、粒细胞、血小板表面的相应受体结合,引发Ⅱ型超敏反应致血细胞损伤破坏;②半抗原型:药物或其代谢产物作为半抗原结合于血细胞表面后,与特异性抗体直接结合,引发Ⅱ型超敏反应致血细胞损伤破坏;③自身免疫型:甲基多巴和磷脂酰甘油等药物能改变血细胞表面的抗原成分,打破自身耐受,致机体产生自身抗体,也通过Ⅱ型超敏反应致血细胞损伤破坏。以上均导致了药物过敏性血细胞减少症。

4. 自身免疫性血细胞减少症 受理化因素刺激或某些病毒感染后,血细胞表面成分改变,刺激机体产生抗血细胞自身抗体,引起自身免疫性血细胞减少症。上述甲基多巴和磷脂酰甘油等药物所致的血细胞减少症即属之,这些诱因清楚的自身免疫性疾病一旦诱因消失,疾病亦随之好转。诱因不清者,治疗效果不好。

5. 甲状腺功能亢进 是一种特殊的Ⅱ型超敏反应,即抗体刺激型超敏反应。患者体内产生甲状腺细胞表面甲状腺刺激素受体的自身抗体,该自身抗体与甲状腺刺激素受体结合后,可刺激甲状腺细胞合成分泌甲状腺素亢进,导致甲亢。

6. 胰岛素耐受性糖尿病 患者体内有胰岛素受体拮抗剂样自身抗体,此抗体与胰岛素受体结合后,抑制其与胰岛素的结合,引起糖尿病。

7. 肺出血-肾炎综合征 病因尚未确定,可能与某些病毒感染有关。患者产生肾基底膜主要成分——Ⅳ型胶原的自身抗体,抗原抗体结合后活化补体系统引起肾炎。由于肺基底膜也含有Ⅳ型胶原,当吸烟等造成肺组织损伤时,暴露了肺基底膜,Ⅳ型胶原即可与此自身抗体结合,引发Ⅱ型超敏反应致肺出血。

8. 移植排斥反应 器官移植时,不相容的细胞表面的 HLA 抗原可引发Ⅱ型超敏反应,参与移植排斥反应的发生过程。

第三节 Ⅲ型超敏反应

Ⅲ型超敏反应是由中等大小可溶性免疫复合物沉积于局部或全身毛细血管基底膜后，通过激活补体并在血小板、嗜碱性粒细胞、肥大细胞等参与作用下，引起的以充血水肿、局部坏死和中性粒细胞浸润为主要特征的炎症反应和组织损伤(图 9-3)。Ⅲ型超敏反应又称免疫复合物型或血管炎型超敏反应。

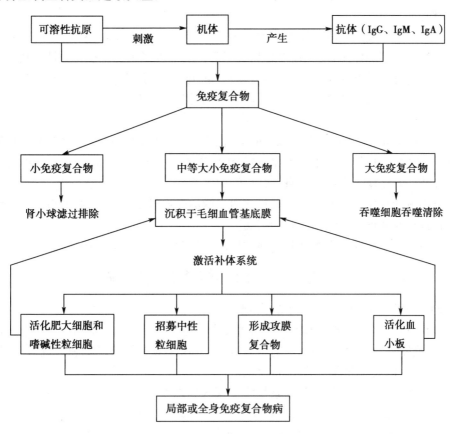

图 9-3 Ⅲ型超敏反应的发生机制

一、发 生 机 制

1. 中等大小可溶性免疫复合物的形成 一般而言，只有可溶性抗原与相应 IgG、IgM 和 IgA 类抗体结合成沉降系数约 19S 的中等大小可溶性免疫复合物(immune complex，IC)时，才有可能沉积于局部或全身毛细血管基底膜，引起Ⅲ型超敏反应。因为，大的免疫复合物易被吞噬细胞所吞噬，小的免疫复合物易被肾脏滤过排出。

2. 中等大小可溶性免疫复合物的沉积 包括以下三方面：

(1)局部解剖和血流动力学因素的作用：循环免疫复合物易沉积于毛细血管迂回曲折、血流缓慢且易产生涡流、血压较高的肾小球基底膜、关节滑膜、脉络膜丛和眼睫状体等处的血管内皮细胞间隙之中。

(2)血管活性胺类物质的作用：沉积的免疫复合物可与血小板表面 IgG 的 Fc 受体结

合,使之活化释放组胺等炎性介质;激活补体产生的过敏毒素(C3a/C5a)和 C3b 分别能使肥大细胞、嗜碱性粒细胞和血小板活化,也释放组胺等炎性介质。高浓度血管活性胺类物质可使血管内皮细胞间隙增大,加剧了免疫复合物在全身毛细血管的沉积。

(3)机体清除免疫复合物的能力低下:补体系统缺陷和(或)吞噬细胞功能缺陷的个体,因清除免疫复合物的能力低下而易患Ⅲ型超敏反应性疾病。

3. 免疫复合物沉积后引起的组织损伤 免疫复合物的沉积不是组织损伤的直接原因,而是始动因素,补体系统的激活才是造成组织损伤的关键。补体系统激活后循以下机制造成组织损伤:

(1)产生的补体裂解片段 C5a 可趋化中性粒细胞在局部聚集,并在吞噬免疫复合物的过程中,通过释放溶酶体酶,使免疫复合物沉积部位和周围组织发生非特异性损伤。

(2)产生的过敏毒素(C3a/C5a)能使肥大细胞、嗜碱性粒细胞活化,释放组胺等炎性介质,高浓度血管活性胺类物质可使血管内皮细胞间隙增大,组织水肿,并加剧免疫复合物在全身毛细血管的沉积。

(3)产生的 C3b、免疫复合物中 IgG 的 Fc 段以及肥大细胞或嗜碱性粒细胞活化后释放的血小板活化因子,均能使血小板活化,释放组胺等炎性介质,促使血管内皮细胞间隙增大,组织水肿,并加剧免疫复合物在全身毛细血管的沉积。

(4)血小板的活化还可使血小板聚集并通过激活凝血机制形成微血栓,造成局部组织缺血进而出血,从而加重局部组织细胞的损伤。

(5)攻膜复合物在局部组织细胞表面的形成,可使细胞溶解,导致损伤加重。

二、临床常见的Ⅲ型超敏反应性疾病

1. 局部免疫复合物病 主要有以下几种:

(1)Arthus 反应:是一种实验性局部Ⅲ型超敏反应。1903 年,Arthus 发现,用马血清经皮下反复免疫家兔数周后,当再次注射马血清时,可在注射局部出现红肿、出血和坏死等剧烈的炎症反应。此现象被称为 Arthus 反应。

(2)类 Arthus 反应:可见于胰岛素依赖型糖尿病患者,由于局部反复注射胰岛素,尤其胰岛素为异种来源时,导致与 Arthus 反应类似的局部炎症反应。

(3)农民肺:患者因工作长期吸入真菌或鸽粪等,其中的抗原刺激机体产生抗体后,仍不断吸入相同的抗原时,即在抗原进入机体的部位形成免疫复合物并沉积下来,导致间质性肺炎,俗称农民肺。

2. 全身免疫复合物病 常见的有:

(1)血清病:通常在初次大量注射抗毒素(异种血清)后 1～2 周发生,这是由于患者体内抗毒素的抗体已经产生而抗毒素尚未完全排除,两者结合形成中等大小可溶性免疫复合物所致,表现为发热、皮疹、淋巴结肿大、关节肿痛和一过性蛋白尿等。目前,免疫血清已被特殊处理后精制提纯,血清病已罕见。有时,应用大剂量青霉素、磺胺等也可以相似的机制引起类似血清病样的反应,此时称为药物热。

(2)链球菌感染后肾小球肾炎:一般发生于 A 族溶血性链球菌感染后 2～3 周。此时,体内产生的抗链球菌抗体与链球菌可溶性抗原结合形成循环免疫复合物,沉积在肾小球基底膜上,引起Ⅲ型超敏反应性肾炎。

(3)类风湿关节炎:目前认为是由于体内 IgG 分子发生变性,刺激机体产生抗变性 IgG

的自身抗体,即类风湿因子。变性 IgG 与类风湿因子结合形成免疫复合物,反复沉积于小关节滑膜时即可引起类风湿关节炎。

(4)系统性红斑狼疮:目前认为是由于体内产生了核抗原的自身抗体即抗核抗体,核抗原与抗核抗体形成免疫复合物,沉积于全身毛细血管基底膜处,引起的一种全身性免疫复合物病。

第四节 Ⅳ型超敏反应

Ⅳ型超敏反应是由效应 T 细胞与相应抗原作用后引起的以单个核细胞浸润和组织细胞损伤为主要特征的炎症反应。此型超敏反应发生较慢,当机体再次接触相同抗原后,通常需经 24～72 小时方可出现炎症反应,因此又称迟发型超敏反应(delayed-type hypersensitivity,DTH)。此型超敏反应的发生与抗体和补体无关,而与效应 T 细胞和巨噬细胞及其产生的细胞因子或细胞毒性介质有关。

一、发生机制

Ⅳ型超敏反应与保护性细胞免疫应答的发生机制基本一致,是同一过程的两个方面,前者表现为组织损伤,后者表现为抗原被排除,机体得以保护(图 9-4)。

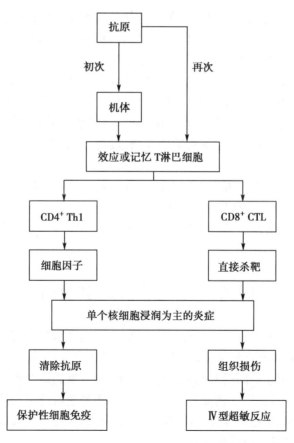

图 9-4 Ⅳ型超敏反应发生机制

1. 效应 T 细胞和记忆 T 细胞的形成　引起Ⅳ型超敏反应的抗原(变应原)主要有胞内细菌和其他胞内寄生物(某些真菌、病毒、寄生虫)、移植抗原和某些化学物质等。这些抗原性物质由抗原呈递细胞以抗原肽-HLAⅠ/Ⅱ类分子复合物的形式,分别呈递给 CD8$^+$ CTL 和 CD4$^+$ Th1 细胞,并在细胞因子 IFN-γ、IL-2 等作用下,增殖、分化为效应 T 细胞,即活化的 CD8$^+$ CTL 和 CD4$^+$ Th1 细胞;有些成为静止的记忆 T 细胞,再次与相应抗原接触时,可迅速增殖、分化为效应 T 细胞。

2. 效应 T 细胞引起的迟发型超敏反应　效应 T 细胞再次与相应抗原接触,分泌细胞因子,释放穿孔素等,引起以单个核细胞浸润为主的组织损伤。

(1)CD4$^+$ Th1 细胞:记忆性 CD4$^+$ Th1 细胞再次与抗原呈递细胞表面的抗原肽-HLAⅡ类分子复合物作用后迅速活化,并通过释放趋化因子、IFN-γ、IL-2、TNF-β、GM-CSF 等细胞因子,产生以单核-巨噬细胞及淋巴细胞浸润为主的迟发型免疫损伤效应。

(2)CD8$^+$ CTL:记忆性 CD8$^+$ CTL 再次与靶细胞表面的抗原肽-HLAⅠ类分子复合物作用后迅速活化,可发挥直接的细胞毒作用,表现为以淋巴细胞浸润为主的迟发型免疫损伤效应;接着,由于细胞碎片的清除需要单核-巨噬细胞的参与,因此炎症部位也可见到单核-巨噬细胞浸润。

二、临床常见的Ⅳ型超敏反应性疾病

1. 传染性迟发型超敏反应　胞内细菌和其他胞内寄生物(某些真菌、病毒、寄生虫)可使机体发生Ⅳ型超敏反应。由于该超敏反应发生在感染过程中,故称传染性迟发型超敏反应。结核菌素试验为典型的实验性传染性迟发型超敏反应。

2. 接触性迟发型超敏反应　接触性皮炎是典型的接触性迟发型超敏反应,是机体经皮肤接触油漆、染料、农药、化妆品、药物(如青霉素、磺胺)等小分子抗原后,再次接触相同抗原时发生的以皮肤损伤为主要特征的Ⅳ型超敏反应。这些小分子抗原作为半抗原穿过表皮与体内蛋白结合成完全抗原后,通过皮肤朗格汉斯细胞完成抗原呈递,刺激机体产生效应 T 细胞。

3. 移植排斥反应　器官移植时,不相容的 HLA 抗原除可引起Ⅱ型超敏反应外,主要还可激发Ⅳ型超敏反应,移植排斥反应得以发生。

4. 某些自身免疫性疾病　Ⅳ型超敏反应与胰岛素依赖型糖尿病和多发性硬化症等自身免疫性疾病的发生密切相关。

第五节　四型超敏反应的比较

四型超敏反应的参与成分及发生机制不同,临床疾病类型各异(表 9-1)。

事实上,临床实际情况是复杂的,有些超敏反应性疾病可由多种类型同时参与;同一抗原在不同条件下也可引起不同类型的超敏反应。如:青霉素的剂型和使用方法不同,可分别引起Ⅰ～Ⅳ型超敏反应;血吸虫感染人体可致Ⅰ、Ⅲ、Ⅳ型超敏反应;类风湿关节炎可同时有Ⅲ、Ⅳ型超敏反应参与;移植排斥反应可同时有Ⅱ、Ⅳ型超敏反应参与;异种血清既可引起Ⅰ型超敏反应,也可引起Ⅲ型超敏反应等。

表 9-1 四型超敏反应的主要特征比较

主要特征	Ⅰ型超敏反应	Ⅱ型超敏反应	Ⅲ型超敏反应	Ⅳ型超敏反应
变应原特点	种类繁多	靶细胞表面的抗原或细胞外基质的抗原	游离存在的可溶性抗原	胞内病原体、某些化学物质、同种异体 HLA 等
参与抗体	IgE	IgG、IgM	IgG、IgM、IgA	不参与
补体系统	不参与	细胞毒作用为主	过敏毒素和趋化作用为主	不参与
效应细胞	肥大细胞和嗜碱性粒细胞为主	巨噬细胞、中性粒细胞和 NK 细胞为主	肥大细胞、嗜碱性粒细胞、血小板、中性粒细胞为主	淋巴细胞、单核-巨噬细胞为主
特异性细胞免疫	不直接参与	不直接参与	不直接参与	直接参与
典型疾病	过敏性休克、哮喘、特应性皮炎等	新生儿溶血症、输血反应、甲亢等	农民肺、血清病、类风湿关节炎等	结核病、接触性皮炎、移植排斥反应等

第六节 超敏反应的防治原则

由于Ⅱ、Ⅲ型和Ⅳ型超敏反应防治方法的临床特色明显,故以下仅简要介绍Ⅰ型超敏反应的防治原则。

1. 查明变应原并避免接触 查明变应原并避免与之接触是预防Ⅰ型超敏反应发生的最有效方法。临床检测变应原最常用的方法是直接皮肤试验,如青霉素皮肤试验、动物免疫血清皮肤试验、植物花粉等变应原的刺皮试验。其原理为:皮内注射少量变应原,若机体处于致敏状态,皮下结缔组织中的致敏肥大细胞释放活性介质,15～20 分钟内出现直径大于 1cm 的红肿,即为阳性反应。

2. 特异性脱敏疗法和减敏疗法 ①脱敏治疗:见于异种免疫血清(如抗毒素)皮试阳性但又必须使用时,可采用小剂量、短间隔(20～30 分钟)多次注射抗毒素的方法进行脱敏治疗。原理是:分期分批地使体内致敏肥大细胞和嗜碱性粒细胞脱敏,以致最终全部解除致敏状态,此时大剂量注射抗毒素就不会发生超敏反应。但此种脱敏是暂时的,一定时间后机体又可重新被致敏。②减敏治疗:适宜对已查明而难以避免接触的变应原,可采用小剂量、间隔较长时间(1 周左右)、反复多次皮下注射变应原的方法进行特异性变应原的减敏治疗。其原理可能是:改变了变应原进入机体的途径,诱导产生了 IgG 类抗体,降低了 IgE 类抗体的产生;IgG 类抗体可与变应原结合,起封闭抗体的作用,阻止变应原与致敏细胞表面的 IgE 类抗体结合。

警惕皮试阴性者用药后出现超敏反应

　　患者,女,38岁,因急性化脓性扁桃体炎给青霉素肌注治疗,用药前患者青霉素皮肤试验为阴性,连续用药至第3天,注射青霉素后数分钟出现胸闷、口唇青紫、呼吸困难、大汗淋漓、脉搏细弱、血压下降。立即给予平卧、吸氧、皮下注射0.1%盐酸肾上腺素0.5mg,并给地塞米松10mg静注。经抢救后,患者神志清醒、呼吸平稳、血压开始回升。可以诊断这是一例青霉素过敏性休克患者。

　　思考与讨论:临床实践中,由于皮试剂量小、个体差异性或输液过程中甚至输液后某些代谢产物的形成等原因,均可能导致皮试"阴性"者过敏反应延迟出现,正如本案例所述,需要警惕。

---

　　3. 药物防治　①抑制生物活性介质合成和释放的药物,主要有阿司匹林、色甘酸钠、肾上腺素、异丙肾上腺素和氨茶碱等;②生物活性介质拮抗药,主要有苯海拉明、氯苯那敏、异丙嗪、阿司匹林和孟鲁司特钠等;③改善效应器官反应性的药物,主要有肾上腺素、葡萄糖酸钙、氯化钙和维生素C等。

(李水仙)

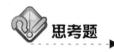**思考题** ▶

　　1. 简述超敏反应的概念、特点与分型。
　　2. 简述Ⅰ型超敏反应的发生机制。
　　3. 简述Ⅰ型超敏反应的常见疾病。
　　4. 简述Ⅰ型超敏反应的防治原则。
　　5. 由于青霉素的剂型和使用方法不同,可分别引起Ⅰ～Ⅳ型超敏反应,分别简述其发生机制。

【附】　免疫缺陷病和自身免疫病

一、免疫缺陷病

　　免疫缺陷病(immunodeficiency disease,IDD)是指免疫器官、组织、细胞或分子等免疫系统中任何一个成分的缺陷而导致免疫功能障碍所引起的一类疾病的总称。习惯上,按发病原因不同,分为原发性(先天性)免疫缺陷病和继发性(获得性)免疫缺陷病;按主要累及的免疫成分不同,分为体液免疫缺陷、细胞免疫缺陷、联合免疫缺陷、吞噬细胞缺陷和补体缺陷。事实上,免疫缺陷病的病因复杂,目前还无统一的分类法。

　　免疫缺陷病的一般特征包括:①感染:患者对各种感染的易感性增加,可出现反复的、持续的、严重的感染,感染的性质和严重程度主要取决于免疫缺陷的成分及其程度,如体液免疫缺陷、吞噬细胞缺陷和补体缺陷导致的感染,主要由化脓性细菌(如葡萄球菌、链球菌和肺炎双球菌等)引起,临床表现为气管炎、肺炎、中耳炎、化脓性脑膜炎和脓皮病等;细胞免疫缺陷导致的感染主要由病毒、真菌、胞内寄生细菌和原虫等引起。②恶性肿瘤:免疫缺陷病患者的恶性肿瘤发生率增高,如原发性免疫缺陷病患者,尤其是T细胞免疫缺陷者,恶性肿瘤的发病率比同龄正常人群高 100～300 倍,以白血病和淋巴系统肿瘤居多。③自身免疫病:免疫缺陷病患者有伴发自身免疫病的倾向,如原发性免疫缺陷病伴发自身免疫病者可高达14%,以系统性红斑狼疮和类风湿关节炎多见,而正常人群自身免疫病的发病率仅约0.001%～0.01%。

原发性免疫缺陷病是由于免疫系统先天性缺陷而导致免疫功能障碍所引起的一类疾病的总称。随着分子生物学、遗传学和免疫学等检测技术的不断进步,迄今已发现、命名的原发性免疫缺陷病种类已近 120 种,如 X 性连锁无丙种球蛋白血症、选择性 IgA 缺陷、先天性胸腺发育不全等。

继发性免疫缺陷病是后天因素造成免疫系统缺陷而导致免疫功能障碍所引起的一类疾病的总称。引起继发性免疫缺陷病的主要因素有:①非感染因素:包括恶性肿瘤、营养不良、具有免疫抑制作用的诊疗方法、蛋白丧失、代谢和内分泌异常、老化、中毒、酗酒、自身免疫病、移植物抗宿主反应等;②感染因素:某些病毒、细菌和寄生虫感染,可不同程度地影响机体的免疫系统,导致继发性免疫缺陷,如人类免疫缺陷病毒、麻疹病毒、风疹病毒、巨细胞病毒、EB 病毒、结核分枝杆菌、麻风杆菌、疟原虫和血吸虫等,长期慢性感染亦可致继发性免疫缺陷。获得性免疫缺陷综合征(AIDS)就是由人类免疫缺陷病毒(HIV)侵入机体,引起以细胞免疫缺陷为主,进而导致以机会性感染、恶性肿瘤和神经系统病变为特征的临床综合征,简称艾滋病。AIDS 已成为全球最棘手的公共卫生问题之一。

二、自身免疫病

自身免疫是指机体免疫系统对自身成分发生免疫应答的现象,存在于所有的个体。在通常情况下,这种免疫应答水平很低,不仅不对机体产生伤害,反而有助于清除体内的衰老细胞等,从而维持机体内环境的稳定,这种自身免疫称为生理性自身免疫。自身免疫病(autoimmune disease,AID)是指自身免疫应答达到一定强度而导致的疾病状态。

自身免疫病的基本特征包括:①患者血中可测到高效价的自身抗体和(或)自身应答性T 细胞,其作用于表达相应抗原的靶组织,可造成其损伤或功能紊乱,并可使疾病被动转移;②某些自身抗体可通过胎盘引起新生儿自身免疫性疾病;③动物实验中可复制出相似的动物模型;④病情的转归与自身免疫应答强度密切相关;⑤少数有明显诱因,预后较好,但多数诱因不清,常反复发作和慢性迁延;⑥免疫抑制剂治疗可取得一定疗效;⑦有遗传倾向;⑧部分发病有性别差异。

生理状态下,机体的免疫系统对自身成分产生自身耐受,不发生病理性免疫应答;反之,当机体的免疫系统对自身成分产生过强的病理性免疫应答时,即可发生自身免疫病。然而,自身免疫病的发生机制尚未完全阐明。一旦自身免疫病发生,其组织损伤机制则是通过Ⅱ型(如自身免疫性溶血性贫血等)、Ⅲ型(如系统性红斑狼疮等)、Ⅳ型(如胰岛素依赖性糖尿病等)超敏反应的免疫损伤机制造成机体的组织损伤。可见,从组织损伤机制的角度讲,所有自身免疫病均为超敏反应性疾病,反之则不然。换言之,自身免疫病是以自身抗原作为变应原的超敏反应性疾病。

(李水仙)

第十章　免疫学应用

第一节　免疫学诊断

免疫学诊断是指应用免疫学理论设计的用于检测抗原、抗体、免疫细胞及细胞因子等的免疫学检测技术。该技术已广泛应用于医学和生物学领域,在有关疾病(如传染病、免疫缺陷、自身免疫病、肿瘤、移植排斥反应、超敏反应等)的诊断、发病机制的研究、病情监测与疗效判断等方面具有重要的意义。

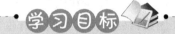

生物制品

生物制品是指用微生物(或其代谢产物)、细胞、动物或人源组织及体液等为原料,应用传统技术或现代生物技术制成的用于疾病预防、治疗和诊断的制剂,包括血液类、疫苗类、抗体类、细胞因子类及诊断试剂类等。随着微生物学、免疫学、细胞生物学及分子生物学的发展,生物制品进入了快速发展的时期,并为保障人类健康发挥重要作用。

一、抗原抗体的检测

抗原抗体检测技术的基本原理是抗原和抗体在体外特异性结合并出现可见(或借助仪器可检测到)的抗原抗体复合物。试验时,既可用已知抗体检测标本中有无相应抗原,也可用已知抗原检测标本中有无相应抗体。

（一）抗原抗体反应的特点

1. 特异性　是指抗原只能与相应的抗体结合的特性。由于抗原决定基与相应抗体可变区中结合抗原部位的化学结构及空间构型呈互补性,因而抗原可与相应抗体相互结合,并且具有高度的特异性。如果两种不同的抗原分子上有相同的抗原决定基,那么这两种抗原就可与相应的抗血清发生交叉反应。

2. 可逆性 是指抗原与相应抗体结合成复合物后,在一定条件下又可解离成游离的抗原和抗体的特性。由于抗原与抗体的结合为分子表面的非共价结合,在一定条件下(如降低pH、高浓度盐、冻融等),抗原抗体结合形成的复合物可被解离。解离后的抗原或抗体分子仍保持原有的理化特性和生物学活性,故可通过解离抗原抗体复合物的方法来提取、纯化抗原或抗体。

3. 比例性 是指抗原与抗体发生可见反应需要遵循一定的量比关系。抗原一般具有多个抗原决定基,是多价的,而抗体一般是二价的,在一定浓度范围内,两者比例合适时,其结合价相互饱和,相互联结成网格状聚集体,形成可见的复合物。若抗原与抗体比例不当,则不出现可见反应。

4. 阶段性 抗原与抗体反应可以分为两个阶段:第一阶段是特异性结合阶段,这一阶段的反应快,仅需数秒至数分钟,但不出现肉眼可见的反应;第二阶段为可见反应阶段,当抗原与抗体发生特异性结合后,在适当的电解质、温度、酸碱度、补体等影响下,呈现凝集、沉淀、溶解、补体结合等可见反应,此阶段反应较慢,常需数分钟至数小时。

(二) 抗原抗体反应的基本类型

抗原抗体反应的基本类型有凝集反应、沉淀反应、补体参与的反应、中和反应及免疫标记技术。下面介绍临床常见的几种类型:

1. 凝集反应 是指颗粒性抗原(如细菌、红细胞等)与相应抗体结合,在一定条件(适量的电解质、合适的酸碱度和温度)下,出现可见凝集现象(凝集颗粒或团块)。凝集反应分为直接凝集反应与间接凝集反应等。

(1)直接凝集反应:指颗粒性抗原直接与相应抗体结合出现凝集现象。常用方法有:①玻片凝集:用已知抗体检测未知抗原,如鉴定细菌、鉴定血型等。②试管凝集:用已知抗原检测被检血清中相应抗体及其效价,如诊断伤寒和副伤寒的肥达试验、诊断立克次体病的外斐反应等。

(2)间接凝集反应:是将可溶性抗原(抗体)吸附于与免疫无关的载体颗粒上,使之成为致敏载体颗粒后,与相应抗体(抗原)作用,在一定条件下出现凝集现象。常用载体颗粒有人O型红细胞、绵羊红细胞、聚苯乙烯乳胶颗粒等。间接凝集反应可用抗原致敏载体检测标本中的抗体,亦可用抗体致敏载体检测标本中的抗原。

2. 沉淀反应 是指可溶性抗原与相应抗体发生特异性结合,在一定条件(适量的电解质、合适的酸碱度和温度)下,形成肉眼可见的沉淀现象。

(1)单向琼脂扩散试验:是将一定量的抗体混匀在琼脂凝胶中,浇制成琼脂板,在琼脂板上打孔,在孔中加入待测抗原,使抗原向孔周自由扩散,与琼脂中的抗体结合,在比例合适处形成白色沉淀环,沉淀环的直径与抗原浓度成正比。

(2)双向琼脂扩散试验:将抗原和抗体分别加入琼脂凝胶板的小孔中,两者自由向四周扩散并相遇,在比例合适处形成沉淀线。一对相应的抗原抗体只形成一条沉淀线,多种抗原抗体系统可形成多条沉淀线。该试验主要用于对复杂抗原进行相关性分析和鉴定。

另外,根据抗原抗体在液体内快速结合的原理,建立了微量免疫沉淀测定法,如透射比浊法、散射比浊法、免疫胶乳比浊法等,运用自动化分析仪器可检测临床体液的蛋白含量。此外,沉淀反应还有对流免疫电泳、火箭免疫电泳、免疫电泳等。

3. 免疫标记技术 免疫标记技术是指用荧光素、酶、放射性核素等物质标记抗体或抗原所进行的抗原抗体反应。此技术既可测抗原,又可测抗体,其优点是特异性强、敏感、快速,能定性、定量甚至定位,故应用广泛。

(1)酶免疫分析技术:以酶标记抗原或抗体作为主试剂,检测样品中相应的抗体或抗原,是抗原抗体反应的特异性与酶对底物的高效催化活性相结合的免疫检测技术。常用方法是酶联免疫吸附试验(enzyme linked immunosorbent assay,ELISA),该试验是在固相载体(通常为聚苯乙烯反应板)表面进行的抗原抗体反应。根据所检测成分不同,采用不同的操作方法,如双抗体夹心法、间接法、竞争法、捕获法等。双抗体夹心法和间接法简介如下:①双抗体夹心法:将已知抗体包被于固相载体上,加入待检标本,标本中若有相应抗原存在,抗原即可与包被的抗体结合,再加入酶标记的特异性抗体,作用后洗去未结合的酶标记抗体,加入底物,底物受酶催化而显色(图 10-1)。此法可用于检测可溶性抗原。②间接法:将已知抗原包被固相载体,加入待检标本,洗涤后再加入酶标记的抗抗体(第二抗体),洗涤后加底物,底物受酶催化而显色(图 10-2)。此方法可用于检测特异性抗体。

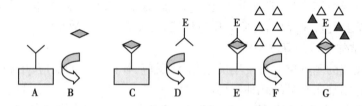

图 10-1　双抗体夹心法测抗原示意图

A. 包被特异性抗体于固相反应板上;B. 加入待测抗原;C. 形成抗原-抗体复合物;D. 加入酶标抗体;E. 形成抗原-抗原-酶标抗体复合物;F. 加入酶作用的底物;G. 酶催化底物生成有色产物

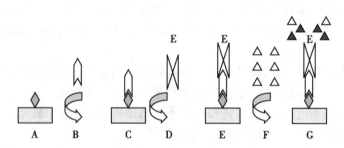

图 10-2　间接法测抗体示意图

A. 包被已知抗原于固相反应板上;B. 加入待测抗体;C. 形成抗原-抗体复合物;D. 加入酶标二抗;E. 形成抗原-抗体-酶标二抗复合物;F. 加入酶作用的底物;G. 酶催化底物生成有色产物

(2)荧光免疫技术:是抗原抗体反应的特异性和荧光技术结合在一起的免疫检测方法。常用的方法是荧光抗体染色技术,将荧光素标记的抗体与待检标本中相应抗原结合后,可在荧光显微镜下观察到荧光。主要的方法有:①直接法:将荧光抗体直接与相应抗原反应,洗涤除去未结合的游离荧光抗体,干燥后在荧光显微镜下观察特异性荧光,以检测未知抗原。此法常用于病毒、细菌等的快速检测及肾活检组织等的病理检查。②间接法:标本中的抗体与抗原反应后,再加入荧光素标记的抗抗体(二抗),若标本中有相应抗体,则形成抗原-抗体-荧光二抗复合物,洗涤除去未结合的游离荧光抗体,干燥后在荧光显微镜下观察特异性荧光,以检测未知抗体。制备一种荧光抗抗体,可检测多种抗原抗体系统。

（3）放射免疫分析（RIA）：是用放射性核素标记抗原与反应系统中未标记的抗原竞争结合特异性抗体，从而检测样品中抗原的技术。将放射性核素的敏感性和抗原抗体结合的特异性结合起来，具有特异性强、灵敏度高（敏感性可达 pg/ml 水平）、重复性好等优点，广泛用于激素、药物等微量物质的测定。常用的放射性核素有^{125}I 和^{131}I 等。

（4）金标记免疫技术：是以胶体金颗粒标记抗体或抗原，以检测未知抗原或抗体的免疫检测技术。胶体金又称金溶胶，是氯金酸在还原剂作用下形成的有一定大小、形态和颜色的金颗粒，在碱性条件下，胶体金颗粒表面带负电荷，可与带正电荷的蛋白质靠静电引力结合。由于胶体金的电子密度高，颗粒聚集后呈现颜色，据此，可对被检对象作出定性、定位分析。临床常用的有斑点金免疫层析试验和斑点金免疫渗滤试验等。

二、细胞免疫的检测

（一）T 细胞总数及亚群检测

由于 T 细胞表面存在特有的分化抗原 CD3 分子，故应用抗 CD3 单克隆抗体即可测定 T 细胞总数。此外，T 细胞表面还存在 CD4 或 CD8 分子，故临床检验中可用抗 CD4 及抗 CD8 单抗检测 CD4$^+$ T 细胞、CD8$^+$ T 细胞的数量及比值。常用荧光抗体染色技术检测 CD 抗原。

（二）淋巴细胞转化试验

T 细胞在抗原或丝裂原刺激作用下可发生增殖，从而转化为体积较大的淋巴母细胞，显微镜下可观察其形态并计算淋巴细胞转化率。由于 T 细胞转化过程中其 DNA 合成增加，因此也可用氚标记的胸腺嘧啶核苷（^{3}H-TdR）掺入新合成的 DNA 中，TdR 掺入的多少可反映淋巴细胞增殖程度，通过测定细胞内放射性核素相对含量可计算淋巴细胞转化率。根据 T 细胞转化率，可判断机体细胞免疫功能水平，还可作为判断疗效和预后的参考指标，对某些疾病发病机制的研究也有应用价值。

（三）细胞免疫功能检测的皮肤试验

正常机体对某种抗原建立了细胞免疫后，若用同种抗原做皮肤试验，可出现迟发型超敏反应。常用的皮肤试验有结核菌素试验和 PHA 皮肤试验。

1. 结核菌素试验 将旧结核菌素（OT）或结核菌素纯蛋白衍生物（PPD）注射到受试者前臂皮内，48～72 小时观察局部反应，如出现局部硬结且直径在 5mm 以上为阳性，说明机体对结核分枝杆菌建立了细胞免疫。若局部不出现硬结或硬结直径小于 5mm 为阴性，说明细胞免疫功能低下。

2. PHA 皮肤试验 将定量 PHA 注射到受试者前臂皮内，T 细胞在 PHA 刺激下活化，并释放多种细胞因子，在局部呈现以单个核细胞浸润为主的炎性反应，6～12 小时后局部出现红斑和硬结，24～48 小时达高峰，硬结直径在 15mm 以上为阳性反应。该试验敏感性高，比较安全可靠，临床常用于检测机体的细胞免疫水平。

第二节 免疫学预防

人类应用免疫的方法预防传染病有着悠久的历史，接种牛痘成功地在全世界消灭了天花是最好的例证，人们在传染病的预防中取得了巨大成就。机体特异性免疫获得的方式有自然免疫和人工免疫两种（图 10-3）。自然免疫是指机体感染病原体后建立的特异性免疫，也包括胎儿或新生儿经胎盘或乳汁从母体获得抗体。人工免疫则是人为地使机体获得特异性免疫，是免疫预防的重要手段，包括人工主动免疫和人工被动免疫。免疫预防的主要措施是接种疫苗，习惯上将细菌性制剂、病毒性制剂及类毒素等人工免疫制剂统称为疫苗（vaccine）。

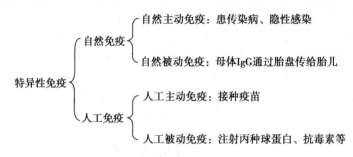

图 10-3　机体特异性免疫获得的方式

一、人工主动免疫

人工主动免疫是将疫苗接种机体，使机体产生特异性免疫的方法，也称预防接种。由于人工免疫输入的是抗原，因而产生免疫应答速度缓慢，需 1～4 周诱导期，但维持免疫的时间长，多用于传染病的特异性预防。

（一）灭活疫苗

灭活疫苗亦称为死疫苗，是选用免疫原性强的病原体，经大量培养后，用物理或化学方法灭活制成。常用的灭活疫苗有伤寒、乙型脑炎、霍乱、钩端螺旋体病、狂犬病疫苗等。死疫苗不能在体内繁殖，故需要多次接种，且接种量要大，有时局部或全身反应较严重。但该疫苗稳定、易保存、无毒性回复危险。

（二）减毒活疫苗

减毒活疫苗是用减毒或无毒的活病原微生物制成的制剂。常用的有麻疹疫苗、脊髓灰质炎疫苗、卡介苗（BCG）、风疹疫苗等。活疫苗在体内可繁殖，接种后类似隐性感染，接种一次即可，用量少，故不良反应小。活疫苗除可诱导机体产生体液免疫外，还可产生细胞免疫；经自然感染途径接种，还可形成黏膜局部免疫。但该疫苗稳定性差、难保存、有毒力回复可能，故制备时要严格鉴定。免疫缺陷者及孕妇一般不宜接种活疫苗。

（三）类毒素

类毒素是细菌的外毒素经 0.3%～0.4% 甲醛处理后制成。因类毒素已失去毒性，但保留免疫原性，接种后可诱导机体产生抗毒素。常用的有白喉、破伤风类毒素等。白喉类毒素及破伤风类毒素与百日咳灭活疫苗混合可制成百、白、破三联疫苗。

（四）新型疫苗

近年来，随着免疫学、生物化学、分子生物学技术等的发展，研制出了许多高效、安全且廉价的新型疫苗。

1. 亚单位疫苗　提取病原微生物有效的抗原成分，去除与免疫无关的成分即制成亚单位疫苗，此类疫苗副作用小而免疫效果相同。如流感病毒的血凝素/神经氨酸酶亚单位疫苗等。

2. 合成肽疫苗　是根据抗原有效成分的氨基酸序列设计和合成的免疫原性多肽。由于合成肽分子小，免疫原性弱，因此常需交联载体才能诱导免疫应答，常用的载体是脂质体。

目前,研究较多的是抗病毒感染和抗肿瘤的合成肽疫苗。

3. 基因工程疫苗　将编码有效抗原成分的基因与载体重组后导入宿主细胞,随着宿主细胞的增殖,目的基因表达大量有效抗原成分,由此制备的疫苗称基因工程疫苗。包括重组抗原疫苗、重组载体疫苗、DNA 疫苗及转基因植物疫苗。

4. 结合疫苗　提取细菌荚膜多糖可制成多糖疫苗,但荚膜多糖属于 T 细胞非依赖性抗原,免疫效果差。将细菌荚膜多糖成分与白喉类毒素连接在一起制成结合疫苗,为荚膜多糖提供蛋白质载体,使其成为 T 细胞依赖性抗原,免疫效果得到提高。

二、人工被动免疫

人工被动免疫是指给机体直接注射含有特异性抗体或细胞因子的制剂,以治疗或紧急预防感染的措施。由于输入的是既成的免疫物质,因此免疫力出现快,但免疫效果维持时间短,一般为 2～3 周。

1. 抗毒素　是用细菌类毒素免疫动物制备的免疫血清,能中和细菌外毒素的毒性,主要用于某些细菌外毒素所致疾病的治疗和紧急预防。一般选择健康的马免疫,待其产生大量高效价抗体(抗毒素)后,采马的血液分离纯化制成。常用的有破伤风抗毒素、白喉抗毒素等。该制剂对人而言是异种蛋白,使用前应做皮肤试验,以防止 I 型超敏反应的发生。

2. 人免疫球蛋白制剂　是从大量混合血浆或胎盘血中分离制成的免疫球蛋白浓缩剂,这类制剂中的免疫球蛋白具有多种抗体活性。肌内注射的人免疫球蛋白制剂主要用于甲型肝炎、丙型肝炎、麻疹、脊髓灰质炎等疾病的预防。静脉注射用的免疫球蛋白(IVIG)必须经过特殊工艺制备,用于免疫缺陷病的治疗。特异性免疫球蛋白由具有某种病原微生物高效价抗体的血浆制备而成,用于特定病原微生物感染的预防,如乙型肝炎免疫球蛋白。

3. 细胞因子与单克隆抗体　细胞因子制剂和单克隆抗体制剂是近年来研制的新型免疫治疗剂,有望成为肿瘤及艾滋病等的有效治疗制剂。

三、过 继 免 疫

过继免疫是指采取自体淋巴细胞,经体外激活增殖后回输患者,直接杀伤肿瘤或激发机体抗肿瘤免疫效应的方法。如取外周血淋巴细胞,在体外经 PHA、IL-2、IL-1 等多种细胞因子诱导培养后,淋巴细胞则成为细胞因子诱导的杀伤细胞(CIK),CIK 能直接杀伤肿瘤细胞,与 IL-2 联合,对治疗某些晚期肿瘤有一定疗效。

四、计 划 免 疫

计划免疫(planed immunization)是根据特定传染病的疫情监测和人群免疫状况分析,有计划地接种疫苗,预防相应的传染病,保障儿童健康成长的重要手段,最终达到控制以至消灭相应传染病的目的而采取的重要措施。我国政府十分关心和重视儿童健康及预防保健工作,制定了一系列的政策和法规,控制儿童传染病的发生。我国儿童计划免疫常用的疫苗有卡介苗、小儿麻痹症疫苗、百白破疫苗、麻疹活疫苗及乙型肝炎疫苗。在此基础上,新增加了甲型肝炎疫苗、乙脑疫苗、流脑疫苗、风疹疫苗、腮腺炎疫苗、钩端螺旋体病疫苗、流行性出血热疫苗及炭疽疫苗。

我国儿童计划免疫程序见附录十。

预防接种的副作用及禁忌证

预防接种后,可出现局部红肿、疼痛、淋巴结肿大以及发热、头痛、乏力、全身不适等副作用。严重者可发生超敏反应。有下列情况者不宜作免疫接种:①免疫功能缺陷;②高热、严重心血管疾病、肝肾疾病、活动性结核、风湿活动期、急性传染病、甲状腺功能亢进、严重高血压、糖尿病以及正在使用免疫抑制剂者;③妊娠及月经期;④湿疹及其他严重皮肤病。

第三节　免疫学治疗

免疫学治疗是指应用免疫学原理,针对疾病发生的机制,人为地调节机体的免疫功能,达到治疗疾病的目的。

一、分子治疗

分子治疗是指给机体输入分子制剂,以调节机体特异性免疫应答,如使用抗体、细胞因子及微生物制剂等。

1. 抗体　用抗毒素血清可治疗或紧急预防细菌外毒素所致的疾病。抗细胞表面分子的单克隆抗体在体内能识别表达特定表面分子的免疫细胞,在补体的参与下,可使细胞溶解。例如,抗 CD3 单克隆抗体可选择性破坏 T 细胞,临床已用于器官移植发生的排斥反应的治疗。抗细胞因子单克隆抗体可阻断细胞因子与细胞因子受体结合,从而减轻炎症反应。用肿瘤特异性单克隆抗体为载体,将放射性核素、酪氨酸激酶抑制剂、化疗剂及毒素等细胞毒性物质靶向携带至肿瘤灶,可特异地杀伤肿瘤细胞,而对正常细胞损伤较小,此方法称抗体的靶向治疗。

2. 细胞因子　细胞因子具有广泛的生物学活性,可用于预防和治疗多种免疫性疾病。如 IFN-α 对毛细胞白血病治疗显著,对带状疱疹和病毒性肝炎也有一定的疗效。G-CSF 和 GM-CSF 用于治疗各种粒细胞低下及化疗所致的粒细胞减少症。EPO 对肾性贫血疗效显著。用细胞因子拮抗疗法可治疗自身免疫性疾病及移植排斥反应等。例如,用 TNF-α 单抗可治疗类风湿关节炎;重组可溶型 IL-1 受体可抑制器官移植排斥反应。

二、细胞治疗

细胞治疗是指将细胞制剂输入机体,以激活或增强机体的特异性免疫应答,如使用细胞疫苗、干细胞移植等。

1. 细胞疫苗　包括肿瘤细胞疫苗、基因修饰的瘤苗、树突状细胞疫苗。将其输入机体可增强机体的抗肿瘤效应。

2. 造血干细胞移植　造血干细胞是具有多种分化潜能及自我更新能力的细胞,在适当条件下,可诱导分化成多种细胞组织。移植造血干细胞已经成为癌症、造血系统疾病、自身免疫性疾病等的重要治疗手段。移植的干细胞主要来自 HLA 型别相同的个体,亦可进行自体移植。可采集骨髓、外周血和脐血,分离 $CD34^+$ 干/祖细胞。

三、生物应答调节剂治疗

生物应答调节剂是指具有促进或调节免疫功能的制剂,该制剂对免疫功能正常者不产生影响,对免疫功能低下者有促进和调节作用。

（一）微生物制剂

1. 卡介苗　卡介苗是牛型结核分枝杆菌减毒活疫苗,除用于结核的预防外,还具有非特异性免疫增强作用,能活化巨噬细胞,促进 TNF、IL-1、IL-2 等细胞因子分泌,增强 NK 细胞的杀伤活性,临床用于多种肿瘤的治疗。

2. 短小棒状杆菌　短小棒状杆菌能活化巨噬细胞,促进 IL-1、IL-2 等细胞因子的产生,该菌常与化疗药物联用治疗肿瘤。

3. 多糖类物质　某些细菌、真菌及中药的多糖成分可促进淋巴细胞分裂增殖,促进细胞因子产生,用于传染病、肿瘤的辅助治疗。

（二）胸腺肽

胸腺肽是从小牛或猪的胸腺提取的多肽混合物,包括胸腺素及胸腺生成素等。此类物质对胸腺内 T 细胞的发育可起到辅助作用,常用于治疗细胞免疫功能低下的患者。

四、免疫抑制剂治疗

免疫抑制剂可抑制机体的免疫功能,用于治疗自身免疫性疾病及防止移植排斥反应的发生。免疫抑制剂主要包括化学合成剂和微生物制剂。

1. 化学合成剂　化学合成剂主要有糖皮质激素、环磷酰胺及硫唑嘌呤等。糖皮质激素对单核-巨噬细胞、T 细胞、B 细胞有较强的抑制作用,常用于治疗炎症、超敏反应性疾病及移植排斥反应;环磷酰胺有抑制 DNA 复制和蛋白质合成、阻止细胞分裂的作用,用于治疗自身免疫性疾病、肿瘤及移植排斥反应;硫唑嘌呤可抑制 DNA 及蛋白质的合成,阻止细胞分裂,抑制机体的免疫应答,常用于防治移植排斥反应。

2. 微生物制剂　常用于抑制免疫功能的微生物制剂有环孢素、FK-506（他克莫司,属大环内酯类抗生素）、西罗莫司、麦考酚酸酯等,这些制剂可抑制 T 细胞的活化和增殖,用于移植排斥反应的预防和治疗。

（李剑平）

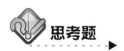 **思考题**

1. 抗原抗体反应有什么特点？反应类型有哪些？
2. 什么是人工主动免疫和人工被动免疫？两者有何异同？
3. 什么是计划免疫？什么是疫苗？我国儿童预防接种常用的疫苗有哪些？这些疫苗各可预防哪些疾病？
4. 人工主动免疫常用疫苗有哪些？
5. 免疫学治疗有哪些方法？

第二篇

医学微生物

第十一章 微生物概述

第一节 微生物概念及分类

微生物(microorganism)是存在于自然界的一大群个体微小、结构简单、肉眼不能直接看见,必须借助光学显微镜或电子显微镜放大数百倍、数千倍甚至数万倍才能观察到的微小生物。微生物种类繁多,有数十万种以上。按其大小、结构、组成等不同,可分为三大类。

1. 非细胞型微生物 是最小的一类微生物。无典型的细胞结构,无产生能量的酶系统,必须在活细胞内进行增殖。核酸类型为 DNA 或 RNA,两者不同时存在。病毒属此类。

2. 原核细胞型微生物 仅有原始的核(呈环状裸 DNA 团块),无核膜、核仁。细胞器不完善,只有核糖体,核酸类型为 DNA 和 RNA。大多数微生物属此类,如细菌、支原体、衣原体、立克次体、螺旋体和放线菌。

3. 真核细胞型微生物 细胞核分化程度高,有核膜和核仁,细胞器完整。真菌属此类。

三类微生物的主要区别见表 11-1。

表 11-1 三类微生物的区别

鉴别要点	非细胞型	原核细胞型	真核细胞型
大小(μm)	0.02～0.30	0.2～5.0	6.0～15.0
核酸	DNA 或 RNA	DNA＋RNA	DNA＋RNA
核膜	－	－	＋
核仁	－	－	＋
细胞器	－	不完整,只有核糖体	＋
种类	病毒	细菌、支原体、立克次体、衣原体、螺旋体、放线菌	真菌
活细胞培养	需要	不需要或需要(立克次体、衣原体)	不需要

第二节　微生物与人类的关系

微生物在自然界分布极为广泛。土壤、水、空气、各种物体表面、人和动物的体表以及与外界相通的腔道中都有种类不同、数量不等的微生物存在。绝大多数微生物对人类和动、植物是有益的,甚至有些是必需的。仅有少数微生物能引起人和动、植物的病害,这些具有致病性的微生物称为病原微生物(pathogenic microorganism)。

1. 微生物与自然界的物质循环　自然界中氮、碳、硫等元素的循环要靠有关微生物的代谢活动来进行。如土壤中的微生物能将死亡动、植物的蛋白质转化为含氮的无机化合物,供植物生长需要,而植物又为人类和动物所食用。此外,空气中的大量游离氮,也只有依靠固氮菌等作用后才能被植物吸收。没有微生物,植物就不能进行代谢,人类和动物也将难以生存。

2. 微生物与工、农业的关系　目前,人类已将微生物技术应用到各个领域,创造出极大的物质财富。在农业方面,利用微生物制造氮肥、植物生长激素或生物农药杀虫剂等,开辟了以菌造肥、以菌催长、以菌防病、以菌治病等农业增产的新途径。在工业方面,微生物应用于食品、皮革、纺织、石油、化工、冶金、垃圾无害化处理、污水处理等行业,特别是在医药工业方面,可利用微生物生产抗生素、维生素和辅酶等。近年来,随着分子生物学的发展,在基因工程技术中,已用微生物作为基因载体生产需要的生物制品如胰岛素、干扰素等。

第三节　医学微生物学及其研究成果

微生物学主要奠基人

1. 列文虎克(1632—1723)　荷兰人。1676 年,他用自制的显微镜从雨水、牙垢等标本中,首次观察到"微生物",并用文字和图画加以记载,为微生物的存在提供了科学依据。

2. 巴斯德(1822—1895)　法国科学家,微生物奠基人。首次发现有机物质的发酵和腐败是由微生物引起。

3. 郭霍(1843—1910)　德国学者,微生物学奠基人。他创用了固体培养基、细菌染色方法和实验动物感染。

4. 伊万诺夫斯基(1864—1920)　俄国学者。他于 1892 年发现了第一个病毒——烟草花叶病毒。

5. 汤飞凡(1897—1958)　中国第一代病毒学家。1955 年,首次分离出沙眼衣原体,是世界上发现重要病原体的第一个中国人。

微生物学(microbiology)是生命科学中的一门重要学科,主要研究微生物的基本形态与结构、生长繁殖与代谢、遗传与变异及其与人类、动植物、自然界的相互关系。医学微生物学(medical microbiology)作为微生物学的一个重要分支,主要研究与医学相关的病原微生物的生物学特性、致病与免疫机制、检测方法以及与其相关的感染性疾病的防治措施,以达到控制和消灭感染性疾病以及与之相关的免疫性疾病,保障人类健康的目的。医学微生物学是一门与基础护理、感染性疾病护理等有着密切联系的基础课程,学习医学微生物的基础理论、基本知识和基本技能,将为学习病理学、药物学、基础护理学、临床护理学等奠定基础。

随着物理学、生物化学、遗传学、细胞生物学、免疫学和分子生物学等学科的进展,以及电子显微镜、免疫标记、单克隆抗体技术、聚合酶链反应、基因探针杂交等技术的创建和应用,医学微生物学得到了快速发展,对细菌和病毒结构和功能的研究,已从细胞水平深入到分子水平,使人们对微生物的活动规律有了更深入的认识,一些新的病原微生物不断被发现。自 1973 年以来,新发现的病原微生物已有 30 多种,其中主要的有军团菌、幽门螺杆菌、霍乱弧菌 O_{139} 血清群、大肠埃希菌 O_{157}:H_7 血清型、肺炎嗜衣原体、博士疏螺旋体、人类免疫缺陷病毒、人类疱疹病毒(6、7、8 型),肝炎病毒(乙、丙、戊、己、庚型)、汉坦病毒、轮状病毒、西尼罗病毒、尼派病毒和 SARS 冠状病毒等。在医学微生物学领域虽然取得这些卓著的成绩,但距离控制和消灭传染病的最终目标仍存在很大的差距,新现和再现的微生物感染不断发生,迄今仍有一些感染性疾病的病原体未发现,某些病原体的致病和免疫机制尚不清楚,不少疾病还缺乏有效的防治措施。因此,医学微生物工作者任重道远,要继续加强对病原微生物的致病因子及其致病机制和免疫机制的研究;研制安全、有效的新型疫苗;运用分子生物学和免疫学等新手段,创建特异、灵敏、快速、准确、安全、简便的诊断方法;深入研究微生物的耐药性机制,探讨防止和逆转耐药性措施,并积极开发抗细菌、真菌和病毒的新型药物;开发微生物资源,创新微生物技术,从放线菌、真菌、海洋细菌或其他微生物代谢产物中筛选出不同种类的新生理活性物质,促进医药工业的发展,让微生物造福于人类。

(夏和先)

 思考题

1. 何谓微生物、病原微生物? 微生物分哪三类,各有何特点?
2. 谈谈微生物与"我"的关系?

第十二章 细菌的形态与结构

1. 掌握细菌大小、基本结构与特殊结构。

2. 熟悉 G⁺菌与 G⁻菌细胞壁的区别及革兰染色的意义。

3. 了解细菌形态检查法。

细菌(bacterium)为原核细胞型微生物,在一定的环境条件下,其形态和结构相对稳定。了解细菌的形态、结构等基本性状,对研究细菌的致病性、免疫性以及鉴别细菌、消毒灭菌、诊断和防治细菌感染性疾病等具有重要的理论和实际意义。

> **细菌的命名法**
>
> 细菌的命名采用拉丁双名法,每个菌名由 2 个拉丁字组成。前一字为属名,用名词,大写;后一字为种名,用形容词,小写。一般属名表示细菌的形态或发现或有贡献者,种名表示细菌的性状特征、寄居部位或所致疾病等。中文的命名次序与拉丁文相反,为种名在前,属名在后。如 *Staphylococcus aureus*,金黄色葡萄球菌;*Escherichia coli*,大肠埃希菌等。属名可不写全文,只写第一个字母代表,例如 *S.aureus*、*E.coli* 等。

第一节 细菌的大小和形态

一、细菌的大小

细菌个体微小,结构简单,需要借助显微镜放大数百倍至上千倍才能看到。通常以微米(μm)作为测量单位。不同种类的细菌大小不一,同一种细菌也因菌龄和环境因素的影响而有差异。多数球菌的直径约为 1μm,中等大小的杆菌长 2~3μm,宽 0.3~0.5μm。

二、细菌的形态

细菌有三种基本的形态,即球形、杆形和螺形,据此将细菌分为球菌、杆菌和螺形菌三大类(图 12-1)。

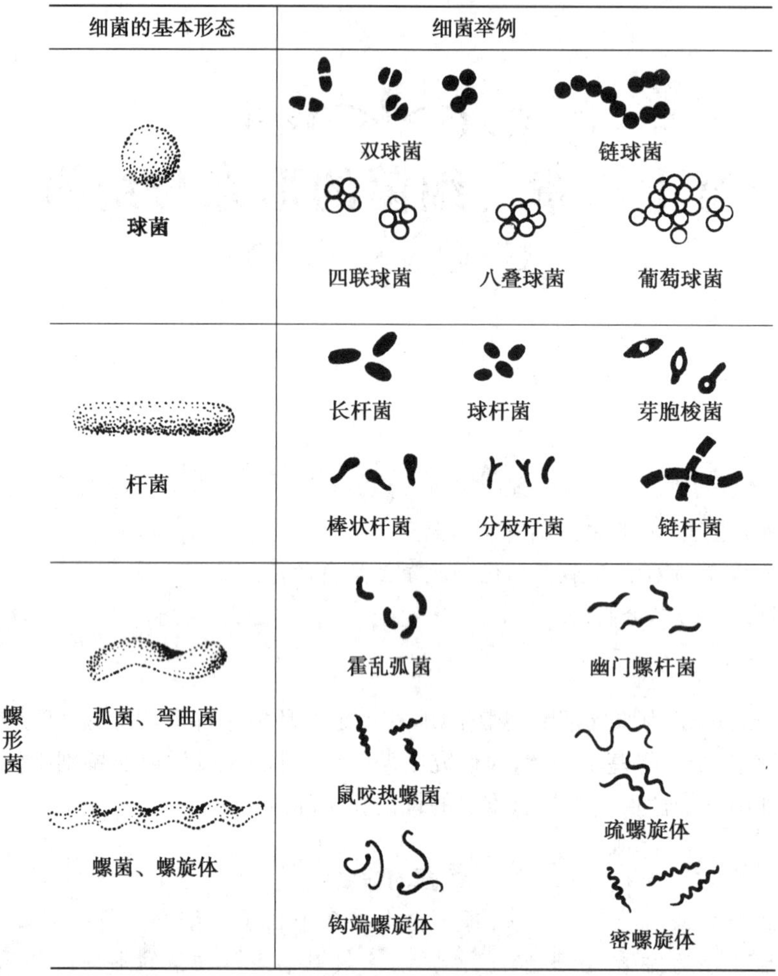

细菌的基本形态	细菌举例
球菌	双球菌　　链球菌 四联球菌　八叠球菌　葡萄球菌
杆菌	长杆菌　球杆菌　芽胞梭菌 棒状杆菌　分枝杆菌　链杆菌
螺形菌	弧菌、弯曲菌 霍乱弧菌　　幽门螺杆菌 鼠咬热螺菌 疏螺旋体 螺菌、螺旋体 钩端螺旋体　　密螺旋体

图 12-1 细菌基本形态

(一) 球菌

球菌(coccus)的菌体多呈球形或近似球形,直径为 $1\mu m$ 左右。根据球菌分裂的平面和分裂后菌体的排列方式不同,可将其分为:

1. 双球菌(diplococcus)　细菌在一个平面上分裂,分裂后 2 个菌体成双排列,如脑膜炎奈瑟菌。

2. 链球菌(streptococcus)　细菌沿一个平面分裂,分裂后菌体呈链状排列,如乙型溶血性链球菌。

3. 葡萄球菌(staphylococcus)　细菌在多个平面上作不规则分裂,分裂后菌体呈葡萄状排列,如金黄色葡萄球菌。

此外,尚有在 2 个相互垂直的平面上分裂为 4 个菌排列在一起的四联球菌;在 3 个垂直平面上分裂成 8 个菌排列在一起的八叠球菌等。

(二) 杆菌

不同杆菌(bacillus)的大小、长短、粗细很不一致。其形态大多呈直杆状,有的菌体略弯;菌体的两端大多钝圆,少数两端平切(如炭疽芽胞杆菌)或膨大呈棒状(如白喉棒状杆菌)或呈分叉状(如双歧杆菌);有的菌体短小,近似椭圆形,称为球杆菌;多数杆菌呈分散排列,少数可呈链状排列,称链杆菌;有的呈分枝生长趋势,称分枝杆菌。

(三)螺形菌

螺形菌(spiral bacterium)菌体弯曲。有的菌体短小,只有一个弯曲,呈弧形或逗点状,称为弧菌,如霍乱弧菌;有的菌体较长,有多个弯曲,称为螺菌,如鼠咬热螺菌;也有的菌体细长弯曲呈弧形或螺旋形,称为螺杆菌,如幽门螺杆菌。

细菌的形态易受培养温度、时间、培养基成分和 pH 等因素的影响。在适宜的生长条件下,培养 8～18 小时形态比较典型。当生长环境条件改变时,常出现多形性,如梨形、气球状或丝状等。因此,在细菌鉴定时应引起注意。

第二节 细菌的结构

细菌的结构包括基本结构和特殊结构。基本结构是所有细菌都具有的结构,包括细胞壁、细胞膜、细胞质和核质;特殊结构是某些细菌在一定条件下所特有的结构,包括荚膜、鞭毛、菌毛和芽胞(图 12-2)。

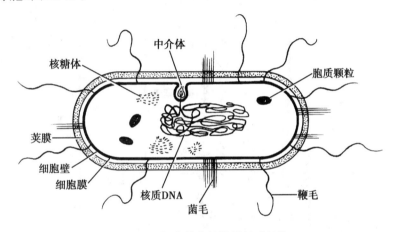

图 12-2 细菌基本结构及特殊结构

一、基本结构

(一)细胞壁

细胞壁(cell wall)是细菌的最外层结构,包绕在细胞膜的周围,坚韧而富有弹性,厚度为 15～30nm,化学组成比较复杂,并随不同细菌而异。用革兰染色法可将细菌分为两大类,即革兰阳性(G^+)菌和革兰阴性(G^-)菌。两类细菌细胞壁的结构与组分有很大的差异,其共有组分为肽聚糖。

1. G^+菌细胞壁的结构 主要由肽聚糖和磷壁酸组成。

(1)肽聚糖:又称黏肽,是 G^+ 菌细胞壁的主要成分,由聚糖骨架、四肽侧链和五肽交联桥三部分组成。①聚糖骨架:由 N-乙酰胞壁酸和 N-乙酰葡萄糖胺两种单糖交替排列,经 β-1,4 糖苷键连接而成,各种细菌的聚糖骨架均相同;②四肽侧链:由 4 个氨基酸组成,不同细菌的四肽侧链的组成和连接方式有所不同;③五肽交联桥:由 5 个氨基酸组成,将 2 个相邻的四肽侧链连接起来,从而构成坚韧牢固的三维立体结构(图 12-3)。G^+菌细胞壁中肽聚糖层数多,有 15～50 层;含量高,占细胞壁干重的 50%～80%(图 12-4)。

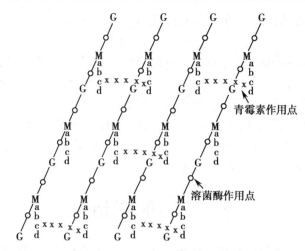

图 12-3 金黄色葡萄球菌(G⁺)细胞壁肽聚糖结构模式图

M. N-乙酰胞壁酸；G. N-乙酰葡糖胺；O. β-1,4 糖苷键；
a. L-丙氨酸；b. D-谷氨酸；c. L-赖氨酸；d. D-丙氨酸；x. 甘氨酸

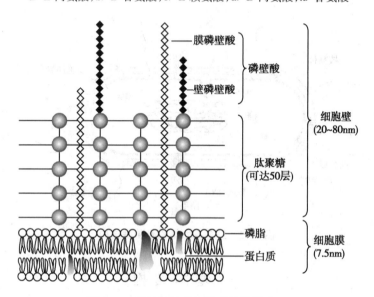

图 12-4 革兰阳性菌细胞壁结构模式图

G⁺菌一般对溶菌酶和青霉素敏感。溶菌酶能破坏肽聚糖中 N-乙酰胞壁酸和 N-乙酰葡萄糖胺之间的 β-1,4 糖苷键,裂解聚糖骨架,引起细菌死亡;青霉素在细菌细胞壁的合成过程中,能抑制五肽交联桥与四肽侧链末端氨基酸之间的连接,使细菌不能合成完整的细胞壁,从而导致细菌死亡(图 12-4)。

(2)磷壁酸:是 G⁺菌细胞壁的特有成分,约占细胞壁干重的 50%。根据其结合部位的不同,可分为壁磷壁酸和膜磷壁酸或称脂磷壁酸,两种磷壁酸均伸到肽聚糖的表面,构成 G⁺菌重要的表面抗原。膜磷壁酸具有黏附宿主细胞的功能,与致病性有关。

某些 G⁺菌细胞壁表面还有一些特殊的表面蛋白质,如金黄色葡萄球菌的 A 蛋白,可作为载体进行协同凝集试验;A 群链球菌的 M 蛋白与致病性有关等。

2. G⁻菌细胞壁的结构 G⁻菌细胞壁较薄,其结构较复杂,由肽聚糖和其特殊组分外膜构成。外膜由脂蛋白、脂质双层和脂多糖(LPS)三部分组成,约占细胞壁干重的80%(图12-5)。

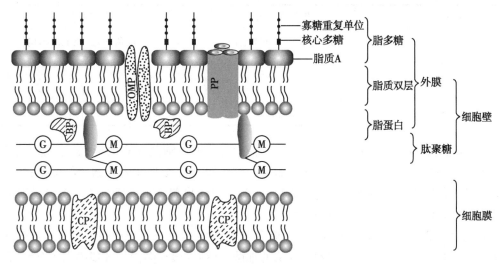

图 12-5 革兰阴性菌细胞壁结构模式图

(1)肽聚糖:G⁻菌细胞壁的肽聚糖含量少,只有1~2层,占细胞壁干重的5%~10%。其结构与G⁺菌不同,仅由聚糖骨架和四肽侧链两部分组成,没有五肽交联桥,为结构疏松的二维平面结构(图12-6)。

(2)脂蛋白:位于肽聚糖与脂质双层之间,其蛋白质部分结合于四肽侧链上,脂质部分与脂质双层非共价结合,使外膜和肽聚糖层构成一个整体。

(3)脂质双层:类似细胞膜的结构,其内镶嵌着多种特异性蛋白,称为外膜蛋白,多数与细菌的物质交换有关。

(4)脂多糖:由类脂和多糖组成,是G⁻菌的内毒素,与细菌的致病性有关。脂多糖由三种成分组成:①脂质A:是内毒素的毒性和生物学活性的主要组分,无种属特异性,故不同细菌产生的内毒素的毒性作用相似;②核心多糖:分布于脂质A的外层,具有属的特异性,同一属细菌的核心多糖相同;③特异多糖:是脂多糖的最外层,由数个

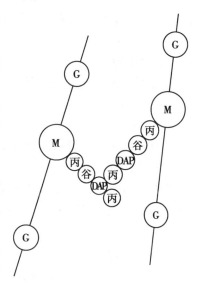

图 12-6 大肠埃希菌(G⁻) 细胞壁的肽聚糖结构

至数十个寡聚糖重复单位构成的多糖链,是G⁻菌的菌体抗原(O抗原),具有种的特异性。

G⁺菌与G⁻菌细胞壁结构有显著差异(表12-1),因而这两类细菌在染色性、免疫原性、致病性及对药物的敏感性等方面有很大的区别。

表 12-1 革兰阳性菌与革兰阴性菌细胞壁结构比较

区别要点	革兰阳性菌	革兰阴性菌
肽聚糖组成	聚糖骨架、四肽侧链、五肽交联桥	聚糖骨架、四肽侧链
肽聚糖层数	多,可达50层	少,仅1~2层
肽聚糖含量	占细胞壁干重50%~80%	占细胞壁干重5%~20%

续表

区别要点	革兰阳性菌	革兰阴性菌
强度	较坚韧,三维立体结构	较疏松,二维平面结构
磷壁酸	有	无
外膜	无	有
青霉素、溶菌酶	敏感	不敏感

3. 细胞壁的功能 细菌细胞壁的主要功能有:①维持细菌固有的形态,并保护细菌抵抗低渗环境,避免细菌破裂和变形;②细胞壁与细胞膜共同参与体内外物质的交换;③细菌表面携带多种决定细菌免疫原性的抗原决定基,可以诱发机体的免疫应答;④G⁻菌细胞壁上的脂多糖是内毒素,与细菌的致病性有关。

4. 细菌细胞壁缺陷型(细菌 L 型) 有些细菌细胞壁由于受到某些理化因素或药物的直接破坏或合成被抑制而成为细胞壁缺陷的细菌,这种细菌在高渗的环境中仍可存活,称为细菌细胞壁缺陷型。因其首先在 Lister 研究院被发现,故命名为细菌 L 型。某些 L 型仍具有致病性,可引起尿路感染、骨髓炎、心内膜炎等慢性感染。在临床上遇到疾病症状明显而常规细菌培养阴性时,应考虑 L 型感染的可能性。

(二)细胞膜

细胞膜(cell membrane)是位于细胞壁内侧紧包绕在细胞质外面的一层结构,为具有半渗透性的生物膜,由脂质双层构成,其内镶嵌着具有特殊功能的载体蛋白和酶蛋白,厚约7.5nm,占细胞干重的 10%~30%。

细胞膜的主要功能有:①细胞膜具有选择性通透作用,参与细菌内外物质的交换。②细胞膜上有多种呼吸酶,可以转运电子,完成氧化磷酸化,与细菌的能量产生和利用有关。③细胞膜上含有多种合成酶,与细菌的生物合成有关。如菌体的肽聚糖、磷壁酸、脂多糖及构成荚膜和鞭毛的物质等,均在细胞膜上合成。④细菌细胞膜内陷、折叠、卷曲可形成一种囊状物,即中介体,其功能类似于真核细胞的线粒体,参与细菌的呼吸及生物合成。

(三)细胞质

细胞质(cytoplasm)是细胞膜所包裹的溶胶状物质,由水、蛋白质、脂类、核酸、少量糖和无机盐组成。细胞质内 RNA 含量较高,具有较强的嗜碱性,故细菌易被碱性染料着色。细胞质内含有许多重要结构。

1. 核糖体(ribosome) 又称核蛋白体。游离于细胞质中,每个细菌体内可达数万个,是细菌合成蛋白质的场所。细菌核糖体的沉降系数为 70S,由 50S 和 30S 两个亚基组成。有些抗生素(如链霉素和红霉素)能分别与细菌核糖体的 30S 亚基和 50S 亚基结合,干扰蛋白质的合成,导致细菌死亡。由于人及真核生物细胞的核糖体的沉降系数为 80S,由 60S 和 40S 两个亚基组成,故上述抗生素对人类及其他真核生物细胞核糖体无影响。

2. 质粒(plasmid) 质粒是细菌染色体以外的遗传物质,为环状闭合的双股 DNA 分子,带有遗传信息,控制细菌某些特定的遗传性状。质粒能独立自行复制,随细菌分裂转移到子代菌细胞中,也可通过细菌接合等方式在细菌与细菌之间进行传递。质粒不是细菌生命活动所必需的,失去质粒的细菌仍然能够正常生存。医学上重要的质粒有决定细菌性菌毛的 F 质粒、决定细菌耐药性的 R 质粒、决定大肠埃希菌产生大肠菌素的 Col 质粒等。

3. 胞质颗粒(cytoplasmic granules) 细胞质中含有多种颗粒,大多为细菌储存的营养物质,包括多糖、脂类和磷酸盐等。胞质颗粒不是细菌的恒定结构,随菌种、菌龄及生长环境的不同而异。细胞质中有一种颗粒嗜碱性强,主要成分是 RNA 和多偏磷酸盐,经特殊染色后,颗粒的颜色与菌体其他部位有明显不同,称为异染颗粒。异染颗粒常见于白喉棒状杆菌,对细菌的鉴别有一定的意义。

(四) 核质

核质(nuclear material)是细菌的遗传物质。细菌属于原核细胞型微生物,没有完整的细胞核结构,核质集中于细胞质的某一区域,多在菌体中央,由单一密闭环状 DNA 分子反复回旋、卷曲、盘绕,形成松散网状结构,无核膜、核仁和有丝分裂器。细菌核质的功能与真核细胞的染色体相似,是细菌遗传变异的物质基础。

二、细菌的特殊结构

(一) 荚膜

荚膜(capsule)是某些细菌合成并分泌到细胞壁外的一层黏液性物质,厚度≥0.2μm。小于 0.2μm 者称微荚膜,如伤寒沙门菌的 Vi 抗原及大肠埃希菌的 K 抗原等。大多数细菌的荚膜化学成分为多糖,少数为多肽。荚膜对一般碱性染料亲和力低,用普通染色法荚膜不易着色,光学显微镜下只能看见菌体周围有一层透明圈(图 12-7)。用特殊染色法可将荚膜染成与菌体不同的颜色。

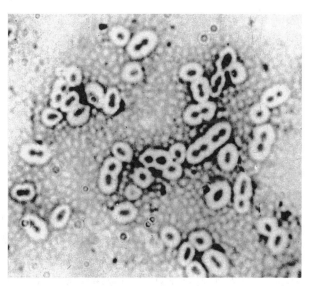

图 12-7 细菌的荚膜

荚膜的形成与环境条件密切相关,一般在人和动物体内或营养丰富的培养基中容易产生。荚膜形成的意义:①抗吞噬作用:荚膜具有保护细菌抵抗宿主吞噬细胞的吞噬和消化作用,增强细菌的侵袭力,故荚膜是细菌致病性的重要因素之一;②黏附作用:荚膜多糖可使细菌彼此之间粘连,也可黏附于组织细胞或无生命物质表面,形成生物膜,是引起感染的重要因素;③抗杀菌物质的损伤作用:荚膜围绕在细菌细胞壁之外,可保护菌体免受宿主体内溶菌酶、补体、抗体和抗菌药物等杀菌物质的损伤作用;④具有免疫原性:荚膜多糖具有免疫原性,可作为细菌分型和鉴别的依据。

（二）鞭毛

鞭毛（flagellum）是附着在菌体上的细长呈波状弯曲的丝状物，见于所有的弧菌和螺菌，约半数的杆菌和少数球菌也具有鞭毛。鞭毛需要用电子显微镜观察，经特殊的鞭毛染色后可在普通光学显微镜下见到（图 12-8）。根据鞭毛的数量和部位不同将有鞭毛的细菌分为单毛菌、双毛菌、丛毛菌和周毛菌四类（图 12-9）。

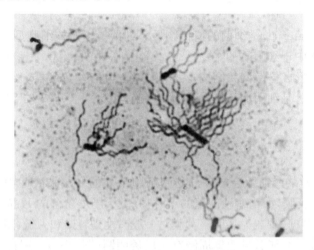

图 12-8 伤寒沙门菌的鞭毛

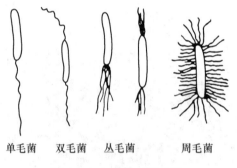

单毛菌　　双毛菌　　丛毛菌　　周毛菌

图 12-9 细菌鞭毛的类型

鞭毛形成的意义：①运动：鞭毛是细菌的运动器官，有鞭毛的细菌能运动，有趋利避害的作用，如向营养物质前进，而逃离有害物质以保存自己；②具有免疫性：鞭毛的化学成分主要是蛋白质，具有较强的免疫原性，称为 H 抗原；③鉴别细菌：根据细菌有无鞭毛、鞭毛的类型和免疫原性，可以鉴别细菌和进行细菌的分型；④与致病性有关：有些细菌（如霍乱弧菌、空肠弯曲菌）可通过鞭毛黏附在肠黏膜上皮细胞上而导致病变的发生。

（三）菌毛

菌毛（pilus）是分布在许多 G^- 菌和少数 G^+ 菌菌体表面的一种比鞭毛更细、更短而直硬的丝状物，与细菌的运动无关，必须用电子显微镜才能观察到。根据功能不同，菌毛可分为两种：①普通菌毛：遍布菌细胞表面，每个细菌可达数百根，具有很强的黏附性，细菌借此可牢固地黏附于呼吸道、消化道以及泌尿生殖道的黏膜上皮细胞，引起感染。因此，普通菌毛与细菌的致病性有关。②性菌毛：仅见于少数 G^- 菌，比普通菌毛长而粗，一个细菌只有 $1\sim$ 4 根，为中空的管状结构。带有性菌毛的细菌称为 F^+ 菌或雄性菌，无性菌毛的细菌称为 F^-

菌或雌性菌。控制细菌耐药性、毒力等性状的某些遗传物质(质粒)可通过性菌毛传递。

（四）芽胞

芽胞(spore)是某些细菌在一定环境条件下细胞质脱水浓缩,在菌体内形成的圆形或椭圆形的小体。芽胞具有完整的核质、酶系统和合成菌体组分的结构,保存着细菌全部生命活动的物质。当芽胞形成后,菌体可崩解使芽胞脱落游离。能形成芽胞的细菌均为 G^+ 菌。芽胞折光性强,壁厚,不易着色,经特殊的芽胞染色法可将芽胞染成与菌体不同的颜色。芽胞是细菌的一种休眠状态,当条件适宜时,芽胞可发芽形成新的菌体(称繁殖体)。一个细菌繁殖体只形成一个芽胞,一个芽胞发芽也只能生成一个繁殖体,故芽胞不是细菌的繁殖方式。

芽胞形成的意义:①鉴别细菌:芽胞的大小、形态和位置随菌种而异,可用以鉴别细菌(图 12-10)。②抵抗力强大:芽胞对热力、干燥、辐射和化学消毒剂等理化因素均有很强的抵抗力。如某些细菌的芽胞可耐煮沸数小时,炭疽芽胞杆菌的芽胞可在自然界中保持传染性 20～30 年。芽胞一旦进入机体即可

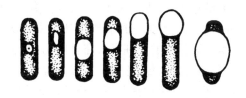

图 12-10　细菌芽胞的形态、大小和位置模式图

发芽转化为繁殖体,大量繁殖引起感染。在临床实际工作中,应防止芽胞进入机体,避免感染的发生。芽胞抵抗力强与其结构和成分有关:芽胞含水量少;具有多层致密的厚膜;内含特有的化学组分吡啶二羧酸,其与钙结合生成的盐能提高芽胞中各种酶的热稳定性。③在医学实践中,对医疗器械、敷料、培养基等进行灭菌时,应以杀死芽胞作为判断灭菌效果的标准。杀死芽胞最可靠的方法是高压蒸汽灭菌。

第三节　细菌的形态检查方法

一、不染色标本检查法

细菌标本不经染色可直接用显微镜观察活菌的形态、大小和运动情况。不染色标本主要用于观察细菌动力,常用的方法有悬滴法和压滴法。

二、染色标本检查法

细菌个体微小,半透明,只有经染色后才能较清楚地观察其形态和某些结构。细菌染色法是常用的细菌形态检查方法。细菌多带负电荷,易与带正电荷的碱性染料结合,所以细菌染色多选用碱性染料,如亚甲蓝、碱性复红、结晶紫等。染色法分为单染色法和复染色法两大类。

（一）单染色法

用一种染料对细菌进行染色的方法称为单染色法。细菌被染成一种颜色,如亚甲蓝染色法等。单染色法主要用于观察细菌的大小、形态和排列方式,但不能观察细菌的染色性及结构。

（二）复染色法

用2种或2种以上的染料对细菌进行染色的方法称复染色法,细菌被染成不同的颜色。

复染色法既可以观察细菌的大小、形态与排列方式,又能鉴别细菌的染色性。最常用的是革兰染色法(Gram stain)。

革兰染色法由丹麦细菌学家 Hans Christian Gram 于 1884 年创建,其步骤是:①细菌标本涂片固定后,先用碱性染料结晶紫初染;②加碘液媒染;③用 95％乙醇脱色;④用稀释复红复染。经染色后,可将细菌分为两大类:不被乙醇脱色仍保留紫色(彩图Ⅰ)者为革兰阳性菌(G^+菌);被乙醇脱色后复染成红色(彩图Ⅰ)者为革兰阴性菌(G^-菌)。

革兰染色法具有重要的实际意义:①帮助鉴别细菌:革兰染色法可将细菌分成 G^+ 菌与 G^- 菌两大类,有助于鉴别细菌;②指导临床选择药物:G^+ 菌与 G^- 菌对药物的敏感性不同,大多数 G^+ 菌对青霉素、红霉素、头孢菌素等抗生素敏感,而 G^- 菌则对链霉素、卡那霉素等抗生素敏感;③分析细菌致病性:大多数 G^+ 菌主要以外毒素致病,而 G^- 菌主要以内毒素致病,外毒素与内毒素的致病机制和临床表现亦明显不同。

革兰染色法的原理尚未完全阐明,有多种解释:①G^+ 菌细胞壁结构比 G^- 菌致密,肽聚糖层厚,脂质含量低,乙醇不易渗入脱色;②G^+ 菌含有大量核糖核酸镁盐,可与碘、结晶紫牢固结合,使已着色的细菌不被脱色;③G^+ 菌等电点(pH 2～3)比 G^- 菌(pH 4～5)低,在同一pH 染色环境中,阳性菌比阴性菌所带负电荷多,与带正电荷的碱性染料(结晶紫)结合更牢固,不易脱色。

此外,复染色法还有抗酸染色法和特殊染色法等。抗酸染色法主要用于分枝杆菌(如结核分枝杆菌)的形态检查。经抗酸染色后,分枝杆菌呈红色,其他细菌呈蓝色。特殊染色法主要用于细菌的特殊结构(如荚膜、芽胞、鞭毛等)的观察。

(夏和先)

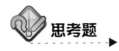思考题

1. 比较 G^+ 菌与 G^- 菌的细胞壁结构。
2. 细菌特殊结构有哪些,各有何意义?
3. 革兰染色法有何实际意义?

第十三章　细菌的生长繁殖与代谢

学习目标

1. 掌握与医学相关的代谢产物及其意义。

2. 熟悉细菌生长繁殖的条件、细菌繁殖方式、速度与规律、细菌生长现象及细菌人工培养的意义。

3. 了解细菌人工培养的方法和培养基的种类。

细菌需要不断地从外界环境中摄取营养物质,合成自身组成成分并获得能量,进行新陈代谢及生长繁殖。了解细菌生长繁殖的条件、生命活动规律以及代谢产物,对于进行细菌的人工培养、细菌性疾病的诊断与防治都有着重要的意义。

第一节　细菌的生长繁殖

一、细菌生长繁殖的条件

营养物质、酸碱度、温度及气体是细菌生长繁殖的必备的 4 个条件。

(一)营养物质

充足的营养物质可以为细菌的新陈代谢及生长繁殖提供原料和能量。一般细菌所需的营养物质主要包括水分、无机盐、含碳及氮化合物等,有些细菌还需要生长因子。生长因子是某些细菌生长繁殖所必需而细菌自身又不能合成的有机化合物,包括维生素、特殊氨基酸和嘌呤、嘧啶等。

(二)酸碱度

大多数病原菌最适宜的 pH 为 7.2～7.6。个别细菌(如霍乱弧菌)在 pH 8.4～9.2 碱性条件下生长最适宜,而结核分枝杆菌则在 pH 6.5～6.8 弱酸性条件下生长最好。

(三)温度

各类细菌对温度的要求不同。病原菌最适宜的生长温度与人体正常体温一致,为 37℃。个别细菌(如鼠疫耶尔森菌)在 28～30℃ 的条件下生长最好。

(四)气体

细菌生长繁殖需要的气体主要是氧气和二氧化碳。一般细菌在代谢过程中产生的二氧化碳即可满足自身需要。根据细菌对氧的需求不同,可将细菌分为四类:①专性需氧菌:必须在有氧的环境中才能生长,如结核分枝杆菌、霍乱弧菌;②微需氧菌:需在低氧压(5%~6%)的环境中生长,如空肠弯曲菌、幽门螺杆菌;③专性厌氧菌:必须在无氧的环境中才能生长,如破伤风梭菌、脆弱类杆菌;④兼性厌氧菌:在有氧或无氧条件下均能生长繁殖,但在有氧时生长较好,大多数病原菌属于此类,如葡萄球菌、伤寒沙门菌等。

二、细菌生长繁殖的规律

(一)细菌个体的生长繁殖规律

细菌以二分裂的方式进行无性繁殖。在适宜的生长条件下,细菌繁殖的速度快,多数细菌 20~30 分钟繁殖一代,个别细菌繁殖速度较慢,如结核分枝杆菌繁殖一代需 18~20 小时。

(二)细菌群体的生长繁殖规律

细菌繁殖速度极快,若以每 20 分钟繁殖一代计算,1 个细菌经 7 小时可繁殖约 200 万个,10 小时后可达 10 亿以上。实际上,由于细菌繁殖,环境中营养物质的逐渐消耗,有害代谢产物的蓄积,细菌繁殖速度会递减,死亡细菌数量逐渐增加,活菌增长率随之下降。

若将一定数量的细菌接种于适宜的液体培养基中,连续定时取样检查活菌数,可以发现细菌的生长过程具有一定的规律性。以培养时间为横坐标,培养物中活菌数的对数为纵坐标,可绘制出一条细菌的生长曲线(图 13-1)。生长曲线分为 4 个时期。

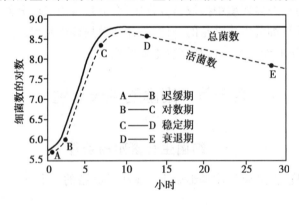

图 13-1 细菌的生长曲线

1. 迟缓期 是细菌进入新环境后的适应时期,有 1~4 小时,主要是为细菌分裂繁殖合成充足的酶、辅酶和中间代谢产物。此期细菌体积增大,代谢活跃,但分裂迟缓,繁殖极少。

2. 对数期 细菌培养后的 8~18 小时,生长迅速,活菌数以几何级数增长,在生长曲线图上,活菌数的对数曲线呈直线上升。此期细菌的形态、染色性、生理特性等都比较典型,对外界环境因素的作用敏感,研究细菌的生物学性状应选用此期细菌。

3. 稳定期 经过对数期后,由于培养基中营养物质消耗,有害代谢产物的积聚,细菌的繁殖速度渐慢,死亡数逐渐增多,细菌繁殖数与死亡数基本接近,使活菌数保持相对稳定。一些细菌的芽胞及外毒素、抗生素等代谢产物大多在此期产生。

4. 衰退期 稳定期后,细菌的繁殖速度越来越慢甚至停止,死亡数超过活菌数。该期细菌形态显著改变,菌体变形、肿胀,出现多形态的衰退型或菌体自溶,难以辨认。

第二节　细菌的人工培养

根据细菌生长繁殖的条件及其规律,用人工方法提供细菌必需的营养物质和适宜的生长环境来培养细菌,进行细菌生物学性状的研究、生物制品的制备及细菌感染性疾病的诊断与治疗等。

一、培　养　基

培养基(culture medium)是人工配制的适合细菌生长繁殖的营养基质。培养基按物理性状和用途可分为不同的种类。

（一）按物理性状分类

1. 液体培养基　将细菌所需的营养物质按一定比例配方制备的培养基称为液体培养基。可用于增菌培养和鉴定细菌。

2. 半固体培养基　在液体培养基中加入 0.2%～0.5% 的琼脂即成为半固体培养基。该培养基用于检查细菌的动力和保存菌种。

3. 固体培养基　在液体培养基中加入 2%～3% 的琼脂即成为固体培养基。该培养基用于细菌的分离培养和纯化。

（二）按用途分类

1. 基础培养基　含有一般细菌生长繁殖所需要的基本营养成分。常用的是肉汤培养基和普通营养琼脂,其营养成分包括牛肉膏或牛肉汤、蛋白胨、氯化钠、磷酸盐、水等。用于大多数细菌的培养。

2. 营养培养基　在基础培养基中加入葡萄糖、血液、血清、酵母浸膏等营养物质,可供营养要求较高的细菌生长。有的细菌需要特殊的营养,如结核分枝杆菌生长需要加入鸡蛋、马铃薯、甘油等。常用的是血琼脂平板。

3. 选择培养基　根据细菌对化学物质的敏感性不同,在培养基中加入某种化学物质,抑制某些细菌的生长,促进另一类细菌的生长繁殖,选择性地将目的菌分离出来,这类培养基称为选择培养基。如 SS 琼脂培养基中含有胆盐、煌绿、枸橼酸盐,可抑制 G^+ 球菌和部分 G^- 菌生长繁殖,而对沙门菌和志贺菌的生长没有影响,常用于肠道致病菌的分离与培养。

4. 鉴别培养基　根据各种细菌对糖和蛋白质的分解能力及其代谢产物的不同,在培养基中加入特定的作用底物和指示剂,观察细菌生长后对底物的分解情况,从而鉴别细菌。常用的有各种单糖发酵管、伊红-亚甲蓝琼脂、双糖铁培养基等。

5. 厌氧培养基　专供厌氧菌的分离、培养和鉴别用的培养基称为厌氧培养基。培养基内部为无氧环境,氧化还原电势低,营养丰富。常用的有庖肉培养基、硫乙醇酸盐肉汤培养基等。

二、细菌在培养基中的生长现象

将细菌接种到培养基中,置 37℃ 培养 18～24 小时即可观察其生长现象。

（一）细菌在液体培养基中的生长现象

细菌在液体培养基中可以呈现三种生长现象:①均匀混浊生长:大多数细菌呈这种生长现象,如葡萄球菌;②沉淀生长:少数呈链状排列的细菌沉淀在液体培养基底部生长,如链球菌;③菌膜生长:专性需氧菌对氧气浓度要求较高,多在液体表面生长形成菌膜,如枯草芽胞杆菌、结核分枝杆菌等。在临床护理实践中,应注意观察注射用制剂的性状变化,严禁将细菌污染的制剂注入机体。

(二)细菌在半固体培养基中的生长现象

细菌在半固体培养基中有两种生长现象:①扩散生长:有鞭毛的细菌可沿穿刺线向四周扩散生长,使培养基呈羽毛状或云雾状浑浊;②沿穿刺线生长:没有鞭毛的细菌不能运动,只能沿穿刺线生长,周围的培养基澄清透明。

(三)细菌在固体培养基中的生长现象

细菌在固体培养基上经过分离培养18~24小时后可形成菌落。由单个细菌分裂繁殖所形成的一堆肉眼可见的细菌集团称为菌落(colony)。多个菌落融合成片,称为菌苔(mossy)。挑取一个菌落移种到另一个培养基中,生长出来的细菌均为纯种,称为纯培养。细菌种类不同,其菌落的大小、形状、颜色、边缘、气味、透明度、表面光滑度、湿润度以及在血平板上的溶血情况等均不相同。根据菌落的特征可以初步鉴别细菌。

三、人工培养细菌的意义

1. 感染性疾病的诊断与治疗 取患者标本,进行细菌分离培养、鉴定是诊断细菌感染性疾病最可靠的依据。同时,对分离出的病原菌做药物敏感试验,还可帮助临床选择有效的抗生素,指导用药。

2. 细菌的鉴定与研究 对细菌进行鉴定以及对细菌生物学性状、致病性、免疫性和耐药性等研究,都需要人工培养细菌才能完成。

3. 生物制品的制备 通过人工培养细菌,可以制备疫苗、类毒素、诊断用标准菌液、抗血清等生物制品,用于传染性疾病的预防、诊断及治疗。

4. 在其他方面的应用 ①在工农业生产中的应用:在工农业生产中,利用细菌的培养和发酵可制备出多种产品,如抗生素、维生素、氨基酸、有机溶剂、酒、酱油、味精等;②在基因工程中的应用:由于细菌具有繁殖快、容易培养等特点,故在基因工程中常常用细菌作为载体,将有效基因导入细菌体内并得以表达,基因表达产物易于提取纯化,可降低成本。如应用基因工程技术已成功地制备出胰岛素、干扰素及乙型肝炎疫苗等。

第三节 细菌的代谢产物及意义

细菌的代谢分为分解代谢和合成代谢两个方面。分解代谢是将复杂的营养物质分解为简单的化合物,为合成菌体成分提供原料的同时,还可获取能量以供代谢所需。合成代谢是将简单的化合物合成复杂的菌体成分或其他物质,保证细菌的生长繁殖。合成代谢和分解代谢相辅相成,同时进行。

细菌的合成代谢和分解代谢产物在医学上有些与致病性有关,有些与鉴别细菌诊断有关,有些与治疗有关,有些与营养有关(如大肠埃希菌、脆弱类杆菌可合成B族维生素和维生素K;双歧杆菌等可合成烟酸、叶酸及B族维生素供人体利用)等。

一、细菌的分解代谢产物及其意义

不同的细菌具有不同的酶,对糖、蛋白质等的分解能力以及分解后的代谢产物也不相同,可作为鉴定细菌的重要手段。利用生物化学方法观察细菌的代谢产物来鉴定细菌的试验称为细菌的生化反应。

(一) 糖的分解代谢产物及其意义

细菌分解糖可产生有机酸、醇类和气体等。不同细菌所含酶类不同,代谢产物也不同,利用生化反应检测细菌对糖的分解情况,可用于鉴别细菌。例如,大肠埃希菌能分解葡萄糖和乳糖,既产酸又产气;而伤寒沙门菌只分解葡萄糖产酸不产气,而不能分解乳糖。

(二) 蛋白质的分解代谢产物及其意义

1. 吲哚试验　又称靛基质试验。有些细菌如大肠埃希菌、变形杆菌、霍乱弧菌等,能分解培养基中的色氨酸生成无色的吲哚(靛基质),与试剂中的对二甲基氨基苯甲醛作用后,生成玫瑰吲哚而呈红色,为吲哚试验阳性。

2. 硫化氢试验　有些细菌(如肖氏沙门菌)能分解培养基中含硫氨基酸(如胱氨酸、甲硫氨酸)生成硫化氢,硫化氢遇到培养基中的醋酸铅或硫酸亚铁等化合物,可生成硫化铅或硫化亚铁的黑色沉淀,为硫化氢试验阳性。

> ● 知识延伸 ▽ ●
>
> 　　细菌的生化反应用于鉴别细菌,尤其对形态、染色性、培养特性相同或相似的细菌更为重要。现代临床细菌学已普遍采用微量、快速的生化鉴定方法。根据鉴定的细菌不同,选择系列生化指标,依据反应的结果选取数值,组成鉴定码,形成以细菌生化反应为基础的各种数值编码系统。更为先进的可用全自动细菌鉴定仪完成细菌生化鉴定工作。

二、细菌的合成代谢产物及其意义

细菌利用分解代谢中的产物和能量不断地合成菌体自身成分,如细胞壁、蛋白质、核酸、多糖等,同时还合成一些在医学上具有重要意义的代谢产物。

(一) 热原质

大多数 G^- 菌和少数 G^+ 菌合成的一种多糖,注入人体和动物体内能引起发热反应,故称热原质(pyrogen)。G^- 菌的热原质就是细胞壁中的脂多糖。热原质耐高温,不被高压蒸汽灭菌(121.3℃,20 分钟)所破坏,250℃高温干烤才能破坏热原质,用吸附剂和特殊石棉滤板可除去,蒸馏法效果最好。因此,在制备和使用注射液、生物制品等过程中,应该严格无菌操作,防止细菌污染,以保证无热原质存在。

(二) 毒素和侵袭性酶

毒素(toxin)是细菌在合成代谢过程中产生的对人体和动物有毒性作用的物质,有内毒素和外毒素两种。内毒素(endotoxin)是 G^- 菌细胞壁中的脂多糖,当细菌死亡或裂解后才能释放出来。外毒素(exotoxin)是大多数 G^+ 菌和少数 G^- 菌合成并释放到菌体外的蛋白质。此外,有些细菌还能产生侵袭性酶类,能损伤机体组织,促使细菌的侵袭与扩散,是细菌的重要致病物质。如金黄色葡萄球菌产生的血浆凝固酶、乙型溶血型链球菌产生的透明质酸酶等。

(三) 色素

有些细菌在代谢过程中能合成色素。不同细菌产生不同的色素,有助于鉴别细菌。细菌色素分脂溶性和水溶性两类,前者不溶于水,仅菌落着色,培养基颜色不变,如金黄色葡萄球菌产生的金黄色色素(彩图Ⅰ);后者能溶解到培养基中,使培养基呈现颜色,如铜绿假单胞菌产生的水溶性绿色色素,使培养基和脓汁均呈绿色(彩图Ⅰ)。在临床护理实践中,若发现手术切口、烧烫伤组织创面等出现淡绿色渗出物,应考虑有铜绿假单胞菌感染的可能。

(四)抗生素

抗生素是某些微生物在代谢过程中产生的一类能抑制或杀死其他微生物和肿瘤细胞的物质。抗生素多数由放线菌和真菌产生,如链霉素、青霉素等;少数可由细菌产生,如多黏菌素、杆菌肽等。在临床上,抗生素已广泛用于感染性疾病和肿瘤的治疗。

(五)细菌素

细菌素是某些细菌产生的一类具有抗菌作用的蛋白质。其作用范围比抗生素窄,仅对与产生菌有亲缘关系的细菌有杀伤作用。因此,在临床治疗上价值不大,多用于细菌分型和流行病学调查。

(六)维生素

某些细菌可合成一些维生素,除供自身需要外,还能分泌到菌体外,可被人体吸收利用。如人体肠道内的大肠埃希菌能合成 B 族维生素和维生素 K 并分泌至肠道,供人体吸收利用。

（夏和先）

思考题

1. 简述细菌生长繁殖需要的条件及人工培养细菌的意义。

2. 细菌在液体培养基上有哪几种生长现象,了解这些生长现象对临床实践有何实际意义?

3. 简述细菌合成代谢产物及其医学意义。

4. 何谓热原质,有何特点?

第十四章　细菌的分布与消毒灭菌

学习目标

1. 掌握正常菌群、消毒灭菌的概念及各种灭菌法。
2. 熟悉细菌在自然界的分布及医学意义。
3. 了解各种灭菌法的原理。

细菌广泛分布于自然界中,其生命活动与环境因素密切相关。适宜的环境能促进细菌的生长繁殖,若环境发生变化,细菌可能变异,以适应新环境;若环境发生剧烈变化,细菌的生长繁殖可受到抑制甚至死亡。在医学实践中,可利用对细菌不利的因素,进行抑制或杀灭细菌,以达到消毒灭菌、控制和消灭传染病的目的。

第一节　细菌的分布

一、细菌在自然界的分布

(一) 土壤中的细菌

土壤具备细菌生长繁殖的条件。土壤中的细菌不仅数量大,而且种类多,尤其是距地面10～20cm 的土壤中,细菌数量最多。土壤中细菌大多数为非病原菌,也有来自人和动物的排泄物以及死于传染病的人和动物尸体的病原菌,大多数细菌易死亡,只有部分能形成芽胞的病原菌如破伤风梭菌、产气荚膜梭菌、炭疽芽胞杆菌等,在土壤中可存活几年甚至几十年,可通过伤口引起感染。因此,在处理和治疗被泥土污染的伤口时,应及时采取必要的措施,以防止破伤风梭菌、产生荚膜梭菌等的感染。

(二) 水中的细菌

水是细菌存在的天然环境。水中细菌的种类和数量根据水源的不同而异,不流动的或离居民区较近的水,细菌的数量通常较多。水中的细菌主要来自土壤以及人和动物的排泄物。水中常见的病原菌有伤寒沙门菌、痢疾志贺菌、霍乱弧菌等,可引起多种消化道传染病的流行。因此,加强粪便的管理、保护水源是预防和控制消化道传染病的重要措施。

(三) 空气中的细菌

空气中缺少细菌生长繁殖所需的营养物质和水分,且受日光照射,细菌容易死亡。但由于人和动物通过呼吸道不断地向空气中排出细菌,土壤中的细菌也可随尘土飞扬在空气中,因此,空气中可存在着不同种类的细菌。人口密度愈大的地方如公共场所或医院,空气中细菌的种类和数量愈多。空气中常见的病原菌有金黄色葡萄球菌、乙型溶血性链球菌、结核分枝杆菌、白喉棒状杆菌、百日咳鲍特菌、脑膜炎奈瑟菌等,可引起伤口或呼吸道的感染。此外,空气中的非病原菌常造成医药制剂、生物制品及培养基的污染。因此,病房、手术室、制剂室、微生物实验室等都要进行空气消毒,这对预防呼吸道传染病的发生和手术后伤口的感染以及保证药物制剂生产质量等有着重要意义。

二、细菌在正常人体的分布

(一) 正常菌群

自然界中广泛存在多种多样的微生物。人类与自然环境密切接触,因而在正常人的体表以及与外界相通的腔道中都寄居着不同种类和数量的微生物,这些微生物通常对人体无害甚至有益,为人体的正常微生物群,通称为正常菌群(normal flora)。人体各部位常见的正常菌群见表 14-1。

表 14-1 人体常见的正常菌群

部位	主要微生物
皮肤	葡萄球菌、类白喉棒状杆菌、铜绿假单胞菌、丙酸杆菌、白假丝酵母菌、非致病性分枝杆菌
口腔	葡萄球菌、甲型和丙型链球菌、肺炎链球菌、非致病性奈瑟菌、乳杆菌、类白喉棒状杆菌、放线菌、螺旋体、白假丝酵母菌、梭菌
鼻咽腔	葡萄球菌、甲型和丙型链球菌、肺炎链球菌、非致病性奈瑟菌、类杆菌
外耳道	葡萄球菌、类白喉棒状杆菌、铜绿假单胞菌、非致病性分枝杆菌
眼结膜	葡萄球菌、干燥棒状杆菌、非致病性奈瑟菌
胃	一般无菌
肠道	大肠埃希菌、产气肠杆菌、变形杆菌、铜绿假单胞菌、葡萄球菌、肠球菌、类杆菌、产气荚膜梭菌、破伤风梭菌、双歧杆菌、乳杆菌、白假丝酵母菌
尿道	葡萄球菌、类白喉棒状杆菌、非致病性分枝杆菌
阴道	乳杆菌、大肠埃希菌、类白喉棒状杆菌、白假丝酵母菌

(二) 正常菌群的生理意义

1. 生物拮抗作用 病原菌侵入宿主机体,首先要突破皮肤和黏膜的屏障结构,而寄居在这些部位的正常菌群通过竞争营养或产生细菌素等方式拮抗病原菌的入侵。如口腔中的唾液链球菌产生的过氧化氢能抑制脑膜炎奈瑟菌和白喉棒状杆菌的入侵和生长,大肠埃希菌产生的大肠菌素能抑制痢疾志贺菌的生长。

2. 营养作用 正常菌群参与宿主的物质代谢、营养转化和合成。如大肠埃希菌在人体肠道内能合成维生素 B、维生素 K 等,除细菌自身利用外,还可供人体吸收利用。

3. 免疫作用 正常菌群可作为抗原,既能促进机体免疫器官的发育和成熟,又能刺激免疫系统发生免疫应答,产生的免疫效应物质对具有交叉抗原的致病菌有抑制和杀灭作用。

此外,肠道正常菌群中的双歧杆菌、乳杆菌还具有抗衰老作用等;正常菌群可能还有一定的抗癌作用。

（三）条件致病菌

在正常情况下，正常菌群具有相对稳定性，不产生致病作用，但在特定条件下，正常菌群与机体之间的这种生态平衡可被破坏而引起疾病，这些能引起疾病的细菌称为条件致病菌（conditioned pathogen）或机会致病菌（opportunistic pathogen）。其特定的条件有以下几种：

1. 寄居部位改变 当某一部位的正常菌群由于一些特殊的原因进入其他非正常寄居部位时，可引起疾病。如肠道中的大肠埃希菌因外伤、手术、感染等原因进入血流、腹腔、泌尿道时，可引起相应部位的病变。

2. 机体免疫功能低下 应用大剂量皮质激素、抗肿瘤药物或放射治疗等，可引起机体免疫功能降低；大面积烧伤、过度疲劳、长期消耗性疾病后，亦可导致机体免疫功能降低。在这些情况下，正常菌群中的某些细菌可引起感染而出现各种疾病。

3. 菌群失调 由于某些因素的影响，使正常菌群中各种细菌的种类和数量发生较大幅度的变化，称为菌群失调（dysbacteriosis）。在临床上，菌群失调多为抗菌药物使用不当所引起。长期应用广谱抗生素，可使正常菌群中的敏感菌被杀死，而原来数量少但对抗生素耐药的菌株则大量繁殖引起菌群失调。严重的菌群失调可使机体表现出一系列的临床症状，称菌群失调症。菌群失调症往往是在抗菌药物治疗原有感染性疾病过程中产生的另一种新感染，临床上又称二重感染。引起二重感染常见的细菌有金黄色葡萄球菌、白假丝酵母菌（真菌）和一些革兰阴性杆菌。临床表现为假膜性肠炎、鹅口疮、肺炎、泌尿道感染等。因此，在临床护理实践中，对长期使用抗生素或激素的患者，应注意口腔护理及病情变化，防止发生鹅口疮症等菌群失调症。

微生物与护理工作密切相关

面对到处都有微生物存在这一客观事实，护理工作者必须掌握微生物相关理论与技术，牢固树立无菌观念，在临床护理操作中要严格执行无菌操作，防止医院感染发生。会应用微生物知识，正确采送临床实验诊断标本，以保证检查结果的正确性和可信性，同时要注意生物安全，防止病原微生物的污染、传播和自身感染。

第二节 消毒与灭菌

一、基本概念

1. 消毒（disinfection） 杀死物体或环境中病原微生物的方法。用于消毒的化学药品称消毒剂。一般消毒剂在常用浓度下只对细菌的繁殖体有效，要杀死细菌的芽胞则需提高消毒剂的浓度并延长作用时间。

2. 灭菌（sterilization） 杀灭物体上所有微生物（包括病原微生物、非病原微生物以及细菌芽胞）的方法。经过灭菌的物品称"无菌物品"。

3. 防腐（antisepsis） 防止或抑制微生物生长繁殖的方法。用于防腐的化学药品称防腐剂。使用同一种化学药品在高浓度时为消毒剂，低浓度时常为防腐剂。

4. 无菌（asepsis）**与无菌操作** 无菌是指不存在活微生物的意思，多是灭菌的结果。防止微生物进入机体或物品的操作技术称无菌操作。在外科手术、换药、注射等医疗技术操作及微生物学实验过程中,均需进行严格的无菌操作。

5. 卫生清理(sanitation) 是将微生物污染了的无生命物体表面还原为安全水平的处理过程。例如,患者使用过的用具、衣物等均须进行卫生处理。

二、物理消毒灭菌法

(一) 热力消毒灭菌法

高温可使细菌的蛋白质和酶类凝固变性,对细菌有明显的杀灭作用,故常用于消毒和灭菌。热力灭菌法分干热灭菌和湿热灭菌两类。在同一温度下,湿热的杀菌效果比干热好,其原因是:①湿热中细菌菌体吸收水分,蛋白质遇热后易凝固变性;②湿热的穿透力比干热强;③湿热的蒸汽可放出潜能,每毫升水在100℃时,由气态变为液态可释放2.2567kJ的热量,可迅速提高被灭菌物体的潜能。

1. 干热灭菌法 干热灭菌是通过脱水、干燥和大分子变性导致细菌死亡。常用的方法有:

(1)焚烧:直接点燃或在焚烧炉内焚烧,是一种彻底的灭菌方法。此法仅用于废弃的物品或动物的尸体等。

(2)烧灼:直接用火焰灭菌,运用于微生物学实验室的接种环、试管口、瓶口等的灭菌。

(3)干烤:利用干烤箱加热进行灭菌,通常加热至160~170℃经2小时,可达到灭菌的目的。适用于耐高温的玻璃器皿、金属器械、瓷器、药粉等的灭菌。

2. 湿热消毒灭菌法 是最常用的消毒灭菌方法。

(1)巴氏消毒法:是一种用较低温度杀灭液体中病原菌或特定微生物而不影响被消毒物品中的营养成分的消毒方法,此法由法国科学家巴斯德(Louis Pasteur)创用。常用于牛奶和酒类的消毒。方法有两种:①加热至61.1~62.8℃ 30分钟;②加热至71.7℃ 15~30秒,现广泛采用此方法。

(2)煮沸法:在一个大气压下,沸水的温度为100℃,经5分钟可杀死一般细菌的繁殖体,若要杀死细菌的芽胞则需煮沸1~2小时。在水中加入2%碳酸氢钠可提高沸点至105℃,既能提高杀菌力,又能防止金属器械生锈。此法主要用于食具、注射器和一般外科器械的消毒。

(3)流通蒸汽消毒法:利用蒸笼或阿诺蒸锅进行消毒的一种方法。在1个大气压下,100℃的水蒸气经15~30分钟可杀死细菌的繁殖体,但不能杀死细菌的芽胞。

(4)间歇蒸汽灭菌法:利用反复多次的流通蒸汽间歇加热,以达到灭菌的目的。把经过流通蒸汽消毒的物品放置37℃孵箱过夜,使芽胞发育成繁殖体,次日再经流通蒸汽加热,如此重复3次以上,可达到灭菌效果。此法适用于不耐高温的含糖、牛奶等培养基的灭菌。

(5)高压蒸汽灭菌法:是一种最常用、最有效的灭菌方法。所用器具为高压蒸汽灭菌器。该器具是一个耐高压的密闭容器,加热使容器内产生蒸汽,蒸汽被限制于密闭的容器中,随着压力升高,温度也相应升高。在103.4kPa(1.05kg/cm²)蒸汽压力下,灭菌器内的温度可达到121.3℃,维持15~20分钟,能杀死包括细菌芽胞在内的所有微生物。此法常用于手术衣、敷料、手术器械、生理盐水及一般培养基等耐高温、耐湿物品的灭菌。

(二) 紫外线与电离辐射杀菌

1. 紫外线 波长在240~300nm的紫外线(包括日光中的紫外线)具有杀菌作用,其中以265~266nm杀菌力最强。紫外线杀菌的原理是细菌吸收紫外线后,DNA的复制受到干扰,导致细菌变异或死亡。紫外线穿透力较弱,可被普通玻璃、纸张、尘埃、水蒸气等阻挡,故只适用于手术室、无菌室、传染病房、微生物实验室等的空气或物体表面消毒。紫外线对人体皮肤和眼睛有损伤作用,使用时应注意防护。

2. 电离辐射　包括高速电子、X 射线、γ 射线等。电离辐射具有较高的能量,在足够剂量时,对各种细菌均有致死作用。常用于一次性医用塑料制品的消毒,亦可用于食品、药品、生物制品的消毒,不破坏其营养成分。

3. 微波　微波是波长为 1～1000mm 的电磁波,可穿透玻璃、陶瓷和薄塑料等物质,但不能穿透金属表面。主要用于食品、非金属器械、检验室用品、食具、药材等的消毒。微波主要靠热效应发挥作用,但其热效应必须在有一定含水量的条件下才能显示出来;在干燥条件下,即使再延长消毒时间也不能达到有效灭菌。

(三) 滤过除菌法

滤过除菌法是用物理阻留的方法将液体或空气中的细菌、真菌除去,以达到无菌的目的。此法不能除去病毒和支原体。液体除菌所用的器具为滤菌器,滤菌器含有微细小孔,只允许液体通过,而大于孔径的细菌、真菌等微粒则不能通过。滤菌器的种类较多,目前常用的有薄膜滤菌器、石棉滤菌器、素陶瓷滤菌器等。主要用于不耐高温的血清、抗毒素、抗生素、药液等的除菌。

空气除菌是通过初、中、高三级过滤器(层流净化),除掉空气中 $0.5～5\mu m$ 的尘埃微粒。细菌通常附着在尘埃上,通过空气过滤可达到除菌目的。

凡在送风口装有高效过滤器的房间,通常称为生物洁净室。经过高效过滤器的超净空气,其洁净度可达 99.8%。生物洁净室主要用于手术室、血液透析室、保护性隔离病室、无菌制药室等。

三、化学消毒灭菌法

许多化学药品能影响细菌的化学组成、结构和生理活动,从而发挥消毒杀菌及防腐作用。消毒防腐剂对人体组织和病原微生物无选择性,被吸收后对人体组织有害,所以只能外用或用于环境的消毒。

(一) 化学消毒剂的杀菌机制

1. 使菌体蛋白变性或凝固　大多数重金属盐类、氧化剂、醇类、醛类、酚类、酸碱类能改变蛋白质的构型或使蛋白质变性;或与菌体蛋白结合,使之丧失功能。

2. 干扰微生物酶系统和代谢　有些氧化剂和重金属盐类能改变或破坏微生物胞内酶的功能基,使酶失去活性。

3. 损伤细胞膜和改变细胞膜的通透性　如酚类、表面活性剂、脂溶剂等能损伤细菌的胞膜。阳离子表面活性剂可与细胞膜磷脂结合,增强膜的通透性,使胞内重要代谢物质溢出。酚类化合物能和胞质结合,使细胞膜上的氧化酶和脱氢酶失活,导致细菌死亡。

(二) 化学消毒剂的主要种类

化学消毒剂按其杀菌能力可分为三大类。

1. 高效消毒剂　能杀灭包括细菌芽胞在内的所有微生物。因杀菌能力强、灭菌谱广,故又称为灭菌剂。常用的主要有:①含氯消毒剂,如次氯酸钠、二氯异氰酸尿酸钠和含氯石灰等;②过氧化物消毒剂,如过氧化氢和过氧乙酸;③醛类消毒剂,如戊二醛;④烷化剂消毒剂,如环氧乙烷。

2. 中效消毒剂　不能杀灭细菌芽胞,但能杀灭细菌繁殖体(包括结核分枝杆菌)、真菌和大多数病毒。常用的主要有:①含碘消毒剂,如碘酊和碘伏;②醇类消毒剂,如70%～75%乙醇。

3. 低效消毒剂　能杀灭多数细菌繁殖体,但不能杀灭芽胞、结核分枝杆菌及某些抵抗能力较强的真菌和病毒。常用的主要有:①表面活性剂,如苯扎溴铵(新洁尔灭);②双胍类消毒剂,如氯己定(洗必泰);③氧化剂,如高锰酸钾。

常用消毒剂的种类、作用机制及使用范围见表14-2。

表 14-2　常用消毒剂的种类、作用机制及使用范围

消毒剂名称	消毒效力	作用机制	使用范围	浓度
戊二醛	高效	与菌体蛋白质反应	适用于不耐热的医疗器械和精密仪器的消毒与灭菌	2%溶液,消毒时间20～45分钟,灭菌时间10小时
过氧乙酸	高效	能产生新生态氧,氧化菌体蛋白质	适用于耐腐蚀物品、皮肤及环境等的消毒灭菌	0.05%～1%溶液用于浸泡污染物品,灭菌需30分钟;0.2%溶液用于皮肤消毒,作用1～2分钟;1%溶液用于体温计消毒,浸泡30分钟
含氯消毒剂:含氯石灰、含氯石灰精、次氯酸钠、二氯异氰脲酸钠	高效、中效	能在水溶液中释放有效氯,破坏细菌酶的活性,使菌体蛋白凝固变性	适用于餐具、环境、水、疫源地等的消毒	含有效氯500mg/L溶液用于浸泡餐具、便器等,需30分钟;含有效氯1000～2000mg/L溶液用于擦拭和喷洒地面、墙壁及物体表面,作用30分钟以上
环氧乙烷	高效	与菌体蛋白结合,使酶代谢受阻。低温为液态,超过10.8℃变为气态	适用于电子仪器、光学仪器、书籍、皮毛、棉、化纤、塑料制品、木制品、金属、陶瓷、橡胶制品等的消毒灭菌	根据灭菌物品种类、包装和不同的装载量与方式,选择合适的浓度在密闭环境中进行灭菌
碘酊	中效	使细菌蛋白质氧化、变性	适用于皮肤、黏膜、创面消毒	2%用于皮肤消毒,作用1分钟后,用75%的乙醇脱碘;0.02%～0.1%的弱碘溶液可用于漱口、冲洗阴道和各种伤口的消毒
碘伏	中效	破坏细菌胞膜的通透性	适用于皮肤、黏膜、体温计消毒	含有效碘3000～5000mg/L溶液用于皮肤消毒,涂擦2遍,需2分钟;含有效碘1000mg/L溶液用于消毒体温计,浸泡30分钟;含有效碘500mg/L溶液用于黏膜、创面消毒

续表

消毒剂名称	消毒效力	作用机制	使用范围	浓度
乙醇	中效	使菌体蛋白凝固变性	适用于皮肤、物品表面及某些医疗器械的消毒	70%～75%用于皮肤消毒；70%用于浸泡污染物品消毒10分钟
苯扎溴铵（新洁尔灭）	低效	改变细胞的渗透性，使蛋白质变性	适用于皮肤黏膜、环境物品的消毒	0.05%用于黏膜消毒；0.1%～0.2%用于皮肤消毒
氯己定（洗必泰）	低效	破坏菌体细胞膜的酶活性，使胞质膜破裂	适用于外科洗手、皮肤、黏膜等的消毒	4%氯己定乙醇溶液擦拭皮肤2遍，作用2分钟；0.05%～0.1%溶液冲洗黏膜、创面

（三）影响消毒剂消毒灭菌效果的因素

消毒剂的作用效果受环境、微生物种类及消毒剂本身等多种因素的影响。

1. 消毒剂的性质、浓度和作用时间　各种消毒剂的理化性质不同，对微生物的作用程度也不一样。如表面活性剂对革兰阳性菌的杀菌效果比对革兰阴性菌好；结核分枝杆菌对70%乙醇特别敏感。另外，消毒剂的作用效果还与其浓度和作用时间有关。对于同一种消毒剂而言，一般浓度越高，作用时间越长，杀菌效果越好。但醇类例外，如70%的乙醇消毒效果最好。

2. 细菌的种类与生活状态　不同的细菌对消毒剂的敏感程度不同，同一种细菌的不同生活状态对消毒剂的抵抗力也不一样。如细菌的芽胞比繁殖体抵抗力强；有荚膜的细菌抵抗力强；幼龄菌比老龄菌对消毒剂敏感。

3. 环境因素　环境中的有机物对细菌有保护作用，如果与消毒剂结合发生化学反应，则会削弱消毒剂的杀菌效力。病原菌常随同排泄物、分泌物一起存在，这些物质对消毒灭菌的效果有影响。故消毒皮肤和器械时，需清洁干净后再消毒；消毒有机物含量较多的痰、粪便时，应选用受有机物影响较小的消毒剂，如含氯石灰、生石灰、酚类化合物为宜。

此外，湿度、温度、酸碱度等亦影响消毒灭菌的效果。

（夏和先）

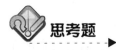思考题

1. 简述消毒、灭菌、无菌及防腐概念有何不同，并举例说明。
2. 简述常用物理消毒灭菌法的种类及适用范围。
3. 简述影响化学消毒剂效果的因素。
4. 下列物品：普通培养基、接种环、手术器械、敷料、体温计、餐具、内镜、病房、手术室、玻璃器皿、药粉、橡胶类物品，可选用何种方法进行消毒灭菌？

第十五章　细菌的遗传与变异

1. 掌握细菌变异的实际意义。
2. 熟悉细菌的变异现象、细菌耐药性产生的机制及防控原则。
3. 了解细菌变异的物质基础及机制。

细菌同其他生物一样,都具有遗传和变异的生命特征。细菌在一定环境下,亲代将其生物学性状传给子代的现象称为遗传(heredity);子代与亲代之间出现差异则称为变异(variation)。遗传使细菌的性状保持相对稳定,种属得以延续;而变异可使细菌产生变种和新种,以利于细菌在自然界不断地进化,以适应生存的需要。

细菌的变异分为遗传性变异和非遗传性变异。前者是细菌的基因结构发生改变,变异的性状能稳定地传给子代,且不可逆转,故又称基因型变异;后者是细菌在一定的环境条件影响下引起的变异,基因结构未变,不能传给子代,常因环境中的影响因素去除,变异的性状又可逆复原,故又称为表型变异。

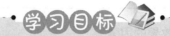

第一节　细菌的变异现象

一、形态与结构的变异

细菌的形态、结构常因外界环境发生改变而发生变异。如鼠疫耶尔森菌在含有 $3\%\sim6\%$ 的 NaCl 培养基中,可由卵圆形杆菌变成哑铃形、球形、球拍形等多种形态;有些细菌在 β-内酰胺类抗生素、抗体、补体和溶菌酶等作用下,细胞壁肽聚糖合成受抑制或破坏,可形成细胞壁缺陷的细菌 L 型,称 L 型变异,细菌发生 L 型变异后,失去原有形态,可呈球形、长丝形或多形态;有荚膜的肺炎链球菌经培养传代后,荚膜逐渐消失,致病性也随之减弱;炭疽芽胞杆菌在 42℃经 10~20 天培养后,可失去形成芽胞的能力,毒力也随之减弱;有鞭毛的变形杆菌在含 0.1% 苯酚培养基上生长会失去鞭毛,通常把这种鞭毛从有到无的变异称为 H-O 变异。

二、菌　落　变　异

细菌的菌落可分为光滑型(smooth,S)和粗糙型(rough,R)两种。S 型菌落表面光滑、湿润、边缘整齐。细菌经人工培养多次传代后,菌落可逐渐变异为 R 型,菌落表面粗糙、干皱、边缘不整齐。这种光滑型与粗糙型之间的变异称为 S-R 型变异。S-R 型变异时,常伴有生化反应能力、抗原性、毒力等的改变。一般而言,S 型菌的致病性强,故从标本中分离致病菌时应挑取 S 型菌落做纯培养。但也有少数细菌例外,如结核分枝杆菌、炭疽芽胞杆菌的 R 型菌致病性强。

三、毒力的变异

细菌的毒力变异可表现为毒力减弱或增强。有毒菌株长期人工培养,或在培养基中加入少量对其生长不利的化学药品或免疫血清,细菌的毒力可减弱或消失。如用于预防结核病的卡介苗(BCG)即是将有毒力的牛型结核分枝杆菌接种在含甘油、胆汁和马铃薯的培养基中,经过 13 年 230 次移种而获得的毒力减弱而免疫原性完整的变异株。当不产生白喉毒素的白喉棒状杆菌被 β-棒状杆菌噬菌体感染成为溶原性细菌时,则变成能产生白喉毒素的有毒菌株。

四、耐药性变异

细菌对某种抗菌药物可由敏感变成耐药,称为耐药性变异。自从抗生素等药物广泛应用以来,耐药菌株逐年增多,如金黄色葡萄球菌对青霉素的耐药菌株目前已高达 80% 以上。甚至有的细菌从耐药菌株变异成赖药菌株,如志贺菌链霉素依赖株离开链霉素则不能生长。多重耐药性菌株的出现给临床感染性疾病的治疗带来了极大困难。

第二节　细菌遗传变异的物质基础

细菌遗传变异的物质基础是菌体内的染色体和质粒,其本质都是 DNA。噬菌体是寄生在某些细菌体内的病毒,因它在遗传物质转移过程中可起到载体作用,所以与细菌的变异密切相关。

一、细菌染色体

细菌染色体(bacterial chromosome)是由一条双股环状 DNA 链反复盘绕折叠而成的超螺旋结构,不含组蛋白。其 DNA 的复制也按碱基配对原则进行,复制过程中子代 DNA 碱基若发生变化,便会使子代发生变异而出现新的性状。

二、质　　粒

质粒(plasmid)是细菌染色体外的遗传物质,为环状闭合的双股环状 DNA。质粒不是细菌生命存在所必需的,但它能控制细菌某些特定的遗传性状。其主要特征有:①具有自我复制能力;②能编码某些特定性状,如致育性、耐药性、致病性等;③可自行丢失与消除;④可通过接合、转化和转导等方式在细菌间转移。

医学上重要的质粒有:①F 质粒:F 质粒或称致育质粒,具有结合功能;②R 质粒:R 质粒又称耐药性质粒,带有一种或多种耐药基因,可使细菌获得对抗菌药物的耐药性;③Vi 质粒:编码细菌毒力的质粒称 Vi 质粒,其编码产物与细菌的致病性有关。

三、噬 菌 体

噬菌体是侵袭细菌、真菌等微生物的病毒。有一定的形态、结构和严格的寄生性。因它能使敏感菌裂解,故称噬菌体。

(一) 生物学性状

噬菌体个体微小,需用电子显微镜才能观察到,其形态有蝌蚪形、微球形和纤线形三种。大多数噬菌体呈蝌蚪形,由头部和尾部两部分组成(图 15-1)。头部为双辐射状的六棱柱体;尾部呈管状,由尾髓、尾鞘和尾板组成。尾板附有尾刺和尾丝,是噬菌体和细菌细胞接触的部位。

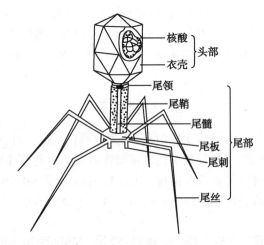

图 15-1 蝌蚪形噬菌体结构模式图

噬菌体主要由核酸和蛋白质组成。核酸存在于头部核心,为 DNA 或 RNA。蛋白质构成噬菌体的头部外壳及尾部。

(二) 噬菌体与细菌的相互关系

噬菌体根据其与宿主菌的相互关系,可分为两种类型:毒性噬菌体和温和噬菌体。

1. 毒性噬菌体 能在宿主菌细胞内复制增殖,产生许多子代噬菌体,并最终裂解细菌的噬菌体称为毒性噬菌体。毒性噬菌体感染细菌时,先通过尾刺(或尾丝)特异性地吸附于敏感细菌表面相应受体上,然后尾鞘收缩,头部中的核酸经尾髓小孔注入细菌细胞内,蛋白质外壳留在菌体外。噬菌体 DNA 注入菌体细胞后,细菌不再复制自身的 DNA,而以噬菌体的 DNA 为模板复制子代噬菌体 DNA,同时合成子代噬菌体的外壳蛋白质。子代 DNA 与子代外壳蛋白在菌体细胞内装配成完整的子代噬菌体。当子代噬菌体增殖到一定数量时,细菌即发生裂解释放出噬菌体,又可去感染其他的敏感细菌。

2. 温和噬菌体 有些噬菌体感染细菌后,其基因组整合于宿主菌染色体中,不产生子代噬菌体,也不引起细菌裂解,但噬菌体 DNA 随细菌基因组的复制而复制,并随细菌的分裂而分配至子代细菌的基因组中,故称为温和噬菌体或溶原性噬菌体。整合在细菌 DNA 上的噬菌体基因称为前噬菌体。带有前噬菌体的细菌称为溶原性细菌。整合的前噬菌体可偶尔自发地或在某些因素的诱导下脱离宿主菌染色体进入溶菌周期,导致细菌裂解。所以,温和噬菌体既有溶原周期又有溶菌周期,而毒性噬菌体则只有溶菌周期(图 15-2)。

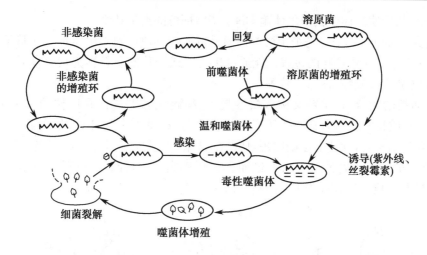

菌体内的 ∿∿∿ 代表细菌DNA，—— 代表噬菌体的DNA

图 15-2　毒性噬菌体与温和噬菌体的增殖

第三节　细菌变异的机制

细菌的变异是由基因结构改变所致，主要是通过基因突变、基因转移与重组来实现。

一、基 因 突 变

基因突变(mutation)是指细菌 DNA 碱基对的置换、插入或缺失所致的基因结构的变化。根据突变片段的大小不同，可分为小突变与大突变。小突变又称点突变，是由 DNA 上个别碱基的置换、插入或缺失引起的，只影响一个或几个基因的改变，一般只引起少数细菌发生性状改变。大突变又称染色体畸变，是大段 DNA 发生改变，能引起细菌的性状发生明显改变，常可导致细菌死亡。大突变发生的频率比小突变高，相差可达 1 万倍。

二、基因转移与重组

细菌从外源取得 DNA，并与自身染色体 DNA 进行重组，引起细菌原有基因组改变，导致细菌遗传性状的改变，称基因的转移与重组。在基因转移中，提供 DNA 的细菌为供体菌，接受 DNA 的细菌为受体菌。基因转移与重组的方式有转化、转导、接合和溶原性转换等。

1. 转化(transformation)　是指受体菌直接摄取供体菌游离的 DNA 片段，并与自身 DNA 进行整合重组，从而获得新的性状的过程。如Ⅱ型无荚膜无毒力的肺炎链球菌摄取Ⅲ型有荚膜有毒力的肺炎链球菌 DNA 后，即转化为有荚膜有毒力的Ⅲ型肺炎链球菌。

2. 转导(transduction)　是以温和噬菌体为载体，将供体菌的 DNA 片段转移给受体菌，使受体菌获得供体菌的部分遗传性状称为转导。根据转移基因片段的范围，分为普遍性转导与局限性转导。①普遍性转导：发生于温和噬菌体的裂解期，噬菌体作为载体，可转导供体菌染色体 DNA 的任何部位或者质粒，供体 DNA 进入受体菌后可产生完全转导和流产转导两种结果。②局限性转导：发生于温和噬菌体的溶原期，可转导噬菌体和供体菌 DNA

的特定部位,从而使受体菌获得供体菌 DNA 特定部位的遗传特性。

3. 接合(conjugation) 是细菌通过性菌毛将遗传物质(质粒)由供体菌转移给受体菌,使受体菌获得新的遗传性状的过程。能通过接合方式转移的质粒称为接合性质粒,主要有 F 质粒、R 质粒、Col 质粒、毒力质粒等。

(1)F 质粒的接合:F 质粒又称致质性粒,能编码性菌毛。有 F 质粒的细菌为雄性菌(F^+ 菌),无 F 质粒的细菌为雌性菌(F^- 菌)。接合时,F^+ 菌的性菌毛末端可与 F^- 菌表面上的受体结合。结合后,性菌毛逐渐缩短,使两菌紧靠在一起,F^+ 菌中 F 质粒的一股 DNA 链断开,逐渐由细胞连接处伸入 F^- 菌,继而以滚环模式进行复制,各自形成完整的 F 质粒。受体菌在获得 F 质粒后即成为 F^+ 菌(图 15-3)。

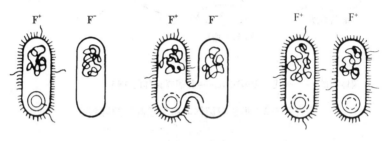

图 15-3 接合时 F 质粒的转移与复制

(2)R 质粒的接合:R 质粒由耐药传递因子(resistance transfer factor,RTF)和耐药决定因子(resistance determinant,r-det)两部分组成。RTF 的功能与 F 质粒相似,可编码性菌毛,决定质粒的复制、结合和转移;r-det 则决定细菌的耐药性。目前,耐药菌株日益增多,除与耐药性突变有关外,主要是由于 R 质粒在细菌间转移,造成耐药性的广泛传播,给疾病的防治造成很大的困难。因此,R 质粒又被称为传染性耐药因子。

4. 溶原性转换(lysogenic conversion) 温和噬菌体的 DNA 整合到宿主菌的染色体 DNA 后,使细菌的基因型发生改变,从而获得新的遗传性状,称为溶原性转换。如 β-棒状杆菌噬菌体感染不产毒素的白喉棒状杆菌后,形成溶原性白喉棒状杆菌即可产生白喉毒素。

第四节 细菌遗传变异在医学上的实际意义

一、在诊断疾病方面的意义

由于细菌在形态、结构、染色、生化反应、毒力、免疫原性等方面都可发生变异,造成细菌性状不典型。因此,在进行细菌鉴定时应注意细菌的变异现象。如金黄色葡萄球菌随着耐药性菌株的增多,绝大多数菌株所产生的色素也由金黄色变为灰白色;从伤寒患者体内分离到的伤寒沙门菌因发生变异,约 10% 的菌株不产生鞭毛,检查时无动力,患者体内也不产生抗鞭毛(H)抗体,肥达试验不出现 H 凝集或 O 凝聚效价很低,给细菌学诊断带来一定困难。

二、在治疗疾病方面的意义

由于抗生素的广泛使用,临床分离的细菌耐药菌株日益增多,尤其 R 质粒可以在细菌之间转移,使耐药菌株的出现更为频繁,给感染性疾病的治疗造成很大困难。为提高抗菌药物的疗效,防止耐药菌株的扩散,在使用抗生素治疗感染性疾病时应注意:①用药前作药敏试验,根据药敏结果选择敏感药物,避免盲目用药;②抗菌治疗应足剂量、全疗程,通过正规治疗彻底杀灭病原菌;③对需长期用药的慢性疾病如结核,应合理配伍、联合用药,以减少细菌耐药突变的几率。

三、在预防疾病方面的意义

为预防传染病的发生,用人工的方法诱导细菌发生变异,获取减毒或无毒的变异株,制成减毒活菌苗,进行预防接种,提高人群免疫力。如预防结核病的卡介苗,就是由有毒的结核分枝杆菌的减毒变异株所制成。

四、在基因工程方面的意义

基因工程是根据细菌基因转移与重组而获得新的遗传性状的原理来设计的。基因工程的简要步骤是:首先从供体细胞(细菌或其他生物细胞)的 DNA 上切取一段需要表达的基因,即所谓的目的基因;将此目的基因结合在一个载体(质粒或噬菌体)上;通过载体将目的基因转入受体菌(工程菌),使受体菌表达目的基因的性状。随着细菌的大量繁殖,可表达出大量所需的基因产物。目前,通过基因工程已能使工程菌大量生产胰岛素、干扰素、生长激素、凝血因子、乙肝疫苗等制品。基因工程疫苗的研制也取得了一定的进展。

第五节　细菌的耐药性与防制

抗生素与细菌的博弈

抗生素是指对特异微生物有杀灭和抑制作用的微生物产物,有天然和人工半合成两类。1928 年,亚历山大·弗莱明发现了青霉素,使感染性疾病无药可治成为历史。抗生素的应用使许多威胁生命的感染性疾病有了特效的治疗。然而,随着抗生素的广泛应用,细菌耐药性日趋严重和普遍,并且出现多重耐药性菌(multidrug-resistant organism,MDRO),主要是指对临床使用的 3 类或 3 类以上抗菌药物同时呈现耐药的细菌。细菌的致病力也在不断增强,如何克服细菌耐药性,寻找对耐药菌具有高效作用的抗菌药物,已成为当代医药研究的重要内容。正确合理使用抗生素亦是规避细菌耐药性的重要措施之一。新的抗菌药物出现,细菌可能又会产生新的变异,两者的博弈会继续进行着。这些都是需要我们(管理者、研究者、医务工作者、健康人及患者等)共同关注、共同面对的一个棘手问题。

一、抗菌药物的种类及其作用机制

(一) 抗菌药的种类

抗菌药物的分类方法很多,按其化学结构和性质可分为:

1. β-内酰胺类 所有 β-内酰胺类抗生素的化学结构中都含有 β-内酰胺环。此类抗生素种类较多,如青霉素类、头孢菌素类、头霉素、碳青霉烯类等。

2. 大环内酯类 如红霉素、螺旋霉素、罗红霉素等。

3. 氨基糖苷类 如链霉素、庆大霉素、卡那霉素等。

4. 四环素类 如四环素、多西环素、米诺环素等。

5. 氯霉素类 如氯霉素、甲砜霉素。

6. 化学合成的抗菌药物 如磺胺类、喹诺酮类等。

7. 其他 抗结核药物包括利福平、异烟肼、乙胺丁醇、吡嗪酰胺等。多肽类抗生素包括多黏菌素类、万古霉素、杆菌肽、林可霉素和克林霉素等。

（二）抗菌药物的作用机制

抗菌药物必须具有有效性、特异性和安全性，对病原体有较强的选择性毒性作用，而对患者不造成损害。抗菌药物可以通过影响细菌细胞壁的合成、细胞膜的功能、细菌细胞蛋白质及核酸的合成等多种机制发挥作用（表15-1）。

表 15-1 抗菌药物的主要作用机制

干扰细胞壁合成	损伤细胞膜	干扰蛋白质合成	抑制核酸合成
β-内酰胺类	多黏菌素类	氯霉素	磺胺药
头孢菌素类	两性霉素 B	四环素类	甲氧苄胺嘧啶
万古霉素	酮康唑	林可霉素类	喹诺酮类
环丝氨酸	制霉菌素	红霉素	利福平
杆菌肽		氨基糖苷类	多柔比星

二、细菌的耐药机制

耐药性（drug resistance）又称抗药性，是指细菌对某抗菌药物（抗生素或消毒剂）的相对抵抗性。耐药性的程度用某药物对细菌的最小抑菌浓度（MIC）表示。临床上有效药物治疗剂量在血清中浓度大于最小抑菌浓度称为敏感，反之称为耐药。

（一）细菌耐药的遗传机制

1. 固有耐药性 指细菌对某抗菌药物的天然不敏感。这些耐药细菌称为固有耐药性细菌，又称为天然耐药性细菌。固有耐药性细菌的耐药基因来自亲代，存在于其染色体上，具有种属特异性，始终如一并可预测。如多数革兰阴性杆菌耐万古霉素和甲氧西林、肠球菌耐头孢菌素等。

2. 获得耐药性 是指原先对药物敏感的细菌出现了对抗菌药物的耐药性，是由细菌DNA的改变导致其获得了耐药性表型。耐药基因能通过质粒、转座子和整合子等转移并传播。R质粒传播耐药性最为常见，临床上占有非常重要的地位。细菌耐药性发生率受药物使用的剂量、细菌耐药的自发突变率和耐药基因的转移等情况的影响。

（二）细菌耐药的生化机制

1. 钝化酶的产生 钝化酶是指一类由耐药菌株产生、具有破坏或灭活抗菌药物活性的某种酶，它通过水解或修饰作用破坏抗生素的结构，使其失去活性。重要的钝化酶有以下几种：①β-内酰胺酶：β-内酰胺酶可由细菌染色体或质粒编码。对青霉素类和头孢菌类耐药的菌株可产生 β-内酰胺酶，该酶能特异性地打开药物分子结构中的 β-内酰胺环，使其完全失去抗菌活性。故又称灭活酶（inactivated enzyme）。②氨基糖苷类钝化酶：均由质粒介导。这些酶类可使药物的分子结构发生改变，失去抗菌作用。③氯霉素乙酰转移酶：此酶由质粒编码产生，可使氯霉素乙酰化导致其失去抗菌活性。

2. 药物作用靶位的改变 细菌能改变抗生素作用靶位的蛋白结构和数量，导致其与抗生素结合的有效部位发生改变,影响药物的结合,使细菌对抗生素不再敏感。如青霉素结合蛋白的改变导致对 β-内酰胺类产生耐药。

此外,细菌的细胞壁障碍和(或)外膜通透性的改变会导致抗菌药的渗透障碍,将严重影响抗菌效能。部分细菌的外膜上有特殊的药物主动外排系统,药物的主动外排使菌体内的药物浓度不足,难以发挥抗菌作用而导致耐药,主动外排药物机制与细菌的多重耐药性有关。细菌还可通过改变自身代谢状态逃避抗菌药物的作用,如呈休眠状态的细菌或营养缺陷细菌可出现对多种抗生素耐药。

三、细菌耐药性的防制原则

1. 合理使用抗菌药物 临床治疗要规范化用药,患者用药前应尽可能地进行病原学检测,并进行药敏试验,作为指导用药的参考;用药疗程应尽量缩短;严格掌握抗菌药物的局部应用、预防应用和联合用药对象,避免滥用。

2. 严格执行消毒隔离制度 对耐药菌感染的患者应予隔离,防止耐药菌的交叉感染。医务人员应定期检查带菌情况,以免医院内感染的传播。

3. 加强细菌耐药性的监测 建立细菌耐药监测网,掌握本地区、本单位重要致病菌和抗菌药物的耐药性变迁资料,及时为临床提供信息。细菌耐药性一旦产生,在停用有关药物一段时期后,敏感性有可能逐渐恢复。

4. 研制新的抗菌药物 根据细菌耐药性的机制及其与药物结构的关系,寻找和研制具有抗菌活性,尤其对耐药菌有活性的新型抗菌药物,同时针对耐药菌产生的钝化酶,寻找有效的酶抑制剂。

(夏和先)

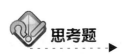

思考题

1. 常见的细菌变异现象有哪些?
2. 何谓质粒? 其主要特性有哪些?
3. 简述细菌变异的实际意义。
4. 何谓耐药性? 简述其防治原则。

第十六章 细菌的致病性与感染

学习目标

1. 掌握细菌的致病因素,构成细菌毒力的物质基础。
2. 掌握细菌内、外毒素的主要区别。
3. 掌握细菌感染的来源及类型。
4. 掌握医院感染的概念及来源,常见的医院感染及诱发因素。
5. 熟悉医院感染常见病原体、特点及预防。

细菌能导致感染或宿主疾病的性质称为致病性或病原性(pathogenicity)。细菌能否引起疾病,与细菌的致病因素、机体的防御能力和环境因素等有密切联系。

第一节 细菌的致病性

细菌的致病性是对特定的宿主而言的,有的细菌仅对人有致病性,有的细菌只对某些动物有致病性,还有的细菌对人和动物都有致病性。不同细菌对人体可引起不同的病理过程和不同的疾病,如伤寒沙门菌引起伤寒,结核分枝杆菌则引起结核病,这是由细菌种属特性所决定的。同种细菌的不同型或株,其致病性也各不相同。细菌的致病性与其毒力、侵入数量和侵入途径有密切关系。

一、细菌的毒力

细菌致病性的强弱程度称为细菌的毒力。致病菌毒力的物质基础主要由细菌对宿主的侵袭力和细菌毒素所构成。

(一) 侵袭力

病原菌突破机体的防御功能,在机体内定居、繁殖和扩散的能力称为侵袭力。构成侵袭力的物质是菌体表面结构(菌毛、荚膜)和侵袭性酶类等。

1. 菌毛等黏附素 细菌引起感染一般需先黏附在宿主的呼吸道、消化道、泌尿生殖道等黏膜上皮细胞上,以免被呼吸道的纤毛运动、肠蠕动及黏液分泌等活动所清除,继而在局部繁殖,积聚毒素或继续侵入细胞和组织引起感染。

具有黏附作用的细菌结构称为黏附素,可分为菌毛黏附素或非菌毛黏附素。革兰阴性菌的黏附素通常为菌毛,如肠道中伤寒沙门菌、痢疾志贺菌、霍乱弧菌等的菌毛。革兰阳性菌的黏附素是菌体表面的毛发样突出物,如金黄色葡萄球菌的脂磷壁酸(LTA)。有些细菌(如霍乱弧菌及空肠弯曲菌)的鞭毛也与细菌的黏附性有关。

黏附作用具有组织特异性,例如淋病奈瑟菌黏附于泌尿生殖道,痢疾志贺菌黏附于结肠黏膜,黏附作用的组织特异性与宿主易感细胞表面的相应受体有关。革兰阴性菌黏附素的受体是糖类,如沙门菌为 D-甘露糖,而革兰阳性菌黏附素的受体是纤维连接蛋白,如金黄色葡萄球菌的受体为纤维连接蛋白。

细菌的黏附作用与其致病性密切相关。从临床分离的产毒大肠埃希菌菌株大多有菌毛,志愿者口服无菌毛的大肠埃希菌并不引起腹泻。动物实验证明抗菌毛抗体有预防疾病的作用。菌毛疫苗已用于兽医上的预防接种。

2. 荚膜和微荚膜　某些细菌胞壁外包绕着一层较厚的黏液性物质,称为细菌的荚膜,其具有黏附、抗吞噬和体液中杀菌物质的作用,使病原菌在宿主体内迅速繁殖,产生病变。例如,将无荚膜的肺炎球菌注射至小鼠腹腔,细菌易被吞噬细胞清除;若注入有荚膜菌株,则大量繁殖,小鼠常于 24 小时内死亡。细菌的微荚膜是位于细胞壁外层的结构,其功能与荚膜相同,如A 群链球菌的 M 蛋白、伤寒沙门菌的 Vi 抗原以及某些大肠埃希菌的 K 抗原等都属于微荚膜。

3. 侵袭性酶　某些致病菌在代谢过程中能产生一种或多种胞外酶,它们可协助细菌抗吞噬或利于细菌在体内扩散,这些胞外酶称为侵袭性酶(表 16-1)。侵袭性酶类还有链激酶、DNA 酶、卵磷脂酶等,这些酶均能增强细菌的侵袭力。

表 16-1　主要侵袭性酶的种类及作用机制

类型	产生的细菌	作用机制	结果
血浆凝固酶	葡萄球菌	使纤维蛋白原变为纤维蛋白,沉积在菌体表面及病灶周围,保护细菌不易被吞噬细胞和体液抗菌物质所消灭	有利于细菌在局部繁殖
透明质酸酶	A 群链球菌产气荚膜梭菌	溶解机体结缔组织中的透明质酸,使结缔组织疏松,通透性增加	有利于细菌及其毒性产物向周围扩散
链激酶	链球菌	它能激活溶纤维蛋白酶原成为溶纤维蛋白酶,使纤维蛋白凝块溶解	有利于细菌在体内扩散
胶原酶	产气荚膜梭菌	它能分解胶原蛋白	有利于细菌在组织中扩散
过氧化氢酶	葡萄球菌	抵抗中性粒细胞的髓过氧化物酶系统的杀菌作用	有利于细菌随吞噬细胞的流动而在组织中扩散

●**知识与应用**●

　　近年来,由微生物学与细胞生物学融汇、交融的学科——细胞微生物学,是研究宿主细胞与病原菌相互作用的一门新兴学科,旨在进一步探究病原微生物的致病机制,从而对细菌等原核细胞型微生物的感染和致病机制的认识进入新的水平,例如近年来发现存在于宿主细胞表面的整合素就是其中进展之一。整合素广泛分布在上皮细胞、内皮细胞及 T 淋巴细胞等表面,是宿主细胞表面的侵袭素受体。许多病原菌利用其侵袭素结合到宿主细胞整合素后,再侵入到宿主细胞内导致局部感染扩散。病原菌在呼吸道、消化道、泌尿生殖道的黏膜感染均具有相似的侵入机制。目前,研究最多的是肠道致病菌的感染,如致病性大肠埃希菌、志贺菌、沙门菌等,病原菌先通过菌毛等与宿主细胞受体作用后,然后再与整合素结合,启动有利于细菌侵入宿主细胞并在其内存活和扩散的信号通路。

(二) 毒素

细菌毒素(toxin)是细菌在代谢过程中合成的有毒性作用的产物,按其来源、性质和作用等的不同,可分为外毒素(exotoxin)和内毒素(endotoxin)两类。

1. 外毒素   是某些细菌在代谢过程中产生并分泌到菌体外的毒性物质。产生菌主要是革兰阳性菌中的破伤风梭菌、肉毒梭菌、产气荚膜梭菌、白喉棒状杆菌、金黄色葡萄球菌等及某些革兰阴性菌中的痢疾志贺菌、霍乱弧菌、铜绿假单胞菌等。大多数外毒素是在菌细胞内合成并分泌至胞外,但也有少数外毒素存在于菌体内,只有当菌体溶解后才释放出来,如痢疾志贺菌和产毒性大肠埃希菌的外毒素。

外毒素的化学成分是蛋白质,性质不稳定,易被热、酸及蛋白酶破坏,如破伤风梭菌外毒素加热 60℃经 20 分钟即被破坏,但葡萄球菌肠毒素例外,能耐 100℃ 30 分钟。

外毒素的免疫原性强,经甲醛处理后可脱毒成类毒素,用类毒素免疫接种机体后可产生抗毒素,抗毒素具有中和游离外毒素的作用。

外毒素的毒性作用强,极少量即可使易感动物死亡,如 1mg 纯化的肉毒梭菌外毒素纯品能杀死 2 亿只小白鼠,毒性比氰化钾强一万倍,是目前已知最剧烈的毒物。

外毒素对机体的组织器官有选择性的毒性作用,引起特殊的临床症状。如破伤风梭菌产生的外毒素主要与中枢神经系统的抑制性突触前膜结合,阻断抑制性介质释放,引起骨骼肌强直性痉挛。

多数外毒素由 2 种亚单位组成:一种为结合单位,无毒性,能与易感组织细胞膜上的相应受体结合;另一种为毒性单位,决定毒素的毒性效应。任何单独的亚单位对宿主无致病作用,必须同时存在 2 种亚单位才能发挥毒性作用。因此,外毒素的毒性作用有赖于外毒素分子结构的完整性。

根据外毒素对宿主细胞的亲和性及作用机制不同,可分为细胞毒素、神经毒素和肠毒素三大类(表 16-2)。

表 16-2   主要细菌外毒素的种类及作用机制

类型	外毒素及产生的细菌	作用机制	症状和体征
细胞毒素	白喉毒素(白喉棒状杆菌)	抑制细胞蛋白质合成	肾上腺出血、心肌损伤、外周神经麻痹
	杀白细胞素(葡萄球菌)	损伤细胞膜	白细胞溶解
	红疹毒素(A 群链球菌)	损伤毛细血管内皮细胞	猩红热皮疹
神经毒素	肉毒毒素(肉毒梭菌)	阻断胆碱能运动神经乙酰胆碱的释放	肌肉松弛性麻痹
	痉挛毒素(破伤风梭菌)	阻断神经元之间抑制性冲动的传导	骨骼肌强直性痉挛
肠毒素	肠毒素(霍乱弧菌)	激活腺苷环化酶,提高 cAMP 水平	小肠上皮细胞过度分泌,腹泻、呕吐
	肠毒素(产毒性大肠埃希菌)	不耐热肠毒素同霍乱肠毒素,耐热肠毒素使细胞内 cGMP 增多	同霍乱肠毒素
	肠毒素(产气荚膜梭菌)	同霍乱肠毒素	呕吐、腹泻

2. 内毒素　是革兰阴性菌细胞壁中的脂多糖成分,只有当细菌死亡破裂或用人工方法裂解菌体后才能释放出来。螺旋体、衣原体、立克次体等胞壁中亦有脂多糖,也具有内毒素活性。

内毒素的化学成分为脂多糖,由 O 特异性多糖、非特异性核心多糖和脂质 A 三部分组成(图 16-1)。脂质 A 是内毒素的主要毒性成分。内毒素耐热,加热 100℃ 1 小时不被破坏,需加热 160℃ 2～4 小时或用强碱、强酸或强氧化剂煮沸 30 分钟才被破坏。

内毒素的免疫原性弱,可刺激机体产生特异性抗体,但此抗体不能中和内毒素的毒性作用。内毒素不能用甲醛脱毒成为类毒素。

内毒素对组织细胞的选择性不强,各种细菌内毒素产生大致相似的毒性作用,引起大致相同的病理变化和临床症状。

(1)发热反应:极微量(1～5ng/kg)内毒素入血,即可引起发热反应。其机制是:内毒素为外源性热原质,作用于中性粒细胞和巨噬细胞等使之释放内源性热原质,再刺激下丘脑体温调节中枢所致。

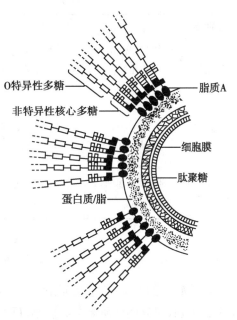

图 16-1　革兰阴性菌细胞壁内毒素

(2)白细胞反应:机体注射内毒素后,先引起循环血液中白细胞数减少,1～2 小时后显著增多。这是由于内毒素能使白细胞黏附于毛细血管,而使血液循环中的白细胞数减少;继而由于脂多糖诱生的中性粒细胞释放因子刺激骨髓释放中性粒细胞进入血流,使白细胞数量显著增多。但伤寒沙门菌内毒素例外,它始终使血液循环中的白细胞数减少,机制尚不清楚。

(3)内毒素血症与内毒素休克:当血液中细菌或病灶内细菌释放大量内毒素入血时,可导致内毒素血症。内毒素作用于血小板、白细胞、补体系统、激肽系统等,形成和释放组胺、5-羟色胺、前列腺素、激肽等血管活性介质,使小血管收缩和舒张功能紊乱而造成微循环障碍,表现为血液淤滞于循环系统、有效循环血量减少、血压下降、组织器官毛细血管灌注不足、缺氧、酸中毒等,严重时则形成以微循环衰竭和低血压为特征的内毒素休克。

(4)弥散性血管内凝血(DIC):是指微血栓广泛沉着于小血管中,可发生于多种疾病的过程中,不是一种独立的疾病,而是一种病理过程或综合征。发生机制主要是:内毒素可直接或间接激活凝血系统,导致该系统发生连续反应形成微血栓,引起弥散性血管内凝血。由于血管内广泛凝血,使凝血因子和血小板被大量消耗,造成凝血因子和血小板的减少。内毒素还能直接激活和促进纤溶酶系统,引起纤维蛋白溶解,使血管内的凝血又被溶解,因而可有出血现象发生,表现为皮肤黏膜出血点或广泛内脏出血、渗血,严重者可致死亡。

内毒素的检测常用于:①确定患者是否发生革兰阴性菌引起的内毒素血症,以便及时治疗,减少休克的发生和死亡;②确定注射用液和生物制品是否有内毒素污染。检测的方法常用鲎试验。

细菌外毒素与内毒素的主要区别见表 16-3。

表 16-3　细菌外毒素与内毒素的主要区别

区别要点	外毒素	内毒素
来源	革兰阳性菌和部分革兰阴性菌	革兰阴性菌
存在部位	多数在细菌细胞内合成并分泌至菌体外,少数于菌裂解后释出	细胞壁成分,菌体裂解后释出
化学成分	蛋白质	脂多糖
稳定性	不稳定,60~80℃ 30 分钟被破坏	稳定,160℃ 2~4 小时才被破坏
免疫原性	强,刺激机体产生抗毒素;经甲醛处理可脱毒形成类毒素	弱,能刺激机体产生抗体,保护作用弱;甲醛处理不能形成类毒素
毒性作用	强,对组织器官有选择性毒害作用,引起特殊症状	较弱,各菌的毒性作用大致相同,引起发热、白细胞反应、微循环障碍、休克、DIC 等

二、细菌的侵入数量

细菌感染的发生,除了病原菌具备一定的毒力外,还需要足够的数量。一般情况下,细菌毒力愈强,引起感染所需菌数愈小;反之则需菌量大。如毒力强的鼠疫耶尔森菌,只需几个细菌侵入就可发生感染。而毒力弱的肠炎沙门菌则需摄入数亿个细菌才能引起急性胃肠炎。

三、细菌的侵入途径

有了一定毒力和足够数量的病原菌,若侵入易感机体的部位不适宜,仍然不能引起感染。各种病原菌都有其特定的侵入途径和部位,这与病原菌生长繁殖时需要一定的微环境有关。根据病原菌侵入门户的不同,可有下列传播方式和途径:

1. 呼吸道传播　流脑、白喉、百日咳等,由患者或带菌者通过咳嗽、喷嚏或大声说话,病原菌经飞沫或呼吸道分泌物散布到空气中,被易感者吸入而感染。此外,亦可通过吸入含有病菌的尘埃而引起。

2. 消化道传播　伤寒、痢疾、霍乱及食物中毒等,一般都由患者或者带菌者的排泄物污染食物后,经口入消化道致病。苍蝇、污染的手及食具等起媒介作用。

3. 皮肤黏膜创伤传播　化脓性细菌(如葡萄球菌、链球菌等)可侵入皮肤黏膜的微小伤口,引起化脓性感染。深部创伤被带有厌氧芽胞梭菌的泥土等污染后,芽胞发芽,细菌大量繁殖产生外毒素,使机体致病。

4. 接触传播　麻风等可通过直接或间接接触而传染,淋病可通过性接触传播。通过人类性行为传播的疾病称为性传播疾病(sexually transmitted disease,STD)。

5. 媒介节肢动物传播　有些病原菌需通过节肢动物为媒介而传染,如鼠疫耶尔森菌可经蚤作媒介而传播。

6. 多途径传播　有些病原菌可经多种途径传染,如结核分枝杆菌经呼吸道可引起肺结核;经消化道可引起肠结核;经皮肤可引起皮肤结核等。

第二节　感染的来源与类型

一、感染的来源

（一）外源性感染

感染来源于宿主体外的称外源性感染。感染来源有：

1. 患者　是传染病的主要传染源，从疾病的潜伏期到病后恢复期，都可能具有传染性。对患者及早作出诊断、隔离和治疗是控制传染病的根本措施。

2. 带菌者　携带某病原菌，不产生临床症状，但不断向体外排菌者。一般可分为健康带菌者和恢复期带菌者。带菌者因其不出现临床症状，不易被人们察觉，在疾病的传播上，危害性甚于患者。

3. 患病或带菌动物　有些细菌（如鼠疫耶尔森菌、炭疽梭菌、布氏杆菌等）属于人兽共患病病原菌，因而患病或带菌动物排出的病原菌也可传染给人。

（二）内源性感染

来自患者自身的体内或体表的感染称为内源性感染。这类病原菌多属体内正常菌群，少数是以隐伏状态留居的病原菌。当机体大量使用广谱抗生素导致菌群失调或长期应用免疫抑制类药物，使机体免疫功能降低时，正常菌群因条件发生改变即条件致病菌而致病。

二、感染的类型

感染的发生、发展和结局，是机体与病原菌在一定条件下相互作用错综复杂的过程。根据双方力量对比和作用的结果，感染类型可分为隐性感染、显性感染和带菌状态三种。这三种类型可随双方力量的消失，出现转化和交替的动态变化。

（一）隐性感染

当机体抗感染的免疫力较强，侵入的病原菌数量不多，毒力较弱，感染后对机体损害较轻，不出现或出现不明显的临床症状，称为隐性感染，又称亚临床感染。隐性感染后，机体一般可获得足够的特异性免疫，常能抵御同种病原菌的再次感染。在一次传染病流行中，隐性感染者一般约占人群的90%或更多。结核、白喉等常有隐性感染。

（二）显性感染

当机体抗感染免疫力较弱，侵入的病原菌数量较多，毒力较强，以致机体的组织细胞受到明显损害，生理功能发生改变，并出现一系列的临床症状，称为显性感染，通称传染病。显性感染可分以下几种类型：

显性感染根据病情缓急不同，可分为：

1. 急性感染　发病急，病情较短。一般是数天至数周。病愈后，病原菌从体内消失。引起急性感染的病原菌有脑膜炎奈瑟菌、霍乱弧菌等。

2. 慢性感染　起病缓慢，病程长，可持续数天至数年。引起慢性感染的病原菌多为细胞内寄生的病原菌，例如结核分枝杆菌、麻风分枝杆菌等。

显性感染根据感染的部位不同，可分为：

1. 局部感染　病原菌侵入机体后，局限在一定部位生长繁殖，引起局部病变。例如金黄色葡萄球菌引起的疖、痈等。

2. 全身感染 感染发生后，病原菌及其毒性代谢产物向全身扩散，引起全身症状。临床上有以下几种情况：

（1）菌血症：病原菌由原发部位一时或间断性侵入血流，但未在血流中生长繁殖。如伤寒早期的菌血症。

（2）败血症：病原菌侵入血流并在其中大量生长繁殖，产生毒性代谢产物，引起严重的全身中毒症状，例如高热、皮肤和黏膜瘀斑、肝脾大等。鼠疫耶尔森菌、炭疽芽胞杆菌等可引起败血症。

（3）毒血症：病原菌在局部生长繁殖而不进入血液循环，只有产生的毒素进入血液循环，到达易感组织和细胞，引起特殊的中毒症状，如白喉、破伤风等。

（4）脓毒血症：化脓性细菌侵入血流后在其中大量繁殖，并随血流扩散到机体其他组织和器官，产生新的化脓性病灶。如金黄色葡萄球菌所引起的脓毒血症，常导致多发性肝脓肿、皮下脓肿和肾脓肿等。

（三）带菌状态

机体在隐性感染或显性感染后，细菌并未立即消失，而在体内继续留存一定时间，与人体免疫力处于相对平衡状态，称为带菌状态。处于带菌状态的人称为带菌者。例如，伤寒、白喉等病后常可出现带菌状态。带菌者经常或间歇地排出病菌，成为重要传染源之一。因此，及时检出带菌者并进行隔离和治疗，对于控制传染病的流行和消灭传染病具有重要意义。

第三节　医院感染

现代医院随着科学技术和医学的发展，各种药物、医疗手段和先进诊疗设备的广泛应用，在为患者提供高水平的医疗服务的同时，医院感染率和死亡率随着医院现代化的发展而迅速增长。据 WHO 指出，全世界医院感染率为 3％～20％，平均为 9％。如美国约为 5％，每年 7 万～8 万人因此死亡，支出医疗费用约 40 亿美元。据近年我国全国医院感染监控网监测统计报告，我国的医院感染率约为 4.6％，每年发生的病例约 500 万，医疗费用达 10 亿元。医院感染不仅可使患者病情加重，发生并发症，延长住院时间，给患者增添额外的痛苦和经济负担；而且，严重的医院感染常使患者所患的疾病不能达到预期的疗效或治疗完全失败，产生难以治愈的后遗症，甚至死亡。此外，医院感染还加重医疗护理工作负荷，影响病房周转，影响医疗综合指标的完成，同时也阻碍现代医学技术的进一步发展。由此可见，医院感染已成为当今世界各国各级医院面临的突出公共卫生问题。

一、医院感染的概念及来源

（一）医院感染的概念

医院感染（hospital infection，HI）又称医院内感染或医院获得性感染，是指在医院内获得并发生的一切感染，即患者在入院时不存在，也不处于感染的潜伏期，而是在入院后引起的感染，包括在医院内感染而在出院后才发病的患者，但不包括入院前已开始或入院时已处于潜伏期的感染。医院工作人员在医院内获得的感染也属于医院感染。医院感染具有如下特点：①人群：明确规定感染对象为一切在医院内活动的人群，如住院和门诊患者、探视者、陪伴者及医务工作者等，但主要为住院患者；②地点时间：感染发生地点必须在医院内，感染发生的时间界限指患者在医院期间和出院后不久发生的感染。

（二）医院感染的来源

医院感染有多种分类方式，常采用的是按病原体来源分类：

1. 内源性感染（自身感染）　指免疫功能低下患者由自身正常菌群引起的感染。即患者在发生医院感染之前已是病原携带者，当机体抵抗力降低时，引起自身感染。

2. 外源性感染　指由宿主体外带来的感染。包括 2 种类型：

（1）交叉感染：在医院内或他人处（患者、带菌者、工作人员、探视者、陪护者）获得而引起的直接感染。

（2）环境感染：由污染的环境（空气、水、医疗用具及其他物品）造成的感染。如由于手术室、空气污染造成患者术后切口感染，注射器灭菌不严格引起的乙型肝炎病毒感染等。

二、医院感染常见病原体、特点及传播途径

（一）医院感染常见病原体

引起医院感染的病原体种类很多，包括细菌、支原体、衣原体、病毒、真菌以及寄生虫等，但耐药菌和弱毒菌的感染是医院感染的主要病原体。引起医院感染的主要病原生物见表 16-4。

表 16-4　引起医院感染的常见病原生物

种类	常见微生物
革兰阳性球菌	葡萄球菌、微球菌、链球菌、肠球菌、厌氧性球菌
革兰阳性杆菌	白喉棒状杆菌、产单核李斯特菌、结核分枝杆菌、百日咳鲍特菌
革兰阴性杆菌	沙门菌、志贺菌、大肠埃希菌、变形杆菌、克雷伯菌、沙雷菌、肠杆菌、假单胞菌、黄杆菌、不动杆菌
厌氧菌	梭状芽胞杆菌、无芽胞革兰阴性杆菌、丙酸杆菌、消化球菌
病毒	肝炎病毒、水痘病毒、流感病毒、单纯疱疹病毒、巨细胞病毒、麻疹病毒、风疹病毒、轮状病毒
真菌	白假丝酵母菌、荚膜组织胞浆菌、球孢子菌、隐球菌、肺孢子菌
寄生虫	弓形虫、蓝氏贾第鞭毛虫

（二）医院感染病原体的特点

1. 以条件致病菌为主　引起医院感染的细菌大多为条件致病菌。例如，表皮葡萄球菌和不动杆菌，可黏附于动脉、静脉导管的表面，一旦导管被污染，对于抵抗力低下的患者，则会引起菌血症；大肠埃希菌黏附于泌尿道的上皮细胞上，从而成为泌尿道感染的主要病原菌。

2. 多为多重耐药菌　医院感染中的细菌，尤其是革兰阴性菌，有许多为多重耐药菌，因而可使引起医院感染的病原体在感染过程中进一步增强其毒力，从而使患者对这些耐药的病原体更容易感染。

3. 主要侵犯免疫力低下的宿主　感染主要发生在免疫力弱的老年人、新生儿及婴幼儿。

（三）医院感染的传播途径

医院感染在传播途径和方式上较社会感染更复杂，以接触传播为主。

1. 接触传播 接触传播在医院感染中非常重要。例如,通过患者之间、医护人员与患者之间及母婴之间的直接接触进行传播;亦可通过医护人员受病原体污染的手及衣物之间的间接接触进行传播;通过被污染的或灭菌不严格的诊疗设备(注射器、插管、手术器械等)及被污染的餐具、便盆等间接接触而传播。医护人员的双手在医院感染的传播中起很重要的作用。

2. 直接注入 被微生物污染的血液及血液制品、输液、注射剂等直接注入体内而引起感染。随着输血、血制品治疗广泛开展,此种传播方式日益重要。我国已有多起输血后引起肝炎和输血制品引起艾滋病病毒感染的报道。

3. 环境污染 环境中的微生物可通过飞沫、尘埃等经空气传播。如手术室空气中的微生物可引起手术伤口的感染;医源性气溶胶感染常见于吸入治疗装置,有报道输氧湿化瓶及胶管污染率可达 64.3%~73.9%,常引起肺炎等交叉感染。一些在空气中存活力强的微生物,在飞沫或尘埃内可以较长时间、较远距离地进行传播,如结核分枝杆菌。

4. 食品和水 医院内饮用水污染后可能导致医院感染。曾报道医院集中供水的水塔因未加盖被鸟粪污染空肠弯曲菌引起医院感染暴发。一些社会上常见的水型暴发微生物如伤寒沙门菌、霍乱弧菌、志贺菌等,都可能成为医院内水流行暴发的病原体。除饮水以外,还有用自来水配制消毒药物,为了增加湿度将自来水加入人工呼吸机中,增加了水传播疾病的机会。

三、常见的医院感染及诱发因素

(一) 常见的医院感染

1. 肺部感染 肺部感染常发生在一些慢性严重影响患者防御功能的疾病,如肿瘤、慢性阻塞性肺炎或行气管切开术、安置气管导管等患者中。肺部感染发生率在医院感染中占 23.3%~42%。肺部感染对危重患者、免疫抑制状态患者及免疫力衰弱等患者的威胁性大,病死率可达 30%~50%。

2. 尿路感染 我国统计,尿路感染的发生率在医院感染中占 20.8%~31.7%,66%~86%尿路感染的发生与导尿管的使用有关。

3. 伤口感染 伤口感染包括外科手术及外伤性事件中的伤口感染。据统计伤口感染发生率在医院感染中约占 25%。

4. 病毒性肝炎 病毒性肝炎在机体抵抗力低下的患者中更易传播。

5. 皮肤及其他部位感染 患者在住院期间可发生皮肤或皮下组织化脓、各种皮炎、压疮感染、菌血症、静脉导管及针头穿刺部位感染、子宫内膜感染、腹内感染等。

住院患者中凡有气管插管、多次手术或延长手术时间、留置导尿和应用化疗、放疗、免疫抑制剂者以及老年患者,均应视为预防医院感染的重点对象。

(二) 医院感染的诱发因素

1. 医院管理方面 医务人员对医院感染及其危害性认识不足;不能严格地执行无菌技术和消毒隔离制度;医院规章制度不全,无健全的门急诊预检、分诊制度,住院部没有入院卫生处置制度,致使感染源传播。此外,缺乏对消毒灭菌效果的监测,不能有效地控制医院感染的发生。这些管理制度不健全或执行不力,均可导致医院感染的发病率升高。

2. 侵入性(介入性)诊治手段增多 内镜、泌尿系导管、动静脉导管、气管切开、气管插管、吸入装置、脏器移植、牙钻、采血针、吸血管和监控仪器探头等侵入性诊治手段,不仅可把外界的微生物导入体内,而且损伤了机体的防御屏障,使病原体容易侵入机体。而且,更严重的是这些侵入性治疗用生物材料很容易引起细菌等的黏附,并形成细菌生物膜。

3. 化疗与放疗 抗癌药物包括烷化剂类、抗代谢类、抗肿瘤抗生素及其他抗肿瘤药物都是细胞毒类药物,主要作用机制是作用于分裂迅速的细胞,包括肿瘤细胞和正常细胞,其不良反应将直接损害和破坏免疫系统及其他脏器的功能。放射治疗已成为抗肿瘤治疗的一种常用方法,放射线损害肿瘤组织的同时,也不可避免地损伤正常组织,进而直接损害机体的防御功能和免疫系统功能,这为医院感染创造了条件。

4. 药物使用 ①抗生素:合理应用抗生素有利于预防和控制感染,但是长期大量使用抗生素,可导致机体内微生态失衡,甚至引起菌群失调。当前滥用抗生素比较普遍,包括无适应证的预防用药、术前用药时间过早、术后停药过晚、用药剂量不足或过大及联合用药过多等,均可导致耐药菌株增多并伴毒力增强,从而使医院感染发病率增高。②肾上腺皮质激素:肾上腺皮质激素在临床上应用广泛,对治疗急危重症、结缔组织疾病及过敏性疾病起到了重要作用,但应用不当或时间过长则易引起不良反应。因为皮质激素是一种免疫抑制剂,掩盖了潜在性感染,也抑制了免疫系统功能。

5. 易感患者增加 随着医疗技术的进步,过去某些不治之症可治愈或延长生存时间,故住院患者中慢性疾病、恶性疾病、老年患者所占比例增加,而这些患者对感染的抵抗力低。

6. 环境污染严重 医院由于传染源多,所以环境的污染也严重。其中,污染最严重的是感染患者的病房和公共厕所,病区中的公共用品,如水池、便器、手推车、拖把和抹布等也常有污染。物品污染包括血液、血制品、药品、医用器材、医院内饮用水、食物等。

7. 对探视者未进行必要的限制 对探视者放松合理和必要的限制时,以致由探视者或陪住人员把病原菌带入医院的可能性增加。

医院感染诱发因素除环境因素外,个体之间的年龄(老年人和婴幼儿)、性别(女性易发生尿路感染)、基础疾病(性肿瘤、糖尿病等)、不良卫生习惯及精神状态等也是重要原因。

四、医院感染的预防和控制

目前,国际上普遍认为医院感染的主要因素是易感人群、环境及病原微生物。从一定意义上说,控制和预防医院感染的主要措施是消毒灭菌、隔离、净化以及对媒介因素与易感人群等采取相应的措施。医院感染的预防与控制是一项复杂的系统工程,涉及的问题和原因虽然多种多样,但只要加强管理,采取行之有效的措施,将近 2/3 的医院感染是可预防的。医院感染的预防与控制主要有以下几方面:

1. 提高认识、强化管理 提高医务人员素质,加强对医院感染的认识,认真执行有关制度,防止医源性感染的发生。

2. 改进医院建筑与布局 医院建筑布局合理与否对医院感染的预防至关重要。对传染病房、手术室、监护室、观察室、探视接待室、供应室、洗衣房、厨房等,从预防感染的角度来看,为防止细菌的扩散和疾病的蔓延,在设备与布局上都应有特殊的要求。

3. 严格执行规章制度 包括消毒隔离制度、无菌技术操作规程及探视制度等。每一个医护人员都应从医院感染、保护患者健康出发,严格执行制度、常规及实施细则,并要求患者与探视者共同遵守。

4. 做好消毒与灭菌工作 消毒与灭菌是控制医院感染的一项有效措施。做好医院消毒工作,明确常用消毒方法,注意空气、皮肤、手、医疗器械的消毒,防止疾病传播。严格掌握无菌操作技术,注射室实行一人一针一管,医疗器械要一用一消毒。

5. 加强医疗废弃物的管理工作 医疗废弃物要分类收集,集中消毒和焚烧处理,防止污染的扩大。

6. 采取合理的诊断治疗方法 合理使用抗生素,减少耐药性细菌产生,防止医院内耐药菌株的流行,推行限制性使用抗生素。应用抑制免疫疗法要采取相应的保护措施。对易于将微生物引入体内的诊断治疗要切实做好消毒、灭菌工作。

7. 及时控制感染的流行 控制感染流行主要包括寻找传染来源与途径,采取相应的隔离与消毒措施。

8. 开展医院感染的监测工作 医院感染监测的目的是通过监测取得第一手资料,分析医院感染的原因,发现薄弱环节,为采取有效措施提供依据,并通过监测来评价各种措施的效果。监测的主要内容包括:环境污染监测、灭菌效果监测、特殊病房监测(如烧伤、泌尿科病房、手术室、监护室等)、菌体抗药性监测、清洁卫生工作监测、传染源监测、规章制度执行监测等。监测工作应常规、定期、定点、定项目地进行。对感染的记录要求详细具体,并以病房为单位定期统计分析。

9. 改善工作人员的卫生与健康条件 所有医院工作人员均应定期进行健康检查,若有不适或疑为传染性疾病,应立即报告,以便采取相应措施,并根据需要注射有关疫苗,必要时还可进行被动免疫或药物预防。

医护人员应做好个人防护,一是防止将病菌传给自身或带出病房;二是防止将病菌传给病房内的易感者。个人防护主要是穿戴个人防护装备(衣、帽、鞋、手套、口罩)以及洗手消毒。医院感染的预防及控制,除采取上述措施外,还应对易感人群、医院重点部门(如急诊室、病房、治疗室、换药及注射室、产母婴室、婴儿室、手术室、检验科、口腔科、内镜室、供应室、洗衣房等)以及医院的建筑设计和卫生采取相应措施。卫生部规定,医院中各类病房物体表面及医护人员手部,带菌数不得超过 8 个细菌/cm^2。手术室、婴儿室及产房空气中细菌总数应低于 500 个细菌/m^3。医院的空气净化要通过建筑设计的合理布局和定期清洗、消毒手术室及病房的空气净化过滤器以及加强医院污水、污物的净化处理和消毒等综合手段,以达到有效防止感染的目的。

(李智山)

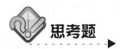 **思考题**

1. 简述细菌内毒素与外毒素的区别要点。
2. 何谓全身感染?试比较菌血症、败血症、脓毒血症、毒血症的异同点。
3. 何谓医院感染?简述其来源与传播途径。
4. 简述医院感染诱发因素及防控。

第十七章 球 菌

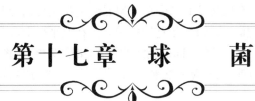

1. 掌握常见病原性球菌的主要生物学特性、致病物质和传播方式。
2. 熟悉常见病原性球菌所致疾病及实验室检查方法。
3. 了解各种病原性球菌标本采送原则及防治原则。

球菌是细菌中的一大类,根据革兰染色性不同,可分革兰阳性菌和革兰阴性菌两大类。对人类有致病性的病原性球菌主要引起化脓性炎症,故又称为化脓性球菌(pyogenic coccus)。主要包括葡萄球菌、链球菌、肺炎链球菌、脑膜炎奈瑟菌和淋病奈瑟菌。

第一节 葡萄球菌属

葡萄球菌属(*Staphylococcus*)的细菌广泛分布于自然界、空气、水、土壤、物品以及人和动物的皮肤及与外界相通的腔道中,多数为不致病的腐物寄生菌。有些人可携带致病菌株,尤以医护人员携带率高,是医院内交叉感染的重要传染源。葡萄球菌是最常见的化脓性球菌之一。

● 知识与应用

由于抗菌药物的广泛使用,全球耐药情况日益严峻。根据耐药的严重程度,可以称为超级耐药细菌的主要有:耐甲氧西林金黄色葡萄球菌(MRSA)、耐碳青霉烯类肠杆菌科细菌(包括 NDM-1)等,其耐药性发展迅速,被列为世界三大最难解决的感染性疾病首位。

一、生物学性状

(一) 形态与染色
菌体呈球形,直径约 $1\mu m$,典型的葡萄球菌排列呈葡萄串状(彩图Ⅰ)。在脓汁或液体培养基中常成双或短链状排列。无鞭毛,无芽胞,幼龄培养物可见荚膜。革兰染色阳性,当衰老、死亡或被中性粒细胞吞噬后可染色为阴性。

（二）培养特性与生化反应

营养要求不高，在普通培养基上生长良好，需氧或兼性厌氧。耐盐性强，能在含 10％～15％NaCl 培养基中生长。在肉汤培养基中呈均匀混浊生长。普通琼脂平板上可形成圆形、凸起、边缘整齐、表面光滑、湿润、有光泽、不透明的菌落。在血平板上，多数致病性葡萄球菌可形成透明溶血环。因菌种不同可产生不同的脂溶性色素，如金黄色（彩图Ⅰ）、白色、柠檬色。

多数菌株能分解葡萄糖、麦芽糖及蔗糖，产酸不产气。致病性葡萄球菌能分解甘露醇。

（三）抗原构造

1. 葡萄球菌 A 蛋白（staphylococcal protein A，SPA） 存在于细胞壁的一种表面蛋白。90％以上的金黄色葡萄球菌菌株有此抗原。SPA 可与人和多种哺乳动物血清中 IgG 的 Fc 段发生非特异性结合，而 IgG 的 Fab 段仍能与相应抗原发生特异性结合。因此，SPA 可作为一种试剂用于协同凝集试验，快速检测多种细菌抗原；SPA 能竞争性结合 IgG 的 Fc 段，降低抗体对吞噬细胞的调理作用，从而具有抗吞噬作用。

2. 多糖抗原 存在于细胞壁上，是金黄色葡萄球菌的一种重要抗原，具有型特异性。

（四）分类

根据生化反应和色素不同，将葡萄球菌分为金黄色葡萄球菌（*S. aureus*）、表皮葡萄球菌（*S. epidermidis*）和腐生葡萄球菌（*S. saprophyticus*）三种。三种葡萄球菌的主要性状见表 17-1。

表 17-1 三种葡萄球菌的主要性状

性状	金黄色葡萄球菌	表皮葡萄球菌	腐生葡萄球菌
菌落色素	金黄色	白色	白色或柠檬色
血浆凝固酶	＋	－	－
溶血素	＋	－	－
甘露醇分解	＋	－	－
A 蛋白	＋	－	－
耐热核酸酶	＋	－	－
致病性	强	弱或无	无

（五）抵抗力

葡萄球菌抵抗力是无芽胞细菌中最强者。在干燥的脓汁、痰液中能存活 2～3 个月；加热 80℃ 30 分钟才被杀死；在 5％苯酚、0.1％升汞中 10～15 分钟死亡。对碱性染料敏感，例如 1∶10 000～1∶200 000 的甲紫溶液可抑制其生长。对青霉素、红霉素和庆大霉素敏感。但近年来耐药菌株逐年增多，对青霉素耐药菌株达 90％以上。

二、致 病 性

（一）致病物质

金黄色葡萄球菌可产生多种侵袭性酶和外毒素，其中起主要致病作用的有：

1. 血浆凝固酶（coagulase） 是使人或家兔血浆发生凝固的酶类物质。绝大多数致病菌株产生此酶，此酶作为鉴别葡萄球菌有无致病性的重要指标。该酶使血浆中的纤维蛋白原变成纤维蛋白沉积于菌体表面或周围，阻碍吞噬细胞的吞噬和杀灭，也限制了细菌的扩散,使葡萄球菌的感染局限化。

2. 葡萄球菌溶血素(staphylolysin)　致病性葡萄球菌能产生 α、β、γ、δ 和 ε 五型溶血素,对人致病的主要是 α 溶血素。它是一种外毒素,除对多种哺乳动物红细胞有溶血作用外,还对白细胞、血小板及其他一些组织细胞有损伤作用。α 溶血素免疫原性强,经甲醛处理可制成类毒素。

3. 杀白细胞素(leukocidin)　大多数致病性葡萄球菌可产生此毒素。它能破坏中性粒细胞和巨噬细胞,具有抵抗吞噬、增强细菌侵袭力的作用。

4. 肠毒素(enterotoxin)　是由金黄色葡萄球菌的某些菌株产生的一种可溶性物质,为外毒素,有 8 种血清型,其中以 A、D 型引起的食物中毒多见。肠毒素耐热,煮沸 30 分钟仍保持部分活性。本菌污染食物后,在 20～22℃经 8～10 小时即可产生大量的肠毒素,食入能引起急性肠炎。

5. 表皮剥脱毒素(exfoliation)　是由金黄色葡萄球菌的某些菌株产生。它能分离皮肤表皮层细胞,使表皮与真皮脱离,引起剥脱性皮炎(又称烫伤样皮肤综合征)。

6. 毒性休克综合征毒素 1(toxic shock syndrom toxin 1,TSST-1)　曾称肠毒素 F 和致热性外毒素 C。它能引起毒性休克综合征(TSS)。

(二) 所致疾病

可分为侵袭性疾病和毒素性疾病两种类型。

1. 侵袭性疾病　主要引起化脓性炎症。

(1)皮肤软组织感染:主要类型有疖、痈、毛囊炎、脓疱疮、甲沟炎、蜂窝织炎、伤口化脓等,其特点是病灶局限且与周围组织界限清楚,脓汁黄而黏稠。

(2)内脏器官感染:如气管炎、肺炎、脓胸、中耳炎、脑膜炎、心包炎等。

(3)全身感染:如败血症、脓毒血症等,多见于新生儿及免疫力低下者。

2. 毒素性疾病　由葡萄球菌产生的外毒素引起。

(1)食物中毒:食入含肠毒素的食物而引起。一般发病较急,常发生于进食后 2～6 小时,先有恶心、呕吐、中上腹痛,继而腹泻,病后 1～2 天可自行恢复。

(2)烫伤样皮肤综合征:由表皮剥脱毒素引起。开始皮肤有红斑、1～2 天表皮起皱,继而出现大疱,最后表皮上层大片脱落。

(3)毒性休克综合征:由 TSST-1 引起。主要表现为起病急、高热、红斑皮疹伴脱屑、肾衰竭、低血压或休克,多见于女性。

三、实验室检查

1. 标本采集　根据不同的病型采取不同的标本。化脓性病灶采取脓汁、渗出液;疑为败血症采取血液;食物中毒采取剩余食物、呕吐物和粪便等。

2. 病原检查　①直接涂片镜检:取标本涂片,革兰染色后镜检。一般根据细菌形态、排列和染色性可作出初步诊断。②分离培养与鉴定:脓汁标本直接接种在血琼脂平板,血液标本先经肉汤增菌再接种血琼脂平板,37℃孵育 18～24 小时后,挑选可疑菌落行革兰染色镜检,然后根据色素产生、溶血状况和血浆凝固酶试验等进行鉴定。

3. 免疫检查　葡萄球菌肠毒素检查,常用方法有 ELISA、间接血凝、琼脂扩散等。其中以 ELISA 最为适用,简便、快速、敏感。

四、防治原则

注意个人卫生,皮肤创伤及时消毒处理,防止感染。加强医院管理,严格无菌操作,防止医院感染。对食堂和饮食行业加强卫生监督。皮肤有化脓感染者,尤其是手部感染,未治愈前不宜从事食品制作或饮食服务行业,防止食物中毒。

根据药物敏感试验结果选用敏感抗菌药物。对反复发作的疖病者,可试用自身菌苗疗法,有一定的疗效。

第二节　链球菌属

一、链球菌

链球菌(*Streptococcus*)是化脓性球菌中的另一大类常见革兰阳性球菌。广泛分布于自然界和人体的鼻咽部、胃肠道等处。致病性链球菌可引起人类多种感染及超敏反应性疾病。

(一)生物学性状

1. 形态与染色　菌体呈球形或卵圆形,直径 $0.6\sim1.0\mu m$,呈链状排列(彩图Ⅰ),长短不一,从4～8个至20～30个菌细胞不等。临床标本及固体培养基中以短链或成对多见,液体培养基中呈长链。无芽胞,无鞭毛,有菌毛样结构。多数菌株在培养早期可形成荚膜,随着培养时间的延长而消失。革兰染色阳性,衰老、死亡或被吞噬细胞吞噬后可呈革兰阴性。

2. 培养特性与生化反应　营养要求较高,在含血液、血清、葡萄糖的培养基中才能生长。需氧或兼性厌氧。最适生长温度为37℃,最适 pH 为7.4～7.6。在血清肉汤中易成长链,管底呈絮状沉淀。在血琼脂平板上形成灰白色、表面光滑、边缘整齐、直径 0.5～0.75mm 的小菌落。不同菌株有不同的溶血现象。

链球菌能分解葡萄糖产酸不产气,但不分解菊糖,不被胆汁溶解,此 2 种特性常被用来鉴别甲型溶血性链球菌和肺炎链球菌。

3. 抗原构造　链球菌的抗原构造较复杂,主要有 3 种:①核蛋白抗原(又称 P 抗原)无特异性,各种链球菌均相同;②多糖抗原(又称 C 抗原)是细胞壁的多糖成分,有群特异性;③蛋白质抗原(又称表面抗原)位于 C 抗原外层,有型特异性。

4. 分类　根据链球菌在血平板上的溶血现象及抗原构造进行分类。

(1)根据链球菌在血平板上的溶血现象分为三类:①甲型(α)溶血性链球菌(α-hemolytic streptococcus):菌落周围有 1～2mm 宽的草绿色溶血环,又称草绿色链球菌(彩图Ⅰ)。此类链球菌多为条件致病菌。②乙型(β)溶血性链球菌(β-hemolytic streptococcus):菌落周围形成一个 2～4mm 宽、无色透明的溶血环,又称溶血性链球菌。此类链球菌致病力强,常引起人和动物的多种疾病。③丙型(γ)链球菌(γ-streptococcus):菌落周围无溶血环,又称不溶血性链球菌。无致病性,常存在于乳类和粪便中,有时偶尔引起感染。

(2)根据抗原构造分类:链球菌有多种抗原,用于分类的抗原有 2 种。①根据 C 抗原的不同,可分成 A、B、C～V 共 20 个菌群。对人致病的菌株 90% 属 A 群。②根据表面抗原的不同,可分为若干型。如 A 群链球菌根据 M 蛋白不同可分为 100 个型。

5. 抵抗力　本菌抵抗力不强,60℃ 30 分钟即被杀死,对一般消毒剂敏感。乙型溶血性链球菌对青霉素、红霉素、磺胺等敏感。

（二）致病性

1. 致病物质　A 群链球菌有较强的侵袭力,可产生多种外毒素和侵袭性酶。

（1）M 蛋白:为链球菌胞壁中的蛋白组分,位于菌体表面,具有抗吞噬作用。M 蛋白能刺激机体产生特异性抗体,对同型细菌感染有保护作用。但在某些条件下,M 蛋白与相应抗体形成的免疫复合物可引起急性肾小球肾炎等超敏反应。

（2）致热外毒素(pyrogenic exotoxin):又称红疹毒素或猩红热毒素,是引起猩红热的主要毒性物质,对机体具有致热作用和细胞毒作用,引起发热和皮疹。

（3）链球菌溶血素:由乙型溶血性链球菌产生,有 2 种类型:①链球菌溶血素 O(streptolysin O,SLO):是一种含—SH 基的蛋白质,对氧敏感,遇氧时—SH 被氧化成—SS—基,失去溶血活性,若加入还原剂即可恢复溶血作用。SLO 免疫原性强,链球菌感染后 2～3 周至病愈后数月到一年内,85%～90%的患者血液中可出现 SLO 的抗体,风湿热(尤其是活动期)患者该抗体显著升高。②链球菌溶血素 S(streptolysin S,SLS):链球菌在血琼脂平板上菌落周围的 β 溶血环即 SLS 所致。SLS 是小分子糖肽,无免疫原性,对氧不敏感。

（4）侵袭性酶类:主要有 3 种,能以不同的方式促进细菌在组织间扩散。①透明质酸酶(hyaluronidase):又名扩散因子,能分解细胞间质的透明质酸,使细菌易在组织中扩散;②链激酶(strepto-kinase,SK):又称链球菌纤维蛋白溶酶。能使血浆中的纤维蛋白酶原转化成纤维蛋白酶,可溶解血块或阻止血浆凝固,有利于细菌扩散;③链道酶(streptodornase,SD):又称链球菌 DNA 酶。能分解脓液中黏稠的 DNA,使脓汁稀薄,促进细菌扩散。

2. 所致疾病　A 群链球菌引起的疾病约占人类链球菌感染的 90%。

（1）化脓性炎症:主要有淋巴管炎、淋巴结炎、蜂窝织炎、痈、脓疱疮等局部皮肤和皮下组织感染,其特点是化脓病灶与周围组织界限不清,脓汁稀薄。还可引起扁桃体炎、咽炎、咽峡炎、鼻窦炎、产褥感染、中耳炎、乳突炎等其他系统的感染。

（2）猩红热:是由产生致热外毒素的 A 群链球菌所致的急性呼吸道传染病,小儿多见,临床特征为发热、咽炎及全身鲜红色皮疹、疹退后出现明显脱屑。少数患者出现心肾损害。

（3）链球菌感染后引起的超敏反应性疾病:主要有肾小球肾炎及风湿热,多由 A 群溶血性链球菌引起。

急性肾小球肾炎的发生机制是由链球菌的 M 蛋白与相应抗体结合形成免疫复合物,沉积于肾小球基底膜,激活补体造成炎症,属Ⅲ型超敏反应。此外,某些链球菌的抗原与肾小球基底膜有共同抗原,机体针对链球菌产生的抗体能与肾小球基底膜发生交叉反应,导致免疫损伤,属Ⅱ型超敏反应。

风湿热可由多种型别的 A 群链球菌引起,其发生机制可能与 M 蛋白与心肌及关节有共同抗原而引起的Ⅱ型超敏反应以及 M 蛋白与相应抗体结合形成免疫复合物引起的Ⅲ型超敏反应有关。临床表现以心脏炎和关节炎为主。

其他群链球菌在一定条件下也可致病,如甲型溶血性链球菌是感染性心内膜炎最常见的细菌;变异链球菌与龋齿关系密切。

（三）实验室检查

1. 标本采集　根据不同的疾病采取不同标本。如化脓性感染的脓汁、咽喉及鼻腔等病灶的棉拭等。

2. 病原检查　①直接涂片镜检:脓汁可直接涂片染色镜检,发现有典型的链状排列革兰阳性球菌可作出初步诊断;②分离培养与鉴定:脓汁或棉拭直接接种于血琼脂平板上。血液标本应先在含葡萄糖和血肉汤中增菌后再做分离培养。

3. 免疫检查 抗链球菌溶血素 O 试验,简称抗"O"试验,常用于风湿热的辅助诊断。风湿热患者血清中抗"O"抗体比正常人显著增高,大多超过 400 单位。

(四) 防治原则

积极治疗带菌者和患者,以减少传染源。对急性咽峡炎和扁桃体炎患者应彻底治疗,防止急性肾小球肾炎和风湿热的发生。A 群链球菌的感染,青霉素 G 为首选治疗药物。

二、肺炎链球菌

肺炎链球菌(S. pneumoniae)属链球菌属,广泛分布于自然界,经常寄居于正常人的鼻咽腔中,多数不致病,少数引起大叶性肺炎等疾病。

(一) 生物学性状

革兰阳性双球菌,菌体呈矛头状,宽端相对,尖端相背。在痰、脓汁中,亦有单个或短链状排列。无鞭毛,无芽胞。有毒株在机体内形成荚膜(彩图Ⅰ),人工培养后荚膜逐渐消失。

营养要求较高,需在含血液或血清的培养基上才能生长。在血平板形成的菌落与甲型溶血性链球菌相似,呈细小、圆形、灰白色、半透明的菌落,菌落周围有草绿色溶血环。细菌可产生自溶酶,若培养超过 48 小时,常因菌体自溶使菌落中央下陷呈脐状。血清肉汤中呈混浊生长,培养稍久可因菌体自溶而变澄清。

该菌有 2 种主要抗原:①荚膜多糖抗原:根据抗原不同,肺炎链球菌可分为 84 个血清型,以 1、2、3……表示之。某些型还可分为不同的亚型。②C 多糖:存在于肺炎链球菌细胞壁中,在钙离子存在时,可与血清中一种称为 C 反应蛋白(C reaction protein,CRP)结合,故常用肺炎链球菌 C 多糖来测定 C 反应蛋白,辅助诊断活动性风湿热及急性炎症性疾病。

(二) 致病性

本菌的致病物质主要是荚膜。荚膜有抗吞噬作用,失去荚膜,细菌就失去致病力。此外,本菌产生的溶血素 O、紫癜形成因子及神经氨酸酶等物质可能也与致病有关,但意义尚未明了。

肺炎链球菌主要引起大叶性肺炎。该菌寄生在正常人的口腔及鼻咽腔,一般不致病,当机体免疫力下降时才致病。肺炎后可继发胸膜炎、脓胸,也可引起中耳炎、乳突炎、败血症和脑膜炎等。

第三节 奈瑟菌属

一、脑膜炎奈瑟菌

奈瑟菌属(Neisseria)包括脑膜炎奈瑟菌(N. meningitidis)、淋病奈瑟菌(N. gonorrhoeae)等 23 个种和亚种。对人致病的主要有脑膜炎奈瑟菌和淋病奈瑟菌两种,其余均为鼻、咽喉和口腔黏膜的正常菌群。

脑膜炎奈瑟菌又称脑膜炎球菌,是引起流行性脑脊髓膜炎(流脑)的病原菌。

(一) 生物学性状

1. 形态与染色 革兰染色阴性,菌体呈肾形,直径 $0.6\sim0.8\mu m$,常以凹面相对,成双排列。人工培养后呈卵圆形或球形,排列不规则。在患者脑脊液中,多位于中性粒细胞内,形态典型。新分离菌株大多有荚膜。

2. 培养特性及生化反应 营养要求较高,必须在含有血液或血清等培养基上才能生长。最常用巧克力血琼脂培养基。专性需氧,初次分离须加 $5\%\sim10\%CO_2$。菌落圆形、无色透明似露滴状。

3. 抗原构造及分类 主要有荚膜多糖抗原和外膜蛋白抗原等,是脑膜炎奈瑟菌分群与型的主要依据。根据荚膜多糖抗原不同,目前国外已将脑膜炎奈瑟菌分为 A、B、C、D、H、I、K、X、Y、29Z、E135 和 L 等 13 个血清群,以 C 群致病力最强。对人类致病的多为 A、B、C 三群。我国 95% 以上为 A 群,近年发现有 B 群和 C 群的感染。

4. 抵抗力 对理化因素抵抗力弱。对干燥、热、寒冷等极敏感,在室温中 3 小时即死亡。常用消毒剂可迅速将其杀死。对磺胺、青霉素、链霉素等敏感。

(二) 致病性

1. 致病物质 有荚膜、菌毛和内毒素,内毒素起主要作用。

2. 所致疾病 脑膜炎奈瑟菌是流脑的病原菌。主要通过飞沫传播。病原菌首先侵入人体的鼻咽部,根据病菌毒力、数量和机体免疫力强弱的不同,病情轻重不一。大多数感染者无症状或只表现上呼吸道炎症;有的患者可形成菌血症或败血症;少数患者可因细菌突破血脑屏障引起脑脊髓膜化脓性炎症,出现脑膜刺激症状。

(三) 实验室检查

1. 标本采集 取患者的脑脊液、血液或刺破出血瘀斑取其渗出物。带菌者检查可取鼻拭子。脑膜炎球菌对低温和干燥极敏感,如标本采取后应注意保暖保湿并立即送检。最好是床边接种。

2. 病原检查 ①直接涂片镜检:取脑脊液离心沉淀物及瘀斑的组织液作直接涂片,革兰染色后镜检,如在中性粒细胞内外有革兰阴性双球菌,可作出初步诊断。②分离培养与鉴定:血液或脑脊液先接种至血清肉汤培养基增菌后,再在巧克力色培养基上划线分离,并置于 $5\%\sim10\%CO_2$ 环境中孵育。挑取可疑菌落涂片染色镜检,并作生化反应和凝集试验鉴定。

3. 免疫检查 ①对流免疫电泳:用已知抗血清与患者脑脊液或血清作对流免疫电泳,一般 1 小时内即可得结果。本法不仅快速,且敏感性高,特异性强。②SPA 协同凝集试验:用已知脑膜炎球菌的 IgG 类抗体结合在金黄色葡萄球菌的 A 蛋白上,然后加入待检血清或脑脊液,若标本中有其可溶性抗原,则出现肉眼可见的凝集现象。

(四) 防治原则

流行期间,成年人可短期服用磺胺类药物。对易感儿童可接种疫苗,对患者要尽早使用磺胺、青霉素等药物治疗。

二、淋病奈瑟菌

淋病奈瑟菌通称淋球菌(*Gonococcus*),是引起人类泌尿生殖系统黏膜化脓性感染(淋病)的病原菌。淋病亦是性传播疾病。

(一) 生物学性状

1. 形态与染色 革兰阴性双球菌,与脑膜炎球菌相似,两菌接触面平坦,似一对咖啡豆。在急性淋病患者的脓汁标本中,细菌大多位于中性粒细胞内(彩图Ⅰ),而慢性患者则多在细胞外。无芽胞和鞭毛,一般无荚膜,有菌毛。

2. 培养特性与生化反应 营养要求高,常用巧克力色血琼脂培养基,初次分离需要 $5\%\sim$ $10\%CO_2$,菌落圆形、凸起、灰白色,表面光滑。

3. 抗原构造 主要有菌毛蛋白抗原、脂多糖抗原和外膜蛋白抗原。

4. 抵抗力 对热、冷、干燥极敏感,与脑膜炎奈瑟菌相似。对磺胺类、青霉素均敏感,但易产生耐药性。

(二)致病性

致病物质主要是表面结构,如菌毛、外膜蛋白等。人类是淋病奈瑟菌的唯一宿主。人类淋病主要通过性接触,淋病奈瑟菌侵入尿道和生殖道而感染。一般引起男性前尿道炎,女性尿道炎与子宫颈炎,若不及时治疗,可扩散到生殖系统,引起慢性感染,是导致不育的原因之一。母体患有淋菌性阴道炎或子宫颈炎时,婴儿出生时可引起淋菌性眼结膜炎。

(三)实验室检查

取泌尿生殖道脓性分泌物涂片,革兰染色后镜检。如在中性粒细胞内发现有革兰阴性双球菌有诊断价值,也可将标本接种于巧克力色血琼脂平板进行分离培养作生化反应等鉴定。

(四)防治原则

加强性卫生宣教,防止不正当两性关系。积极治疗患者,首选青霉素 G。婴儿出生时,无论产妇有无淋病,应立即用 1%硝酸银滴眼,以预防新生儿淋病性眼结膜炎的发生。

(吕瑞芳)

 **思考题** ▶

1. 简述金黄色葡萄球菌的致病物质及所致疾病。

2. 致病性链球菌的致病物质有哪些？引起哪些疾病？

3. 金黄色葡萄球菌与致病性链球菌引起的化脓性炎症特点有何不同？说明其原因。

4. 简述肺炎链球菌、脑膜炎奈瑟菌和淋病奈瑟菌的感染方式及所致疾病。

第十八章 肠道杆菌

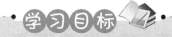

1. 掌握常见肠道病原菌的主要生物学性状、致病性和传播方式。
2. 熟悉常见肠道病原菌实验室检查标本采集原则。
3. 了解消化道病原菌实验室检查常用方法与防治原则。

  肠道杆菌(*Enterobacteriaceae*)是一大群生物学性状近似的革兰阴性杆菌,正常寄居于人和动物的肠道内,也广泛存在于自然界的土壤、水和腐生物中。肠道杆菌种类繁多,大多数为肠道正常菌群,当宿主免疫力降低或细菌移位至肠外部位时,可成为条件致病菌引起疾病;少数为致病菌,如伤寒沙门菌、福氏志贺菌、致病性大肠埃希菌等。它们随粪便排出污染环境,以水、食物等为媒介经口进入人体,引起以肠道症状为主的疾病。

  肠道杆菌属于肠杆菌科,依据生化反应、抗原结构、DNA同源性等进行分类。目前,肠杆菌科至少有30个菌属,120多个菌种,主要区别见表18-1。

表 18-1　肠杆菌科重要菌属及代表菌种的主要鉴别

菌属	代表种	动力	葡萄糖	乳糖	靛基质	VP	尿酶	H$_2$S
埃希菌属	大肠埃希菌	+/-	⊕	⊕	⊕	−	−	−
志贺菌属	痢疾志贺菌	−	+	−	+/−	−	−	−
沙门菌属	伤寒沙门菌	+	+	−	−	−	−	−/+
	其他沙门菌	+	⊕	−	−	−	−	+/−
克雷伯菌属	肺炎克雷伯菌肺炎亚种	−	⊕	⊕	−	+	+/−	−
变形杆菌属	普通变形杆菌	+	⊕	−	+	−/+	+	+
肠杆菌属	产气肠杆菌	+	⊕	⊕	−	+	−	−

注:＋,产酸或阳性;⊕,产酸产气;－,不产酸或阴性

  肠道杆菌具有下列共同特征:

  1. 形态与结构　革兰阴性杆菌,无芽胞,多数有周身鞭毛,致病菌多数有菌毛,少数有

129

荚膜。

2. 培养特性　兼性厌氧或需氧。能在普通培养基中生长,形成光滑型菌落,液体中呈均匀混浊生长。

3. 生化反应　活泼,能分解多种糖类和蛋白质。在肠道鉴别培养基上,肠道非致病菌能分解乳糖,而致病菌一般不分解乳糖,此特征可作为两者的初步鉴别。

4. 抗原构造　①O抗原:为菌体抗原,是细胞壁的脂多糖成分,耐热,100℃数小时不被破坏;②H抗原:为鞭毛抗原,是鞭毛中的蛋白质。不耐热,60℃ 30分钟被破坏;③K抗原:为多糖类物质,位于O抗原外围,与毒力有关。重要的K抗原有伤寒沙门菌的Vi抗原、大肠埃希菌的K抗原等。

5. 抵抗力　不强。易被一般消毒剂杀灭,加热60℃ 30分钟死亡。但在自然环境中生存时间较长。

第一节　埃希菌属

埃希菌属(*Escherichia*)的细菌一般不致病,为肠道正常菌群,其中以大肠埃希菌最重要。大肠埃希菌俗称大肠杆菌,婴儿出生数小时后就进入肠道,并伴随终生。当机体免疫力降低或侵入肠外组织时,可引起肠外感染。有些致病菌株能引起人类腹泻。

一、生物学性状

革兰阴性杆菌,多数有周鞭毛(彩图Ⅰ),有菌毛,有些菌株有多糖包膜。在中国蓝或SS琼脂培养基上形成有色菌落。生化反应活跃,能发酵乳糖等多种糖类,产酸产气。IMViC(吲哚、甲基红、VP和枸橼酸)试验结果为＋、＋、－、－。本菌主要有O抗原、H抗原和K抗原三种。

二、致　病　性

（一）致病物质

1. 定植因子　又称黏附素,是普通菌毛,能凝聚红细胞和黏附在黏膜上皮细胞上。

2. 肠毒素　为肠产毒型大肠埃希菌产生的外毒素,分2种:①不耐热肠毒素(heat labile enterotoxin,LT):为蛋白质,对热不稳定,65℃ 30分钟可灭活。LT由一个A亚单位和5个B亚单位组成。A亚单位是毒素的活性部位。B亚单位能与黏膜上皮细胞上的受体结合,促使A亚单位进入细胞内,激活腺苷环化酶,使ATP转化为cAMP,引起小肠分泌亢进,导致腹泻。②耐热肠毒素(heat stable enterotoxin,ST):为低分子多肽,对热稳定,100℃ 20分钟仍不失活性。ST引起腹泻是通过激活小肠黏膜上的鸟苷环化酶,使cGMP浓度增高而导致的肠液分泌增加。

3. K抗原　具有抗吞噬作用。

（二）所致疾病

1. 肠外感染　大肠埃希菌多为条件致病,在肠外感染中以泌尿系统感染为主,多见于女性,如尿道炎、膀胱炎、肾盂肾炎等。亦可引起腹膜炎、胆囊炎和手术创口感染等化脓性炎症。

2. 肠内感染　某些血清型可引起人类腹泻,根据其致病机制不同,分为5种类型:①肠产毒型大肠埃希菌(ETEC):致病物质有ST、LT和定植因子,是婴儿和旅游者腹泻的常见病原菌,临床上表现为轻度腹泻或严重的霍乱样腹泻。②肠致病型大肠埃希菌(EPEC):不产肠毒素,无侵袭力。该菌黏附于小肠黏膜表面,导致黏膜上皮细胞结构和功能受损,造成严重腹泻,是婴幼儿腹泻的主要病原菌,严重者可致死。③肠侵袭型大肠埃希菌(EIEC):主要侵犯较大的儿童和成人,EIEC不产生肠毒素,能侵袭肠黏膜上皮细胞并在其中生长繁殖,导致肠黏膜局部炎症和溃疡。表现为腹泻、脓血便、里急后重等,在临床上易误诊为细菌性痢疾。④肠出血型大肠埃希菌(EHEC):是出血性结肠炎和溶血性尿毒综合征的病原菌。EHEC的致病因子主要有菌毛和志贺样毒素,该菌侵入消化道后,黏附于回肠末端、盲肠和结肠上皮细胞,生长繁殖并释放毒素,引起血性腹泻。⑤肠集聚型大肠埃希菌(EAEC):不侵袭细胞,可产生毒素和黏附素,引起婴儿持续性腹泻、脱水,偶有血便。

三、实验室检查

1. 标本采集 根据患者病情,肠外感染可采集尿液、血液、脓汁等标本。腹泻患者可采集脓血便、水样便标本。

2. 病原检查 ①直接涂片:脓汁、脊髓液等标本可直接涂片,进行革兰染色,尿液离心沉淀后取沉淀物涂片进行革兰染色;②分离培养与鉴定:将采集的标本接种肠道选择培养基,挑取无色半透明的可疑菌落后,染色显示为革兰阴性杆菌,再用生化反应、血清学方法进行鉴定。

3. 卫生细菌学检查 大肠埃希菌寄生在人体肠道,随粪便污染周围环境、水源及食品等。受检样品中大肠埃希菌越多,表示被粪便污染程度越严重,并间接表明可能有致病菌污染。因此,卫生学上常检测样品中细菌总数和大肠菌群数,作为食品、饮水是否被污染的指标。我国卫生标准:每毫升饮水细菌总数不得超过 100 个;每升饮水中大肠菌群数不得超过 3 个,瓶装饮料每 100ml 中大肠菌群数不能超过 5 个。

四、防 治 原 则

致病性大肠埃希菌引起的感染,可选用磺胺类、诺氟沙星、庆大霉素等进行治疗,但应注意其耐药性。

第二节 志 贺 菌 属

志贺菌属(*Shigella*)是引起人类细菌性痢疾最为常见的病原菌,俗称痢疾杆菌。

一、生物学性状

革兰阴性短小杆菌,无鞭毛,无荚膜,不形成芽胞,有菌毛。在 SS 等选择培养基上形成无色半透明菌落。分解葡萄糖产酸不产气,甲基红试验阳性。不分解尿素,不产生 H_2S。除宋内志贺菌迟缓发酵乳糖外,均不分解乳糖。

志贺菌有 O 抗原和 K 抗原。O 抗原是分类的依据。K 抗原可阻止 O 抗原与相应 O 抗体发生凝集,但加热后这种阻抑作用被消除。根据 O 抗原不同,将志贺菌分为 A、B、C、D 四群,40 余种血清型(表18-2)。我国以 B 群福氏志贺菌最为常见。

表 18-2 志贺菌的分类

菌种	群型		亚型
痢疾志贺菌	A	1～10	8a,8b,8c
福氏志贺菌	B	1～6x,y 变型	1a,1b,2a,2b,3a,3b,3c,4a,4b
鲍氏志贺菌	C	1～18	
宋内志贺菌	D	1	

志贺菌抵抗力较弱。在粪便中受其他细菌及酸性产物影响,可于数小时内死亡。加热 60℃ 10 分钟可被杀死,在 1‰苯酚中 15 分钟即可灭活。志贺菌易产生抗耐药性变异,如对氯霉素、链霉素和磺胺类的耐药率达 80％。

二、致 病 性

(一) 致病物质

1. 侵袭力 志贺菌菌毛黏附在回肠末端和结肠黏膜表面,侵入上皮细胞内生长,继而扩散到黏膜固有层繁殖,造成上皮细胞死亡,引起局部炎症反应。

2. 内毒素 志贺菌所有菌株都具有强烈的内毒素,内毒素作用于肠黏膜,使其通透性增加,促进内毒素进一步吸收,可导致机体发热、神志障碍甚至中毒性休克等;内毒素能直接破坏肠黏膜,形成炎症、溃疡、出血,出现典型的脓血黏液便;内毒素还作用于肠壁自主神经,引起肠道功能紊乱、平滑肌痉挛,尤其是直肠括约肌痉挛最明显,可出现腹痛、腹泻及里急后重等症状。

3. 外毒素 A 群志贺菌 I 型和 II 型能产生外毒素,称志贺毒素。该毒素具有细胞毒性、神经毒性和肠毒性,可引起细胞坏死、神经麻痹和水样腹泻。

(二) 所致疾病

志贺菌通过污染的食物和饮水经消化道感染,引起细菌性痢疾(菌痢)。传染源是患者和带菌者。细菌性痢疾临床分为 3 种类型:

1. 急性细菌性痢疾 起病急促,常有发热、腹痛、腹泻、排出脓血黏液便和里急后重等典型的症状,如及时治疗,预后良好。

2. 中毒型细菌性痢疾 以儿童常见。各型志贺菌均可引起,一般在肠道症状出现之前即表现为高热、惊厥、昏迷、休克、DIC、多器官功能衰竭等,病情凶险,病死率高。

3. 慢性细菌性痢疾 急性菌痢治疗不彻底、营养不良或伴有肠道其他疾病及机体免疫力低下者易转为慢性菌痢。病程持续 2 个月以上,常反复发作。部分患者可成为带菌者。

志贺菌的免疫主要依赖肠黏膜表面 SIgA 的作用,各型之间无交叉免疫,故病后免疫时间短,不能防止再感染。

三、实验室检查

1. 标本采集 挑取脓血便或黏液便,立即送检。若不能及时送检,可将标本保存于30％的甘油盐水或增菌肉汤中。中毒型细菌性痢疾患者,可用直肠拭子法采集标本。

2. 病原检查 分离培养与鉴定,标本接种于选择培养基内,37℃培养 18～24 小时,取可疑菌落作生化反应和血清学试验确定菌群和菌型,同时作药物敏感试验。

3. 免疫检查 可选用 SPA 协同凝集试验、荧光抗体试验和乳胶凝集试验等方法。PCR 技术可直接检测其产毒基因。

四、防治原则

加强食品卫生管理，对患者及带菌者要早发现、早治疗。治疗可选用庆大霉素、吡哌酸等药物。近年来，试用口服依赖链霉素变异株制成的多价活疫苗有一定的保护作用。治疗志贺菌感染药物很多，但此菌很容易出现多重耐药菌株。

第三节 沙门菌属

沙门菌属（*Salmonella*）是一群形态、生化反应和抗原构造相似的革兰阴性杆菌。目前，已知沙门菌属有 2000 多个血清型，我国有 200 多种血清型。其中对人致病的只是少数，如伤寒沙门菌、甲型副伤寒沙门菌、肖氏沙门菌、希氏沙门菌。对人和动物均能致病的有鼠伤寒沙门菌、肠炎沙门菌、猪霍乱沙门菌等。

一、生物学性状

（一）形态与染色

革兰阴性杆菌（彩图Ⅰ）。无荚膜，不形成芽胞，绝大多数都有周身鞭毛，多数有菌毛。

（二）培养特性与生化反应

在普通琼脂培养基上形成中等大小、圆形、无色半透明光滑型菌落。在肠道选择培养基上形成无色菌落。不分解乳糖。发酵葡萄糖和甘露醇，除伤寒沙门菌产酸不产气外，其他沙门菌都产酸产气。甲基红试验阳性，大多数产生 H_2S。不分解尿素，VP 试验阴性。

（三）抗原构造与分类

主要有 O 抗原和 H 抗原。少数菌株有 Vi 抗原。

1. O 抗原 为细菌细胞壁上的脂多糖，耐热，100℃数小时不被破坏。每个沙门菌的血清型含有一种或多种 O 抗原，根据菌体 O 抗原不同将沙门菌分为 42 组，用 A、B、C、D……表示。与人类致病有关的沙门菌大多数在 A～F 群。O 抗原能刺激机体产生 IgM 类抗体。

2. H 抗原 为蛋白质，性质不稳定，不耐热，且易被乙醇所破坏。根据 H 抗原的差异，可将每群沙门菌进一步分成不同的血清型。H 抗原刺激机体产生 IgG 类抗体，此抗体在体内持续时间长。

3. Vi 抗原 是一种表面抗原。因与细菌的毒力有关，故又称为毒力抗原。此抗原不稳定，60℃被破坏。免疫原性较弱，刺激机体产生的 Vi 抗体效价低，当细菌被清除后，Vi 抗体随之消失。

（四）抵抗力

对理化因素抵抗力不强。65℃ 15 分钟、70％乙醇或 5％苯酚 5 分钟可杀死。在粪便中存活 1～2 个月，水中可存活 2 周。对氯霉素敏感。

二、致病性

（一）致病因素

1. 侵袭力 有 Vi 抗原的沙门菌具有侵袭力，能借助 Vi 抗原吸附于肠黏膜上，穿过上皮细胞层至黏膜下组织。细菌在此部位常被吞噬细胞吞噬,但不被杀灭,而在吞噬细胞中生长繁殖并随其游走至机体的其他部位。

2. 内毒素 沙门菌产生较强的内毒素,它能激活补体系统,吸引白细胞,引起肠道局部炎症。吸收入血后,引起机体发热、白细胞减少、中毒性休克。

3. 肠毒素 某些沙门菌株如鼠伤寒沙门菌,可产生肠毒素导致水样腹泻。

（二）所致疾病

1. 伤寒与副伤寒 又称肠热症,是由伤寒沙门菌和甲型副伤寒沙门菌、肖氏沙门菌、希氏沙门菌所引起。典型伤寒症状较重,病程长,一般 3～4 周;副伤寒症状稍轻,病程略短,一般 1～3 周。

病菌随食物经口到达小肠,依靠菌毛吸附在小肠黏膜细胞表面,并穿过上皮细胞层侵入肠壁淋巴组织,在肠系膜淋巴结繁殖后经胸导管进入血流,引起第一次菌血症。患者出现发热、全身不适等症状。细菌随血流侵入肝、脾、胆囊、肾和骨髓等器官并在其中大量繁殖后再次入血,引起第二次菌血症。患者症状明显,表现为持续高热、相对缓脉、肝脾大、皮肤玫瑰疹、外周白细胞减少等。胆囊中的细菌随胆汁进入肠道,一部分从粪便排出,另一部分病菌可再次侵入肠壁淋巴结组织,使已致敏的组织发生Ⅳ型超敏反应,导致局部坏死和溃疡,此时若不注意饮食则易诱发肠穿孔。肾脏中的细菌可随尿液排出。随着机体免疫力的增强,病菌大部分被消灭,患者逐渐康复。

伤寒病愈后,部分患者可自粪便继续排菌 1～3 个月,称恢复期带菌者。少数人排菌可达一年以上,称长期带菌者。依据伤寒病理损伤机制及上述特点,故临床上对伤寒恢复期患者要加强饮食护理,以免肠穿孔的发生;应对患者进行病原体的复查,避免恢复期带菌状态的形成。

2. 食物中毒（急性胃肠炎） 多由鼠伤寒沙门菌、猪霍乱沙门菌、肠炎沙门菌等引起。当食入被病菌污染的食物 4～24 小时后可发病,表现为恶心、呕吐、腹痛、腹泻和发热等症状,一般 2～3 天可恢复。

3. 败血症 多由猪霍乱沙门菌、希氏沙门菌、鼠伤寒沙门菌等引起。多见于儿童和免疫力低下的成人。病菌进入肠道后侵入血流大量繁殖,肠道症状不明显,但败血症症状严重,主要表现为高热、寒战、贫血等,常伴有脑膜炎、脊髓炎、心内膜炎等。

伤寒和副伤寒病后可获得牢固的免疫力,再次感染少见。机体免疫主要以细胞免疫为主,杀伤胞内病菌。体液免疫中,SIgA 在局部发挥作用。检查血中抗体对诊断伤寒感染有意义。

三、实验室检查

（一）标本采集

伤寒与副伤寒患者应根据病程不同采集标本。第 1 周采取血,第 2 周起采取粪便和尿液,骨髓中的细菌消失最晚,可全程采取。食物中毒取粪便、呕吐物和可疑食物。败血症取血液。

（二）病原检查

血液和骨髓标本先用胆汁肉汤增菌;粪便及尿液沉渣可直接接种于肠道选择培养基,经 37℃ 24 小时培养,挑取可疑菌落涂片染色镜检,并接种于双糖铁半固体培养基,最后作生化反应和玻片凝集试验鉴定。

（三）免疫检查

1. 快速诊断试验 常用的方法有 SPA 协同凝集试验、乳胶凝集试验和 ELISA 法等，检查患者血清或尿液中伤寒沙门菌、副伤寒沙门菌的可溶性抗原，协助早期诊断伤寒或副伤寒。

2. 血清学试验（肥达试验） 用已知伤寒沙门菌 O、H 抗原和甲型副伤寒沙门菌、肖氏沙门菌、希氏沙门菌 H 抗原与患者血清作定量凝集试验，以测定其血清中相应抗体的含量，协助诊断伤寒或副伤寒。判断结果时，需要考虑下列情况：

（1）正常人抗体水平：由于预防接种或隐性感染等原因，正常人血清中可含有一定量的抗体，其效价随地区不同而有差异。一般来说，O 凝集价≥1∶80，H 凝集价≥1∶160，副伤寒 H 凝集价≥1∶80，才有诊断意义。

（2）动态观察：在病程中应每周进行复查。若抗体效价随病程延长而上升 4 倍以上才有诊断意义。

（3）H 与 O 抗体的诊断意义：机体患伤寒后，O 抗体（IgM）出现较早，维持时间短（几个月），H 抗体（IgG）出现较晚，维持时间长（数年）。若 O、H 凝集价均超过正常值，则患伤寒或副伤寒的可能性大；若两者均低，则可能性甚小；若 O 效价高而 H 不高，可能是感染早期；若 H 效价高而 O 不高，则可能是预防接种或非特异性免疫反应。另外，极少数伤寒患者在整个病程中肥达试验始终呈阴性，这种现象与免疫功能低下或感染早期大量应用抗生素有关。

四、防 治 原 则

加强饮水、食品卫生管理，发现患者和带菌者及早隔离治疗。对于伤寒与副伤寒的特异预防，目前使用的 Vi 荚膜多糖疫苗效果较好，且副作用小。伤寒的治疗选用氯霉素，耐药者可选用氨苄西林。

"伤寒玛丽"与健康带菌者

20 世纪初，美国一位女佣人叫玛丽，她得过伤寒病，痊愈后在 10 年间给 8 个东家做佣人，前后使 56 人感染伤寒，所以称她为"伤寒玛丽"。这个病菌携带者于 1915 年被隔离，禁闭在岛上。"伤寒玛丽"提示我们，健康带菌者传播疾病比患伤寒病者危险。

第四节 其 他 菌 属

一、变 形 杆 菌 属

变形杆菌属（*Proteus*）有普通变形杆菌、奇异变形杆菌、产黏变形杆菌、潘氏变形杆菌 4 种，其中普通变形杆菌在临床分离标本中最为常见。

革兰阴性杆菌。呈明显多形性，如杆状、球状、丝状等。有周身鞭毛，运动活泼。需氧或兼性厌氧，营养要求不高。在普通琼脂平板或血琼脂平板上培养，呈扩散生长，形成以接种部位为中心的厚薄交替、同心圆型分层的波纹状菌苔，称迁徙生长现象。

变形杆菌属有 O 和 H 两种抗原，是区分群和型的依据。普通变形杆菌 X_{19}、X_2、X_K 菌株的 O 抗原，与某些立克次体有共同抗原成分，故常用这些变形杆菌菌株代替立克次体作为抗原与斑疹伤寒、恙虫病患者血清作凝集试验,称外斐试验,以辅助诊断立克次体病。

变形杆菌广泛分布于自然界和人及动物肠道中,为条件致病菌。可引起创伤感染、泌尿系统感染,某些菌株可引起慢性中耳炎、脑膜炎、腹膜炎、败血症和食物中毒等。

二、克雷伯菌属

克雷伯菌属(*Klebsiella*)中常见的是肺炎克雷伯菌、臭鼻克雷伯菌、鼻硬结克雷伯菌等7种。

革兰染色阴性。菌体外有明显的荚膜,多数有菌毛。营养要求不高,在普通琼脂培养基上形成较大的灰白色黏液型菌落,用接种环挑取菌落易拉成丝状为特征。具有 O 抗原和 K 抗原。

肺炎克雷伯菌,简称肺炎杆菌,存在于人的肠道、呼吸道等。当机体免疫力降低或长期使用大量抗生素导致菌群失调时引起感染,常见有肺炎、支气管炎、泌尿道和创伤感染。有时引起严重的脑膜炎、腹膜炎、败血症等。

臭鼻克雷伯菌,俗称臭鼻杆菌,主要引起慢性萎缩性鼻炎,有恶臭。肺炎克雷伯鼻硬结亚种引起鼻腔、咽喉和其他呼吸道硬结病。鼻硬结克雷伯菌,俗称鼻硬结杆菌,主要侵犯鼻咽部,引起慢性肉芽肿病变。

(吕瑞芳)

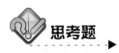 **思考题**

1. 肠道杆菌有哪些共同特征?
2. 试述志贺菌和沙门菌的主要致病物质及所致疾病。
3. 何谓肥达反应,其结果分析应考虑哪些因素?
4. 对疑似菌性痢疾、伤寒患者,如何采集标本? 送检过程中快速诊断试验应注意哪些问题?

第十九章 厌氧性细菌

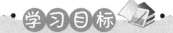

1. 掌握破伤风梭菌的生物学性状、致病性及防治原则。
2. 熟悉产气荚膜梭菌、肉毒梭菌的生物学性状、致病性及防治原则。
3. 了解无芽胞厌氧菌的致病性及防治原则。

厌氧性细菌(anaerobic bacteria)是一群必须在无氧条件下才能生长、繁殖的细菌。根据菌体是否形成芽胞,可将厌氧菌分为厌氧芽胞梭菌属和无芽胞厌氧菌两大类,前者主要引起外源性创伤感染,后者可引起内源性感染。

第一节 厌氧芽胞梭菌

厌氧芽胞梭菌属(*Clostridium*)包含157个种,为革兰染色阳性厌氧或微需氧的粗大芽胞杆菌。芽胞直径大于菌体,使菌体膨大呈梭状。多数有周身鞭毛。对热、干燥和消毒剂抵抗力强。在自然界分布广泛,常存在于土壤、人和动物肠道,多数为腐生菌。少数致病菌能产生强烈的外毒素和侵袭性酶类,引起人和动物疾病。对人类有致病作用的主要有破伤风梭菌、产气荚膜梭菌和肉毒梭菌。

一、破伤风梭菌

破伤风梭菌(*C. tetani*)是破伤风的病原菌,大量存在于人和动物肠道中,经粪便污染土壤,并在适宜条件下形成芽胞,后者可在土壤中存活数年。常发生于创伤感染或产科感染,病死率很高。在发展中国家,新生儿破伤风高达50%。

(一) 生物学性状

1. 形态与染色 菌体细长,大小(0.5~1.7)μm×(2.1~18.1)μm,为革兰阳性杆菌。有周鞭毛,芽胞圆形,直径大于菌体,位于菌体顶端,形似鼓槌状(彩图Ⅰ),是该菌的典型特征。

2. 培养特性 细菌经厌氧环境35℃培养48小时后,血平板上形成无色透明、不规则的菌落,边缘不整齐,周边疏松呈羽毛状,伴有β溶血。在庖肉培养基中培养,液体部分混浊,有少量气泡,肉渣被消化呈微黑色,有腐败恶臭味。

3. 抵抗力 芽胞抵抗力强,在干燥土壤中可存活数十年,高压蒸汽灭菌121℃ 15~30

分钟,干烤 160~170℃ 1~2 小时可将其杀死。其繁殖体对青霉素敏感。

(二)致病性与免疫性

1. 致病条件　破伤风梭菌由伤口侵入机体引起感染并致病,其感染的重要条件是局部伤口须形成厌氧微环境:①伤口狭而深;②混有泥土和异物;③大面积创伤,组织坏死缺血;④伴有需氧菌或兼性厌氧菌混合感染等,均可造成厌氧微环境,有利于破伤风梭菌的生长繁殖。

2. 致病机制与临床表现　破伤风梭菌无侵袭力,芽胞在适宜的厌氧微环境中发芽繁殖后,通过分泌外毒素而引起破伤风。细菌本身不入血液,在局部繁殖,其致病作用依赖于细菌产生的破伤风痉挛毒素。破伤风痉挛毒素属神经毒,毒性极强,仅次于肉毒毒素,对人的致死量小于 1μg。破伤风痉挛毒素对中枢神经(特别是脑干神经)细胞和脊髓前角运动神经细胞有高度的亲和力,能阻止抑制性神经介质的释放,干扰了抑制性神经元的协调作用,使肌肉活动的兴奋与抑制功能失调,导致屈肌与伸肌同时发生强烈收缩,引起骨骼肌痉挛。

破伤风潜伏期几天至几周,其长短因原发感染部位距离中枢神经系统的远近而异。典型的症状是咀嚼肌痉挛所致的牙关紧闭,苦笑面容;颈部、躯干及四肢肌肉痉挛导致的角弓反张;呼吸困难,面部发绀,可因窒息而死亡。

(三)实验室检查

根据破伤风的典型临床表现即可作出诊断,故一般不做细菌学检查。必要时可做伤口坏死组织或渗出液涂片镜检,或接种于庖肉培养基进行培养,然后取培养物滤液做毒性实验。

(四)防治原则

1. 非特异性防治　正确处理伤口,及时进行清创、扩创,防止厌氧微环境的形成,是重要的非特异性防治措施。

2. 特异性预防　注射类毒素进行主动免疫,可有效预防破伤风的发生。目前,我国采用白百破三联疫苗制剂,对 3~6 个月的婴儿进行计划免疫,可同时获得对白喉、百日咳和破伤风这三种疾病的免疫力。伤口污染严重,又未进行过计划免疫者,应立即注射破伤风抗毒素(TAT)1500~3000 单位,作为紧急预防,同时可注射类毒素进行主动免疫。

3. 特异性治疗　对患者应早期足量使用抗毒素,剂量为 10 万~20 万单位。在使用抗毒素前,无论是用于治疗或紧急预防,应先做皮肤过敏试验,防止超敏反应的发生,必要时可采用脱敏疗法。同时抗菌治疗,可选用青霉素、红霉素等。

二、产气荚膜梭菌

产气荚膜梭菌(*C. perfringens*)广泛存在于土壤、人和动物肠道中,能引起人和动物多种疾病。临床上最常见的是 A 型产气荚膜梭菌引起的气性坏疽。

(一)生物学性状

1. 形态与染色　为革兰阳性粗大杆菌,两端钝圆。大小为(0.6~2.4)μm×(3~19)μm。芽胞呈椭圆形,位于菌体次末端,直径小于菌体。有荚膜(彩图Ⅱ)。

2. 培养特性　厌氧,在血琼脂平板上为中等大小、圆形、扁平、边缘整齐、半透明的光滑菌落,多数菌株出现双层溶血环,又称靶形溶血环。在庖肉培养基中生长迅速,肉汤混浊,因分解糖类产生大量气体,肉渣不被消化呈粉红色。

生化反应活泼,能分解多种糖类,产酸、产气。在牛乳培养基中因分解乳糖产酸,使酪蛋白凝固并产生大量气体冲击凝固的酪蛋白呈蜂窝状,将液面封固的凡士林层上推,甚至冲走试管口棉塞,气势凶猛,这种现象称为"汹涌发酵"。

（二）致病性

1. 致病物质　产气荚膜梭菌能产生多种外毒素和侵袭性酶,有荚膜,侵袭力强。外毒素主要有 α、β 和 γ 等 12 种,其中 α 毒素(卵磷脂酶)是最重要的毒素,能破坏细胞膜,溶解红细胞、白细胞和血管内皮细胞,使血管通透性增加,导致组织水肿、坏死,肝脏、心脏功能受损;κ 毒素(胶原酶)能分解肌肉及皮下胶原纤维,使组织崩解;μ 毒素(透明质酸酶)能分解细胞间质中的透明质酸,有利于细菌在组织中扩散;γ 毒素(DNA 酶)能分解 DNA,降低坏死组织的黏稠度。此外,有些菌株产生肠毒素,可引起食物中毒。

2. 所致疾病　包括气性坏疽、食物中毒及坏死性肠炎。

(1)气性坏疽:一般是由产气荚膜梭菌、水肿杆菌和败血杆菌、溶组织梭菌等引起的混合感染。致病条件与破伤风梭菌相似。多见于战伤,也可见于工伤、车祸等。以局部组织坏死、气肿、水肿、恶臭、剧痛及全身中毒症状为主要特征。严重疾病表现为组织胀痛和组织坏死,水气夹杂,触摸有捻发感。死亡率高达 40%～100%。

(2)食物中毒:产气荚膜梭菌的某些菌株可产生肠毒素,因食入被大量毒素污染的食品而发病,一般在食后 8～12 小时突然发病,出现腹疼、腹泻甚至便血等症状。1～2 天自愈,严重者可致死。

(3)坏死性肠炎:产气荚膜梭菌产生的 β 毒素可引起肠道运动神经麻痹和坏死。此病发病急,有剧烈的腹痛、腹泻、血便,可并发肠穿孔。

（三）实验室检查

1. 标本采集　结合清创手术从伤口深部抽取分泌物、脓汁或坏死组织,立即置于真空无菌的容器内,如果使用注射器应立即封闭针头。产气荚膜梭菌引起的食物中毒,可采集可疑食物或粪便,立即送检。

2. 病原检查　①直接涂片镜检:创伤分泌物及坏死组织涂片,进行革兰染色,镜检发现有革兰阳性粗大杆菌、白细胞甚少且形态不典型、伴有其他杂菌存在 3 个显著特点,即可作出初步诊断。②分离培养与动物实验:将标本接种血液琼脂平板和庖肉培养基进行厌氧培养,观察生长情况,取可疑菌落进一步鉴定。必要时可进行动物实验。③食物中毒的检查:取可疑食物或粪便作细菌培养并作菌落计数。

3. 免疫检查　亦可用 ELISA 法直接检查肠毒素。

（四）防治原则

气性坏疽起病急、进展快、后果严重。应及时对伤口进行清创、扩创,防止微厌氧环境的形成。使用大剂量青霉素,杀灭病原菌和其他混合感染的细菌。有条件的可使用多价抗毒素和高压氧舱疗法,能抑制部分厌氧菌的生长,要注意医院内交叉感染。

目前,尚无有效的类毒素用于人工自动免疫。

三、肉 毒 梭 菌

肉毒梭菌(*C. botulinum*)主要存在于土壤中。食入污染该菌的食物后,在消化道厌氧环境中,可产生肉毒毒素,引起进食者中毒,出现独特的神经中毒症状。病死率极高。

（一）生物学性状

1. 形态与染色　为革兰阳性粗大杆菌,大小为(1～1.2)μm×(4～6)μm。无荚膜,有周鞭毛。芽胞呈椭圆形,大于菌体,位于次极端,使菌体呈网球拍状(彩图Ⅰ)。

2. 培养特性 本菌严格厌氧,在血琼脂平板上菌落较大而不规则,有 β 溶血环。在庖肉培养基中可消化肉渣,使之变黑,有腐败恶臭。

3. 抵抗力 本菌芽胞抵抗力强,可耐煮沸 1 小时以上,高压蒸汽 121℃ 30 分钟或干热 180℃ 2 小时才能将本菌芽胞杀死。肉毒毒素不耐热,煮沸 1 分钟或 56℃ 30 分钟即可破坏。

(二)致病性与免疫性

1. 致病物质 肉毒梭菌主要以其强烈的嗜神经外毒素致病。肉毒毒素是已知最剧烈的毒物,其毒性比氰化钾强 1 万倍。纯结晶肉毒毒素 1mg 能杀死 2 亿只小鼠,对人的致死量约为 0.1μg。肉毒毒素主要作用于外周胆碱能神经,抑制神经肌肉接点处神经介质乙酰胆碱的释放,导致弛缓性麻痹。肉毒毒素不耐热,煮沸 1 分钟即被破坏。

2. 所致疾病 肉毒毒素一般存在于被肉毒梭菌芽胞污染、处于封闭保存或腌制的食品中,如罐头、火腿、发酵豆制品等。人因食用未经加热含有该毒素的食品而发生中毒。食入含肉毒毒素食品后,数小时或数十小时可出现相应症状,开始发生斜视及眼睑下垂,眼球肌肉麻痹,舌肌麻痹,严重者可出现吞咽、语言、呼吸障碍,进而因呼吸肌、心肌麻痹而死亡。患者神志清晰。此外,肉毒梭菌尚可引起婴儿肉毒病、伤口型肉毒中毒等。

(三)实验室检查

1. 病原检查 从患者粪便、呕吐物或残留食物中取标本,经煮沸 1 小时后,接种于庖肉培养基进行病原菌分离。

2. 毒素检查 检查患者粪便、血液、食物残留物中毒素活性。用生理盐水将标本制成悬液,待沉淀后取上清液接种入小鼠体内,观察 2 天,看是否有眼睑下垂、四肢麻痹现象。

(四)防治原则

加强食品卫生管理,注意对食品的加热消毒及低温保藏,尤其加强发酵制品、罐头食品、肠制品的卫生检疫工作。对患者尽快诊断,及时注射多价肉毒毒素抗血清。同时,注意对患者加强护理,防止发生呼吸麻痹和窒息等以降低病死率。

肉毒毒素的应用

肉毒毒素是一种毒力极强的嗜神经毒素,还有可能被用于生物恐怖袭击和生物战。另外,肉毒毒素如果在有限度范围内被合理应用,也能发挥其作用。根据肉毒毒素有阻碍神经肌肉的传递、引起肌肉力量减弱的特点,国外学者把微量肉毒毒素试用于治疗重症肌无力、麻痹性斜视、单侧面肌痉挛以及面额部皮肤除皱纹(美容)等方面,已积累了一定经验。

第二节 无芽胞厌氧菌

无芽胞厌氧菌是一大类寄生于人和动物体内的正常菌群,包括革兰阳性和革兰阴性的球菌和杆菌。可作为条件致病菌引起内源性感染。临床常见的无芽胞厌氧菌感染中,主要有脆弱类杆菌、产黑色素类杆菌、核梭杆菌、卟啉单胞菌、消化链球菌。在某些特定状态下,无芽胞厌氧菌作为机会致病菌可引起内源性感染,甚至危及生命。在厌氧菌感染中,无芽胞厌氧菌感染率占 90% 以上,并以混合感染多见。

一、生物学性状

1. 脆弱类杆菌群　主要包括脆弱类杆菌、普通类杆菌及多形类杆菌等。革兰阴性杆菌，细菌两端钝圆而浓染，中间不着色或淡染。在血平板上经培养，菌落圆形微凸，直径 1～3mm，且表面光滑，边缘整齐，一般不溶血。主要寄生在消化道，引起腹腔脓肿、败血症等。

2. 产黑色素普氏菌　主要包括产黑色素类杆菌、中间类杆菌等，是一群分解糖、产黑色素的革兰阴性球杆菌。在 20％胆汁培养基中可以生长。细菌呈双排列或短链状，两端钝圆，中间似空泡。经培养后，菌落直径 0.5～1mm，圆形微凸，表面光滑，边缘整齐，开始为灰白色，以后渐成为黑色。在血平板上，有乙型溶血环。

3. 核梭杆菌　分类归为梭杆菌属，革兰阴性，镜下形态呈梭形，尖端相对成双排列。在血平板上，菌落直径为 1～2mm，扁平，表面不光滑，不溶血。该菌定居于口腔和肠道，在各种感染的临床标本中均可分离到。

4. 卟啉单胞菌属　为不分解糖的革兰阴性杆菌。在血平板上，菌落突起，表面光滑，边缘整齐。能产生黑色或棕色色素。该菌定居于口腔和肠道，引起牙周炎、牙周脓肿等，在口腔感染中常见，也能在各科临床标本中检出。

5. 消化链球菌属　为革兰阳性球菌，呈短链或长链排列，也可成堆分布。本菌生长缓慢，在血平板上形成圆形凸起的菌落，边缘整齐，一般不溶血。消化链球菌是口腔、肠道和阴道的正常菌群，可引起全身的各种混合感染。

二、致　病　性

1. 致病条件　①组织损伤和坏死：局部血液供应障碍或有氧菌感染造成局部缺氧，有利于厌氧菌生长；②寄居部位的改变：成为优势菌群，则能迅速生长繁殖，引起化脓性炎症；③机体免疫力低下或菌群失调：为无芽胞厌氧菌的生长繁殖创造了必要的条件。

2. 主要感染特征　患者出现下列感染特征时，应考虑无芽胞厌氧菌感染的可能：①脓液和分泌物黏稠带有恶臭，有时有气体，在紫外线下照射发出荧光；②采集脓液、分泌物、血液，直接涂片可查见细菌，但常规培养未分离到细菌；③组织坏死和深部脓肿相关的感染部位可遍及全身，多呈慢性经过；④用氨基糖苷类抗生素（链霉素、卡那霉素、庆大霉素等）长期治疗无效。

3. 所致疾病　无芽胞厌氧菌感染无特定的临床表现，感染累及全身各器官和组织：①败血症；②中枢神经系统感染；③口腔与牙周慢性感染；④呼吸道感染；⑤腹部和会阴部感染；⑥女性生殖道感染。亦可引起皮肤和皮下软组织感染、心内膜炎，几乎所有的感染均涉及无芽胞厌氧菌。

三、实验室检查

1. 标本采集　主要采集伤口分泌物、血液、粪便、脓肿液或引流物。因该菌对氧敏感，如用注射器采集标本后，应迅速将针头封闭。粪便等可立即储存于厌氧的容器内，以延长细菌生命。

2. 病原检查　①直接涂片检查：镜下可见有染色较浅、不规则的多形性细菌，可作出初步推断。②分离培养与鉴定：分离厌氧菌一般可采用焦性没食子酸法、厌氧箱法、厌氧袋法等。发现可疑菌落后，可进行耐氧试验、形态染色和生化反应进行鉴定。

3. 其他检查 核酸杂交、PCR 等分子生物学方法已经可以对一些重要的无芽胞厌氧菌作出迅速和特异性诊断。

四、防治原则

针对致病条件制定的相应干预措施：①防止寄居部位改变：避免正常菌群侵入非正常寄居部位，防止局部出现厌氧微环境。②注意清洗伤口：去除坏死组织和异物；引流、维持和重建局部良好的血液循环等。③正确选用抗生素：大多数无芽胞厌氧菌对青霉素、林可霉素、头孢菌素敏感，甲硝唑对厌氧菌感染有很好的疗效。但最常见的脆弱类杆菌能产生 β-内酰胺酶，能破坏青霉素及头孢霉素而产生耐药性，故治疗时应对临床分离株进行抗生素敏感性测定，以正确指导选用药物和治疗。

（李智山）

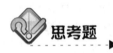

思考题

1. 简述破伤风梭菌的感染条件、致病物质及机制。
2. 说出破伤风梭菌及无芽胞厌氧菌的防治原则。
3. 简述产气荚膜梭菌、肉毒梭菌的致病性及防治原则。
4. 简述无芽胞厌氧菌的感染特征与所致疾病。

第二十章 分枝杆菌属

1. 掌握结核分枝杆菌的主要生物学特性、致病物质、结核菌素试验的原理、结果分析与应用。

2. 熟悉机体对结核分枝杆菌的免疫特点、检查方法和防治原则。

3. 了解麻风分枝杆菌的致病性。

分枝杆菌属(Mycobacterium)是一类细长或略带弯曲的需氧杆菌,因其繁殖时呈分枝状生长而得名。本属细菌的主要特点是细胞壁含有大量脂质,具有耐酸和抗乙醇的特点,又称为抗酸菌。本菌属无鞭毛、无芽胞。不产生内、外毒素,其致病性和菌体成分有关。分枝杆菌种类较多,可分为结核分枝杆菌复合群、非结核分枝杆菌和麻风分枝杆菌三类。

世界防治结核病日

据 WHO 统计,全世界 1/3 人口感染了结核分枝杆菌,某些发展中国家成人携菌率高达 80%。20 世纪 80 年代后,因 AIDS、MTB 耐药菌株的出现、免疫抑制剂的使用、吸毒、人口流动及不规范治疗等因素,导致结核病的发病率回升,再次成为世界范围内危害最为严重的传染病之一。现在,全球每年出现约 900 万结核病新病例,并导致约 300 万人死亡。WHO 宣布"全球处于结核病紧急状态",1995 年决定把每年的 3 月 24 日定为"世界防治结核病日",以进一步推动全球预防与控制结核病。

结核分枝杆菌(Mycobacterium tuberculosis,MTB)简称结核杆菌或结核菌,是引起结核病的病原体。目前,对人致病的结核分枝杆菌主要有人型和牛型两类。据 WHO 报道,我国现有患者 600 多万,每年死亡人数达 25 万,是各类传染病死亡人数总和的 2 倍多,成为全球重大公共卫生问题。

第一节 结核分枝杆菌

一、生物学性状

(一)形态与染色

革兰染色阳性,但不易着色。抗酸染色呈红色,菌体细长、略微弯曲,两端钝圆,大小为

$(1\sim4)\mu m\times0.4\mu m$（彩图Ⅱ）。繁殖时呈分枝状生长，易断裂为球状、杆状，菌体常呈线索状、束状或成团排列。无鞭毛，无芽胞。耐酸和抗乙醇。

（二）培养特性及生化反应

专性需氧，最适生长温度为35℃，pH 6.4～6.8。营养要求较高，繁殖周期较长，约18小时分裂一次，常用罗-琴二氏培养基分离培养，初次分离需4～8周，次代培养仍需2～4周，才出现肉眼可见乳白色或淡黄色粗糙、边缘薄且不齐的形似菜花状菌落。在液体培养基中生长较快，1～2周液体表面即可形成有皱褶的菌膜，有毒菌株在液体培养基中呈索状生长。结核分枝杆菌不发酵糖类，触酶试验阳性，还原硝酸盐。

（三）抵抗力

对理化因素有较强的抵抗力，耐干燥，在干燥痰中可存活6～8个月，在尘埃中传染性可保持8～10天。耐酸、耐碱，但对湿热、紫外线及75%乙醇敏感，加热62～63℃15分钟或煮沸、阳光暴晒2～3小时、75%乙醇作用数分钟即可死亡。对常规抗生素不敏感。

（四）变异性

结核分枝杆菌可发生形态、菌落、毒力和耐药性变异。接触某些抗结核分枝杆菌药物如异烟肼等，可产生抗酸性变异（抗酸性减弱或消失）。在不良环境中经长期传代，粗糙型的菌落可变为光滑型。单一使用链霉素、异烟肼、利福平等药物或选择药物方案不当，易出现耐药性变异。卡介苗（BCG）是 Calmette 与 Guerin 两人将有毒的牛型结核分枝杆菌培养于含有甘油、胆汁、马铃薯的培养基中，历时13年传种230代而获得的减毒活疫苗，1921年起应用于人类，现已广泛应用于结核病的预防免疫。

二、致病性与免疫性

（一）致病物质

结核分枝杆菌既不产生内毒素，也不产生外毒素，也无侵袭性酶。其致病性与其在细胞内顽强繁殖的能力、菌体成分及其代谢产物的毒性作用以及机体超敏反应所引起的免疫损伤有关。其毒性物质主要为索状因子和硫脂。

1. 脂质 脂质含量与结核分枝杆菌的毒力呈正相关，与毒力有关的主要成分有：①索状因子：使结核分枝杆菌在液体培养基中融合生长呈索条状，它作用于巨噬细胞的线粒体，影响细胞呼吸；刺激单核细胞增生；抑制中性粒细胞游走和吞噬；刺激慢性肉芽肿的形成。②硫脂：能增强索状因子的毒性，并能阻止吞噬细胞中的溶酶体和吞噬体的融合，使细菌得以在细胞内长期生存和繁殖。③磷脂：可抑制蛋白酶的作用，产生结核结节并形成干酪样坏死。④蜡质D：可刺激机体产生迟发型超敏反应，引起免疫损伤。

2. 蛋白质 结核分枝杆菌含有多种蛋白质，其中重要的成分是结核菌素，它能与蜡质D结合，引起较强的迟发型超敏反应，引起组织坏死和全身中毒症状，并参与结核结节的形成。

（二）所致疾病

结核分枝杆菌可通过多种途径进行传播，如呼吸道、消化道和破损的皮肤黏膜侵入机体，可侵犯全身各器官组织，但以肺部感染的肺结核最为常见。传染源主要是结核病患者，尤其是痰涂片阳性、未经治疗又向体外排菌的肺结核患者；飞沫微滴经呼吸道传播是主要传染途径。

1. 肺部感染 人体最易受结核分枝杆菌侵犯的器官是肺。肺结核患者通过呼吸道进入肺泡,引起原发和继发感染。

(1)原发感染:常发生于儿童及未受过感染的成人,为初次感染结核分枝菌,当人体免疫力降低时,在肺部形成渗出性炎症病灶(原发病灶),并引起淋巴管炎和淋巴结炎,在 X 线胸片上呈现哑铃状的阴影,称为原发综合征。原发综合征大多于数周后,原发病灶吸收、消散、钙化自愈或长期残留,成为继发性肺结核的潜伏病灶。极少数免疫力低下患者,可引起支气管播散或血行播散。

(2)继发感染:多见于成年人,大多数为内源性感染(由原发性感染病灶内潜伏的结核菌引起),极少数由外源性感染(与排菌肺结核患者密切接触引起的再感染)。继发感染是肺结核最常见的一种类型,表现为慢性肉芽肿炎症,并形成结核结节,发生纤维化或干酪样坏死。如感染未能及时治疗或治疗不当,可形成慢性纤维空洞型肺结核,痰菌持续阳性,成为结核病的重要传染源。

2. 肺外感染　肠结核可能与长期饮用未经严格消毒的牛奶或食入被结核分枝杆菌污染的食物、水等有关。部分肺结核患者体内的结核分枝杆菌可经血液、淋巴液播散,引起肺外结核病,如骨结核、关节结核、肾结核、结核性脑膜炎等。极少数原发感染患儿或免疫力极度低下的个体(如艾滋病患者),可引起全身粟粒性结核。

(三)免疫性

人类对结核分枝杆菌普遍易感,但发病率较低,这表明感染结核分枝杆菌或接种 BCG后,机体可获得较强的特异性免疫,主要是以 T 细胞为主的细胞免疫(结核菌为胞内寄生菌),亦可称为感染免疫或有菌免疫,一旦体内的结核分枝杆菌被清除,免疫力也随之消失。非特异性免疫对结核分枝杆菌作用不大。

三、实验室检查

(一)标本的采集

根据不同病症和体征,采集不同标本,采集标本应使用一次性无菌容器。肺结核采集痰标本(最好是清晨第一口痰,洁净水或冷开水漱口后,用力咳嗽以获取 2~3ml 痰液,挑取干酪样、带血或黏液脓痰),泌尿系结核留取 12 小时中段尿,肠道结核采集粪便标本,结核性脑膜炎采集脑脊液标本。还可采集胃液、胸腹水标本或病灶组织标本。

(二)检查方法

1. 病原检查　①直接涂片染色镜检:涂片行萋-纳抗酸染色,检获抗酸性杆菌,可初步诊断;②分离培养:分离培养法目前仍是结核病诊断的"金标准"。标本采集后要尽快送检(避免污染杂菌大量繁殖)。

2. 核酸及抗体检查　应用核酸探针、PCR、ELISA、色谱分析、生物芯片、快速噬菌体生物扩增等技术,对结核分枝杆菌的 DNA 或患者血清中特异性抗体进行检测,以进行结核病的早期快速诊断与辅助诊断。

3. 结核菌素试验　为诊断结核菌感染的参考指标,主要用于结核菌感染的流行病学调查。结核菌素有 2 种:一种是旧结核菌素(OT),另一种为纯蛋白衍生物(PPD)。目前,主要使用 PPD,每 0.1ml 含 5 个单位(国际上常用 2 个单位 PPD-RT$_{23}$,PPD 被 WHO 定为哺乳类国际标准结核菌素,由丹麦制成,简称 PPD-RT$_{23}$,在各国广泛使用)。

(1)结果判断:通常在接受 PPD 试验对象的左前臂掌(曲)侧中央部皮内,用 1ml 皮内注射器,皮内注入 0.1ml PPD(5U)溶液,皮肤即呈现一个直径 5~6mm 皮丘。48~72 小时检测试验结果,以注射局部皮肤的硬结为准,测量其反应直径的大小。皮肤硬结反应直径<5mm为阴性,≥5mm为阳性,≥15mm为强阳性。

(2)结果分析:成人结核菌素试验阳性表示曾感染过结核分枝杆菌或接种过BCG,并不一定患病(除有结核病临床症状和体征外)。对婴幼儿的结核病的诊断意义大于成人,特别是3岁以下强阳性反应者,应视为有新近感染的活动性结核病。结核菌素试验阴性,除表示没受到结核菌感染外,还应考虑可能是结核菌感染的早期、老年人或应用免疫抑制剂、细胞免疫功能低下(如艾滋病、肿瘤)、严重结核病或患其他传染性疾病。

(3)实际应用:①选择卡介苗接种对象及免疫效果的测定。若结核菌素试验阴性则应接种卡介苗,接种后若结核菌素试验已转阳,表明已产生免疫力。②作为婴幼儿结核病的辅助诊断。③在未接种卡介苗的人群中作结核分枝杆菌感染的流行病学调查。④用于测定肿瘤患者等的细胞免疫功能。

四、防治原则

1. 预防 ①控制传染源、切断传播途径、增强免疫力、降低易感性。②建立与健全各级防结核组织,积极开展卫生宣传教育。③对肺结核患者应及时发现,加强管理,早期治疗。对痰菌阳性患者应施行隔离措施,外出应戴口罩,禁止随地吐痰。④广泛开展BCG接种,降低发病率,BCG接种对象为新生儿、6个月以内健康婴儿以及结核菌素试验阴性的较大儿童,免疫力可维持3~5年。

2. 治疗 ①治疗原则是早期、联用、适量、规律、全程使用敏感药物。②积极发现和治疗痰菌阳性的结核病患者,常见药物为异烟肼、利福平、盐酸乙胺丁醇、吡嗪酰胺等。鉴于目前耐多药结核分枝杆菌日益增多,在治疗过程中应定期进行药物敏感试验,选用敏感药物进行治疗。③我国积极参与WHO推广的DOTS(即在医务人员直接监视下的短程化疗)计划。该计划的核心是医务工作人员直接监督患者服用抗结核菌敏感药物,疗程6个月,可提高痰菌阳性患者(95%的肺结核患者)的治疗率,使传染源丧失传染性,防止结核菌的传播,防止耐药菌株的产生。DOTS计划是控制结核病的战略措施,也是解决当前结核病危机的关键性措施。

第二节 非典型分枝杆菌

非典型分枝杆菌(atypical mycobacteria)又称非结核分枝杆菌(nontuberculosis mycobacteria,NTM),是一些与结核分枝杆菌和麻风分枝杆菌的生物学性状不尽相同的分枝杆菌,它广泛分布于自然界,部分可作为条件致病菌,引起人或动物疾病。

非典型分枝杆菌对酸、碱较敏感;生长温度不如结核分枝杆菌严格;对抗结核药物呈天然耐药;对人致病性较结核分枝杆菌低。Runyon根据菌落色素与生长速度,将非典型分枝杆菌分为光产色菌、暗产色菌、不产色菌和速生菌四群,前三者生长速度较为缓慢,一般要在2~3周后才见菌落,属缓生菌。速生菌一般在5~7天内可见单个菌落,菌落有粗糙型与光滑型,呈乳白色、米黄色或橙色。

目前,非典型分枝杆菌感染日益增多,往往在机体免疫力低下时(如AIDS和免疫抑制患者),作为继发性和伴随性疾病发生,呈播散性病变。易与结核分枝杆菌发生混合感染。非典型分枝杆菌中引起医院感染的主要是速生菌,以偶发分枝杆菌、脓肿分枝杆菌和龟分枝杆菌最为常见。

由于非典型分枝杆菌引起的感染,在临床上难以与结核病和其他慢性呼吸道疾病区别,而且此类细菌对常用的抗结核药物天然耐药。因此,非典型分枝杆菌的鉴定对临床鉴别诊断和治疗有重要意义。非典型分枝杆菌在改良的罗-琴培养基、对硝基苯甲酸培养基和噻吩-2 羧酸酰肼培养基上均可生长,借此与结核分枝杆菌鉴别;菌落颜色也是鉴别非典型分枝杆菌的指标之一。

第三节　麻风分枝杆菌

麻风分枝杆菌(*M. leprae*)简称麻风杆菌,是麻风病的病原体。麻风病是一种慢性接触性传染病,主要累及皮肤和周围神经,晚期可侵犯深部组织和内脏器官,引起皮损、神经粗大、感觉障碍等进行性和永久性损害,甚至导致肢体畸残。WHO 估计全球现有麻风患者约1000 万,我国约有 6300 人。麻风病总体呈低流行水平,每年新发麻风病例 1600 多例。

一、生物学性状

麻风分枝杆菌的形态、大小、染色性与结核分枝杆菌相似,菌体细长略为弯曲。在某些患者的渗出液标本中可查见吞噬细胞内存在大量的麻风分枝杆菌,常呈束状排列,这种细胞称为泡沫细胞或麻风细胞(彩图Ⅱ)。麻风分枝杆菌在体外人工培养至今仍未成功。

二、致病性与免疫性

人类是麻风分枝杆菌的唯一宿主,麻风的唯一传染源是未经治疗具有传染性的麻风患者。主要通过呼吸道、破损的皮肤黏膜和密切接触而传播,潜伏期长,几年至几十年不等。儿童易感,潜伏期平均 2～5 年。

麻风分枝杆菌主要侵犯人体皮肤和周围神经。根据临床表现、免疫病理变化和细菌检查结果,麻风病大部分患者可分为瘤型麻风和结核样型麻风两型;介于这两型之间的少数患者可分为界限类和未定类两类,两类可向两型转化。瘤型麻风是进行性损害和病情严重的临床类型,患者细胞免疫低下,传染性极强,病理镜检可见大量麻风细胞和肉芽肿。在皮肤黏膜下可见麻风结节,面部的结节可融合成狮样面容,为麻风的典型病征。如不及时治疗,最终可导致死亡。结核样型麻风为自限性疾病,患者的细胞免疫正常,传染性小,患者体内不易检出麻风分枝杆菌,病理损害可自行消退。机体对麻风分枝杆菌感染的免疫主要是细胞免疫,与抗结核免疫相似。

三、实验室检查

涂片染色镜检仍是目前诊断麻风病的主要方法。从患者病损部位的皮肤或鼻中隔黏膜刮取组织液作涂片,进行抗酸染色或金胺染色后镜检,查到麻风分枝杆菌或麻风细胞即有诊断意义。病理活检也是较好的诊断方法。

四、防治原则

在麻风病流行区,对密切接触者应定期普查,早期发现病例(尤其是新病例),早期治疗是当前麻风病防治的策略。治疗药物主要有砜类、利福平、氯法齐明及丙硫异烟胺等。临床上,为防止细菌耐药性产生,多采用几种药物联合应用。

（郑韵芳）

思考题

1. 简述结核菌素试验原理、结果判断及实际意义。
2. 试述结核分枝杆菌类脂成分在致病中的作用。
3. 对疑为活动性肺结核患者,可采集什么标本? 哪些检查可进行病原诊断与辅助诊断?

第二十一章 其他细菌

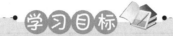

学习目标

1. 掌握白喉棒状杆菌的主要生物学性状、致病性及特异性防治原则。
2. 熟悉铜绿假单胞菌、炭疽芽胞杆菌、霍乱弧菌的致病性及防治原则。
3. 了解流感嗜血杆菌、军团菌属、副溶血性弧菌、放线菌的主要生物学性状、致病性与防治原则。

其他细菌包括不同菌属、不同种类的细菌,有杆菌、弧菌;既有革兰染色阳性菌,亦有革兰染色阴性菌。按其致病性可分:①国际检疫的甲类传染性疾病的病原菌,如霍乱弧菌等;②人兽共患病的病原菌,如炭疽杆菌等;③医院感染常见的致病菌,如铜绿假单胞菌、鲍曼不动杆菌等;④条件发生改变的机会致病菌,如放线菌等;其传播途径因菌种不同而异,医学上常见的其他细菌见表21-1～表21-3。

第一节 其他革兰阴性菌

见表21-1。

表21-1 其他革兰阴性菌

内容	主要生物学性状	致病性	防治原则
铜绿假单胞菌	G⁻杆菌,无芽胞,有荚膜、菌毛和鞭毛。产生特征性水溶性绿脓色素(彩图Ⅰ)。抵抗力强,对多种消毒剂耐受性高,对多种抗生素天然耐药	致病物质为内毒素、外毒素、菌毛、荚膜和多种胞外酶。通过接触、空气、医疗器械引起继发感染、医院感染。是医院感染常见的致病菌	重视医院感染,加强医疗器械的消毒灭菌,在临床护理工作中应严格无菌操作,定期对病房进行消毒。注意预防医护人员与患者之间的交叉感染
鲍曼不动杆菌	G⁻球杆菌,成双排列。革兰染色不易脱色,常误认为革兰阳性球菌。有荚膜,无芽胞、无鞭毛。耐药性强,对多种抗生素耐药	毒力较低,通过呼吸机感染,主要引起医院获得性肺炎。还可引起尿路、伤口感染、菌血症、继发性脑膜炎。是医院感染常见的致病菌	重视医院感染,加强医疗器械(特别是呼吸机)的消毒灭菌,在临床护理工作中应严格无菌操作,定期对病房进行消毒。注意预防病房之间的交叉感染

续表

内容	主要生物学性状	致病性	防治原则
流感嗜血杆菌	G⁻小杆菌，常呈多形态，无鞭毛、无芽胞，可形成荚膜。生长需要 X、V 因子。对热、干燥和消毒剂均较敏感，较易产生耐药性	致病物质主要为荚膜、菌毛、内毒素。通过呼吸道引起原发感染、继发感染	自动免疫：接种 B 型流感嗜血杆菌的荚膜多糖疫苗。治疗选用广谱抗生素
嗜肺军团菌	G⁻杆菌，有微荚膜、鞭毛和菌毛。在自来水中可存活一年，对热和一般化学消毒剂敏感	致病物质为微荚膜、菌毛、毒素和多种酶类。通过呼吸道感染引起肺炎	存在于空调冷却水、淋浴头、呼吸机。加强水源监测和消毒。治疗可用红霉素、庆大霉素、利福平等

第二节　其他革兰阳性菌

见表 21-2。

表 21-2　其他革兰阳性菌

内容	主要生物学性状	致病性	防治原则
白喉棒状杆菌	G⁺棒状杆菌，有异染颗粒。对寒冷、干燥和日光抵抗力较其他无芽胞菌强，对常用消毒剂敏感	携带有 β-棒状噬菌体的白喉杆菌才有致病性，主要致病物质是白喉外毒素。通过呼吸道感染，引起白喉	自动免疫：接种白、百、破三联疫苗或白喉类毒素。被动免疫：注射白喉抗毒素。应用青霉素、红霉素或广谱抗生素治疗
炭疽芽胞杆菌	G⁺粗大杆菌，两端平齐，呈竹节状排列（彩图Ⅱ），有荚膜。形成粗糙型菌落，菌落边缘呈"卷发"状。抵抗力强，芽胞在干燥土壤或皮革中能存活数年至 20 多年	致病物质主要为荚膜、炭疽毒素。通过呼吸道、消化道、皮肤黏膜等多种途径引起肺炭疽、肠炭疽、皮肤炭疽	病畜应严格隔离或处死焚毁或深埋于 2 米以下。自动免疫：接种炭疽减毒活疫苗，治疗以青霉素为首选药物，也可选用其他广谱抗生素
放线菌	G⁺菌体为丝状体，脓汁标本中的硫黄颗粒压片后，镜下可见颗粒呈菊花瓣样放射状排列。对热较敏感，对酸敏感	致病物质为机械刺激和多糖物质。通过伤口、呼吸道引起软组织化多发性脓肿和瘘管、肺部感染	注意口腔卫生，防止内源性感染的发生。患者的脓肿和瘘管应进行外科清创处理，同时选用青霉素、红霉素及林可霉素等抗生素治疗

第三节 弧菌属与弯曲菌属

见表 21-3。

表 21-3 弧菌属与弯曲菌属

内容	主要生物学性状	致病性	防治原则
霍乱弧菌	G⁻弧菌,单鞭毛、菌毛。患者米泔样排泄物直接镜检:细菌呈鱼群样穿梭、流星样运动。嗜碱怕酸,pH 为8.8~9.2。对热、干燥、日光、酸和消毒剂敏感	致病物质为鞭毛、菌毛和霍乱肠毒素。通过消化道感染引起霍乱(为烈性消化道传染病,国际检疫甲类传染病)	加强水源和粪便管理。培养良好的卫生习惯是预防霍乱的重要措施。治疗:及时补液,纠正电解质紊乱。常用四环素、多西环素等进行抗菌治疗
副溶血性弧菌	G⁻弧菌,有单端鞭毛。pH 7.5~8.5 的培养基中生长良好,在无盐环境中不生长。不耐热,对酸敏感。在海水中可生存47天	致病物质为黏附因子、耐热直接溶血素和耐热相关溶血素,通过接触、消化道感染引起食物中毒	加强饮食卫生,对海产品及盐腌食物要煮熟后食用,醋可杀菌。治疗应用庆大霉素、诺氟沙星、SMZ 等抗生素
空肠弯曲菌	G⁻呈逗点状、S 状、螺旋形(彩图Ⅱ)。微需氧,营养要求苛刻,在干燥环境中仅能存活3小时,对一般消毒剂敏感	主要致病物质为肠毒素(类似霍乱肠毒素),通过消化道和接触引起婴幼儿腹泻、食物中毒、吉兰-巴雷综合征(GBS)	加强人兽粪便的卫生管理,注意食品及饮水卫生。治疗可用红霉素、庆大霉素等抗生素
幽门螺杆菌	G⁻菌体细长弯曲,呈螺旋状、S 形、W 形,有鞭毛。微需氧,营养要求高。抵抗力弱,对热、干燥、常用消毒剂敏感	致病物质为鞭毛、黏附素、内毒素等。通过消化道感染引起慢性胃炎、消化性溃疡、胃癌	治疗主要是抗菌治疗,采用铋制剂或抑酸剂,再结合抗生素的三联疗法。对青霉素、头孢菌素和氨基糖苷类等药物敏感

（郑韵芳）

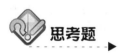 **思考题**

1. 试述人兽共患病病原菌的抵抗力、致病物质、传播途径和防治原则。

2. 比较流感嗜血杆菌、嗜肺军团菌、霍乱弧菌、副溶血性弧菌、空肠弯曲菌、幽门螺杆菌的主要生物学性状、致病性和防治原则。

3. 比较医院感染常见致病菌铜绿假单胞菌和鲍曼不动杆菌的主要生物学性状、致病性和防治原则。

4. 试述白喉棒状杆菌、放线菌的主要形态学特征和防治原则。

第二十二章　其他原核细胞型微生物

·学习目标·

1. 熟悉支原体、立克次体、衣原体和螺旋体的主要生物学性状。

2. 熟悉支原体、立克次体、衣原体、钩端螺旋体和梅毒螺旋体的主要致病性和传播方式。

3. 了解支原体、立克次体、衣原体和螺旋体的防治原则。

第一节　支　原　体

支原体(mycoplasma)是一类缺乏细胞壁、形态多样、可通过细菌滤器、目前所知能在无生命培养基中生长繁殖最小的原核细胞型微生物。

支原体在自然界广泛分布,种类繁多,其中对人致病的主要有肺炎支原体、人型支原体、生殖道支原体和解脲脲原体。

一、生物学性状

1. 形态与染色　支原体直径为 0.2~0.3μm,因无细胞壁,形态多样,基本为球形,亦可呈杆状、丝状和分枝状等多种形态。革兰染色阴性,但不易着色,常用吉姆萨(Giemsa)染色,呈淡紫色。支原体细胞膜是由内外两层蛋白质、糖类和中间层富含胆固醇的脂质构成的三层结构。某些支原体具有荚膜或特殊的顶端结构,与支原体的致病性有关。

2. 培养特性　支原体营养要求高,在含琼脂较少的培养基(1.4%琼脂)培养 2~4 天(有的菌种需 21 天或更长时间)后,可形成典型的"油煎蛋"样微小菌落。繁殖方式以二分裂法为主,兼以出芽、分枝等方式。

3. 抵抗力　支原体对多种理化因素较为敏感,如热(加热 55℃ 5~15 分钟即死亡)、干燥、低渗和多种消毒剂,但对醋酸、甲紫和亚碲酸盐有较强的抵抗力。耐冷,-70℃或液氮状态可长期保存。对干扰细胞壁合成的抗生素(如青霉素、头孢菌素等)天然耐药。但对影响蛋白质合成(如红霉素、多西环素等)和阻碍核酸复制的抗生素(如左旋氧氟沙星、司帕沙星等)敏感。

二、致　病　性

支原体广泛存在于自然界中,常为哺乳动物及禽类的呼吸道及泌尿生殖道定植的共生菌群。支原体致病性较弱,一般不侵入血流。通过其特殊的终端结构,黏附在黏膜上皮细胞表面,释放神经毒素、磷脂酶及过氧化氢等毒性代谢产物,引起细胞的损伤。不同种类支原体因感染的部位不同,引起不同类型的疾病(表22-1)。

表 22-1 人类致病性支原体传播途径、感染部位及所致疾病

支原体	传播途径	感染部位	所致疾病
肺炎支原体	呼吸道传播	呼吸道	原发性非典型性肺炎、上呼吸道感染
人型支原体	性接触传播	泌尿生殖道	附睾炎、盆腔炎、产褥热
生殖道支原体	性接触传播	泌尿生殖道	尿道炎
解脲脲原体	性接触传播、垂直传播	泌尿生殖道	非淋菌性尿道炎,与不孕不育、不良妊娠有关

三、实验室检查

1. 病原检查 按临床病症不同采集不同标本,如分离培养肺部感染的支原体,可采集可疑患者的痰标本或咽拭子,接种于含血清酵母浸膏的培养基中;分离培养泌尿生殖道感染的支原体,可采集患者的中段尿、泌尿生殖道分泌物等,接种于含尿素的血清液体(指示剂为酚红)培养基。

2. 免疫检查 血清学试验主要利用非特异性冷凝集试验、生长抑制和代谢抑制试验,还可应用 ELISA 测定支原体蛋白和 PCR 检测支原体 DNA。

四、防治原则

加强卫生宣传教育,切断传播途径,感染者可用红霉素、四环素、阿奇霉素治疗。

第二节 立克次体

立克次体(rickettsia)是一类由节肢动物传播、严格的活细胞内寄生的原核细胞型微生物(彩图Ⅱ)。立克次体的结构及化学成分与革兰阴性菌类似,如具有细胞壁,核酸含有DNA 和 RNA,繁殖方式以二分裂方式为主。

立克次体名称的由来

立克次体是 1909 年美国病理学副教授立克次(Howard Taylor Richetts,1871—1910)在研究落基山斑点热和鼠型斑疹伤寒时首先发现的;第二年,他不幸感染斑疹伤寒而为科学献身。1916 年,巴西学者罗恰·利马(Da Rocha Lima)首先从斑疹伤寒患者的体虱中找到病原体,并建议取名为普氏立克次体,以纪念为从事斑疹伤寒研究而牺牲的立克次和捷克科学家普若瓦帅克(Von Prowazek),并将以后陆续发现的这一类微生物统称为立克次体。

我国主要的致病性立克次体有普氏立克次体、莫氏立克次体、恙虫热立克次体、立氏立克次体及 Q 热柯克斯体,可引起流行性或地方性斑疹伤寒、恙虫热和 Q 热等疾病。立氏立克次体所致疾病是人兽共患的自然疫源性疾病。这些疾病与节肢动物密切相关,节肢动物既是传播媒介,亦是储存宿主。

一、生物学性状

1. 形态与染色 立克次体形态多样,以球杆状或杆状为主[大小$(0.3\sim0.6)\mu m\times(0.8\sim2.0)\mu m$]。常用吉姆萨(Giemsa)染色,立克次体被染成紫蓝色,常有两端浓染现象。

2. 培养特性 立克次体不能独立生活,必须专性寄生在活细胞内才能生长繁殖(彩图Ⅱ),常用的培养方法有动物接种、鸡胚培养和细胞培养。最适温度为35℃,繁殖一代需6～10小时,细胞培养需要3～4天。

3. 抗原结构 某些立克次体与变形杆菌的某些X菌株的菌体有共同抗原,故可利用变形杆菌的OX_{19}、OX_2、OX_K来代替立克次体抗原,对疑为立克次体病患者的血清(有无立克次体的抗体)作定量交叉凝集反应,以辅助立克次体病的诊断,称为外斐反应(表22-2)。

表 22-2 主要立克次体与变形杆菌菌株抗原交叉现象

立克次体	变形杆菌菌株		
	OX_{19}	OX_2	OX_K
普氏立克次体	＋＋＋	＋	－
莫氏立克次体	＋＋＋	＋	－
恙虫热立克次体	－	－	＋＋＋
立氏立克次体	＋＋＋	＋	－
Q热柯克斯体	－	－	－

4. 抵抗力 除Q热柯克斯体外,其他立克次体的抵抗力较弱,离开宿主细胞后迅速死亡。对各种理化因素的耐受力低。对热敏感,56℃ 30分钟即被灭活;对化学消毒剂敏感,如0.5%苯酚和75%乙醇作用数分钟后死亡。对低温及干燥抵抗力强,置-20℃或冷冻干燥可保存6个月,在干燥虱粪中能存活数月。对多种抗生素敏感,但对磺胺耐药,磺胺可促进其生长。

二、致 病 性

立克次体所引起的疾病,特别是流行性斑疹伤寒,在历史上曾给人类造成巨大危害,多因战争、饥饿、贫穷导致卫生状况恶化,由人虱传播而发病。近年来,本病已少见,但其他立克次体所引起的疾病时有发生。

立克次体主要的致病物质是内毒素和磷脂A。立克次体以虱、蚤、蜱、螨等吸血节肢动物为传播媒介,通过节肢动物的叮咬或其粪便污染伤口而使人感染,引起人兽共患的自然疫源性疾病。立克次体进入人体后,先在局部淋巴组织或小血管内皮细胞中繁殖,产生初次立克次体血症,经血流播散到全身器官的小血管内皮细胞中繁殖后,再次大量释放入血,导致第二次立克次体血症。由立克次体产生的内毒素等毒性物质也可随血流波及全身,引起毒血症。

立克次体损伤血管内皮细胞,引起细胞肿胀、组织坏死和血管通透性增高,导致血浆渗出、血容量降低以及凝血机制障碍、DIC等。立克次体所引起的疾病见表22-3。

表 22-3　立克次体的传播媒介、储存宿主、传染源、传播途径和所致疾病

立克次体	传播媒介	储存宿主	传染源	传播途径	所致疾病
普氏立克次体	人虱	人	患者	伤口、呼吸道、眼结膜	流行性斑疹伤寒
莫氏立克次体	鼠蚤	鼠类	鼠类	伤口、口、鼻、眼结膜	地方性斑疹伤寒
恙虫热立克次体	恙螨	野鼠等啮齿类	野鼠和家鼠	伤口	恙虫热
立氏立克次体	蜱、螨	犬、野鼠等	哺乳动物	伤口	斑点热
Q热柯克斯体	蜱	野生小动物、牛、羊等	野生小动物、牛、羊	伤口、接触，呼吸道，消化道	Q热

立克次体是严格细胞内寄生的病原体,故体内抗感染免疫以细胞免疫为主、体液免疫为辅。机体感染后可获持久免疫力。

三、实验室检查

1. 病原检查　主要采集患者的血液进行病原体分离或进行免疫学试验。将采集的标本(血液或其他组织悬液)接种于易感动物雄性豚鼠腹腔,接种后豚鼠体温升高至 40℃ 以上,表示已发生感染,剖取受染豚鼠的睾丸鞘膜、脑、脾等作涂片染色镜检,并将分离出的毒株进一步用鸡胚培养或细胞培养。

2. 免疫检查　血清学试验采用的是外斐反应。检测的单份血清,如抗体滴度≥1∶160 或双份血清抗体滴度增长≥4 倍时,为阳性反应。因该试验为非特异性,必须结合流行病学和临床症状才能作出正确诊断。此外,还可采用 ELISA 或免疫荧光法检测患者血清中的特异性抗体。感染组织和皮肤病变活检标本可直接用免疫荧光及 ELISA 等鉴定。

四、防治原则

预防立克次体病的重点在于消灭储存宿主和节肢动物。灭虱、灭蚤、灭鼠、灭螨及消除家畜的感染,注意个人卫生与防护是预防立克次体病的有效措施。特异性预防以接种死疫苗为主。

治疗禁用磺胺药,早期使用氯霉素、四环素类等抗生素效果好,但病原体彻底清除或患者健康恢复主要依赖机体的免疫功能,尤其是细胞免疫。

第三节　衣　原　体

衣原体(chlamydia)是一类严格细胞内寄生、有独特发育周期、能通过细菌滤器的原核细胞型微生物。与革兰阴性菌相似,具有细胞壁,含 DNA、RNA 和核糖体,以二分裂方式繁殖。

衣原体广泛寄生于人、哺乳动物和禽类体内,仅少数有致病性,其中能引起人类疾病的衣原体主要有沙眼衣原体和肺炎衣原体等。

一、生物学性状

1. 形态染色　光学显微镜下,可见衣原体有两种大小不同、形态为圆形或卵圆形颗粒,革兰染色不易着色,吉姆萨染色呈紫色或淡蓝色。小而致密的颗粒称为原体,直径为 $0.2\sim0.4\mu m$,外有坚韧致密的细胞壁,内有致密的细胞核,吉姆萨染色呈紫色。位于宿主细胞外原体具有高度的感染性。大而疏松的称为网状体,亦称始体,直径为 $0.5\sim1.0\mu m$,内部核质疏松呈网状结构,是衣原体的繁殖体。衣原体在细胞内增殖,可形成光镜下可见的包涵体(彩图Ⅱ)。

2. 培养特性和发育周期　衣原体专性细胞内寄生,不能在无生命培养基上生长,常用的培养方法有细胞或组织培养(目前最常用,亦是衣原体诊断的金标准)、鸡胚培养和动物培养。

衣原体感染宿主细胞后,在细胞内增殖,具有独特的发育周期。原体感染细胞后,在胞内逐渐发育,增大变成网状体。网状体以二分裂方式繁殖,形成了许多子代原体。子代原体成熟后从感染的细胞中释放出,再感染新的易感细胞,开始新的发育周期。整个发育周期需时 $48\sim72$ 小时。

3. 抵抗力　耐冷不耐热,在 $60℃$ 仅存活 $5\sim10$ 分钟,在 $-70℃$ 可保存数年,冷冻干燥可保存 30 年以上。常用的化学消毒剂能迅速灭活衣原体,如 75% 乙醇作用 $0.5\sim1$ 分钟、2% 来苏作用 5 分钟均可将其杀死。对多种抗生素敏感,如四环素、大环内酯类或青霉素等。

二、致　病　性

衣原体感染细胞后,在细胞内大量增殖,可产生类似革兰阴性菌的内毒素,抑制细胞代谢,导致细胞溶解与破坏。衣原体因种类不同、传播途径不同,所致疾病亦不同(表 22-4)。衣原体感染后能刺激机体产生细胞免疫和体液免疫,但免疫力弱且短暂,故经常造成持续感染、反复感染。

表 22-4　临床常见衣原体传播途径、所致疾病

衣原体		传播途径	所致疾病
沙眼衣原体	沙眼亚种	眼-眼、眼-手-眼	沙眼,重者导致失明
	沙眼亚种某些血清型	游泳池水、手	包涵体结膜炎(成人)
		产道	包涵体结膜炎(新生儿)
		呼吸道	婴幼儿肺炎
		性接触	泌尿生殖道感染
	性病淋巴肉芽肿亚种	性接触	性病淋巴肉芽肿
肺炎衣原体		呼吸道	肺炎(以青少年为主)、呼吸道感染

三、实验室检查

多数衣原体引起的疾病根据临床症状和体征一般能作出诊断。根据不同疾病采集不同标本,标本直接涂片,进行吉姆萨、碘液或荧光抗体染色镜检,观察上皮细胞内有无衣原体或包涵体。亦可用微量免疫荧光和免疫酶法测定。分离培养应用传代细胞或鸡胚培养,然后用免疫学方法进行鉴定。亦可采集患者血清进行 IgG、IgM 检测,以区分近期感染与既往感染、原发感染与再次感染。还可用核酸杂交技术、PCR 检测技术,提高检测的敏感性和特异性。

四、防治原则

目前,预防尚无特异性方法,积极开展卫生宣传教育,注意个人卫生,杜绝不洁性行为,避免直接或间接接触。积极治疗患者和带菌者。可使用红霉素类等大环内酯类和诺氟沙星等喹诺酮类抗生素进行治疗。性病淋巴肉芽肿还可用磺胺类药物治疗。

第四节　螺　旋　体

螺旋体(spirochete)是一类细长、柔软、螺旋状、运动活泼的原核细胞型微生物(彩图Ⅱ)。具有细菌的基本结构,以二分裂方式繁殖。螺旋体体态柔软和运动活泼似原虫,因其内缠绕有弹性轴丝(也称为内鞭毛或周浆鞭毛),借助它的屈曲和收缩能活泼运动。

螺旋体广泛存在于自然界和动物体内,种类很多,大多数对人无致病性。对人类致病的主要有三属,即钩端螺旋体属、密螺旋体属和疏螺旋体属。

一、生物学性状

螺旋体体形细长,呈螺旋状,大小为$(0.1\sim0.3)\mu m\times(3\sim40)\mu m$。革兰染色阴性,但不易着色。常用 Fontana 镀银染色,呈棕褐色(彩图Ⅱ)。在暗视野显微镜下观察螺旋体(彩图Ⅱ)的新鲜标本,可见屈伸、翻转、移行、滚动状运动。螺旋体因种类不同,培养条件也不尽相同。螺旋体均具有主要外膜蛋白抗原和轴丝(鞭毛)抗原两种共同抗原。螺旋体对理化抵抗力不强,对冷、热、干燥、日光等敏感。对常用化学消毒剂及青霉素敏感。三属致病性螺旋体的主要生物学性状见表 22-5。

表 22-5　三属致病性螺旋体的主要生物学性状比较

菌属	形态	染色	培养特性	抗原结构	抵抗力
钩端螺旋体属	螺旋多,致密规则,一端或两端呈钩状	Fontana 镀银染色,呈黄褐色或棕褐色	需氧培养,柯索夫培养基,最适 pH 7.2~7.6,最适温度 28~30℃,8~10 小时繁殖一代,需时 1~2 周	表面糖蛋白抗原具有型特异性,脂类多糖抗原具有属特异性,它们是钩端螺旋体分型和分群的依据	60℃ 1 分钟即被杀死,4℃冰箱可存活 1~2 周
密螺旋体属	螺旋 8~14 个,细密而规则的螺旋,两端尖直	Fontana 镀银染色,呈黄褐色或棕褐色	微需氧培养,在无生命人工培养基上不生长,应用组织细胞和家兔进行培养。30~33 小时繁殖一代,需时 3~6 个月	有多种蛋白抗原,具有较高的特异性,可用于梅毒的辅助诊断	离体后很快死亡,50℃ 5 分钟即死亡,4℃冰箱 3 天就失去感染性
疏螺旋体属	螺旋 3~10 个,稀疏、粗浅不规则	吉姆萨染色,呈紫红色;瑞氏染色,呈棕红色	厌氧培养,营养要求高,BSK 培养基,5%~10% CO_2可促进生长,最适 pH 7.5,最适温度 35℃,18 小时繁殖一代,需时 2~3 周	具有类属抗原和特异性抗原,抗原极易变异	在凝固血块中或室温中存活 6 天,0~12℃至少可存活 100 天

二、致 病 性

螺旋体分布于水、土壤、人的口腔、动物体内及腐败的有机物中。在自然界中有多种动物是螺旋体的储存宿主,主要以啮齿动物为主,人类通过直接接触、吸血昆虫媒介传播而感染,引起自然疫源性疾病螺旋体病。有的可引起性传播疾病。由于致病性的螺旋体种类不同,致病物质、传播途径和所致疾病也不同(表 22-6)。

表 22-6 主要致病性螺旋体致病物质、传播途径及所致疾病

菌属	种类	致病物质	储存宿主	传播媒介	传播途径	所致疾病
钩端螺旋体属	钩端螺旋体	内毒素样物质、溶血素和细胞毒因子	鼠、猪	疫土、疫水	伤口、黏膜垂直传播	钩端螺旋体病(黄疸出血型、流感伤寒型、肺出血型、肾衰竭型等)
密螺旋体属	梅毒螺旋体	外膜蛋白、透明质酸酶等,免疫损伤	人		性接触	获得性梅毒(Ⅰ、Ⅱ、Ⅲ期)
					垂直传播	先天性梅毒
疏螺旋体属	回归热螺旋体	机械损伤、免疫损伤等	人	虱	人虱叮咬	回归热

三、实验室检查

1. 病原检查 钩端螺旋体病标本可采集发病 7～10 天的外周血,2 周后采尿液,有脑膜刺激征采集脑脊液标本;用柯索夫培养基培养后再进一步鉴定。梅毒采集硬性下疳(Ⅰ期梅毒)分泌物、病损组织小块及皮疹、淋巴结(Ⅱ期梅毒)穿刺液标本。回归热采集血液标本,吉姆萨染色镜检螺旋体可初步诊断。

2. 免疫检查 采集血清标本,钩端螺旋体可用已知血清鉴定其血清群和血清型。常用的方法有显微镜凝集试验、间接红细胞溶解试验、胶乳凝集及抑制试验和 ELISA 等。梅毒螺旋体以非密螺旋体抗原试验进行初筛,应用密螺旋体抗原试验进行确认试验来测定患者血清中梅毒螺旋体的抗体。

3. 分子生物学检查 可应用 PCR、核酸探针等分子生物学检查方法进行检测,以提高检测敏感性。

四、防 治 原 则

钩端螺旋体病是一种人兽共患的疾病,预防的主要措施是防鼠、灭鼠,加强对带菌家畜的管理,注意保护水源,避免与疫水接触,对疫区易感人群进行疫苗接种。治疗首选青霉素或氨苄西林,接触感染动物或疫水者可口服多西环素预防。

梅毒是一种性病,应加强性卫生宣传教育,严格社会管理。在采集患者Ⅰ、Ⅱ期标本(传染性极强)时应注意生物安全防护。对患者早期诊断,首选青霉素等药物及时进行彻底治疗。

回归热的预防是提高卫生水平、消除虱子、注意避免蜱叮咬,治疗可用金霉素、多西环类等药物。

(郑韵芳)

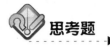
思考题

1. 常见的致病性螺旋体有哪些? 各引起什么疾病?
2. 常见的立克次体有哪些? 各引起什么疾病? 如何传播的?
3. 衣原体可引起哪些疾病?
4. 有疑似梅毒患者,如何取材进行检测辅助临床诊断?
5. 肺炎支原体与解脲脲原体各引起什么疾病?

第二十三章 真 菌

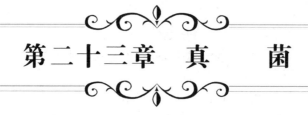

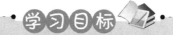

1. 熟悉皮肤感染真菌、机会致病性真菌常见种类和所致疾病。
2. 熟悉真菌的检查方法。
3. 了解真菌的防治原则。

第一节 概 述

真菌(fungus)是一类不分根、茎、叶,不含叶绿素,具有典型细胞核和完整细胞器的真核细胞型微生物。真菌在自然界分布广泛,种类繁多,有数十万种。绝大多数真菌对人类有益,广泛应用于医药、工农业及日常生活中,如用于生产抗生素和酶制剂,用于植物生长、灭虫以及日常生活的酒、酱油、醋的发酵等。仅少数真菌可引起人类及动、植物疾病。

一、生物学性状

(一)形态与结构

真菌的形态多种多样,大小各异,结构较复杂。细胞壁主要由多糖(75%)和蛋白质(25%)组成,含几丁质和纤维素,不含肽聚糖。按形态和结构分为单细胞真菌和多细胞真菌两类。

1. 单细胞真菌 呈圆形或卵圆形,细胞壁从外到内由糖苷类、糖蛋白、蛋白质、几丁质微原纤维四层结构组成,细胞质中含有完整的细胞器和典型的细胞核。

2. 多细胞真菌(又称霉菌或丝状菌) 形态各异,多细胞真菌主要由菌丝和孢子组成,菌丝和孢子是真菌鉴定和鉴别的主要依据。

(1)菌丝:孢子长出芽管,芽管逐渐延长呈丝状,称为菌丝。菌丝继续生长,形成许多分枝并交织成团,称为菌丝体。伸入培养基内或蔓延于表面以吸取营养者为营养菌丝体;向空中生长者为气中(生)菌丝体;部分气中菌丝体可产生孢子者为生殖菌丝体。菌丝中可有或无横隔,形态多种多样(图23-1)。

(2)孢子:是由生殖菌丝体产生的。真菌孢子可分为有性孢子和无性孢子。有性孢子是由2个细胞融合而成;无性孢子是由菌丝上的细胞分化或出芽生成。致病性真菌多为无性孢子。孢子形态亦是多种多样(图23-1)。

(二)培养特性

大多数的真菌营养要求不高,常用沙保弱培养基培养。真菌生长适宜酸碱度为pH 4～

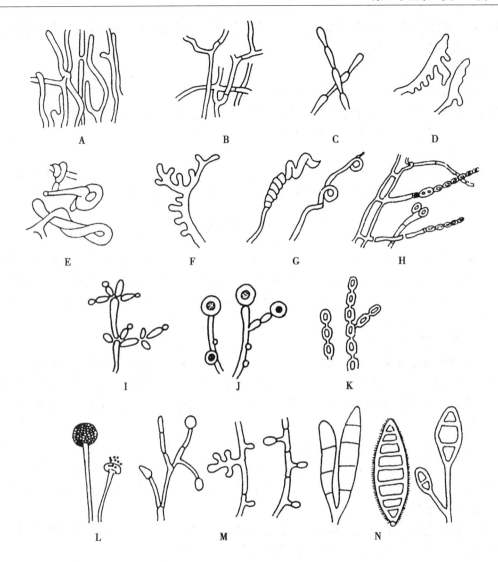

图 23-1 真菌的各种菌丝和孢子

A. 假菌丝;B. 真菌丝;C. 球拍状菌丝;D. 梳状菌丝;E. 结节状菌丝;F. 鹿角状菌丝;G. 螺旋状菌丝;
H. 关节状菌丝;I. 芽生孢子;J. 厚膜孢子;K. 关节孢子;L. 孢子囊孢子;M. 小分生孢子;N. 大分生孢子

6,适宜温度为 22~28℃,深部真菌为 35℃。需要较高的湿度和氧气。真菌主要由菌丝和孢子繁殖,可通过出芽、形成菌丝、产生孢子及菌丝断裂等多种繁殖方式进行无性繁殖;亦可通过 2 个细胞的融合产生新个体后,经过质配、核配和减数分裂进行有性繁殖。无性繁殖是真菌的主要繁殖方式。

真菌繁殖能力强,深部真菌生长较快,经 1~2 天或 3~4 天即可形成肉眼可见的菌落。浅部病原性真菌生长缓慢,需培养 1~2 周才形成典型的菌落。真菌菌落有以下三类:①酵母型菌落:是单细胞真菌的菌落,似细菌菌落,显微镜下可见单细胞芽生孢子,无菌丝。②类酵母型菌落(亦称酵母样菌落):亦是单细胞真菌菌落,菌落似酵母型菌落,显微镜下可见假菌丝。假菌丝是单细胞真菌在出芽后,芽长到正常大小时,不脱离母细胞,仍然与细胞结构相连接而继续发芽,经多次发芽增殖并延伸而成的菌丝样结构。③丝状菌落:是多细胞真菌的菌落,形成棉絮状、绒毛状或粉末状的有色菌落,丝状菌落的形态和颜色可作为鉴定依据。

(三) 抵抗力

真菌对热抵抗力不强,60～70℃ 1 小时即被杀死。对干燥、紫外线和一般消毒剂抵抗力较强,对 2.5％碘酊、2％苯酚、0.1％升汞、10％甲醛较敏感。对常规抗生素不敏感。对两性霉素 B、酮康唑、氟康唑、伊曲康唑、氟胞嘧啶等药物敏感。

(四) 变异性

真菌很容易发生变异,在人工培养基中多次传代或培养过久,可出现形态、结构、菌落、色素、毒力的变异,用成分不同的培养基和不同的温度培养真菌可出现某些性状改变。

二、致病性与免疫性

真菌致病力较细菌弱,但它可以通过多种途径引起机体疾病,所引起的疾病称为真菌病。近年来,由于广谱抗生素的滥用和乱用,激素、免疫抑制剂、抗肿瘤药物的使用以及放疗技术的大量应用,真菌感染率明显上升,尤其是机会致病性真菌引起的感染,应引起人们高度重视。

(一) 致病性

1. 致病性真菌感染 主要是外源性真菌感染,引起皮肤、皮下组织和全身性感染。浅部真菌可在皮肤局部大量繁殖,通过机械刺激和代谢产物作用而引起局部炎症病变。深部真菌在感染后,被吞噬细胞吞噬后不被消灭,反而在细胞内生长繁殖,引起组织慢性肉芽肿性炎症或组织坏死。

2. 机会致病性真菌感染 主要是内源性真菌感染。当机体局部或全身免疫功能降低,或滥用抗生素引起菌群失调,或长期接受放疗或化疗的肿瘤患者、免疫抑制剂和激素使用者、慢性消耗性疾病患者(如艾滋病、免疫缺陷、糖尿病等),易引起条件致病性真菌感染,近年此类感染有增多趋势。

3. 真菌引起的超敏反应性疾病 过敏体质者接触、吸入或食入真菌孢子或菌丝可导致各种类型的超敏反应性疾病,如荨麻疹、支气管哮喘、变应性皮炎。

4. 真菌引起中毒症 真菌污染农作物、粮食、米面、食物后,可在其中产生真菌毒素,人若摄食,可引起急、慢性中毒,称为真菌中毒症。临床表现多样,如黄曲霉毒素、橘青霉毒素和镰刀菌毒素等可引起肝、肾、脑和血液系统等病变。

5. 真菌毒素与肿瘤 现已证实某些肿瘤与真菌毒素有关,如黄曲霉毒素与肝癌有关,赭曲霉毒素诱发小鼠肾癌,展青霉毒素引起局部肉瘤,镰刀菌毒素诱发大鼠胃癌、胰腺癌、垂体及脑肿瘤。

(二) 免疫性

抗真菌免疫包括固有免疫和适用性免疫。①固有免疫:包括皮肤分泌短链脂肪酸和乳酸的抗真菌作用、中性粒细胞和单核-巨噬细胞的吞噬作用以及正常菌群的拮抗作用。最重要的是皮肤黏膜屏障,若屏障因外伤或创伤性诊疗措施实施导致损伤,可引起真菌感染。②适用性免疫:包括细胞免疫和体液免疫。体液免疫中的效应物质抗体能阻止真菌的吸附,促进吞噬细胞的吞噬作用,因此体液免疫在抗真菌感染中起到一定作用。细胞免疫的 CTL 直接参与真菌的杀灭作用,Th1 细胞通过释放 IFN-γ、TNF-β 和 IL-2 等细胞因子,激活巨噬细胞、NK 细胞和 CTL 等,间接作用于真菌,起到杀伤和清除作用,因此细胞免疫是机体杀菌、排菌和复原的关键,能促进真菌病的恢复。

三、实验室检查

真菌实验室检查一般包括标本采集、显微镜检查、分离培养、生化实验和免疫学试验等。其中以显微镜检查和分离培养最为重要。

1. 标本的采集　浅部真菌感染一般取病变部位的毛发、皮屑、指(趾)甲等。深部真菌感染根据病症采集痰液、脓汁、尿液、血液、脑脊液或粪便等标本。

2. 病原检查　①直接镜检:标本一般进行湿涂片,如为毛发、皮屑、指(趾)甲标本,可稍加温,但勿煮沸。制片时,可根据不同标本,滴加不同的标本处理液,如 KOH、水合氯醛-苯酚-乳酸封固液等。镜检时发现菌丝或孢子,可初步诊断为真菌感染。②染色镜检:有些真菌可通过革兰染色、乳酸酚棉染色、墨汁染色或荧光染色,镜检时可清楚地观察到真菌的形态、结构和排列等特征,还可提高阳性检出率。③分离培养:标本可接种于沙保弱培养基,再进行生化鉴定,进一步鉴定到种。

3. 免疫检查　有些深部感染的真菌还需进行凝集试验、沉淀试验、免疫标记技术等免疫学方法和 PCR 技术进行鉴定。

四、防 治 原 则

由于真菌病目前尚无特异性预防措施,浅部真菌感染的预防主要注意清洁卫生,避免与患者及污染的物品直接接触。深部真菌感染的预防,主要是提高机体免疫力,不要滥用、乱用抗生素、免疫抑制剂或激素。对长期住院患者、慢性消耗性疾病患者(如肿瘤、糖尿病、HIV 感染)和年老体弱等患者更要防止真菌感染。要加强医院感染监控,防止真菌引起医院感染。

浅部真菌感染治疗可选用真菌霜剂,如咪康唑、酮康唑、克霉唑和益康唑霜剂等或癣药水。深部真菌感染可选用两性霉素 B、氟胞嘧啶、酮康唑、伊曲康唑和卡泊芬净等,同时要去除各种诱因,提高机体免疫力。

第二节　皮肤感染真菌

皮肤感染真菌是寄生于表皮角质层、毛发和指、趾甲的真菌,通过接触传播,引起各种癣症,如手足癣、头癣、体癣、股癣等。一般不侵犯皮下等深部组织和内脏,不引起全身性感染。引起皮肤感染的真菌主要有皮肤癣菌。

皮肤癣菌又称皮肤丝状菌,为多细胞真菌,主要引起皮肤癣症,以手足癣最常见。它们具有嗜角质蛋白的特性,侵犯的部位仅局限于角化的表皮、毛发和指(趾)甲。皮肤癣菌主要由孢子散播传染,常因接触患癣的人或动物及染菌物体而感染。在临床上,同一种癣症可由数种不同的皮肤癣菌引起,而同一种癣菌因侵害部位不同,又可引起不同的癣症。

第三节　机会致病性真菌

机会致病性真菌亦称条件致病性真菌,其中绝大多数是宿主的正常菌群,在机体免疫正常时不致病,只有当机体局部或全身免疫力下降或菌群失调时,可引起内源性感染。近年来,由于抗生素、激素、免疫抑制剂及抗肿瘤药物的广泛使用以及器官移植、创伤性诊疗措施施行以及介入性治疗等因素,导致机会致病性真菌感染日益增多,现已成为长期住院患者医院感染和导致危重患者死亡的重要病因。机会致病性真菌主要有假丝酵母菌、新生隐球菌、曲霉菌、毛霉菌和卡氏肺孢菌。

一、假丝酵母菌

假丝酵母菌亦称为念珠菌,种类很多,广泛分布于自然界(如蔬菜、水果的汁液)、动物粪便、土壤中。亦可分布于正常人的口腔、肠道、阴道及皮肤上,住院患者的上述部位此菌分离率可达 10%～20%。白假丝酵母菌是最常见的致病菌。

白假丝酵母菌菌体圆形或椭圆形,直径为 $3\sim6\mu m$,革兰染色阳性,大小不均,着色不均。以芽生孢子出芽繁殖,形成芽管,芽管继续延长,不与母细胞脱离,形成假菌丝。需氧,35℃培养 1～3 天长出灰白色或乳白色、表面光滑、湿润、带有酵母气味的典型的类酵母型菌落。在吐温 80 玉米培养基上可长出假菌丝和厚膜孢子(图 23-2、彩图Ⅱ)。

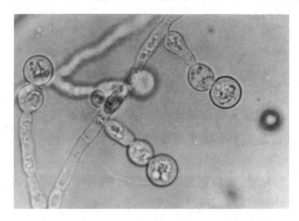

图 23-2　白假丝酵母菌厚膜孢子与假菌丝

白假丝酵母菌为内源性机会致病菌,大多在机体免疫力下降,如久病体弱、某些慢性消耗性疾病(如肿瘤、糖尿病、HIV 感染者或患者)、菌群失调情况下,易引起皮肤、黏膜、内脏及中枢神经系统的感染,如鹅口疮、肺炎、肠炎、阴道炎、脑膜炎等。该菌也是医院感染(尤其是使用静脉内导管)常见的致病性真菌。

二、新生隐球菌

新生隐球菌又称为溶组织酵母菌,广泛分布于自然界,是土壤、牛乳、水果等的腐生菌,亦可存在人体体表、口腔和肠道中,在鸽粪中大量存在。它是机会致病菌,易感染细胞免疫功能低下者,如 AIDS、恶性肿瘤、器官移植等患者以及化疗药物的使用者。可通过呼吸道传播,引起肺和脑的急性、亚急性或慢性感染。近 20 年来,新生隐球菌感染的发病率越来越高,在国外已成为 AIDS 最常见的并发症之一,也是 AIDS 死亡的首要原因。在我国,新生隐球菌感染的发病率也呈逐年升高趋势。

新生隐球菌在组织中呈圆形、卵圆形,直径一般为 $4\sim8\mu m$,革兰染色阳性。常用墨汁负染色镜检,在黑色背景下可见折光性强、透亮、壁厚的圆形或卵圆形孢子,外绕透明的肥厚荚膜(图 23-3、彩图 Ⅱ),部分菌体可见出芽,多呈单芽,芽颈较细,但不生成假菌丝。

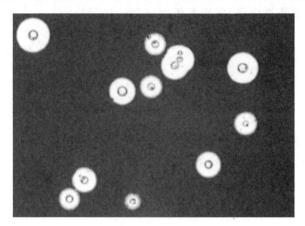

图 23-3 新生隐球菌(墨汁负染色)

新生隐球菌的荚膜是其主要的致病物质。一般为外源性感染,主要传染源是鸽子,主要的感染方式是经呼吸道吸入孢子,在肺部引起轻度炎症,或隐性传染。亦可由破损皮肤及肠道侵入人体,侵犯皮肤、骨和关节。当机体免疫功能下降,也可能为内源性感染,并会全身播散,主要侵犯中枢神经系统,发生脑膜炎、脑炎。

三、曲霉菌、毛霉菌

曲霉菌、毛霉菌广泛分布于自然界,是实验室常见的污染菌,亦是机会致病性真菌,常引起重症危重患者的继发感染。

曲霉菌病原发感染常局限于耳、眼睛与肺部,继发感染见于肿瘤、结核等患者。成年男性多见,特别是在灰尘环境中的工作者及家禽饲养员等。最多见的肺曲霉菌病主要表现为慢性气喘。还可导致超敏反应或毒素中毒症。如黄曲霉是产毒素的多细胞真菌,主要产生具有极强毒性和致癌性黄曲霉毒素,人食入该毒素污染的食物如发霉的花生、玉米、大米等,可引起中毒性肝炎,长期少量食入污染物可致肝硬化或诱发肝癌。

毛霉菌常在机体免疫力低下或进行创伤性诊疗(如静脉插管)、血液透析或绷带污染,可通过多种途径侵入人体(主要是呼吸道途径),引起人的皮肤、肺、胃、外耳道及脑部感染,症状严重者可以致死,死亡率较高。

四、卡氏肺孢菌

卡氏肺孢菌又称肺囊菌,可寄生于多种动物,也可寄生于健康人体。广泛分布在于自然界,如土壤和水中等。可引起免疫缺陷或免疫抑制患者的卡氏肺孢菌肺炎。卡氏肺孢菌是AIDS患者主要的致死原因之一。

卡氏肺孢菌是兼有原虫和酵母菌特点的单细胞真菌,其生活史有滋养体和包囊两种形态。滋养体形态不规则,直径为 $2\sim5\mu m$,壁薄,单核,呈二分裂繁殖。包囊呈球形或椭圆形,直径为 $6\sim8\mu m$,壁厚,成熟包囊破裂后可释放出孢子。

卡氏肺孢菌通过空气传播,可引起健康人的隐性感染或亚临床感染。当人体免疫力降低,尤其是先天免疫缺陷或各种原因引起的免疫抑制患者,可由卡氏肺孢菌导致肺部感染即卡氏肺孢菌性肺炎,初始为间质性肺炎,最终导致患者窒息死亡。卡氏肺孢菌病是 AIDS 最常见、最严重的机会感染性疾病,病死率高达 70%～100%。

(郑韵芳)

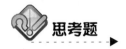

思考题

1. 简述真菌形态、结构和培养特性。
2. 叙述机会致病性真菌的种类、致病性及其所致疾病。
3. 如何预防机会致病性真菌的感染?

第二十四章　病毒的基本性状

学习目标

1. 掌握病毒的概念、结构与化学组成及病毒的干扰现象。

2. 熟悉病毒的大小与形态、病毒的增殖、理化因素对病毒的影响及病毒变异的生物学意义。

3. 了解病毒变异的常见类型。

病毒（virus）是一类个体微小、结构简单、只含单一核酸（DNA 或 RNA）型且必须在活细胞内寄生以复制方式增殖的非细胞型微生物。

病毒的发现

1892 年，从事烟草工作的俄国科学家伊万诺夫斯基（Ivanovski）发现，感染花叶病的叶汁，即使经过 Chamberland 烛形滤器过滤后依旧有传染性，这提示其中存在一种比以前所知的任何一种微生物都小的病原。1898 年，荷兰科学家贝杰林克（Bei-jerinck）重复了伊万诺夫斯基的实验，并进一步确认这种侵染性的物质要比一般细菌更小，他用"病毒（virus）"来称呼这种小病原体。后来的科学研究证明，伊万诺夫斯基和贝杰林克发现的"病毒"即后来被命名的烟草花叶病毒，从此开创了病毒学独立发展的崭新历程。

病毒可寄生于人、动植物、昆虫、真菌、细菌等生物体内，与人类关系密切。人类传染病约有 75% 是由病毒所致。有些病毒性疾病传染性强，流行广泛，且目前尚缺乏特效治疗药物，如流行性感冒、病毒性肝炎、艾滋病和狂犬病等。

病毒除急性感染外，还可引起持续性感染，有的病毒与肿瘤及自身免疫性疾病的发生密切相关，因此病毒学已成为多学科关注研究的热点。

第一节　病毒的大小与形态

病毒个体微小，可通过除菌滤器，其测量单位为纳米（nm，1nm＝1/1000μm），通常需借助电子显微镜放大数千倍或数万倍方能观察到。不同的病毒大小差别悬殊，其范围在 20～300nm，如痘类病毒 200～300nm，流感病毒 80～120nm，疱疹病毒 120～150nm，口蹄疫病毒 18～30nm。病毒体与其他微生物大小的比较见图 24-1。病毒的形态表现为多形性，常见的形态有球形、砖形、杆形、弹状和蝌蚪形等（图 24-2）。引起人和动物疾病的病毒多数为球形。

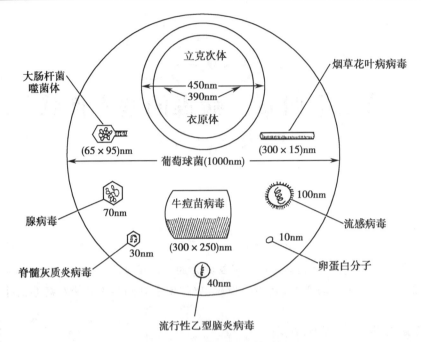

图 24-1 微生物大小的比较

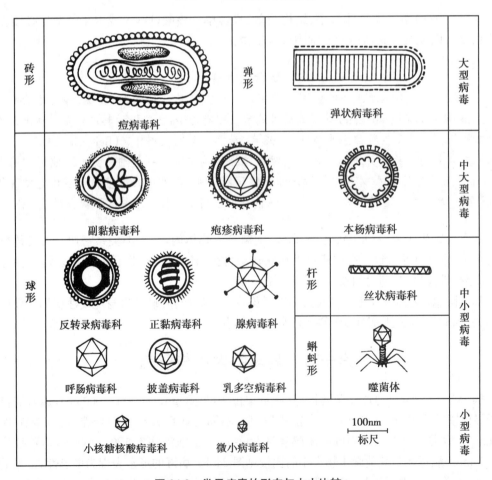

图 24-2 常见病毒的形态与大小比较

第二节　病毒的结构与化学组成

病毒的结构简单,无完整的细胞结构。其基本结构是由核心和衣壳构成,称为核衣壳。有些病毒在核衣壳外还有一层包膜。核衣壳或核衣壳-包膜都是结构完整的具有传染性的病毒颗粒,统称病毒体(virion)(图 24-3)。无包膜的病毒称裸露病毒。

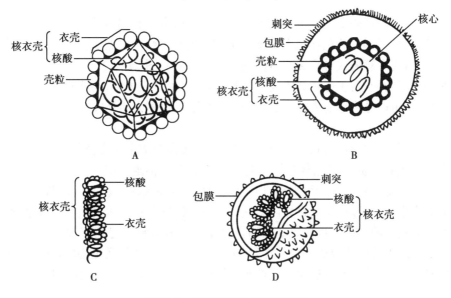

图 24-3　病毒的基本结构示意图
A、C. 裸病毒;B、D. 包膜病毒;A、B. 20 面体立体对称;C、D. 螺旋对称

一、病毒的核心

病毒的核心为病毒的内部结构,主要由一种核酸(RNA 或 DNA)组成。病毒核酸即病毒基因组(genome),是病毒遗传信息的物质基础,控制着病毒的形态、复制、遗传变异、感染性等性状。有些病毒核酸在除去衣壳蛋白后,仍具有感染性,可进入易感宿主细胞并能增殖,称为感染性核酸;因易被核酸酶分解破坏,又不易吸附于细胞,故感染性较病毒体弱;但因其不受相应病毒受体的限制,其感染宿主细胞的范围比病毒体广泛。有些病毒的核心还有少量的功能蛋白,如反转录酶、DNA 聚合酶等。

病毒核酸存在的形式具有多样性,形状上可有线形、环形,构成上有双链、单链或分节段。单链 RNA 病毒根据核酸能否起 mRNA 的作用,又分正链和负链 RNA。正链 RNA 本身就是 mRNA,负链 RNA 则需合成具有 mRNA 功能的互补链。

不同的病毒所含基因数、核酸长度差别很大。病毒的基因序列必须被易感宿主细胞所解码,方可被识别、转录并翻译出多种病毒蛋白并复制出子代病毒基因组。

二、病毒的衣壳

病毒的衣壳(capsid)是包围在核心外的蛋白质结构。蛋白质衣壳由一定数量的壳粒(蛋白质亚单位)组成,这些壳粒根据核酸构型不同,排列成不同的立体构型如 20 面体对称型、螺旋对称型和复合对称型(图 24-2、24-3)。

衣壳的主要功能有:①保护核酸免受酶或其他理化因素(紫外线、放射线等)的破坏。②衣壳蛋白可与宿主细胞膜上的受体特异性结合,介导病毒穿入细胞。这种特异性结合决定了病毒对宿主细胞的亲嗜性。如肝炎病毒对肝细胞的亲嗜性。③具有免疫原性,可诱导机体产生免疫应答。

三、病毒的包膜

病毒的包膜(envelope)为脂蛋白双层膜结构,是病毒成熟过程中以出芽方式穿过宿主细胞膜或核膜时获得的,故包膜既含有来源于宿主细胞的脂类多糖成分,又含有病毒基因组编码的糖蛋白,后者镶嵌成钉状突起,称包膜子粒或刺突(图 24-3)。

包膜的主要功能有:①保护核衣壳;②引导病毒吸附穿入细胞,与病毒的亲嗜性、感染性有关;③包膜上蛋白是病毒的表面抗原,具有免疫原性,可诱发机体发生免疫应答,与病毒的致病性、免疫性有关。

病毒蛋白可分为结构蛋白和非结构蛋白。结构蛋白组成了病毒体的衣壳、基质和包膜。基质蛋白是连接衣壳蛋白与包膜蛋白的部分,具有跨膜及锚定作用。

非结构蛋白是由病毒基因组编码,但不参与病毒体构成的病毒蛋白多肽。它既可存在于受染的细胞中,也可存在于病毒体内,如病毒的反转录酶、蛋白水解酶、DAN 聚合酶等,均为病毒编码的具有酶功能的蛋白。非结构蛋白在病毒的增殖中起调节作用;有些非结构蛋白可阻断宿主细胞的生物合成;或通过激活细胞的癌基因来转化宿主细胞,从而导致宿主生癌;或抑制病毒抗原的呈递而逃避免疫监视。因此,非结构蛋白已广泛用作抗病毒药物作用靶点而受到重视。

第三节 病毒的增殖

一、病毒的复制周期

病毒缺乏增殖所需的酶系统,只能在有易感性的活细胞内进行增殖,具有严格活细胞内寄生性。病毒必须借助宿主细胞提供的酶系统、原料及能量等,以核酸分子为模板进行复制的方式来完成自我增殖。从病毒进入宿主细胞开始,经基因组复制到释放出子代病毒,称为一个复制周期。一个复制周期可分为吸附、穿入、脱壳、生物合成及组装、成熟和释放等步骤(图 24-4)。病毒量逐渐增多的时间长短视病毒种类而异。

(一) 吸附和穿入

病毒体吸附于易感细胞膜上,无包膜病毒通过细胞膜胞饮方式将病毒吞入细胞质中;有包膜病毒则通过包膜与细胞膜的融合,使病毒核衣壳穿入细胞内。

(二) 脱壳

进入细胞内的病毒必须脱壳,其核酸才能在宿主细胞中发挥指令作用,故脱壳是病毒能否在细胞内复制的关键。病毒在脱壳酶的作用下以多种方式脱壳后进入生物合成。

(三) 生物合成

病毒基因组一旦释放到宿主细胞中,就开始病毒的生物合成。根据病毒基因组的不同类型,其生物合成主要有 6 种类型:双链或单链 DNA 病毒、双链 RNA 病毒、单正链 RNA 病毒、单负链 RNA 病毒及反转录病毒。各种类型病毒的生物合成一般包括以下过程:①首先

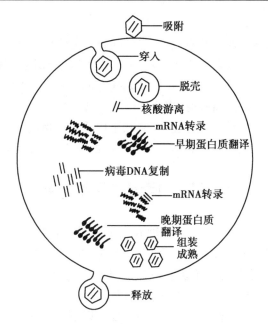

图 24-4 双链 DAN 复制示意图

是由早期病毒基因组在宿主细胞内进行转录、翻译,产生必需的复制酶和抑制或阻断宿主细胞生物合成及正常代谢的非结构蛋白;②进行病毒 mRNA 的转录,复制子代病毒核酸;③特异性 mRNA 翻译子代病毒结构蛋白及功能蛋白。感染性病毒颗粒从复制初期结构消失即进入隐蔽期,继而进入增殖期,此阶段用血清学方法和电镜检查均找不到病毒颗粒。

生物合成中,不同阶段需要不同类型的酶和调控蛋白,特别是病毒 DNA 本身编码的酶起着关键作用,因而已成为抗病毒药物所针对的靶点。

(四)组装与释放

子代病毒的核酸与蛋白质在细胞核或细胞质内组合成子代核衣壳。无包膜病毒的核衣壳即为成熟病毒体;有包膜病毒,其核衣壳尚需获得包膜才能成熟为完整的病毒体。只有成熟的病毒体才具有感染性,一旦释放,可侵入新的易感细胞。

无包膜病毒多通过溶解宿主细胞而一次性将病毒释放至胞外;有包膜病毒则以芽生方式从宿主细胞核膜或细胞膜上获得包膜而释放。包膜上的脂类来自宿主细胞,而包膜的蛋白则由病毒基因编码产生,故具有病毒的免疫原性和特异性。

二、病毒的异常增殖

病毒进入细胞并在细胞内复制,其实质是病毒和细胞相互作用的过程。因此,病毒能否组装成完整的子代病毒,可因病毒自身和宿主细胞两方面的原因导致病毒不能完成复制,出现异常增殖。

(一)顿挫感染

病毒进入宿主细胞后,如细胞不能为病毒提供复制所必需的条件,如酶类、能量及原料等,故病毒可因细胞内条件不适合而不能完成正常增殖周期。此类细胞称非容纳细胞。病毒进入非容纳细胞的感染过程称顿挫感染。如果条件改变,病毒能经过非容纳细胞介导而进入另外的易感细胞,完成病毒的增殖。

(二) 缺陷病毒

因病毒基因组不完整或发生严重改变,导致病毒不能复制出完整的子代病毒,称缺陷病毒。此病毒能干扰同种成熟病毒体进入细胞的作用,故又称缺陷干扰颗粒。缺陷病毒与另一种病毒共同感染细胞时,若该病毒能弥补缺陷病毒的不足,可促使缺陷病毒增殖出完整病毒,这种具有辅助作用的病毒称辅助病毒。

某些病毒在细胞内复制时,由于核酸复制和蛋白质合成速度不一定同步,有时会组装混乱而出现一些无核酸的衣壳或包裹着宿主基因片段的核衣壳,称为假病毒。

第四节　病毒的干扰现象

两种病毒感染同一细胞时,可发生一种病毒抑制另一种病毒增殖的现象,称干扰现象(interference)。干扰现象不仅发生在异种病毒之间,也可发生在同种、同型及同株病毒之间。干扰现象无特异性,干扰与被干扰关系并非固定,往往先进入细胞的病毒干扰后进入的病毒,死病毒干扰活病毒,缺陷病毒干扰完整病毒。

病毒间发生干扰现象的机制有多个方面,主要与以下因素有关:①病毒诱导宿主细胞产生干扰素,抑制被干扰病毒的生物合成;②竞争干扰即两种病毒竞争同一作用底物,第一种病毒破坏了宿主细胞表面受体,从而阻止另一病毒的吸附、穿入;③改变宿主细胞的代谢途径,从而影响另一病毒的复制过程。

干扰现象构成机体非特异性免疫的一部分,能使病毒感染终止。干扰现象的存在对疫苗的应用方面也有重要意义,在预防接种时应避免同时使用有干扰作用的两种病毒疫苗,以防止疫苗免疫效果的降低;有时,病毒疫苗也可被宿主体内存在的病毒所干扰,故患病毒性疾病者应暂停接种。

第五节　理化因素对病毒的影响

病毒受到外界理化因素作用后失去感染性称为病毒的灭活(inactivation)。理化因素主要通过破坏病毒包膜、使病毒蛋白变性或损伤病毒核酸以灭活病毒。灭活的病毒仍可保留其抗原性、红细胞吸附、血凝及细胞融合等特性。不同病毒对理化因素的敏感性各有不同。

一、物 理 因 素

(一) 温度

多数病毒耐冷不耐热,加热 50～60℃ 30 分钟或 100℃ 几秒即可灭活。有包膜病毒耐热性更差,37℃以上可迅速灭活。病毒在干冰温度(−70℃)或液氮温度(−196℃)条件下,其感染性可保持数月或数年。故病毒标本的保存应尽快低温冷冻,但反复冻融也能使病毒灭活。

(二) 酸碱度

多数病毒在 pH 5～9 范围内稳定,强酸或强碱可被灭活,但不同病毒对 pH 的耐受能力有很大差异。肠道病毒在 pH 3.0～5.0 时感染性可保持稳定,包膜病毒在 pH 8 也可保持稳定,故可利用对 pH 的稳定性不同以鉴别病毒,也可利用酸、碱性消毒剂对实验室污染器具进行消毒及用于防疫。

（三）射线

X 射线、γ 射线和紫外线都能灭活病毒。射线可使病毒核酸链发生断裂或使核苷酸结构形式发生改变，从而影响核酸的复制。

二、化 学 因 素

（一）脂溶剂

乙醚、氯仿、去氧胆酸盐、阴离子去污剂等脂溶剂能使包膜溶解，使病毒失去吸附能力而灭活。故脂溶剂对有包膜病毒敏感而对无包膜病毒无作用，借此可以鉴别病毒有无包膜。

（二）化学消毒剂

酚类、氧化剂、卤类、醇类对病毒均有灭活作用，常用的有苯酚、甲醇、乙醇、碘及碘化物、含氯石灰、高锰酸钾等。肝炎病毒对过氧乙酸、次氯酸盐较敏感。实际工作中，可用甲醛灭活病毒，但保持其抗原性，常用于制备灭活病毒疫苗。

（三）抗生素与中草药

现有的抗生素对病毒无抑制作用，因此在培养病毒时，加入抗生素抑制待检标本中的细菌生长，有利于分离病毒。近年来，研究证明，有些中草药如板蓝根、大青叶、大黄、七叶一枝花、贯仲等对某些病毒有一定的抑制作用。

第六节　病毒的变异

病毒与其他微生物一样，具有遗传性和变异性。由于病毒体结构简单，基因组单一，基因数仅 3～10 个，增殖速度极快，故在自然或人工条件下容易发生变异，是较早用于遗传学研究的工具。

一、病毒变异的常见类型

（一）基因突变

基因突变是由病毒基因组碱基序列发生改变（置换、缺失或插入）而引起。病毒在增殖中可自发突变，突变率为 $10^{-8}～10^{-6}$。用理化因素（如温度、紫外线、氟尿嘧啶等）处理病毒，也可诱发病毒基因突变，提高突变率。由基因突变产生的病毒表型性状改变的毒株为突变株（mutant）。突变株可呈多种表型，如病毒的形态、抗原性、宿主范围、营养要求、致病性、耐药性、病毒空斑大小等方面的改变。

（二）基因重组

2 种或 2 种以上不同的病毒感染同一宿主时，可发生 2 种病毒基因组之间的交换、组合，产生具有 2 个亲代病毒特征的子代病毒，并能继续增殖，该变化称为基因重组。重组可发生于 2 种活病毒之间，也可发生于活病毒与灭活病毒之间，甚至发生于 2 种灭活病毒之间。

（三）基因整合

在病毒感染宿主细胞的过程中，有时病毒的基因组或基因片段可插入到宿主细胞 DNA 中，这种基因重组的过程称整合。如乳头瘤病毒、腺病毒、疱疹病毒等肿瘤病毒基因组的整合，可使宿主细胞基因组产生变异，导致细胞转化发生肿瘤。另外，也可导致整合的病毒基因组发生变异或基因组部分序列的缺失。

二、病毒变异的生物学意义

病毒的变异可以使其适应环境的变化,或逃避宿主的免疫监视作用而得以生存。某些病毒的基因突变直接影响其致病性,使得对变异的病毒体缺乏免疫力,造成病毒感染的流行,如流感病毒。

疫苗是控制病毒性疾病最有效的办法,利用病毒各种变异株(减毒株)可以制备疫苗进行预防。但病毒表现型和基因组变异,又可严重影响病毒性疾病的诊断和流行情况的监测。因此,了解病毒的变异性,在人类控制病毒的流行和发生,根据突变改变药物设计方案以解决病毒治疗和耐药性问题,乃至利用病毒为人类造福等诸多方面,都有着重要的生物学意义。

(吴华英)

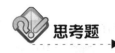

思考题

1. 简述病毒的结构与化学组成,说出其各有何功能。
2. 病毒增殖一个复制周期一般有哪些步骤?
3. 简述干扰现象对病毒性疾病的预防有何指导意义。
4. 举例说明病毒的变异有何生物学意义。

第二十五章 病毒的感染与免疫

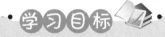

学习目标

1. 掌握病毒感染的途径与类型。
2. 熟悉病毒的致病机制。

第一节 病毒感染的途径与类型

一、感染方式与途径

病毒感染的传播方式和途径与细菌大致相同,但在某些方面较为特殊。多数病毒以一种途径进入宿主机体,但也有多途径感染的病毒。目前认为吸入是最常见的病毒感染途径,病毒的另一种生存和感染方式是通过媒介宿主再感染人类。病毒感染的传播方式有水平传播和垂直传播两种。

(一)水平传播

水平传播(horizontal transmission)是指病毒在人群中不同个体之间的传播,也包括从动物到动物再到人的传播。大多数传染病经水平传播,其传播途径有以下几种:①经皮肤传播:如狂犬病病毒经动物的咬伤、乙型脑炎病毒经昆虫的叮咬从皮肤侵入;②经呼吸道传播:如流行性感冒病毒等;③经消化道传播:如甲型肝炎病毒等;④性传播:如人类免疫缺陷病毒(HIV)等;⑤血液传播:有些病毒在特定条件下可直接入血,如 HIV、乙型肝炎病毒(HBV)经输血而感染机体等;⑥多途径传播:有些病毒可经多种途径侵入人体,如 HIV、乙型肝炎病毒(HBV)等。

(二)垂直传播

垂直传播(vertical infection)是指病毒经胎盘或产道由亲代向子代传播的方式,如HIV、风疹病毒、巨细胞病毒等。垂直传播所致病毒先天性感染往往后果严重。病毒经上述途径侵入机体后,可在感染局部播散至附近组织细胞内增殖,引起局部病变;也可经血流或神经组织再播散到靶细胞内增殖,引起全身性感染或特殊器官病变。

二、感染类型

病毒感染是病毒突破机体防御功能侵入机体并在体内宿主细胞中增殖的过程,其实质是病毒与机体、病毒与易感细胞相互作用的过程。病毒因其种类、毒力和机体免疫力不同，可呈现不同的感染类型。

（一）隐性感染

病毒侵入机体后不引起明显的临床症状，称隐性感染或亚临床感染。其发生可能与病毒毒力弱或者机体抵抗力强有关，虽然不表现明显的临床症状，但可以成为病毒携带者。此类感染可使机体获得抗某种病毒的免疫力，但由于对组织和细胞造成的损伤不明显而无症状，因此易被漏诊或误诊。病毒可在体内增殖并向外界播散，成为重要的传染源。隐性感染者常通过健康体检或普查才被发现，在流行病学上有重要意义。

（二）显性感染

指病毒侵入机体后在细胞内大量增殖，引起明显的临床症状，称显性感染或临床感染。感染可是局部的，也可是全身性的。

根据发病特点可分为：

1. 急性感染　急性病毒感染中，病毒潜伏期短，起病急，病程数天或数周，恢复后机体内不再有病毒并获到特异性免疫，也称病原消灭型感染。

2. 持续性感染　持续性病毒感染中，病毒可在宿主体内持续存在数月至数十年，但不一定持续繁殖和持续引起症状，宿主因长期携带病毒而成为重要传染源。这种持续感染可引起慢性进行性疾病，也可引发自身免疫病或与肿瘤发生相关。

持续性感染是病毒感染的一种重要类型，其形成原因有以下几方面：①机体免疫力低下，无力清除病毒；②病毒抗原性弱，机体难以产生免疫应答予以清除；③病毒存在于保护部位或发生突变，逃避宿主免疫作用；④病毒基因整合于宿主基因组中，与细胞长期共存。

持续性病毒感染，随病毒不同，致病机制也可不同，其临床表现也多种多样，按病程可分3种：①慢性感染：即病毒在显性或隐性感染后未完全清除，可持续增殖，症状时有时无，反复发作，如慢性肝炎；②潜伏感染：即原发感染后，病毒长期潜伏在特定细胞中，不增殖，无症状，若干年后，因免疫功能低下等诱因可激活潜伏病毒重新增殖，引起疾病复发，如单纯疱疹病毒、水痘-带状疱疹病毒；③慢发感染：为慢性发展的进行性加重的病毒感染，病毒感染潜伏期很长，机体无症状也不排毒，一旦出现症状，多表现为进行性过程，预后不良，如麻疹病毒引起的亚急性硬化性脑炎。

第二节　病毒的致病机制

病毒引起机体感染和疾病的能力称病毒的致病作用。病毒的感染是从侵入宿主开始，但致病作用则主要是通过侵入易感细胞，在其中增殖导致宿主细胞结构与功能损伤或改变而引发。致病作用表现在机体和细胞两个层次上。病毒感染能诱发机体免疫应答，免疫应答既可表现为免疫保护，也可造成免疫病理损伤。因此，病毒感染的结果取决于宿主、病毒及其他影响免疫应答的因素。

一、对宿主细胞的致病作用

（一）溶细胞作用

由于病毒大量增殖，阻断宿主细胞自身的核酸和蛋白质合成，从而导致宿主细胞代谢紊乱，出现病变（如浑浊、肿胀、团缩等）；也可因病毒成熟后短时间大量释放子代病毒造成细胞破坏；或因病毒感染造成细胞溶酶体膜通透性增加或破坏，溶酶体中的酶类导致细胞自溶。

有些病毒（多数是有包膜病毒）在易感细胞内缓慢增殖，以出芽方式释放病毒而不影响细胞的分裂和代谢，细胞只有轻微的病变，暂时不会出现溶解和死亡，此称病毒的稳定状态感染。

（二）细胞膜改变

病毒在复制中能诱导宿主细胞膜成分改变，出现新抗原；也可使受染细胞与邻近细胞融合，形成多核巨细胞，有利于病毒扩散。

（三）包涵体形成

包涵体（inclusion body）是指病毒感染细胞后，在胞质或核内可出现具有特殊染色性的圆形或椭圆形的块状结构。它由病毒颗粒或未装配的病毒成分组成，是细胞被病毒感染的标志。因包涵体形状、位置、染色性等特征随病毒而异，故可作为诊断依据。如从可疑狂犬病的脑组织切片或涂片中发现细胞内有嗜酸性包涵体，即内基小体（negri body），可诊断为狂犬病。包涵体破坏细胞的正常结构和功能，有时引起细胞死亡。

二、免疫病理作用

病毒抗原抗体免疫复合物的沉着可使机体免疫识别功能紊乱，诱发超敏反应、自身免疫疾病；有些病毒的感染常可导致机体的免疫应答能力降低，或暂时性免疫抑制（如麻疹病毒、EB病毒），或引起免疫细胞损伤（如HIV）。

另外，病毒感染细胞后，可诱发受染细胞出现自身抗原，也可使正常情况下隐蔽的抗原暴露或释放，导致机体对这些细胞产生免疫应答，由于免疫细胞、免疫因子对这些靶细胞发挥作用，从而发生自身免疫疾病。

三、导致遗传物质改变

（一）整合感染

某些病毒感染细胞后并不增殖，而是将其核酸全部或部分整合到受染细胞的核酸中，称整合感染。核酸的重新组合，使细胞基因组受到损伤、失活，遗传性状发生改变。

（二）细胞转化

少数整合的病毒基因可表达、编码出对细胞有特殊作用的蛋白，导致细胞转化，细胞形成改变，繁殖增快而引发肿瘤。

病毒与肿瘤的关系

大量研究资料表明，许多病毒与人类肿瘤发生有着密切的关系。其关系可分为2种：一种是肿瘤由病毒感染所致，例如，人乳头瘤病毒（HPV）引起的人疣（乳头瘤），为良性；人类嗜T细胞病毒（HTLV）引起的人T细胞白血病，为恶性肿瘤。另一种与肿瘤的发生密切相关，例如，乙型肝炎病毒（HBV）、丙型肝炎病毒（HCV）与原发性肝癌的发生有关；EB病毒与鼻咽癌及淋巴瘤的发生有关；人乳头瘤病毒（HPV）、单纯疱疹病毒-2型与宫颈癌的发生有关等。细胞转化是肿瘤形成的第一步，但不是形成肿瘤的必经步骤。相反，长时间无限增殖的细胞比正常细胞更易于发生突变或基因重排。

（三）细胞凋亡

细胞凋亡是一种由基因控制的程序性细胞死亡。有些病毒可直接或由病毒编码蛋白间接作为诱导因子,激活细胞凋亡基因,从而引发细胞凋亡;有些病毒则可阻止细胞凋亡,增加细胞基因突变机会。

（四）染色体改变

某些病毒可经垂直感染以阻止胚胎发育和器官分化,引起染色体畸变,导致死胎、流产、先天畸形或发育障碍。

第三节 抗病毒免疫

机体抗病毒感染的防御机制有天然非特异性免疫和获得性的特异性免疫。

一、非特异性免疫

非特异性免疫是机体防御病毒的第一道防线。干扰素、吞噬细胞、自然杀伤细胞（NK细胞）、补体、某些细胞因子、机体的屏障均参与抗病毒免疫,其中干扰素和 NK 细胞作用尤为突出。

（一）干扰素

干扰素（interferon,IFN）是机体在病毒或干扰素诱导剂作用下,由宿主细胞产生的一组具有高度活性、多种功能的糖蛋白。除病毒外,细菌内毒素、人工合成的双链 RNA 等诱生剂也可诱导干扰素的合成。

干扰素具有广谱抗病毒活性,但不能直接作用于病毒,而是通过诱导宿主细胞产生多种抗病毒蛋白来抑制多种病毒的增殖。此外,干扰素还有免疫调节、抗肿瘤作用及限制病毒在细胞间的扩散等作用。

（二）NK 细胞

NK 细胞可通过直接与靶细胞接触,释放穿孔素,从而溶解靶细胞,或通过 ADCC 作用间接对靶细胞杀伤,释放肿瘤坏死因子,引起细胞凋亡。

（三）单核吞噬细胞

单核吞噬细胞,尤其是固定或游走的巨噬细胞,吞噬并消化大分子异物（病毒）。抗体或补体的活性成分起调理吞噬作用,IFN-γ 可活化巨噬细胞增强杀灭病毒的能力。

二、特异性免疫

机体的免疫应答是宿主清除病毒感染、防止再次感染的最佳途径,包括体液免疫应答和细胞免疫应答。一般来说,体液免疫主要清除血流中病毒,同时有效防止再次感染;细胞免疫则清除细胞内病毒,是促进机体从初次感染中恢复的主要因素。

机体感染病毒后所获得的免疫力可各不相同。病毒抗原结构单纯且稳定或形成病毒血症,感染后常可获得持久甚至终身免疫,如麻疹病毒感染。病毒仅在局部细胞感染而不入血,或抗原性不稳定易变异的,感染后只能获得短暂免疫力,如流感病毒感染。详见抗感染免疫（第八章）适应性免疫应答的抗感染免疫作用。

（吴华英）

思考题

1. 简述病毒感染的途径。
2. 简述病毒感染的类型。
3. 病毒的致病机制有哪几方面？

第二十六章 病毒感染的检查方法与防治原则

1. 熟悉病毒感染的预防原则。
2. 了解病毒感染的检查方法及治疗。

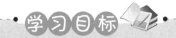

第一节 病毒感染的检查方法

病毒性疾病在感染性疾病中占有十分重要的地位,病毒的致病作用表现在机体的整体和细胞两个层次上。在病毒感染的早期能作出诊断和确定病原体,对及时正确地治疗和控制病毒感染、监测病毒的流行病学和发现新病毒等方面具有重要意义。

一、标本的采集与送检

由于病毒的严格细胞内寄生性,因此在检测病毒时,首先应注意标本采集与送检的特殊性。其主要原则是:①标本来源:用于分离病毒或检测病毒及其核酸的标本,在采集和送检时,应根据病毒的嗜组织性,急性期采集不同部位的标本,如脑脊液、血液、鼻咽分泌物、粪便、病变组织或脱落细胞等;②采集时间:标本应在病程初期或急性期早期采集,以提高病毒或抗原检出率;③标本处理:用于分离培养的标本,应加抗生素抗菌处理,并做到无菌操作;④标本保存:病毒在室温下易失活,故标本应冷藏或置于50%甘油盐水中立即送检,或置−70℃低温保存;⑤采集次数:欲检查病毒抗体,则应分别取早期和恢复期双份血清,以检查抗体效价的变化。

目前,常用的病毒检测技术方法包括病毒的分离培养、免疫技术和分子生物学技术。

二、显微镜形态检查

取含有病毒的组织细胞,经染色后用光学显微镜观察细胞中病毒包涵体、病毒感染细胞的病变;用电镜或免疫电镜可直接观察病毒颗粒的形态、结构以及病毒引起的组织细胞病理变化。

三、分 离 培 养

病毒只能在活的易感细胞内复制增殖,因此病毒培养必须提供活的易感宿主细胞。目前,最常用的病毒培养方法是细胞培养法,即用离体活组织块或分散的组织细胞在体外进行病毒培养的方法。根据病毒的种类和嗜组织性的不同,将被检标本接种于适当的原代细胞、二倍体细胞或传代细胞中,如人胚肾细胞、人胚肺细胞传代株、肿瘤传代细胞株等。经孵育,病毒增殖后,在光镜下可观察到被感染细胞的变化,如细胞圆缩、空泡、聚集、溶解、脱落、融合成多核巨细胞、形成包涵体等。有些病毒不引起细胞形态改变,但可出现干扰现象或红细胞吸附现象,也说明有病毒增殖,可进一步用免疫学或生物学方法进行病毒种的鉴定。

此外,还可选用敏感动物、适龄鸡胚,经适宜途径进行动物接种或鸡胚接种,以分离培养某些病毒。

四、病毒感染的血清学检测

根据抗原与抗体特异性结合的原理,可用已知抗体来鉴定未知病毒抗原,以确定病毒的种和型;亦可用已知病毒抗原来检测患者血清中有无相应抗体。因 IgM 抗体出现早、消失快,故检测特异性 IgM 抗体,可早期快速诊断某些病毒性疾病。而 IgG 出现晚、持续时间长,检测特异性 IgG 可作为曾经感染过某种病毒的指标。

检测病毒抗原抗体的常用方法有免疫荧光法、酶联免疫吸附试验、放射免疫法、免疫印迹法、血凝抑制试验、补体结合试验、中和试验等。

五、病毒核酸的检测

病毒核酸检测常用的方法是病毒核酸杂交技术。它是利用核苷酸可在体外一定条件下解离和重组的性质,将一条已知的单链 DNA 或 RNA 用放射性核素(如^{32}P)或非放射性物质(如酶或生物素-亲和素)标记后作为探针,根据碱基配对原则,与待测样品中相应的单链 DNA 或 RNA 配对,形成核酸杂交体,然后通过标记物来检测待测定的核酸。

聚合酶链反应(PCR)是一种通过体外基因扩增来检测标本中病毒基因的方法。该法是先将检材中未知的 DNA 提取、变性为单链作为模板,然后加入一些与模板基因有互补关系的引物、合成寡核苷酸的原料和 DNA 多聚酶等,在一定温度条件下使其按模板序列合成新的互补链,再复性、延伸,反复上述酶促反应过程(即扩增),从而合成大量新的核酸,故标本中有微量的病毒基因经数小时扩增后也能检测出。目前,PCR 技术已发展到既能定性又能定量的水平。

第二节 病毒感染的防治原则

病毒性疾病传播快、危害大,且大多数尚无特效治疗药物,故预防尤为重要,主要措施是做好疫苗接种工作。避免与传染源接触,切断传播途径,减少发病。

一、病毒感染的预防

1. 人工主动免疫 接种病毒疫苗使机体产生主动免疫,是预防和控制病毒性疾病的有效措施。目前,常用的疫苗有减毒活疫苗(如脊髓灰质炎疫苗、麻疹疫苗、流感疫苗及甲型肝炎疫苗等)、灭活疫苗(如乙型脑炎、狂犬病灭活疫苗等)、亚单位疫苗(如乙型肝炎亚单位疫苗)、多肽疫苗及基因工程疫苗。

人类天花绝迹日

天花是一种古老的烈性传染病,病原体是天花病毒。天花病毒传染性极强,经空气传播,患者全身出现皮疹,后期转为脓疱疹,死亡率高,仅17世纪,欧洲就有4000万人因天花被夺去了生命。病愈者会遗留瘢痕,在面部形成"麻脸"。在与天花的斗争中,人们一直在寻找有效的预防、治疗方法。在古代,我国曾发明用人痘接种预防天花,并传到世界各地,为人类预防天花发挥了作用。直到18世纪末,英国医生琴纳发明牛痘接种法替代了人痘接种预防天花。随着牛痘接种法的普遍使用,天花发病率大大减少。全球发现最后一例自然感染的天花患者是在1977年10月26日,此后2年再未发现新的天花患者。根据WHO规定:如果连续2年未发现天花患者,即可宣告人类天花绝迹。于是1979年10月25日被定为"人类天花绝迹日"。

---

2. 人工被动免疫 常用的生物制剂有胎盘球蛋白、丙种球蛋白、转移因子等,可用于某些病毒性疾病的紧急预防。

二、病毒感染的治疗

(一) 药物治疗

由于病毒必须进入细胞内复制方显示其活性,因此阻断病毒复制周期的药物是设计开发抗病毒药物的热点。目前,主要有以下几类抗病毒药物:

1. 核苷类药物 此类药是最早应用于临床的抗病毒药物,主要通过抑制病毒基因复制、转录或蛋白翻译达到抗病毒治疗作用。如阿昔洛韦(无环鸟苷)、更昔洛韦(丙氧鸟苷)用于治疗疱疹病毒。最近,一种新的核苷类药物——3TC已在临床应用中证明能成功地抑制艾滋病病毒的复制。

2. 蛋白酶抑制剂 抑制或阻断病毒编码的特定基因产物的药物是抗病毒药物设计的另一热点。针对病毒自身的酶蛋白作为特异的靶分子,有利于减少药物副作用,而增强药物的特异性和效力。赛科纳瓦可抑制人类免疫缺陷病毒复制周期中晚期蛋白酶活性,影响病毒结构蛋白的合成。英迪纳瓦及瑞托纳瓦是新一代的病毒蛋白酶抑制剂,可用于人类免疫缺陷病毒(HIV)感染的治疗。

另外,金刚烷胺和金刚乙胺可用于甲型流感的治疗。甲酸磷霉素可抑制多种疱疹病毒。

3. 天然药物 一批中草药(如板蓝根、大青叶、甘草、大蒜等)提取物也因能抑制病毒的核酸合成、调整或增强机体的免疫功能而广泛用于抗病毒治疗。

(二) 免疫治疗

一些免疫制剂(如单克隆抗体)、治疗性疫苗、非特异性免疫调节剂[如干扰素、干扰素诱生剂、胸腺肽以及白介素-2(IL-2)]、肿瘤坏死因子(TNF)等细胞因子都有抑制病毒的作用。

(三) 基因治疗

针对病毒基因组中的靶基因而设计的抗病毒基因治疗正在研究开发之中。它们主要通过与病毒基因的某关键序列特异结合,从而抑制病毒的复制,如反义寡核苷酸;也可通过特异性位点切割降解靶基因,减少或消除病毒转录物,从而抑制病毒的复制,如核酶。

（吴华英）

思考题

1. 病毒感染检查的标本采集应遵循哪些原则?
2. 简述病毒性感染的防治原则。

第二十七章　呼吸道病毒

1. 掌握流行性感冒病毒的生物学特性、致病性与免疫性，熟悉其防治原则。
2. 掌握麻疹病毒的致病性与免疫性，熟悉其生物学特性和防治原则。
3. 熟悉风疹病毒的主要生物学特性与致病性。
4. 了解腮腺炎病毒、冠状病毒的主要生物学特性与致病性。

呼吸道病毒是指由呼吸道侵入、引起呼吸道局部或其他组织器官病变的病毒，它们分别属于不同科属的病毒，具有感染力强、传播快、潜伏期短、起病急等特点。

第一节　流行性感冒病毒

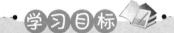

流行性感冒病毒（influenza virus）简称流感病毒，分类上属正黏病毒科，是引起流行性感冒的病原体。

一、生物学特性

（一）形态与结构

流感病毒为有包膜的单链分片段 RNA，直径 80～120nm，呈球形或丝状。病毒体结构主要包括病毒核酸与蛋白质组成的核衣壳和包膜三部分。

1. 核衣壳　由核蛋白（NP 即衣壳）缠绕着单股负链的 RNA 组成核衣壳，呈螺旋对称排列。病毒的核酸分 7 个或 8 个片段（甲型、乙型流感病毒有 8 个 RNA 节段，丙型流感病毒为 7 个 RNA 节段），每个 RNA 片段结合有与核酸复制和转录有关的 RNA 多聚酶，并分别控制编码病毒的各种蛋白。病毒核酸在细胞核内分节段复制，病毒成熟时再重新装配于子代衣壳中，这一结构特点使病毒在复制中易发生基因重组，导致新病毒株的出现。

2. 包膜内层　为基质蛋白（M 蛋白），由病毒基因编码，位于包膜与核心之间，具有保护核心、维持病毒形态、增加包膜硬度和厚度、促进病毒装配等作用。

3. 包膜外层　是来自宿主细胞的脂质双层膜，其上镶嵌有 2 种糖蛋白刺突，即血凝素（HA）和神经氨酸酶（NA）。

HA 是呈柱状的三聚体糖蛋白,与病毒吸附、穿入宿主细胞有关,并能引起红细胞凝集。NA 是呈蘑菇状的四聚体糖蛋白,具有酶活性,可破坏细胞膜上病毒特异受体,使病毒从感染细胞膜上解离,有利于成熟病毒的释放和扩散,故两者与病毒感染性有关。NA 和 HA 都是病毒编码的糖蛋白,具有免疫原性,因此能诱导机体产生相应抗体,以中和病毒的感染(图 27-1)。

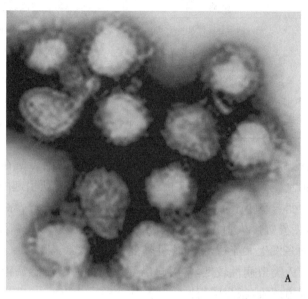

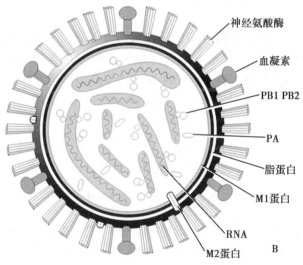

图 27-1 流行性感冒病毒的形态与结构
A. 病毒形态;B. 病毒的结构模式图

(二) 分型与变异

核蛋白和 M 蛋白免疫原性较稳定,具有型特异性。根据核蛋白和 M 蛋白抗原的不同,可将流感病毒分为甲、乙、丙三型,甲型又根据 HA 及 NA 抗原不同分为若干亚型。乙型、丙型至今尚未发现亚型。

甲型流感病毒的 HA 或 NA 抗原变异频繁,迄今已经历过多次重大变异(表 27-1),

是流行最为频繁和波及全球的重要病原体,仅在 1918—1919 年的流感大流行中,世界人口(当时 22 亿)的 50％ 被感染,死亡人数至少有 2000 万,高于第一次世界大战死亡总人数。

表 27-1 甲型流感病毒抗原性变异与流感大流行

流行年代	亚型类别	代表病毒株
1918—1919	Hsw1N1	猪流感病毒相关(H1N1)
1946—1957	H1N1(亚甲型)	A/FM/1/47(H1N1)
1957—1968	H2N2(亚洲甲型)	A/Singapore/1/57(H2N2)
1968—1977	H3N2(香港甲型)	A/Hongkong/1/68(H3N2)
1977—	H3N2,H1N1(香港甲型与新甲型)	A/USSR/90/77(H1N1)

抗原性变异是流感病毒最突出的特性,也是流感防治中的困难所在。流感病毒的变异是一个连续不断地由量变到质变的过程。由于基因组自发突变所引起的变异,变异幅度小,HA 和 NA 氨基酸的变异率小于 1％,属量变异,仅引起中小型流行,称抗原性漂移;由于基因重组引起的变异,变异幅度大,HA 氨基酸的变异率为 20％～50％,属质变异,因人群对新亚型缺乏免疫力而多发生大流行,称抗原性转变。

乙型流感病毒对人类致病性较低,常引起局部暴发。丙型流感病毒主要侵犯婴幼儿或引起人类轻微上呼吸道感染,很少流行。

(三) 培养特性

流感病毒可用鸡胚和细胞培养,初次分离接种于鸡胚羊膜腔最好,传代适应后可接种于尿囊腔。细胞培养可用犬肾细胞或猴肾细胞。病毒在鸡胚和细胞中增殖后不引起明显的病变,需用红细胞凝集试验和血凝抑制试验等免疫学方法证实病毒的存在并进行种的鉴定。

(四) 抵抗力

流感病毒的抵抗力较弱,不耐热,56℃30 分钟即被灭活。在 0～4℃能存活数周,−70℃以下可长期保存。对干燥、紫外线、甲醛、乙醚和乳酸敏感。

二、致病性与免疫性

流感病毒抗原易变异,传播快,是引起流行性感冒(简称为流感)的主要病毒。流感为上呼吸道急性传染病,传染源主要是隐性感染者和急性期患者,发病 2～3 天,鼻咽分泌物中病毒含量高,传染性最强。病毒经飞沫在人与人之间直接传播,在呼吸道上皮细胞内增殖,引起细胞纤毛丧失,空泡变性、脱落,黏膜充血水肿。病毒多不入血,但其毒素样物质可入血,引起发热(可达 38～40℃)、头疼、畏寒、肌痛、乏力、鼻塞和流涕等症状。甲型流感病毒除感染人外,还可以感染禽、猪、马等动物。机体抵抗力较弱的婴幼儿、老年人或心肺功能不全者易继发细菌感染,如肺炎、中耳炎等。无并发症患者发病后 3～4 天开始恢复。

病后机体可产生中和抗体,对同型病毒有抗感染、减轻病情的作用,免疫力可持续数月至数年,但亚型间无交叉免疫;呼吸道局部的 SIgA 在预防感染和阻断疾病发生中起重要作用。

禽流感（avian influenza，AI）

禽流感是禽流行性感冒的简称，是由禽流行性感冒病毒引起的一种人、禽类（家禽和野禽）共患急性传染病。按病原体类型不同，分为高致病性、低致病性和非致病性禽流感三大类。高致病性禽流感由 A 型禽流感病毒引起，人类可因病禽的分泌物、排泄物、尸体等污染饲料、饮水等，经接触、呼吸道、消化道、皮肤等多途径感染。以冬春季节多发，潜伏期短，感染后可以表现为高热、咳嗽、流涕、肌痛等，也可表现为较严重的全身性、出血性、败血性症状，死亡率较高。自从 1997 年在香港发现人类也会感染禽流感之后，此病症引起 WHO 的高度关注。因其传播快、危害大，被 WHO 列为 A 类动物疫病。

截至目前为止，人类发生的禽流感均为个案，尚未发现"人-人"感染的确切证据。

三、实验室检查

在流感暴发流行时，根据典型症状即可作出临床诊断。实验室检查主要用于鉴别诊断和分型，特别是对监测新变异株的出现、预测流行趋势和提出疫苗预防建议等方面有指导意义。其检查方法主要是病毒分离培养和用免疫方法（如血凝抑制试验、免疫荧光和 ELISA）检测抗体。也可用核酸杂交、PCR 或序列分析检测病毒核酸和分型。

四、防治原则

流感病毒引起流行性感冒，其传染性强，多呈季节性流行，北方以冬季为主，南方四季皆有发生，在夏季和冬季达到高峰。流行期间尽量避免人群聚集，公共场所应通风换气或每 100m³ 空间用 2～4ml 乳酸加 10 倍水混匀，加热熏蒸空气。早期发现并及时隔离、治疗患者。免疫接种是最有效的预防方法，但需及时监测病毒变异动态，选育流行毒株制备相应的疫苗进行人群免疫，以防发生流行。目前，多用三价灭活疫苗或流感病毒亚单位（HA、NA）疫苗进行预防。

治疗尚无特效疗法，主要是对症治疗和预防继发细菌感染。盐酸金刚烷胺及其衍生物金刚乙胺因能抑制病毒的穿入、脱壳而用于预防甲型流感。干扰素滴鼻及中草药板蓝根、大青叶、金银花等有一定疗效。

第二节　麻疹病毒

一、生物学特性

麻疹病毒（measles virus）为单股负链 RNA 型、有包膜的球形病毒。分类上属副黏病毒科麻疹病毒属。包膜刺突有血凝素和融合因子（F 蛋白），前者与病毒吸附有关，后者可促进宿主细胞膜与病毒、细胞与细胞间的融合，形成多核巨细胞。病毒在感染细胞核和胞质内可形成嗜酸性包涵体。

麻疹病毒加热 56℃30 分钟即被破坏，对紫外线、干燥、乙醚、氯仿均敏感。

麻疹病毒抗原性较稳定，只有一个血清型，但 20 世纪 80 年代以来，有诸多麻疹病毒抗原性变异的报道。核苷酸序列分析表明，该病毒存在着基因漂移。

二、致病性与免疫性

麻疹病毒是麻疹的病原体,人是其唯一自然宿主。麻疹病毒可感染任何年龄段的易感人群,好发于 6 个月~5 岁的婴幼儿童。病毒感染率约为 50%,但发病率几乎达 100%,潜伏期(9~12 天)至出疹期患儿为传染源,冬春季多发。

病毒由患者的鼻咽或眼分泌物中排出,经飞沫或污染物品传播,在呼吸道、眼结膜上皮细胞内增殖,然后入血形成第一次病毒血症,此时患者可有发热、畏光、眼结膜炎、鼻炎、咳嗽等前驱症状,此期患者传染性最强。发病 2 天后,多数患儿口颊内侧黏膜处出现灰白色外绕红晕的柯氏斑(Koplik 斑),可作为早期临床诊断的依据之一。当病毒随血流侵入淋巴组织和单核吞噬细胞系统进一步增殖后,再次入血,继而侵犯全身皮肤、黏膜及中枢神经系统,表现为多核巨细胞病变。此时,患儿全身皮肤由颈、躯干到四肢相继出现特征性红色斑丘疹,4 天后体温下降,皮疹缓慢消退脱屑,若无并发症可自愈。有的患者因抵抗力下降,可并发细菌或其他病毒感染,引起肺炎、中耳炎、脑膜炎等。极个别病例可以发生亚急性硬化性全脑炎(subacute sclerosing panencephalitis,SSPE),患者大脑功能渐进性衰退,表现为反应迟钝、精神异常、运动障碍,最后导致昏迷死亡。此外,麻疹病毒感染可引起暂时性免疫抑制,机体对新抗原的免疫应答减弱。

病后可获终身免疫。6 个月内婴儿可从母体获得 IgG 被动免疫,不易感染。但随着年龄增长,抗体逐步消失,易感性随之增加,故麻疹多发于 6 个月~5 岁的小儿。

三、防　治　原　则

预防麻疹的主要措施是隔离患者,对接触者进行人工主动免疫,提高儿童免疫力。我国于 1965 年首先研制出麻疹减毒活疫苗并进行预防接种,初次接种在 8 个月龄,1 年后及学龄前再强化免疫。对接触过麻疹的易感者,可紧急用丙种球蛋白或胎盘球蛋白进行人工被动免疫,防止发病或减轻症状和减少并发症。

由于疫苗的普遍应用,麻疹发病率大幅度下降,因此,WHO 已将消灭麻疹列入继消灭脊髓灰质炎后的又一主要目标。

第三节　腮腺炎病毒

腮腺炎病毒(mumps virus)属副黏病毒科德国麻疹病毒属,基因组为单股负链 RNA,衣壳呈螺旋对称的球形病毒,有包膜,其上有血凝素、神经氨酸酶和融合因子刺突。在鸡胚细胞或猴肾细胞内增殖形成多核巨细胞,但细胞病变不明显,需用红细胞吸附试验证实病毒的增殖。

腮腺炎病毒是流行性腮腺炎的病原体,呈世界分布,只有一个血清型,人是其唯一宿主。病毒通过飞沫或污染物品在人与人之间直接传播。学龄儿童为易感者,好发于冬春季节,潜伏期为 2~3 周。

病毒侵入呼吸道上皮细胞和面部局部淋巴结内,增殖后进入血流,再通过血液侵入腮腺及其他器官。临床主要症状为一侧或双侧腮腺肿大、疼痛、发热、乏力和肌痛等。若无合并感染,病程 1~2 周自愈。有时,该病毒可引起睾丸炎、卵巢炎、病毒性脑炎和获得性耳聋等。腮腺炎病毒是导致不育症和儿童期获得性耳聋的常见原因之一。

病后可获得牢固免疫力。典型病例无需实验室检查即可作出诊断。

及时隔离患者,防止传播。疫苗接种是唯一有效的预防措施,分别在 18 个月龄和 12 周岁时接种。目前,疫苗有两种:一种是 MMR 三联疫苗,由腮腺炎病毒、麻疹病毒和风疹病毒组成;另一种是单价减毒活疫苗。

第四节　风　疹　病　毒

风疹病毒(rubella virus)是引起风疹的病原体,分类上属披膜病毒科风疹病毒属,为球形、有包膜的单股正链 RNA 病毒,核衣壳呈 20 面体对称结构。包膜上有血凝素刺突。风疹病毒只有一个血清型,人是其唯一自然宿主。

病毒经呼吸道传播,在局部淋巴结增殖后,形成病毒血症并播散全身。儿童是主要易感者。被病毒感染后,主要表现为发热、麻疹样出疹,但症状较轻,伴耳后和枕下淋巴结肿大,随之面部乃至全身出现浅红色斑丘疹。成人感染后症状较重,除出疹外,还可有关节炎、关节疼痛、血小板减少和出疹后脑炎等。

孕妇 4 个月内感染风疹病毒对胎儿危害最大,病毒可垂直感染胎儿,使胎儿细胞生长、有丝分裂和染色体结构发生改变,导致胎儿畸形或先天性风疹综合征。婴儿出生后表现为先天性心脏病、先天性耳聋和白内障三大主症以及其他风疹综合征,如黄疸性肝炎、肺炎和脑膜脑炎等。病后可获得持久免疫力。

接种风疹减毒活疫苗或 MMR 三联疫苗是预防风疹的有效措施,接种对象是风疹抗体阴性的育龄妇女。如抗体阴性的孕妇与患者接触,应立即大量注射丙种球蛋白以紧急预防,并加强对孕妇进行风疹病毒感染的监测。

第五节　冠　状　病　毒

冠状病毒(coronavirus)在分类上属于冠状病毒科冠状病毒属。呈多形性,直径为 80～160nm,为单股正链 RNA 病毒,核衣壳呈螺旋对称,有包膜,因包膜上有间隔较宽向四周伸出的突起,整个病毒颗粒形如花冠状而得名(图 27-2)。

冠状病毒引起 10%～30% 普通感冒及咽喉炎,各年龄组均可发病,婴幼儿为主,冬春季为流行高峰。病毒经飞沫传播,仅侵犯上呼吸道,引起轻度感染,但可使原有的呼吸道感染加重,甚至引起肺炎。病后免疫力不强。冠状病毒还与人类腹泻、胃肠炎和 SARS 有关。

目前,世界公认一种变异的新的冠状病毒,称 SARS 冠状病毒(SARS CoV),感染后能引起一种具有明显传染性的、以急性肺部损伤为主的新的呼吸道急性传染病,WHO 将其命名为严重急性呼吸综合征(severe acute respiratory syndrome,SARS)。2003 年 4 月,我国将此病正式列入法定传染病,称传染性非典型肺炎。

该病毒与已知的冠状病毒相比,其传染性、致病性均强,且在外界生存与抵抗力也较强。24℃条件下,在物体表面可存活 2～3 天。各分泌物、体液和排泄物里以及痰和粪便中能存活 5 天以上,尿中至少可存活 10 天,血中存活约 15 天。SARS 冠状病毒对温度敏感,随着温度升高,病毒存活力下降,37℃可存活 4 天,56℃加热 90 分钟、75℃加热 30 分钟可杀死病毒。紫外线照射 60 分钟、75%乙醇作用 5 分钟、含氯的消毒剂作用 5 分钟均可以灭活病毒。

传染源主要为 SARS 急性期患者,传播途径主要为近距离飞沫直接传播,也可经密切接触、气溶胶、粪口等途径传播。人群普遍易感,以老年人、慢性病患者(如糖尿病、慢性肺病

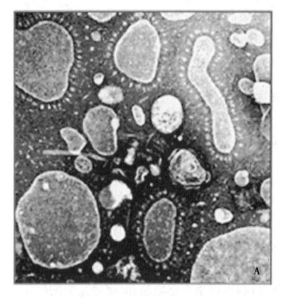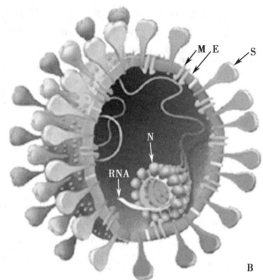

图 27-2　冠状病毒的形态与结构

A. 病毒形态；B. 病毒的结构模式图

等）、医护人员、过度疲劳和抵抗力低下者为高危人群。

SARS 起病急，潜伏期一般为 2～10 天，临床上以发热（体温一般高于 38℃）、乏力、头痛、关节酸痛等全身症状和干咳少痰、胸闷、呼吸困难等呼吸道症状为主要表现，常无上呼吸道卡他症状，可伴有腹泻，严重者可出现气促或急性呼吸窘迫综合征，胸片可见片状或斑片状浸润性阴影或网状改变。白细胞计数一般正常或降低，抗菌药物治疗无效。

结合病史、体征、症状及 X 检查可作出临床初步诊断。目前，WHO 推荐 SARS 病原的实验诊断方法主要用 ELISA 或免疫荧光试验（IFA）检测 SARS CoV 抗体，也可用分子生物学检测和病毒分离培养等方法以辅助诊断。

SARS 治疗原则：目前尚无特效药物，以综合治疗为主，早期氧疗，结合对症治疗（休息、降温、营养和止咳等），配合抗病毒治疗（如阿昔洛韦和更昔洛韦）及激素治疗，增强免疫，防止细菌感染，辅以中药治疗和心理治疗。

SARS 预防原则：采用综合性措施，早发现，早报告，早隔离，早诊断，早治疗。对潜伏期接触者必须每天测量一次体温，直到最后一次接触后 14 天为止。不陪护、不探视患者，切断传播途径。保持室内空气流通和良好的个人卫生习惯。流行期间，可用 1000mg/L 含氯消毒剂对公共场所、可能受到污染的物品进行喷雾或擦拭消毒。目前，特效疫苗尚处于研究试验阶段。

（吴华英）

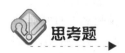思考题

1. 简述甲型流感病毒抗原变异与流行的关系及预防原则。
2. 简述 SARS 的预防原则。

第二十八章　肠道病毒

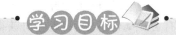

学习目标

1. 熟悉肠道病毒的共同特点。
2. 了解脊髓灰质炎病毒的生物学特性、致病性与免疫性，熟悉其防治原则。
3. 了解柯萨奇病毒、埃可病毒与轮状病毒的致病性。

肠道病毒（enterovirus）是指经消化道侵入并引起消化道及其他组织器官病变的一类病毒。其种类繁多，主要包括脊髓灰质炎病毒、柯萨奇病毒、埃可病毒、新肠道病毒 68～71 型、轮状病毒、肠道腺病毒等。

肠道病毒的共同特征有：

1. 球形，无包膜小型单股正链 RNA 病毒，直径 20～30nm，核衣壳为 20 面对称结构。

2. 在易感细胞中增殖，快速导致细胞病变。

3. 抵抗力较强，耐酸和乙醚，在 pH 3～9 条件下稳定。对紫外线、干燥敏感，56℃ 30 分钟可灭活病毒。

4. 经粪-口途径传播，多数人感染后为隐性感染，临床症状多样化，感染后对同型病毒有较牢固的免疫作用。

第一节　脊髓灰质炎病毒

脊髓灰质炎病毒（poliovirus）是脊髓灰质炎的病原体。病毒侵犯脊髓前角和脑干的运动神经细胞，引起肢体肌肉弛缓性麻痹，儿童多发，故称为小儿麻痹症。

一、生物学性状

脊髓灰质炎病毒（图 28-1）具有典型的肠道病毒的共同特征，分为 3 个血清型，型间很少交叉免疫，我国以Ⅰ型居多。抵抗力较强，在污水、粪便、饮食和冰箱内可存活数周或数月。不易被胃酸或胆汁灭活。对高

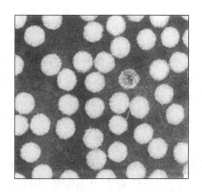

图 28-1　脊髓灰质炎病毒扫描电镜图

锰酸钾、碘酒、过氧化氢、含氯石灰均敏感。

二、致病性与免疫性

患者或无症状的带毒者为传染源。主要通过粪-口途径传播,夏秋季多发。90％感染者呈隐性感染,病毒局限于肠道,不出现症状或仅轻微发热、咽痛、腹部不适等。5％患者肠道局部的病毒可入血形成第一次病毒血症,引起发热、头痛、肌痛等非特异性症状,可迅速恢复。病毒随血流扩散至全身淋巴组织或其他易感的非神经组织细胞中继续增殖,形成第二次病毒血症,导致全身症状加重。1％～2％的患者,病毒侵入中枢神经系统和脑膜,产生非麻痹型脊髓灰质炎或无菌性脑膜炎,一般10天内可恢复;仅1‰患者,病毒可侵入中枢神经系统,引起肢体肌肉弛缓性麻痹,尤以下肢多见。轻者可恢复,重者可造成肢体瘫痪、残疾。极个别患者可发生延髓麻痹,导致心力衰竭、呼吸停止。因此,临床表现的轻重与机体免疫功能状态、病毒毒力大小和数量有关。病毒感染后,患者可获得长期牢固的型特异性免疫。

三、实验室检查

1. 病毒的分离与鉴定 取患者的粪便等标本,经抗生素处理后,接种于易感细胞内培养,出现典型的细胞病变后,再用中和试验进一步鉴定其型别。

2. 免疫检查 取患者发病初期及恢复期双份血清进行中和试验,如恢复期血清特异性抗体效价增高4倍或4倍以上,则有诊断意义。

3. 快速诊断 用PCR或核酸杂交法检测病毒核酸,可对脊髓灰质炎病毒感染作出快速诊断。

四、防治原则

脊髓灰质炎的主要预防措施是:①口服疫苗:脊髓灰质炎减毒活疫苗(OPV)和灭活脊髓灰质炎疫苗(IPV)都是三价混合疫苗(TIPV或TOPV),对象是5岁以下儿童;②口服时间:冬春季进行,此时因肠道中病毒较少,可避免发生干扰;③免疫程序:我国实行的是2个月龄开始连服3次TOPV、每次间隔1个月、4岁强化一次的免疫程序,以保持持久免疫力;④被动免疫:对与患儿密切接触的易感者,可注射丙种球蛋白进行被动免疫,以紧急预防或减轻症状。

第二节 柯萨奇病毒与埃可病毒

柯萨奇病毒(coxsackievirus)和人肠道致细胞病变孤儿病毒(enteric cytopathogenic human orphan virus,ECHO,简称埃可病毒),其生物学特点、传播途径和致病机制与脊髓灰质炎病毒相似。其致病特征是:病毒在肠道中增殖,却很少引起肠道疾病,不同型别病毒可引起相同的临床综合征,同一型别病毒可引起几种不同的临床疾病。

这些病毒以隐性感染多见,表现为轻微上感或腹泻症状,也可引起散发性脊髓灰质炎样的麻痹症、暴发性脑膜炎、脑炎、发热等,但也可引起特有的疾病。

柯萨奇病毒主要引起疱疹性咽峡炎、手足口病、流行性胸痛、心肌炎、类脊髓灰质炎、普通感冒等。

手 足 口 病

手足口病(hand-foot-and-mouth disease,HFMD)是一种发疹性传染病,由多种病毒引起,以柯萨奇病毒最多见。手足口病一年四季均能发病,但以夏秋季节多见。多发生于5岁以下小儿。病毒存在于患儿的咽部、唾液、疱疹和粪便中,可通过人群间的密切接触及空气飞沫传播,也可通过手、生活用品及餐具等间接传染。临床表现为患儿手足皮肤和口舌出现水疱性损伤,伴有发热,因而称为手足口病。少数患儿可引起心肌炎、肺水肿、无菌性脑膜脑炎等并发症。重症者病情发展快,可导致死亡。手足口病经多途径传播,做好儿童个人、家庭和托幼机构的卫生是预防本病传染的关键。

埃可病毒主要引起病毒性脑膜炎、婴幼儿腹泻、儿童皮疹等。

由于病毒所致临床症状多样化的特点,因此必须进行病毒分离、免疫学检查或 PCR 检查,结合临床表现对病因作出诊断。

目前,尚无理想的疫苗和特异治疗方法。

第三节 轮状病毒

轮状病毒分类上属于呼肠孤病毒科,是人类、哺乳动物及鸟类腹泻的重要病原体。A 组轮状病毒是婴幼儿重症腹泻最主要的病原体。

一、生物学性状

轮状病毒(rotavirus)为大小不等的球形病毒,无包膜,有双层衣壳,呈放射状排列,似车轮状外观,故名(图 28-2)。该病毒基因组为双链 RNA,由 11 个节段组成。

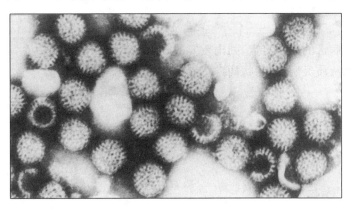

图 28-2 轮状病毒形态图

外衣壳蛋白上的刺突 VP4 为病毒的血凝素,与靶细胞糖蛋白受体结合而进入细胞内,故与病毒毒力有关。根据病毒内外衣壳蛋白抗原性不同,可分别将轮状病毒分 7 个组(A~G),进而将 A 组分为不同的血清型。

该病毒对理化因素及外界环境有较强抵抗力,在粪便中可存活数天到数周。耐乙醚、酸和碱,在 pH 3.5~10 仍可保持其感染性。

二、致病性与免疫性

轮状病毒经粪-口传播,引起人类感染。患者和无症状带毒者是传染源,秋冬季发病多见。对人致病的 A 组最为常见,是引起婴幼儿急性胃肠炎的主要病原体,患者以 2 个月～2 岁婴儿多见。病毒侵入机体后,在小肠黏膜细胞中增殖,引起细胞病变、功能障碍,临床上表现为突发水样腹泻、呕吐、发热、水和电解质的丢失。该病一般为自限性,可完全恢复。少数患者因腹泻严重,出现脱水、酸中毒而导致死亡,故该病毒是引起婴幼儿死亡的主要原因之一。

成年人和年长儿童,对 A 组病毒常呈无症状感染,B 组病毒可在成年人和年长儿童中引起暴发流行,主要表现似霍乱样腹泻。

病后机体可产生 SIgA,对同型病毒感染有保护作用,但因作用弱可反复感染。

三、实验室检查

在腹泻高峰,取患者的粪便标本进行直接电镜、免疫电镜检查病毒颗粒;用 ELISA 或免疫荧光等方法检查抗原或抗体以帮助诊断。

四、防 治 原 则

以控制传染源、切断传播途径为主。目前,减毒活疫苗、基因片段疫苗正在研制试用中。治疗主要是及时输液,补充血容量,纠正电解质平衡。

(吴华英)

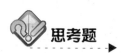

思考题

1. 归纳肠道病毒的共同特点,列出重要的肠道病毒。
2. 简述脊髓灰质炎病毒、轮状病毒感染的防治原则。

第二十九章　肝炎病毒

1. 掌握甲、乙型肝炎病毒的生物学特性、致病性与免疫性。
2. 熟悉乙型肝炎的检测指标与临床意义及其防治原则。
3. 熟悉甲、丙型肝炎的防治原则。
4. 了解其他肝炎病毒的主要生物学特性及致病性。

　　肝炎病毒是引起病毒性肝炎的病原体。目前,发现引起人类肝炎的病毒主要有甲型肝炎病毒、乙型肝炎病毒、丙型肝炎病毒、丁型肝炎病毒及戊型肝炎病毒。近年,发现了庚型肝炎病毒和 TT 病毒等。此外,还有巨细胞病毒、EB 病毒、风疹病毒、黄热病病毒等亦可引起肝炎,但不列入肝炎病毒范畴。

　　病毒性肝炎传播极广,严重危害人类健康,已成为主要的社会公共卫生问题。

我国病毒性肝炎流行情况

　　中国是病毒性肝炎的高发区,目前已知的甲、乙、丙、丁、戊、庚及 TTV 型肝炎,在我国均有发生,其中尤以甲、乙、丙和戊 4 个型别的流行情况严重,仅乙型肝炎病毒携带者已达 1.2 亿之多。可以说,病毒性肝炎是对我国危害最为严重的传染病之一。

　　1983 年和 1988 年,在我国上海地区发生过 2 次甲型肝炎大流行,流行期传染源都是被粪便污染的毛蚶。在 1988 年的大流行中,罹患率高达 4000/10 万,患者人数达 34 万之多,以儿童和青壮年较多。1986 年和 1987 年,从 8 月份开始,在新疆南部由戊型肝炎病毒引起戊型肝炎大流行,出现过 2 个发病高峰,其间累计发病人数为 12.2 万例,死亡 717 例,总罹患率为 5.24%~11.76%。鉴于此,以中国肝炎防治基金会为主,联合中华医学会肝病学会、中华预防医学会和中国中医肝病学会等,倡导设立 3 月 18 日为"全国爱肝日"。

第一节　甲型肝炎病毒

　　甲型肝炎病毒(hepatitis A virus,HAV)是甲型肝炎的病原体。由 Feinstone 于 1973 年首次在急性甲型肝炎粪便中发现。1993 年,国家病毒分类委员会(ICTV)将其归为小 RNA 病毒科的嗜肝病毒属。

一、生物学性状

（一）形态与结构

HAV 属小 RNA 病毒科，呈球形，直径为 27nm，20 面立体对称，无包膜，核酸为单股正链 RNA，长约 7500 个核苷酸（图 29-1）。迄今，在世界各地分离的 HAV 抗原性稳定，均只有一个血清型。

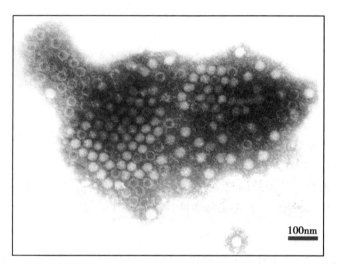

图 29-1 甲型肝炎病毒

（二）细胞培养与动物模型

HAV 可直接在人胚肺 2 倍体细胞株中增殖，亦可在人胚肾细胞、非洲绿猴肝细胞和肾细胞中增殖，但增殖速度慢，自细胞中释放亦十分缓慢，不引起细胞裂解。应用免疫荧光染色法可检出细胞中培养的 HAV，亦可将培养细胞裂解后用放射免疫法检测出 HAV。

黑猩猩和狨猴对 HAV 易感，经口或静脉注射可使动物发生肝炎，并能在动物肝细胞中检出 HAV。

（三）抵抗力

HAV 的抵抗力较强，60℃4 小时不被灭活，在淡水、海水、泥沙和毛蚶中可存活数天至数月。－20℃可存活数年，耐受乙醚、氯仿和酸。100℃5 分钟可将其灭活。乙醇、苯酚、含氯石灰和甲醛等可消除其传染性。

二、致病性与免疫性

（一）传染源与传播途径

HAV 主要通过粪-口途径传播，传染源为患者和隐性感染者。甲型肝炎的潜伏期为15～50 天。通过污染水源、食物、海产品、食具和玩具等传播而引起散发性流行或大流行。1988 年春季，我国上海因食入 HAV 污染的毛蚶而引发甲型肝炎暴发流行，患者达 30 余万，危害十分严重。主要侵犯儿童和青少年。

（二）致病机制与免疫

HAV 经口侵入人体，早期在口咽部或唾液腺中增殖，之后在肠黏膜与局部淋巴结中大量增殖，并侵入血流引起病毒血症，最终侵犯肝脏。其致病机制除病毒的直接作用外，机体的免疫应答在引起肝组织损害中亦起一定的作用。

HAV 感染后,机体可产生抗-HAV(IgM 和 IgG),抗-HAV IgM 在急性期和恢复早期出现。抗-HAV IgG 在恢复后期出现,并可维持多年,对病毒的再感染有免疫力。甲型肝炎预后良好。

三、实验室检查

1. 病原检查 病原检查主要用于检测粪便标本,常采用 ELISA 法检测 HAV 抗原,用 PCR 和分子杂交技术检测 HAV RNA,也可用免疫电镜法检测病毒颗粒。

2. 免疫检查 临床上常用免疫学方法检测 HAV 特异性抗体。对于感染早期的患者,可用 RIA 或 ELISA 法检测血清中的抗-HAV IgM。了解既往感染史或进行流行病学调查,则需检测抗-HAV IgG。

四、防治原则

加强卫生宣教工作和饮食卫生管理,管好粪便、保护水源是预防甲型肝炎的主要环节。患者的排泄物、食具、物品、床单及衣物等要认真消毒处理。

目前,有减毒活疫苗和灭活疫苗两种甲型肝炎疫苗。我国研制的减毒活疫苗免疫效果好。灭活疫苗已在国外研制成功,安全性和免疫效果好,被广泛应用。基因工程疫苗正在研制过程中。

对有接触史的儿童及高危人群注射丙种球蛋白进行紧急预防。

第二节 乙型肝炎病毒

乙型肝炎病毒(hepatitis B virus,HBV)在分类上归属于嗜肝 DNA 病毒科正嗜肝 DNA 病毒属,是引起乙型肝炎的病原体。1970 年,Dane 证实了在患者血清中存在乙型肝炎病毒颗粒。HBV 感染率高,乙型肝炎的危害性比甲型肝炎大,约 10% 乙型肝炎转变为慢性肝炎,部分慢性活动性肝炎可转为肝硬化、肝癌。HBV 在世界范围内传播,我国是高流行区,乙型肝炎患者及无症状 HBV 携带者超过 1.2 亿,估计全球 HBV 携带者高达 3.5 亿,HBV 感染是全球性的公共卫生问题。

一、生物学性状

(一) 形态与结构

1. 大球形颗粒 是具有感染性的 HBV 完整颗粒,直径为 42nm。1970 年,Dane 首先在乙型肝炎感染者的血清中发现,故又称 Dane 颗粒。Dane 颗粒由 2 层衣壳、DNA 和 DNA 多聚酶构成。外衣壳相当于一般病毒的包膜,由脂质双层与蛋白质构成,内衣壳是 20 面体对称结构,相当于一般病毒的核衣壳,核心为 DNA 和 DNA 多聚酶。

2. 小球形颗粒 直径为 22nm,是病毒合成中过剩的衣壳成分,主要成分为 HBsAg,不含 DNA 和 DNA 多聚酶,大量存在于血流中,不具传染性。

3. 管形颗粒 是小球形颗粒串联聚合而成的,直径 22nm,长度 100~500nm 不等(图 29-2、29-3)。

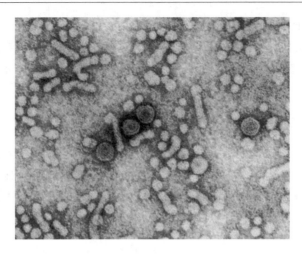

图 29-2 乙型肝炎病毒电镜图

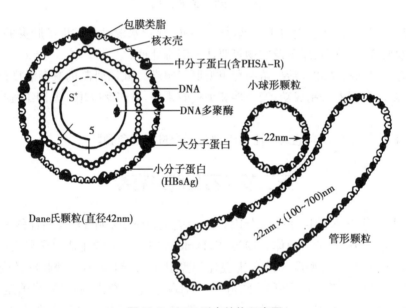

图 29-3 HBV 形态结构示意图

(二) 抗原组成

1. 表面抗原（HBsAg） 化学成分为糖蛋白,分子量 25kD。HBsAg 大量存在于感染者的血清中,是 HBV 感染的主要标志。HBsAg 具有抗原性,可刺激机体产生特异性的抗-HBs,抗-HBs 为中和抗体,对 HBV 具有中和作用,能防御 HBV 感染,对机体有保护作用。HBsAg 也是制备乙肝疫苗的主要成分。存在于上述 3 种颗粒中。

2. e 抗原（HBeAg） 是一种可溶性蛋白质,存在于病毒核心结构的表面。分子量 19kD,由 *preC* 及 *C* 基因编码,整体转录及翻译后成为 e 抗原(若仅由 *C* 基因转录,翻译则为 HBcAg)。HBeAg 游离存在于感染者的血清中,其含量与病毒体及 DNA 多聚酶的含量变化基本一致,故可作为 HBV 复制及具有强感染性的一个指标。HBeAg 可刺激机体产生抗-HBe,抗-HBe 对 HBV 感染有一定的保护作用,抗-HBe 的出现被认为是预后良好的征象。但是,近年也发现在抗-HBe 阳性的情况下,HBV 仍可大量增殖。因此,对抗-HBe 阳性患者也应全面了解病情,注意检测其血中的病毒 DNA 以准确判断预后。

3. 核心抗原（HBcAg） 是 HBV 内衣壳成分（主要为蛋白质），分子量 22kD。HBcAg 存在于 Dane 颗粒核心结构表面，其外被 HBsAg 所覆盖，故常规检查方法不易在血液循环中检出。HBcAg 抗原性强，刺激机体产生抗-HBc，抗-HBc 为非保护性抗体，检测到抗-HBc IgM，提示 HBV 处于复制状态。HBcAg 可在受感染肝细胞表面存在，能被 CTL 识别，在清除 HBV 感染的细胞中起重要作用。

4. Pre S1 和 Pre S2 抗原 可使 HBV 吸附于肝细胞表面，有利于 HBV 侵入肝细胞内。常在感染早期出现，1 个月左右消失，若持续存在表示乙型肝炎转为慢性。Pre S1 和 Pre S2 抗原性比 HBsAg 强，可刺激机体产生抗-Pre S1 和抗-Pre S2，抗-Pre S1 和抗-Pre S2 能阻止 HBV 侵入肝细胞。

（三）抵抗力

黑猩猩是对 HBV 最敏感的动物，常用于进行 HBV 的致病研究和疫苗效价及安全性评价。HBV 对外界环境的抵抗力较强，对低温、干燥、紫外线均有耐受性，不被 70% 的乙醇灭活。高压灭菌法、加热 100℃10 分钟和环氧乙烷均可灭活 HBV，0.5% 过氧乙酸、5% 次氯酸钠亦可用于消毒。经消毒后，仅能使 HBV 失去传染性，病毒仍可保留 HBsAg 的抗原性。

二、致病性与免疫性

（一）传染源

传染源主要是患者或无症状 HBsAg 携带者。乙型肝炎的潜伏期较长，一般为 30～160 天，在潜伏期、急性期或慢性活动期的患者血清均有传染性。HBsAg 携带者因无症状，不易被察觉，其作为传染源的危害性更大。

（二）传播途径

1. 血液传播 由于 HBV 在感染者血流中大量存在，而人群对其极易感，极少量污染血进入人体即可导致感染。输血、输液、注射、手术、针刺、公用剃刀、牙刷、皮肤黏膜的微小损伤、性行为、妇科操作、纤维内镜等均可传播。医务人员通过接触患者的血液等标本或污染物品，经微小伤口而致感染，因而乙型肝炎是一种重要的职业性传染病，相关人员必须牢固树立无菌观念，严格无菌操作，做好自身防护工作，避免医院交叉感染。

2. 垂直传播 多发生于胎儿期及围生期，即分娩经产道时通过婴儿的微小伤口受母体的病毒感染。HBV 也可经哺乳传播。有些婴儿在母体子宫内已被感染，出生时 HBsAg 呈阳性。

3. 性传播及密切接触传播 从 HBV 感染者的精液和引导分泌液中可检出 HBV，HBsAg 阳性配偶较其他家庭成员更容易感染 HBV，可见 HBV 可经性传播及密切接触传播。性乱者和静脉药瘾者发生 HBV 感染的几率高。

（三）致病性与免疫机制

HBV 引起乙型肝炎，其临床表现呈多样性，可表现为无症状带病毒、急性肝炎、慢性肝炎和重症肝炎等。HBV 的致病机制迄今尚未完全清楚，研究表明，肝细胞的损伤主要源于免疫病理反应以及病毒与肝细胞之间的相互作用。

1. 细胞介导的免疫病理损伤 病毒抗原致敏的杀伤性 T 细胞（CTL）是彻底清除 HBV 的主要因素。HBV 在肝细胞内增殖可使细胞膜表面存在 HBsAg、HBeAg 或 HBcAg，CTL 可杀伤带有上述抗原的靶细胞以清除病毒，这种作用在消除肝细胞内 HBV

的同时,也造成肝细胞的损伤。细胞免疫应答的强弱与病情转化密切相关,从而表现为不同的临床症状。

2. 免疫复合物引起的病理损伤 HBV 感染后,乙型肝炎患者血液中产生 HBsAg 与抗-HBs 的免疫复合物。免疫复合物大量沉积于肝内、肾小球基底膜、关节滑液囊等部位,临床表现为重症肝炎及肾小球肾炎、关节炎等肝外病变。

3. 自身免疫反应引起的病理损伤 HBV 感染后,引起肝细胞表面自身抗原发生改变,诱导机体产生针对肝细胞组分的自身免疫反应,损害肝细胞。

4. 免疫耐受与慢性肝炎 当感染者特异性免疫低下或缺乏时,机体既不能有效清除病毒,也不能产生有效的免疫应答杀伤靶细胞,形成免疫耐受,临床表现为无症状携带者或慢性持续性肝炎。

另外,部分乙型肝炎患者由于 HBV DNA 整合入肝细胞 DNA 中,导致细胞转化而发展成肝癌。人群流行病学研究显示,HBsAg 携带者较无 HBV 感染者发生肝癌的危险性高 217 倍。有研究表明,HBV 可能是致癌的启动因子,经过一系列过程后导致肝癌的发生。

三、实验室检查

对乙型肝炎进行实验室诊断,最常采用血清学方法检测患者血清 HBV 标志物。HBV 标志物主要包括抗原-抗体系统和病毒核酸。通过检测患者血清中的 HBV 抗原-抗体系统,以综合分析协助临床诊断(表 29-1)。

表 29-1　HBV 抗原、抗体检测结果的临床分析

HBsAg	HBeAg	抗-HBs	抗-HBe	抗-HBc IgM	抗-HBc IgG	结果分析
+	−	−	−	−	−	HBV 感染者或无症状携带者
+	+	−	−	+	−	急性乙型肝炎(传染性强,俗称"大三阳")
+	+	−	−	+	+	急性或慢性乙型肝炎或无症状携带者
+	−	−	+	−	+	急性感染趋向恢复(俗称"小三阳")
−	−	+	+	−	+	乙型肝炎恢复期
−	−	−	−	−	+	既往感染
−	−	+	−	−	−	既往感染或接种过疫苗

1. 免疫检查 HBV 抗原-抗体系统检测,目前主要采用血清学方法检测 HBV 的 HBsAg、抗-HBs、HBeAg、抗-HBe 及抗-HBc(俗称"二对半"),检测抗-HBc IgM 可了解患者是否处于急性感染期。

(1)HBsAg 阳性:见于急性肝炎、慢性肝炎或无症状携带者。急性肝炎恢复后,一般在 1~4 个月内 HBsAg 消失,若持续 6 个月以上则认为已向慢性肝炎转化。HBsAg 无症状携带者是指肝功能正常、无临床症状,携带者 HBsAg 可长期阳性。抗-HBs 是 HBV 的特异性中和抗体,阳性见于乙型肝炎恢复期、既往感染或接种过疫苗。

(2)HBeAg 阳性:提示 HBV 在体内复制,有较强的传染性;若转为阴性,表示病毒复制停止;若 HBeAg 长期阳性,则提示有发展成为慢性肝炎的可能。抗-HBe 阳性表示机体已获得一定的免疫力,HBV 复制能力下降,传染性降低。

（3）抗-HBc IgM 阳性：提示病毒处于复制状态，具有较强的传染性。抗-HBc IgG 在血中可持续较长时间，是感染过 HBV 的标志，检测出高滴度的抗-HBc IgG 提示急性感染，检测出低滴度的抗-HBc IgG 则提示既往感染。

2. 分子生物学检查 血清 HBV DNA 检测，应用核酸杂交法或 PCR 技术检测 HBV DNA，此类方法特异性强、敏感性高，可检测出极微量的病毒，目前已广泛用于临床诊断及药物疗效的评价。

四、防治原则

预防乙型肝炎主要实行严格管理传染源和切断传播途径为主的综合性措施。①严格筛选供血人员：以降低输血后乙型肝炎的发生率；②严格消毒措施：处理医疗器械、患者的血液、分泌物、排泄物及相关用具；③普及健康教育：加强育龄妇女 HBsAg 监测，阻断母婴传播；④人工主动免疫：对高危人群接种基因工程疫苗；⑤人工被动免疫：用含高价抗-HBs 的人血清免疫球蛋白（HBIG）对易感者进行紧急预防和阻断传播。

乙型肝炎的治疗至今尚无特效方法，一般用广谱抗病毒药、中草药和调节机体免疫功能的药物进行综合治疗效果较好。利巴韦林、贺普丁、干扰素及清热解毒、活血化瘀的中草药等对部分病例有一定的疗效。

案例分析（知识与应用）

病例：12 岁女孩，近 2 周来食欲缺乏、恶心、呕吐、乏力、尿色黄，到医院就诊。病前 2 周注射丙种球蛋白一支。检查：巩膜黄染，肝肋下 4cm，脾未触及。化验：ALT600U，胆红素 85.5μmol/L，抗 HAV-IgM（＋），抗 HAV-IgG（＋），HBsAg（＋），HBeAg（＋），抗 HBc-IgM（＋）。

思考与讨论：1. 患者感染了何种病原体，可能经哪些途径感染？

2. 病原体在患者体内处于何种状态，有无传染性？

第三节　丙型肝炎病毒

一、生物学性状

丙型肝炎病毒（hepatitis C virus，HCV）归属于黄病毒科丙型肝炎病毒属。该病毒呈球形，直径约 50nm，核酸为单正链 RNA，有包膜。体外培养困难，黑猩猩是 HCV 的敏感动物。HCV 对各种理化因素的抵抗力较弱。加热 100℃ 5 分钟或加热 60℃ 30 分钟均可使 HCV 丧失感染性。甲醛及紫外线可灭活病毒。氯仿和乙醚等脂溶剂对 HCV 有较强的灭活作用。

二、致病性与免疫性

HCV 引起丙型肝炎，该病毒感染呈全球性分布，传染源为患者和隐性感染者，主要经血及血制品传播。临床症状轻重不一，可表现为急性肝炎、慢性肝炎和无症状携带者。HCV 感染极易慢性化，40％～50％的丙型肝炎患者可转变成慢性肝炎。多数慢性丙型肝炎患者不出现症状,发病时已呈现慢性过程,约 20% 可发展为肝硬化。HCV 感染与肝癌的发生密切相关。

HCV 感染后,机体可产生 IgM 和 IgG 型抗体,但这些抗体无中和作用,不能清除病毒。机体亦可产生细胞免疫,但其主要作用可能是参与肝细胞损伤,不能发挥有效的免疫保护作用。

三、实验室检查

用 PCR 技术可检测患者血清中的 HCV RNA。用 ELISA 法检测感染者血清中抗-HCV可诊断丙型肝炎,亦可快速筛选献血员及进行流行病学调查。

四、防治原则

我国已规定筛选献血员时必须检测抗-HCV,以减少 HCV 的感染和传播。对血制品亦需进行检测以防污染。由于 HCV 的免疫原性不强,且病毒株易变异,故疫苗的研制有一定困难。对丙型肝炎的治疗尚缺乏特效药物,IFN-α 常用作抗 HCV 制剂。

第四节 其他肝炎病毒

一、丁型肝炎病毒

1977 年,意大利学者 Rizzetto 在慢性乙型肝炎患者的肝细胞核内发现,除 HBcAg 外,还有一种新的抗原,称之为 δ 抗原。当时认为是 HBV 的一种变异株,后来通过对黑猩猩实验感染证实,这是一种缺陷病毒,该病毒必须在 HBV 或其他嗜肝 DNA 病毒辅助下才能复制,是不同于 HBV 的病原体,并被正式命名为丁型肝炎病毒(hepatitis D virus,HDV)。

丁型肝炎病毒体呈球形,直径为 35～37nm,核心为一单负链环状 RNA。HDV RNA 可编码一种 HDV 抗原(HDAg),该抗原可刺激机体产生特异性抗体,在感染者的血清中可检测出 HDV RNA 或抗-HDV。

HDV 感染呈世界性分布。HDV 的传染源、传播途径与 HBV 相似。急性丁型肝炎有 2 种感染方式:一种是联合感染(共同感染),即宿主同时感染 HBV 和 HDV,发生急性乙型肝炎和急性丁型肝炎;另一种方式是重叠感染,即先有 HBV 或其他嗜肝 DNA 病毒感染,后有 HDV 感染,如已感染 HBV 的乙型肝炎患者或无症状的 HBsAg 携带者再发生急性 HDV 感染。这两种感染方式均可导致乙型肝炎感染者的症状加重、病情恶化,因此在重症肝炎发生时,应注意有无 HDV 的重叠感染。

在 HDV 急性感染时,常用 ELISA 捕获法检测抗-HDV IgM 进行早期诊断。如抗-HDV IgG 持续保持高效价,则作为慢性丁型肝炎的指标。也可用 PCR 技术检测 HDV RNA。

HDV 和 HBV 有相同的传播途径,故预防乙型肝炎的措施同样适用于丁型肝炎病毒引起的感染。由于 HDV 是缺陷病毒,如能抑制 HBV 增殖,则 HDV 亦不能复制。

二、戊型肝炎病毒

戊型肝炎病毒(hepatitis E virus,HEV)是引起戊型肝炎的病原体。1955 年,戊型肝炎首次在印度引起暴发流行,之后在世界各地引起多次流行。1986 年,我国新疆南部地区发生戊型肝炎流行,发病人数约 12 万,死亡 700 余人,是迄今世界上最大的一次流行。

HEV 病毒体呈球形,平均直径为 32～34nm,无包膜。病毒核酸为单正链 RNA。该病毒对氯仿敏感,反复冻融易被破坏,加热 100℃5 分钟、紫外线照射或 20％次氯酸处理后其感染性消失,但在液氮中保存稳定。

HEV 主要通过粪-口途径传播,潜伏期为 10～60 天,平均 40 天。病毒随粪便排出,污染水源、食物和周围环境而发生传播,潜伏期末和急性期初机体排病毒量最大,传染性最强。HEV 通过对肝细胞的直接损伤和免疫病理作用,引起肝细胞炎症或坏死。临床上表现为急性戊型肝炎、重症肝炎以及胆汁淤滞性肝炎。多数患者常于发病后 4～6 周内好转并痊愈,不发展为慢性肝炎。孕妇感染 HEV 后病情较重,常引起流产或死胎,病死率高达 10％～20％。

用电镜或免疫电镜技术可检测患者粪便中的 HEV 病毒颗粒,也可用 PCR 技术检测粪便或胆汁中的 HEV RNA,临床常用 ELISA 法检测血清中的抗-HEV IgM 或 IgG,以对 HEV 感染作出判断。

加强粪便、水源管理和饮食卫生管理,加强卫生宣传教育是预防 HEV 感染的有效措施。对患者的排泄物、食具、物品和床单衣物等严格消毒处理,可较好地防止 HEV 的传播。特异性疫苗尚在研制之中。

病性仍有较大的争议,这两种病毒是否为病毒性肝炎的病原体尚待确定。

三、庚型肝炎病毒

庚型肝炎病毒(hepatitis G virus,HGV)为单正链 RNA 病毒。该病毒在细胞中培养尚未成功,接种于黑猩猩等敏感动物可出现病毒血症。

HGV 传播途径与 HBV 相同,常与 HBV 或 HCV 合并感染。单独感染时症状不明显,肝脏损害较轻,黄疸少见,发展成慢性肝炎的比例较丙型肝炎少见。

用 PCR 技术检测标本中的 HGV RNA 可诊断 HGV 引起的感染。HGV 的疫苗尚在研制中。

四、TT 病毒

TT 病毒是 1997 年首先从一例日本输血后非甲～庚型肝炎患者血清中发现的,遂以患者姓名的缩写(TT)命名为 TT 病毒。分子流行病学研究表明,该病毒与输血后肝炎有相关性,且 TT 病毒这一命名正好与输血传播病毒(transfusion transmitted virus,TTV)巧合,可能为一种新型的肝炎相关病毒。

TTV 呈球形,直径为 30～50nm,无包膜,基因组为单负链环状 DNA。

TTV 可通过多种途径传播,包括血液或血制品传播、粪-口传播、唾液传播、精液传播及乳汁传播等。目前,TTV 的致病机制尚不明确,对 TTV 是否为嗜肝病毒、是否有致病性等问题有待进一步研究。

目前,采用 PCR 技术可检测 TTV DNA。对 TTV 尚无特异性防治方法。

(吴华英)

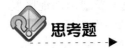 **思考题** ▶

1. 列出肝炎病毒及其传播途径。

2. 列表比较 HAV 与 HBV 的传染源、传播途径、致病机制、预防措施的异同。

3. 列出 HBV 的 3 对抗原-抗体系统,分析检测出 HBsAg、HBeAg 及抗-HBc 阳性的临床意义。

第三十章 虫媒病毒

学习目标

1. 掌握虫媒病毒的共同特点。
2. 掌握乙型脑炎病毒的生物学性状与致病性。
3. 了解乙型脑炎病毒的微生物学检查及防治原则。
4. 了解森林脑炎病毒及登革病毒的致病性。

虫媒病毒（arbovirus）是指通过吸血的节肢动物叮咬易感的脊椎动物而传播疾病的病毒，也称为节肢动物媒介病毒。由于节肢动物的分布消长和活动与自然环境和季节密切相关，故虫媒病毒所致疾病具有明显的地方性和季节性。虫媒病毒种类繁多，其中对人具有致病性的有 100 余种。在我国，主要流行的虫媒病毒有乙型脑炎病毒、森林脑炎病毒和登革病毒等。大多数虫媒病毒病是自然疫源性疾病，也是人兽共患病。

虫媒病毒的共同特征有：

1. 病毒呈小球形，直径多数为 40～70nm，病毒表面有脂质包膜，其上镶有由糖蛋白组成的刺突，包膜内为 20 面体对称的核衣壳蛋白，中心含病毒 RNA。

2. 病毒基因组核酸为单股正链 RNA。病毒均在细胞质中增殖。

3. 病毒对热、脂溶剂和去氧胆酸钠敏感，在 pH 3～5 条件下不稳定。

4. 病毒的传播媒介是节肢动物（蚊、蜱、白蛉等）。这些节肢动物又是病毒的储存宿主，人、家畜、野生动物及鸟类受其叮咬后引起感染。

第一节　流行性乙型脑炎病毒

流行性乙型脑炎病毒（epidemic type B encephalitic virus）国外亦称为日本乙型脑炎病毒（Japanese encephalitis virus），是通过蚊叮咬传播，引起流行性乙型脑炎（乙脑）。乙脑多发生于夏秋季，10 岁以下儿童多发。近年来，成人及老年人患者相对增加。该病的临床表现轻重不一，病死率高，幸存者可留下神经系统后遗症。

一、生物学性状

乙脑病毒具有虫媒病毒的典型形态结构，呈球形，直径为 35～50nm。衣壳为立体对

称,外有包膜。包膜表面有糖蛋白 E 和膜蛋白 M。糖蛋白 E 即病毒血凝素,在 pH 6.0～
6.5 范围能凝集雏鸡、鸽和鹅的红细胞。该病毒最易感的动物为乳小鼠,经脑内接种病毒
后,多于 3～5 天发病,感染鼠脑组织中含大量病毒。病毒在地鼠肾和幼猪肾等原代细胞及
C6/36 蚊传代细胞中均能增殖,并引起明显的细胞病变。

乙脑病毒抗原稳定,很少变异,不同地区、不同时期分离的病毒株之间无明显差异,应用
疫苗预防效果好。

二、致病性与免疫性

在我国,乙脑病毒的主要传播媒介是三带喙库蚊、致乏库蚊和白纹伊蚊。我国南方此病
流行高峰在 6～7 月,华北地区为 7～8 月,东北地区则为 8～9 月,与各地蚊密度的高峰相一
致。蚊感染病毒后,一定条件下,病毒在其唾液腺和肠内增殖,此时若蚊叮咬猪、牛、羊和马
等家禽家畜,均可引起感染。动物感染后一般出现短暂病毒血症,并不出现明显症状。感染
的动物成为传染源。带病毒的蚊叮咬易感动物,形成蚊→动物→蚊的不断循环。若蚊叮咬
易感人群,则可引起人体感染。幼猪是乙脑病毒传播环节中最重要的中间宿主或扩散宿主。
蚊可携带乙脑病毒越冬以及经卵传代,故蚊不仅是传播媒介,还是病毒的长期储存宿主。

乙脑病毒侵入人体后,先在皮下毛细血管壁内皮细胞和局部淋巴结处增殖,少量病毒入
血,随血流播散到肝、脾的单核吞噬细胞中,继续大量增殖后,导致第二次病毒血症,引起发
热等全身不适。若不再发展,则为顿挫感染。少数患者由于血脑屏障发育不完善或其防御
功能被超越,病毒可通过血脑屏障侵入脑组织内增殖,造成脑实质及脑膜病变,表现为高热、
惊厥或昏迷等症状。部分幸存者可遗留痴呆、偏瘫、失语、智力减退等后遗症。

三、实验室检查

1. 病原检查　取患者发病初期的血液、脑脊液和尸检脑组织,接种于 C6/36、BHK-21
等传代细胞,可分离到乙脑病毒。亦可用乳鼠脑内接种法分离病毒,但敏感性低于细胞分
离法。

2. 免疫检查　病毒抗原及抗体检测用免疫荧光法和 ELISA,均可检测到发病初期患者
血液及脑脊液中的乙脑病毒抗原,阳性结果具有早期诊断意义。检测患者血清或脑脊液中
的特异性 IgM 抗体,阳性率可达 90% 以上。采取患者双份血清(2 次间隔时间为 1～2 周)
做血凝抑制试验,若抗体效价增高 4 倍或 4 倍以上可以确诊,单份血清效价 320 有诊断
价值。

四、防治原则

防蚊和灭蚊、消灭传播媒介、切断传播途径是预防乙型脑炎的关键。在易感人群(10 岁
以下儿童)中进行乙脑疫苗接种,是预防乙脑流行的重要环节。猪是乙脑病毒的主要传染
源,因此,给流行区的幼猪接种疫苗,有可能控制乙脑病毒在猪及人群中的传播与流行。

第二节　登革病毒和森林脑炎病毒

登革病毒(dengue virus)是引起登革热的病原体。登革热是一种由伊蚊传播的急性传
染病,流行于热带、亚热带,特别是东南亚、西太平洋、中南美洲地区。近年,在我国广东、海

南及广西等地发生该病。

森林脑炎病毒亦称俄罗斯春夏型脑炎病毒（Russian spring-summer encephalitis virus），是森林脑炎的病原体。该病毒首先在前苏联东部发现，中欧与德国亦有病例报道，在我国东北和西北的一些林区曾有流行。

森林脑炎病毒和登革病毒的主要特性见表 30-1。

表 30-1 登革病毒和森林脑炎病毒的主要特性

主要特性	登革病毒	森林脑炎病毒
核酸	单股正链 RNA	单股正链 RNA
血清型	4 个	1 个
储存宿主	猩猩、猕猴和长臂猿等灵长类动物	松鼠、野鼠等野生啮齿动物、野鸟、蜱
流行季节	夏秋季	春夏季
我国主要流行区	广东、海南、广西等地	东北和西北林区
主要传染源	患者和隐性感染者	野生啮齿动物及鸟类
传播媒介	埃及伊蚊、白纹伊蚊	蜱
主要传播途径	蚊虫叮咬	主要经蜱类叮咬传播；也可经消化道传播
所致疾病	登革热、登革出血热或登革休克综合征	森林脑炎
临床表现	登革热病情较轻，表现为发热、头痛、全身肌肉和关节酸痛、淋巴结肿大及皮疹等；登革出血热病情较重，多发生于再次感染异型登革病毒后	高热、头痛、昏睡、外周神经迟缓性麻痹等
免疫性	病后免疫力弱，可再感染	感染后可获持久免疫力
防治原则	防蚊、灭蚊 疫苗研制尚未成功	防蜱、灭蜱 给有关人员接种灭活疫苗

（袁德凯）

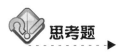 思考题

1. 简述乙型脑炎病毒的传播途径、致病性及预防措施。
2. 简述登革病毒及森林脑炎病毒的致病性。

第三十一章 疱疹病毒

1. 掌握水痘-带状疱疹病毒的主要生物学性状及致病性。
2. 熟悉单纯疱疹病毒的主要生物学性状及致病性。
3. 熟悉EB病毒的主要生物学性状及致病性。
4. 了解巨细胞病毒的主要生物学性状及致病性。

疱疹病毒是一群中等大小、有包膜的 DNA 病毒。现已发现的疱疹病毒有 110 余种。与人类感染有关的疱疹病毒及其致病性见表 31-1。

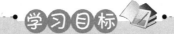

表 31-1　人类疱疹病毒的种类及其所致疾病

病毒型别	所致疾病
单纯疱疹病毒Ⅰ型(人疱疹病毒 1 型)	龈口炎、唇疱疹、角膜结膜炎、脑炎、甲沟炎
单纯疱疹病毒Ⅱ型(人疱疹病毒 2 型)	生殖器疱疹、新生儿疱疹
水痘-带状疱疹病毒(人疱疹病毒 3 型)	水痘、带状疱疹、肺炎、脑炎
EB病毒(人疱疹病毒 4 型)	传染性单核细胞增多症、多克隆 B 淋巴细胞淋巴瘤、X 染色体相关性淋巴细胞综合征、Burkitt 淋巴瘤(?)、鼻咽癌(?)
巨细胞病毒(人疱疹病毒 5 型)	巨细胞包涵体病、输血后传染性单核细胞增多症、先天性畸形、肝炎、间质性肺炎、视网膜炎
人疱疹病毒 6 型	婴儿急疹、幼儿急性发热病、间质性肺炎
人疱疹病毒 7 型	未确定
人疱疹病毒 8 型	Kaposi 肉瘤
猿猴 B 病毒	脑炎

疱疹病毒的主要特征有:

1. 病毒呈球形,直径约 120nm,核衣壳是由 162 个壳微粒组成的立体对称 20 面体。其内是由线性双链 DNA 组成的核心。核衣壳周围有一层厚薄不等的非对称性披膜。病毒的最外层有包膜,包膜表面是由糖蛋白组成的刺突(图 31-1)。

2. 人疱疹病毒能在人二倍体细胞核内复制(EB病毒除外),产生明显的细胞病变,形成嗜酸性包涵体。病毒可以通过细胞间桥直接扩散,感染细胞同邻近未感染细胞融合,形成多

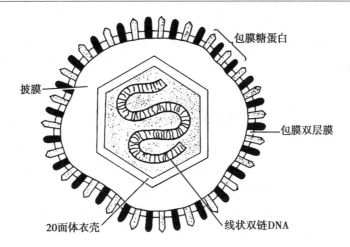

图 31-1 疱疹病毒结构模式图

核巨细胞。

3. 病毒感染宿主细胞可表现为增殖性感染和潜伏性感染。增殖性感染是指病毒增殖并引起细胞破坏。潜伏性感染病毒不增殖,其 DNA 稳定地持续于细胞核内,病毒基因组的表达受到抑制,直到受刺激因素激活后又可转为增殖性感染。

第一节 单纯疱疹病毒

一、生物学性状

单纯疱疹病毒(herpes simplex virus,HSV)的基因组由 2 个互相连接的长片段(L)和短片段(S)双链线状 DNA 组成。该病毒能在多种细胞中增殖,常用原代兔肾、人胚肺、人胚肾或地鼠肾等传代细胞分离培养。感染的细胞很快发生病变,出现细胞肿胀、变圆,形成嗜酸性核内包涵体。HSV 对动物的感染范围亦广,常用的实验动物有家兔、豚鼠和小鼠等。

HSV 有 2 个血清型,即 HSV-1 和 HSV-2。两型病毒的 DNA 有 50% 的同源性,因而两型病毒既有共同的抗原成分,也有不同的特异性抗原成分。

二、致病性与免疫性

HSV 感染非常普遍,患者和病毒携带者是传染源。主要通过直接密切接触与性接触传播,亦可经飞沫传播。病毒经口腔、呼吸道和生殖器黏膜以及破损皮肤侵入人体,引起感染。

(一) 原发感染

HSV-1 的原发感染最常引起牙龈炎、角膜疱疹或疱疹性脑膜炎。HSV-2 的原发感染则主要引起生殖器疱疹。

(二) 潜伏与再发感染

HSV 原发感染后,机体迅速产生特异性免疫力而康复,但不能彻底消除病毒,病毒以潜伏状态长期存在于宿主体内而不引起临床症状。HSV-1 潜伏于三叉神经节和颈上神经节,HSV-2 潜伏于骶神经节。当机体受到非特异性刺激(如发热、寒冷、日晒、月经、某些细菌感染等)或免疫功能下降时,潜伏病毒被激活转为增殖性感染,引起复发性局部疱疹。

（三）先天性及新生儿感染

妊娠期妇女因 HSV-1 原发感染或潜伏感染的病毒被激活，病毒经胎盘感染胎儿，引起流产、早产、死胎或先天性畸形。若孕妇生殖器有疱疹病损，分娩时病毒可传给婴儿而引起新生儿疱疹。

三、实验室检查及防治原则

取患者水疱液、唾液、脑脊液、阴道拭子等标本，接种于人胚肾、人羊膜、兔肾等细胞，可分离单纯疱疹病毒。用荧光素或酶标记单克隆抗体染色，可检查细胞内的疱疹病毒抗原。应用核酸杂交法和 PCR 技术可检测疱疹病毒的 DNA。

目前，尚无特异性方法控制 HSV 的感染。避免同患者接触可减少感染机会。使用碘苷、阿糖胞苷滴眼液滴眼，对疱疹性角膜炎有较好的疗效。阿昔洛韦对 HSV 有抑制作用。

第二节 水痘-带状疱疹病毒

一、生物学性状

水痘-带状疱疹病毒（varicella-zoster virus，VZV）的主要生物学性状与 HSV 相似，该病毒只有一个血清型。由于 VZV 在儿童初次感染时引起水痘，潜伏多年后在成人或老年人中复发则表现为带状疱疹，故称为水痘-带状疱疹病毒。

VZV 只在人胚成纤维细胞中增殖并缓慢产生局灶性细胞病变，受感染的细胞出现嗜酸性核内包涵体和多核巨细胞。

二、致病性与免疫性

人是 VZV 的唯一自然宿主，皮肤是病毒的主要靶细胞。病毒经呼吸道侵入人体，无免疫力的儿童初次感染约经 2 周潜伏期后，全身皮肤出现斑丘疹、水疱疹，并可发展为脓疱疹。皮疹分布呈向心性，躯干比四肢和面部要多。水痘病情一般较轻，偶有并发病毒性脑炎或肺炎。如病儿免疫缺陷或免疫功能下降，则易患重症水痘。成人首次感染 VZV，常发生病毒性肺炎，一般病情较重，病死率较高。妊娠妇女患水痘表现亦较严重，并可导致胎儿畸形、流产或死胎。

带状疱疹仅发生于过去有水痘病史的人，成人和老人多发。儿童在水痘治愈后，病毒没完全被清除，长期潜伏于脊髓后根神经节或脑神经的感觉神经节中。中年以后，当机体细胞免疫功能下降以及接受放射治疗、器官或骨髓移植、患白血病等疾病时，潜伏在神经节中的 VZV 基因被激活，沿感觉神经轴索到达所支配的胸腹或脸部皮肤细胞内增殖，引起复发。

由于疱疹沿感觉神经支配的皮肤分布，串联成带状，故称为带状疱疹。

三、实验室检查及防治原则

水痘和带状疱疹的临床症状较典型，一般可不需实验室诊断。必要时，可从疱疹基底部取标本进行涂片染色，检查嗜酸性包涵体。用单克隆抗体免疫荧光染色法检查 VZV 抗原，有助于快速诊断。

应用 VZV 减毒活疫苗，可有效地预防水痘感染和流行。使用阿昔洛韦、泛昔洛韦及大剂量干扰素,能限制水痘和带状疱疹的发展和缓解局部症状。

第三节 EB 病毒

EB 病毒(Epstein-Barr virus,EBV)是 1964 年 Epstein 和 Barr 在研究非洲儿童恶性淋巴瘤的病因时,从瘤细胞培养中发现的一种病毒。从电镜下观察,该病毒形态结构与疱疹病毒相似,但免疫原性不同。

一、生物学性状

EBV 不能用常规的疱疹病毒培养方法培养,一般用人脐血淋巴细胞或用外周血中的 B 淋巴细胞培养。

1. 病毒潜伏感染时表达的抗原 病毒潜伏感染时表达的抗原有 EBV 核抗原(EB nuclear antigen,EBNA)和膜蛋白抗原(latent membrane protein,LMP)。核抗原出现在所有 EBV 感染和转化的 B 细胞核内,已知有 6 种。

2. 病毒增殖性感染相关的抗原 包括:①EBV 早期抗原(EA):是病毒增殖早期诱导的非结构蛋白,是病毒活跃增殖、感染细胞进入溶解性周期的标志;②EBV 衣壳抗原(VCA):是在病毒增殖后期合成的结构蛋白,存在于胞质和核内;③EBV 膜抗原(MA):是 EBV 的中和性抗原,能诱导产生中和抗体。

3. EBV 与宿主的相互关系 EBV 是一种主要侵犯 B 细胞的病毒;其次,亦可侵犯腮腺管咽部以及宫颈外的某些上皮细胞。EBV 在 B 细胞中可引起增殖性感染和非增殖性感染。

(1)增殖性感染:病毒在 B 细胞中增殖性感染时,引起 B 细胞的溶解或死亡。

(2)非增殖性感染:包括:①潜伏感染:EBV 感染 B 细胞后,多数细胞中的 EBV 基因处于潜伏状态,在一定条件或在某些诱导因子的作用下,潜伏感染的 EBV 基因被激活而表达,转为增殖性感染。EBV 引起的细胞转化和多种疾病,与病毒的这种"感染-潜伏-激活"机制密切相关。②恶性转化:被 EBV 感染及转化的 B 细胞,在不断分裂和增殖过程中,受某些因素影响,个别细胞染色体基因组发生异常变化,导致这些细胞转化为恶性肿瘤细胞。

二、致病性与免疫性

EBV 在人群中感染非常普遍。我国 3~5 岁儿童 EBV IgG/VCA 抗体阳性率达 90% 以上。病毒主要通过唾液传播,偶可通过输血传染。EBV 进入机体后,可能先侵犯口咽部(如腮腺管上皮细胞),并在其中形成增殖性感染。病毒可从口咽部排出达数周至数月。口咽部上皮细胞释放的 EBV 可感染局部黏膜的 B 细胞,再进入血液循环造成全身感染。与 EBV 感染有关的疾病主要有 3 种:

1. 传染性单核细胞增多症 青春期初次感染较大剂量 EBV 时,可发生传染性单核细胞增多症。其临床特点是发热、咽炎、淋巴结炎、脾大、肝功能紊乱以及外周血中单核细胞和异型淋巴细胞显著增多。

2. 非洲儿童恶性淋巴瘤 非洲儿童恶性淋巴瘤又称 Burkitt 淋巴瘤(BL),6~7 岁儿童多发,发生于非洲中部和新几内亚热带雨林地区。儿童发病前已受 EBV 的重度感染。病儿体内 EBV 抗体比正常儿童高。从 BL 患者的活检组织及其建立的淋巴瘤细胞中可检出 EBV 的 DNA 和 EBNA。据此认为 EBV 感染与非洲儿童恶性淋巴瘤的发生有关系。

3. EBV 与鼻咽癌 鼻咽癌是我国广东、广西和湖南等地的一种常见的恶性肿瘤,好发于 40 岁以上的中老年人。流行病学研究发现,世界各地几乎所有的鼻咽癌活检组织中,均可检出 EBV 的 DNA 和 EBNA,鼻咽癌患者血清中含有滴度较高的 EBV 特异性 VCA-IgA 或 EA-IgA 抗体,有些患者在鼻咽黏膜尚未发生恶变前已查出这些抗体。鼻咽癌经治疗后病情好转者,这些抗体滴度逐渐下降。关于 EBV 是鼻咽癌的致病因子、辅助致癌因子还是致癌过程中的"过客病毒",这些问题尚未完全解决,仍在进一步研究中。

三、实验室检查及防治原则

EBV 的分离培养较困难。实验室采用原位核酸杂交法或 PCR 技术检测标本细胞中的 EBV DNA,或用抗补体免疫荧光法检测细胞中的 EBNA。亦可用酶染色法或免疫荧光法检测 VCA-IgA 抗体,抗体滴度 1∶5～1∶10 或滴度持续上升者,对鼻咽癌有辅助诊断意义。检测血清中的 VCA 异嗜性抗体(患者发病早期血清中出现的一种 IgM 型抗体),对传染性单核细胞增多症有辅助诊断意义。

EBV 的亚单位疫苗、基因工程疫苗正在研制中。

第四节 巨细胞病毒

一、生物学性状

巨细胞病毒(cytomegalo virus,CMV)的形态和基因组结构与 HSV 相似,病毒感染的宿主范围和细胞范围均狭窄,如人 CMV 只能感染人。在体内,人 CMV 可感染各种不同的上皮细胞、白细胞和精子细胞等;但在体外,人 CMV 只能在人体纤维细胞中才能增殖。该病毒在细胞培养中增殖缓慢,复制周期长,初次需 2～6 周才能出现细胞病变。细胞出现肿胀、核变大、形成巨核细胞,在核内形成嗜碱性包涵体,包涵体外有一晕轮围绕,宛如"猫头鹰眼"状。

二、致病性与免疫性

人群感染 CMV 非常广泛,初次感染大多在 2 岁以下,常呈隐性感染,少数有临床症状。机体感染 CMV 后,60%～90% 的成人产生抗体,但多数可长期携带病毒成为潜伏感染。CMV 常潜伏于唾液腺、乳腺、肾、白细胞或其他腺体中,病毒可长期或间歇地自唾液、乳汁、尿液、精液或宫颈分泌物中排出,通过口腔、产道、胎盘、哺乳、输血、器官或骨髓移植等多种途径传播。

1. 先天性感染 孕妇发生原发性或复发性 CMV 感染时,病毒可通过胎盘,引起子宫内感染。初生的病儿发生黄疸、肝脾大、血小板减少性紫癜、溶血性贫血及不同程度的神经系统损害。

2. 围生期感染 隐性感染的孕妇,在妊娠后期,CMV 可被激活而从泌尿道和宫颈排出。因此,在分娩时,婴儿经产道亦可受到感染。

3. 输血感染 输入大量含有 CMV 的新鲜血液,可发生输血后的单核细胞增多症和肝炎等。

4. 接触感染 唾液、乳汁、尿液和宫颈分泌物中存在的 CMV,通过接吻、性交、哺乳等方式传播而引起感染。

5. 免疫功能低下患者的感染 机体免疫功能低下时,体内潜伏的 CMV 被激活,易发生肺炎、视网膜炎、食管炎、结肠炎和脑膜炎。

另外,一些流行病学研究发现,宫颈癌、前列腺癌、结肠癌及 Kaposi 肉瘤等组织中可检出 CMV 的 DNA 序列,提示 CMV 具有潜在的致癌能力。

三、实验室检查及防治原则

取尿沉渣涂片,用吉姆萨染色镜检,观察巨大细胞及细胞核内的包涵体,可用于辅助诊断。取患者唾液、尿液、生殖道分泌物、白细胞等标本,接种于人胚成纤维细胞,培养 4～6 周可以观察细胞病变。用核酸杂交和 PCR 法测 CMV DNA,其阳性率高于细胞培养。亦可测定 CMV 抗原及相应抗体。

应用抑制病毒 DNA 多聚酶的更昔洛韦与膦甲酸,治疗免疫抑制患者发生的严重 CMV 感染有效。国外研制的 2 种 CMV 减毒活疫苗(AD169 与 Towne125),在高危人群中试用证明其安全性,但这种活疫苗的致癌潜能问题仍未完全解决。研制不含病毒 DNA 亚单位疫苗和基因工程疫苗是目前国内外研究的方向。

(袁德凯)

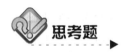

思考题

1. 简述人类疱疹病毒的种类及其与疾病的关系。
2. 说出通过垂直传播及与肿瘤有关的疱疹病毒有哪些?

第三十二章 反转录病毒

反转录病毒科是一组含有反转录酶的RNA病毒。根据其致病特点可分为3个亚科：

1. RNA肿瘤病毒亚科 该类病毒引起禽类、哺乳及灵长类动物的白血病、肉瘤、淋巴瘤和乳腺癌等，人类嗜T细胞病毒（human T-cell lymphotropic virus，HTLV）Ⅰ型和Ⅱ型属此亚科。

2. 慢病毒亚科 包括人类免疫缺陷病毒（hunan immunodeficiency virus，HIV）及多种对动物致病的慢病毒（如马传染性贫血病毒）等。

3. 泡沫病毒亚科 包括灵长类、牛、猪及人泡沫病毒。该病毒在组织培养中虽然引起泡沫样变性和细胞融合，但未发现与临床疾患的关系。

第一节 人类免疫缺陷病毒

人类免疫缺陷病毒（HIV）是获得性免疫缺陷综合征（acquired immunodeficiency syndrome，AIDS）的病原体。AIDS音译为艾滋病。1983年，法国巴斯德研究所Montagnier等首次从一例慢性淋巴结病的男性同性恋患者血液中分离到一株反转录病毒，称为淋巴结相关病毒。1984年，美国Gallo等从艾滋病患者中分离到相似的反转录病毒，称之为人类嗜T细胞病毒Ⅲ型。分子病毒学分析证明，上述两种病毒实际上是同一种病毒。1986年，国际病毒分类委员会将它们统一命名为人类免疫缺陷病毒。

HIV主要有两型：HIV-1和HIV-2。两型病毒的核苷酸序列相差超过40%。世界上AIDS大多由HIV-1所致，HIV-2只在西非呈地区性流行。

一、生物学性状

（一）形态与结构

HIV病毒体呈球形，直径100～120nm。电镜下可观察到病毒内部有一层致密的圆柱状核心。病毒体外层为脂蛋白包膜,其中嵌有 gp120 和 gp41 两种病毒特异的糖蛋白,gp120 构成包膜表面的刺突,gp41 为跨膜蛋白。病毒内部为 20 面体对称的核衣壳,病毒核心含两条单股正链 RNA、反转录酶和核衣壳蛋白(图 32-1)。

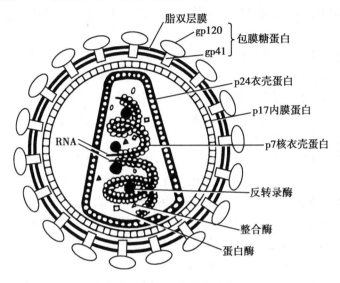

图 32-1　HIV 结构模式图

(二) 培养特性

HIV 对 CD4$^+$ 的 T 细胞和巨噬细胞具有亲嗜性,实验室中常用新鲜分离的正常人 T 细胞或用从患者自身分离的 T 细胞培养 HIV。HIV 在某些 T 细胞中增殖,细胞出现不同程度的病变,培养液中可检测出反转录酶,细胞中可检测到病毒抗原。

恒河猴及黑猩猩可作为 HIV 感染的动物模型,但感染过程与产生的症状与人类不同。

(三) 抵抗力

HIV 的抵抗力较弱,56℃加热 30 分钟可被灭活。病毒在室温(20～22℃)条件下,可保存活力达 7 天。70％乙醇、0.2％次氯酸钠、0.1％含氯石灰、50％乙醚、0.3％H$_2$O$_2$ 及 0.5％甲酚处理 5 分钟均能灭活该病毒。

二、致病性与免疫性

(一) 传染源与传播方式

1. 传染源　AIDS 的传染源是 AIDS 患者和 HIV 无症状携带者,从其血液、精液、阴道分泌物、唾液、乳汁、骨髓、脑脊液、皮肤及中枢神经组织等标本中,均可分离到 HIV。

2. 传播途径与方式　HIV 的主要传播方式有三种。

(1)性传播:HIV 的主要传播方式。AIDS 在美国及西方国家以同性恋间性传播为主,非洲及东南亚地区则以异性间的性行为为主要传播途径。

(2)血液传播:输入带 HIV 的血液或血液制品,包括器官或骨髓移植、人工授精及使用受 HIV 污染的注射器和针头等。

(3)垂直传播:包括经胎盘、产道或经哺乳等方式传播。

(二) 临床表现及致病机制

1. HIV 感染的临床表现　包括原发感染急性期、无症状潜伏期、AIDS 相关综合征期及典型 AIDS 四个阶段。

(1)原发感染急性期:病毒感染机体后开始大量复制,引起病毒血症,此时期从血液、脑脊液及骨髓细胞中可分离到 HIV,从血清中可检查到 HIV 抗原。临床上可出现发热、咽炎、淋巴结肿大、皮肤斑丘疹和黏膜溃疡等症状。持续 1～2 周后,HIV 感染进入无症状潜伏期。

(2)无症状潜伏期:此期持续时间较长,最长可达 10 年。临床一般无症状,有的患者出现无痛性淋巴结肿大。患者外周血一般不能或很少检测到 HIV 抗原。

(3)AIDS 相关综合征(ARC)期:随着感染时间的延长,当 HIV 大量在体内复制并造成机体免疫系统进行性损伤时,则出现临床症状,即 AIDS 相关综合征。患者出现发热、盗汗、全身倦怠、慢性腹泻及持续性淋巴结肿大等症状。

(4)典型 AIDS(期):主要表现为免疫缺陷症的合并感染和恶性肿瘤的发生。由于 AIDS 患者机体免疫力低下,一些对正常机体无致病作用的生物,如病毒(巨细胞病毒、EB 病毒)、细菌(鸟型结核分枝杆菌)、真菌(白假丝酵母菌及卡氏肺孢菌)等,常可造成 AIDS 患者的致死性感染。部分患者还可并发 Kaposi 肉瘤、恶性淋巴瘤、肛门癌、宫颈癌等。也有许多患者出现神经系统疾患,如 AIDS 痴呆综合征等。感染 HIV 后,10 年内发展为 AIDS 的约占 50%,AIDS 患者于 5 年内病死率约占 90%。

2. HIV 致病机制 HIV 进入机体后,能选择性地侵犯 CD4$^+$T 细胞。其损伤 CD4$^+$T 细胞的机制主要为:①受染细胞表面的 HIV 包膜糖蛋白 gp120 与周围非感染细胞膜表面 CD4$^+$分子相互结合,导致细胞融合,形成多核巨细胞,引起 T 细胞死亡;②病毒增殖时,细胞染色体外的病毒 DNA 对细胞正常生物合成产生干扰作用以及 HIV 膜蛋白通过改变细胞膜的完整性和通透性,导致细胞损伤和死亡;③HIV 感染诱导细胞凋亡亦是使 CD4$^+$T 细胞受损的机制之一;④受染细胞膜上有 HIV 糖蛋白抗原,可激活细胞毒性 T 细胞的直接杀伤作用,也可与特异性抗体结合后,通过 ADCC 作用致使细胞破坏;⑤自身免疫的产生致使 T 细胞损伤。

HIV 亦可感染单核-巨噬细胞等,病毒在细胞中呈低度增殖而不引起病变,但可损害其免疫功能。这些细胞亦可将病毒播散到全身,导致病毒侵犯中枢神经系统,引起中枢神经系统疾病,如 HIV 脑病、脊髓病变、AIDS 痴呆综合征以及胃肠道和肺、心、肾、泌尿生殖器等器官疾病。

(三) 机体对 HIV 感染的免疫应答

在 HIV 感染的过程中,机体可产生体液免疫应答,产生对机体具有保护作用的抗体,这些抗体在急性感染期可降低血清中病毒抗原量,但不能清除体内病毒。HIV 感染亦刺激机体产生细胞免疫应答。细胞免疫对杀伤 HIV 感染的细胞和阻止 HIV 经细胞接触而扩散有重要作用,但也不能彻底清除体内潜伏感染的细胞。因此,虽然机体对 HIV 产生细胞免疫和体液免疫应答,但 HIV 仍能持续地在体内复制,导致慢性感染状态。

三、实验室检查

1. 病原检查 取患者血液中单个核细胞、骨髓细胞、血浆或脑脊液等标本,接种于正常人淋巴细胞或脐血淋巴细胞,在一定条件下,培养 2～4 周,如有 HIV 生长,则细胞出现不同程度的病变,如细胞融合、出现多核巨细胞;再用间接免疫荧光法检测培养细胞中的 HIV 抗原,或用生化方法检测培养液中的反转录酶活性,从而确定 HIV 的存在。

2. 免疫检查 用 ELISA、RIA 检测患者血清中抗-HIV,可对艾滋病作出诊断。但由于 HIV 的全病毒抗原与其他反转录病毒有交叉反应,故有一定的假阳性反应。因此,ELISA 和 RIA 一般用于 HIV 抗体的初筛,阳性者再用免疫印迹试验检测针对 HIV 不同蛋白结构的抗体,以作确诊试验。

3. 分子生物学检查 亦可用 RT-PCR 和支链 DNA 扩增反应定量地测定血浆中 HIV RNA,以监测慢性感染者病情的发展以及评价抗-HIV 药物的治疗效果。

窗 口 期

人体感染了艾滋病病毒后,一般需要 2 周时间才能逐渐产生病毒抗体。"窗口期"是指从人体感染艾滋病病毒后到外周血液中能够检测出病毒抗体的这段时间, 一般为 2 周~3 个月。在这段时间内,血液中检测不到病毒抗体,但是人体具有传染性。只有等到"窗口期"过后,血液中才会有足够数量的艾滋病病毒抗体可以检测出来。但是,不能忽视的是,不同个体对艾滋病病毒的免疫反应不一,抗体出现的时间也不一致,尤其对近期具有高危行为的人,一次实验结果阴性不能轻易排除感染,应隔 2~3 个月再检查一次。

四、防 治 原 则

艾滋病是一种全球性疾病,蔓延速度快、死亡率高,目前尚无特效治疗方法,已引起全世界的关注。为此,WHO 和包括我国在内的许多国家都采取了有效的预防和控制 HIV 感染的措施,包括:建立 HIV 监测网络,控制疾病的流行蔓延;加强卫生宣传教育,认识 AIDS 的传播方式及其严重危害性;杜绝吸毒、性滥交,阻断母婴传播;加强国际检疫;加强对血制品的 HIV 检测与管理,严格筛选献血员;严格消毒医疗器械,推广使用一次性注射器,防止医源性感染。

预防 AIDS 的基因工程疫苗及重组活病毒载体疫苗尚在研究中。AIDS 的治疗药物主要有三类:①核苷类反转录酶抑制剂:如齐多夫定(AZT)、$2'$,$3'$-双脱氧肌苷(DDI)和拉米夫定等,此类药物能干扰病毒 DNA 合成,抑制病毒在体内的增殖。②非核苷类反转录酶抑制剂:如德拉维拉丁和耐维拉平,这类药物也能抑制病毒 DNA 合成。③蛋白酶抑制剂:如赛科纳瓦、瑞托纳瓦和英迪纳瓦等,其作用机制是抑制 HIV 蛋白水解酶,使大分子聚合蛋白不被裂解而影响病毒的成熟和释放。目前,临床上使用联合治疗方案(称为"鸡尾酒"疗法),即使用 2 种以上反转录酶抑制剂和蛋白酶抑制剂,该方法比使用单药治疗效果好,可较长期地抑制病毒复制,受到普遍重视。

第二节 人类嗜 T 细胞病毒

20 世纪 80 年代初,美国和日本学者在研究人类白血病时,从人类 T 淋巴细胞白血病细胞中分离出一种新的病毒,可在体外连续传代,并证实与人类 T 淋巴细胞白血病有病因学上的联系,遂命名为人类嗜 T 细胞病毒(human T lymphotropic viruses, HTLV)。

HTLV 呈圆形,直径约 100nm。病毒最外层为包膜,包膜表面具有刺突。刺突嵌有病毒特异性糖蛋白(gp120),能与细胞表面 $CD4^+$ 受体结合,与病毒的感染、入侵细胞有关。内层为衣壳蛋白(p18、p24)。中心为 RNA 及反转录酶。

　　HTLV-Ⅰ主要可通过输血、共用注射器、性交等方式传播,亦可经胎盘、产道或哺乳等途径传播,引起成人 T 细胞白血病,亦能引起热带下肢痉挛性瘫痪和 B 细胞淋巴瘤。HTLV-Ⅱ则引起毛细胞白血病和慢性 CD4$^+$ 细胞淋巴瘤。

　　HTLV-Ⅰ与 HTLV-Ⅱ感染的实验室检查与 HIV 相似。应用免疫印迹法检测抗体可将 HTLV-Ⅰ、HTLV-Ⅱ及 HIV 三种病毒抗体相区别。

　　目前,尚未研制出有效的 HTLV 疫苗,应用 AZT 治疗 HTLV 感染有一定的效果。

（袁德凯）

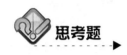 思考题

　　1. 说出艾滋病的传染源与传播方式,应采取哪些措施加以预防?
　　2. HIV 引起的 AIDS 有何临床特点?

第三十三章　其他病毒及朊粒

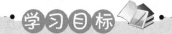

学习目标

1. 掌握狂犬病病毒的主要生物学性状、致病性及防治原则。
2. 熟悉出血热病毒的主要生物学性状及致病性。
3. 了解人乳头瘤病毒的致病性。
4. 了解朊粒的概念及致病性。

第一节　出血热病毒

出血热病毒是指由节肢动物或啮齿类动物传播引起病毒性出血热的一类病毒。病毒性出血热(virus hemorrhagic fever，VHF)以"3H"症状即 hyperpyrexia(高热)、hemorrhage(出血)、hypotension(低血压)和高死亡率为主要临床特征。节肢动物或啮齿类动物为出血热的自然宿主。

一、汉坦病毒

汉坦病毒(hantavirus)又名肾病综合征出血热病毒，是肾病综合征出血热(流行性出血热)的病原体。1978年，从韩国汉坦河附近流行性出血热疫区捕获的黑线姬鼠肺组织中分离出该病毒。

汉坦病毒呈圆形、卵圆形或多形态性，直径约100nm，基因组为单链RNA。包膜表面有血凝素，能凝集鹅红细胞。该病毒可在人肺传代细胞、非洲绿猴肾等细胞中增殖，但细胞病变不明显。黑线姬鼠、长爪沙鼠、大鼠、乳小鼠和金地鼠等为敏感动物。实验感染后，在鼠肺、肾等组织中可检出大量病毒。

流行性出血热有明显的地区性和季节性，与鼠的分布、活动及其与人的接触时间有关。汉坦病毒随鼠粪、尿、唾液排出污染环境，人或动物经呼吸道、消化道或破损皮肤接触等方式被感染。此外，还可经厉螨和小盾恙螨传染。病毒侵入机体后，经2周潜伏期，患者出现发热、出血、肾脏损害和免疫功能紊乱等为突出表现的肾病综合征出血热。病后可获持久免疫力。

采用血清学试验检测患者血清中抗体。如用间接免疫荧光法、ELISA、血凝抑制试验等检测病毒特异性 IgM 或 IgG，单份血清 IgM 抗体阳性，双份血清 IgG 抗体效价呈 4 倍或以上增高者,均有诊断意义。应用核酸杂交技术及 PCR 技术测病毒 RNA,特异性和敏感性更高。

防鼠灭鼠是预防肾病综合征出血热的关键。最近,我国研制成功的灭活疫苗免疫效果良好。

二、克里米亚-刚果出血热病毒

克里米亚-刚果出血热病毒在我国称为新疆出血热病毒,引起克里米亚-刚果出血热。

克里米亚-刚果出血热病毒呈圆形或椭圆形,直径 90～100nm,病毒的结构、培养特点和抵抗力与汉坦病毒相似,但免疫原性、传播方式和致病性却不同。

克里米亚-刚果出血热是一种自然疫源性疾病,主要发生于有硬蜱活动的荒漠牧场。野生啮齿动物及家畜是克里米亚-刚果出血热病毒的主要宿主。蜱是传播媒介,也是储存宿主。该病发生具有明显的季节性,每年 4～5 月蜱大量增殖时是发病高峰。人被带病毒的硬蜱叮咬而感染。临床表现为发热、全身疼痛、中毒症状和出血。病后可获得牢固的免疫力。

我国已研制精制的灭活乳鼠脑疫苗,该疫苗安全,但其预防效果尚待确定。

第二节　狂犬病病毒

狂犬病病毒(rabies virus)是弹状病毒科、狂犬病病毒属的一种嗜神经性病毒。病毒主要在家畜(犬、猫等)及野生动物(狼、狐狸、浣熊、臭鼬及蝙蝠等)中传播。人被病畜或带狂犬病病毒的动物咬伤而引起感染。

一、生物学性状

狂犬病病毒形态似子弹状(图 33-1),大小约 75nm×180nm,外层为脂蛋白包膜,其表面有许多糖蛋白刺突,与病毒的感染性和毒力相关。衣壳由螺旋对称的蛋白质组成,核心是单负链 RNA 和核蛋白。

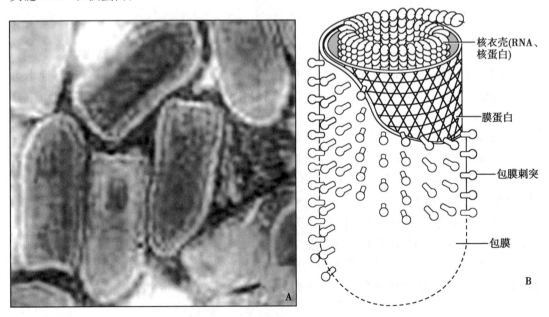

核衣壳(RNA、核蛋白)

膜蛋白

包膜刺突

包膜

图 33-1　狂犬病病毒的形态与结构
A. 病毒形态;B. 病毒的结构模式图

狂犬病病毒的动物感染范围较广,在易感动物或人的中枢神经细胞(主要是大脑海马回锥体细胞)中增殖时,在胞质内形成嗜酸性包涵体,称内基小体,有诊断价值(图 33-2)。

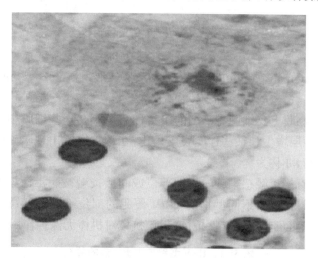

图 33-2　狂犬病病毒感染神经细胞质中的内基小体 ×1000,HE 染色

二、致病性与免疫性

狂犬病的传染源主要为患病动物,人被咬伤后,其唾液中的病毒通过伤口进入体内。潜伏期一般为 1～3 个月,其长短取决于被咬伤部位与头部的远近及伤口内感染的病毒量,亦有短至 1 周、长达数年才出现症状者。进入人体的病毒在肌纤维细胞中增殖后,随血液或感觉神经纤维上行到中枢神经系统,在神经细胞中增殖后,又随传出神经到达唾液腺和其他组织。人发病时,临床表现首先是伤口处有蚁行感,接着出现头痛、乏力、流涎、流泪、恶心、呕吐等临床症状,继而出现兴奋性增高,吞咽或饮水时喉肌痉挛,见水或闻水声喉痉挛更严重,故称“恐水症”。发病 3～5 天后,患者转入麻痹期,最后因昏迷、呼吸肌麻痹和循环衰竭而死亡,病死率几乎达 100%。

动物实验研究表明,狂犬病病毒的糖蛋白和核蛋白能使机体产生中和抗体和细胞免疫。中和抗体和细胞免疫在狂犬病疫苗接种后的特异性抗感染免疫机制中起重要作用。

三、实验室检查

人被犬或其他动物咬伤后,应立即将犬或动物捕获隔离观察。若连续观察 7～10 天不发病,一般认为该动物不是狂犬病或咬人时唾液中尚无狂犬病病毒。如观察期间发病,应将其杀死,取脑组织(海马回部)涂片,用免疫荧光抗体法检测病毒抗原,同时作组织切片观察内基小体。

狂犬病患者的诊断,可取其唾液沉渣涂片,睑、颊皮肤活检,用免疫荧光抗体法检查病毒抗原。亦可应用 PCR 技术检测标本中狂犬病病毒 RNA。

四、防治原则

捕杀病犬、野犬,加强家犬管理,对家犬注射犬用疫苗,是预防狂犬病的主要措施。高危人群(兽医、动物管理员、野外工作者等)应接种狂犬疫苗预防感染。人被动物咬伤后,应立即用 20%肥皂水 0.1%苯扎溴铵或清水反复冲洗伤口,再用 70%乙醇及碘酒涂擦,伤口周围与底部浸润注射高效价抗狂犬病病毒血清,及早接种狂犬疫苗。

第三节 人乳头瘤病毒

人乳头瘤病毒(human papillomavirus,HPV)呈球形,直径 52~55nm,20 面立体对称,无包膜。

HPV 对皮肤和黏膜上皮细胞有高度的亲嗜性。病毒在这些细胞中复制能诱导上皮增殖,表皮变厚,伴有棘层增生和某些程度表皮角化,在颗粒层常出现嗜碱性核内包涵体。上皮增殖形成乳头状瘤,亦称为疣。

HPV 主要通过直接接触感染者的病损部位或间接接触被病毒污染的物品而传播。新生儿可在通过产道时受感染,不同型别的 HPV 侵犯的部位不同,所致疾病也不尽相同,见表 33-1。HPV 感染后,可产生特异性抗体,但该抗体对机体无保护作用。

表 33-1 HPV 型别与人类疾病的关系

HPV 型别	相关疾病
1、2、4	寻常疣
1、4	跖疣
3、10	扁平疣
7	屠夫寻常疣
5、8、9、12、14、15、17、19~25、36	疣状表皮增生异常
6、11	喉乳头瘤、口腔乳头瘤
6、11	尖锐湿疣
16、18、31、33	宫颈上皮内瘤与宫颈癌

应用免疫组化方法检测病变组织中的 HPV 抗原,用核酸杂交法和 PCR 技术检测 HPV DNA,已被广泛用于疣的确诊和 HPV 致病关系的研究。

第四节 朊 粒

朊粒(prion)又称传染性蛋白粒子或朊病毒,是一种蛋白质传染因子。其主要成分是一种蛋白酶抗性蛋白(PrP),目前未能在这种粒子中查到任何核酸。医学生物学领域中至今尚未彻底了解这种传染性因子。

PrP 的分子量为 27~30kD。该粒子包括两种类型:细胞朊蛋白(PrP^C)和羊瘙痒病朊(PrP^{SC})。PrP^C 通常情况下是无害的。当 PrP^C 转变成 PrP^{SC} 时,则具有致病性和传染性。Prion 对各种理化作用的抵抗力强。高压灭菌时需 134℃处理 1 小时,5%次氯酸钠或 1mol/L 的 NaOH 浸泡手术器械 1 小时,可彻底灭活 prion 因子。

Prion 病是一种人和动物的致死性中枢神经系统慢性退行性疾病,这类疾病的共同特点是潜伏期长,可达数年至数十年之久,一旦发病即呈慢性进行性发展,最终死亡。病理特点是中枢神经细胞空泡变性,形成淀粉样斑块,死亡、消失,星状细胞增生,成为海绵状脑病或白质脑病。临床上出现痴呆、共济失调、震颤等症状。Prion 的致病机制尚未明了,目前认为，PrP^{C}转变成 PrP^{SC}是疾病发生的基本条件，PrP^{SC}在中枢神经系统细胞内聚集而导致疾病的发生。常见人和动物 prion 病见表 33-2。

表 33-2 人和动物 prion 病

人类 prion 病

 震颤病或库鲁病(Kuru disease)

 克-雅病(Creutzfeld-Jakob disease,CJD)

 格斯特曼综合征(Gerstmann-Straussler Syndrome,GSS)

 致死性家族失眠症(fatal familial insomnia,FFI)

 克-雅病变种(variant CJD,v-CJD)

动物 prion 病

 羊瘙痒病(scrapie of sheep and goat)

 水貂传染性脑病(transmissible mink encephalopathy,TMM)

 鹿慢性消瘦症(chronic wasting disease of deer,CWD)

 牛海绵状脑病(疯牛病)(bovine spongiform encephalopathy,BSE)

 猫海绵状脑病(feline spongiform encephalopathy,FSE)

实验室可用免疫印迹法或免疫组化法检查蛋白酶抗性的 PrP。

目前，对朊粒感染性疾病尚无有效的治疗方法。医院感染仅仅与直接接触脑组织相关，要杜绝用于透析性痴呆患者诊断的定位神经外科设备的交叉使用，以免造成此类疾病的传播。在作器官移植时，不应选择尚未确诊的神经系统疾病患者作为供体。重组人生长因子已经上市，需要时可用于取代人脑垂体制备的生长因子，减少医源性传播。

(袁德凯)

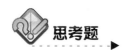 **思考题**

 1. 简述汉坦病毒的致病特点。

 2. 简述狂犬病病毒的致病特点及预防措施。

第三篇

人体寄生虫

第三十四章　人体寄生虫概述

1. 掌握寄生虫、宿主、生活史、感染阶段的概念及寄生虫对宿主的致病作用。
2. 熟悉寄生虫病流行的环节、因素、特点及防治原则。
3. 了解我国寄生虫病防治成就与现状。

人体寄生虫学是预防医学与临床医学的一门基础课程。人体寄生虫又称医学寄生虫，包括医学蠕虫、医学原虫及医学节肢动物，是病原生物学的重要组成部分。人体寄生虫学主要研究寄生虫的形态结构、生活史、致病、实验诊断方法、流行规律与防治原则，以达到预防、控制和消灭寄生虫病的目的。

第一节　寄生现象、寄生虫、宿主及生活史

病原生物学称谓

在世界范围内，医学教育中的寄生虫学教学日渐衰微的趋势已越来越受到人们的关注，这与寄生虫感染仍然是当今世界(尤其是发展中国家)的主要公共卫生问题的实际大相径庭。病原生物学是整合医学微生物学和人体寄生虫学非常合适的学科称谓。从医学角度来看，不仅将传统分割的生物病因学统一为一个整体，且"病原"二字突出了这门医学基础课程的临床取向。病原生物学称谓的出现，有利于改变寄生虫学的从属地位，以强化当前日渐衰微的寄生虫学教学。

一、寄生现象

随着自然界漫长的生物演化进程，生物为了寻求食物或逃避敌害，使得千差万别的生物之间存在着密切关系，其中，凡是两种生物在一起生活的现象统称为共生。在共生现象中，按两种生物获利与受害程度，可分为共栖、互利共生和寄生三种关系。

1. 共栖(commensalism)　两种生物在一起生活，一方受益，另一方既不受益也不受害。如人与结肠内阿米巴，结肠内阿米巴在人结肠中以细菌为食物，但不侵犯组织，对人无损害。

2. 互利共生(mutualism) 两种生物在一起生活,双方相互依赖,彼此受益。如白蚁与寄生于其消化道中的鞭毛虫。鞭毛虫依靠白蚁消化道中的木屑作为食物获得所需的营养,而鞭毛虫合成和分泌的酶能将纤维素分解成可被白蚁利用的复合物,两者均得益,相互依赖,白蚁为鞭毛虫提供食物和庇护所,鞭毛虫为白蚁提供了必需的、自身不能合成的酶。

3. 寄生(parasitism) 两种生物在一起生活,一方受益,而另一方受害,后者为前者提供营养物质和居住场所。如寄生于人和动植物的病毒、细菌、寄生虫等。通常,受益的一方称为寄生物,受害的一方称宿主(host);寄生物为动物者称寄生虫(parasite)。所谓寄生虫,是指长期或暂时地生活在其他生物体内或体表,获取营养和(或)居住场所,并使对方受损害的低等动物。

二、寄生虫和宿主的类型

(一) 寄生虫的类型

根据寄生虫与宿主的关系,可将寄生虫分为以下不同类型:

1. 根据寄生部位不同分为 ①体内寄生虫,如钩虫;②体外寄生虫,如虱。

2. 根据寄生时间不同分为 ①长期性寄生虫,如蛔虫成虫期必须过寄生生活;②暂时性寄生虫,如蚊、蚤吸血时暂时侵袭宿主。

3. 根据寄生性质不同分为 ①专性寄生虫:生活史中至少有一个发育阶段营寄生生活,是人体寄生虫的重要组成部分;②兼性寄生虫:可寄生,也可不寄生而营自生生活,如粪类圆线虫;③偶然寄生虫:因偶然机会进入非正常宿主体内寄生的寄生虫,如某些蝇蛆进入人体腔道而偶然寄生;④机会致病寄生虫:通常处于隐性感染状态,当宿主免疫功能受损时(如 HIV 感染、免疫抑制剂的使用),出现异常增殖并致病,如刚地弓形虫、隐孢子虫等。

此外,寄生虫在常见寄生部位外的器官或组织内寄生,称为异位寄生。如卫氏并殖吸虫正常寄生于肺部,但也可寄生于脑等器官或组织。

(二) 宿主的类型

寄生虫需要适宜宿主才能完成其生长、发育和繁殖过程。被寄生虫寄生的人或动物称宿主。有的寄生虫只需一个宿主,有的需要 2 个以上的宿主。根据寄生虫不同发育阶段所寄生的宿主不同,可将宿主分为以下类型:

1. 终宿主(definitive host) 寄生虫成虫或有性生殖阶段所寄生的宿主。如华支睾吸虫成虫寄生于人体,人是华支睾吸虫的终宿主。

2. 中间宿主(intermediate host) 寄生虫幼虫或无性生殖阶段所寄生的宿主。若有 2 个以上的中间宿主,按其寄生的先后顺序分为第一中间宿主、第二中间宿主等。如华支睾吸虫的第一中间宿主为豆螺等,第二中间宿主为淡水鱼、虾。

3. 保虫宿主或储存宿主(reservoir host) 可作为人体寄生虫病传染来源的受染脊椎动物。如华支睾吸虫成虫除寄生于人体外,还可寄生于猫、犬体内,故猫、犬是华支睾吸虫的保虫宿主。在流行病学上,保虫宿主是重要的传染源。

4. 转续宿主(paratenic host) 含有滞育状态寄生虫幼虫的非适宜宿主。幼虫若有机会进入适宜宿主,可继续发育为成虫。例如,粪类圆线虫的第三期幼虫,被不适宜宿主鱼、虾等食入,第三期幼虫在其体内存活而不发育,此期幼虫被鼠食入后可继续发育为成虫。

三、寄生虫的生活史

寄生虫的生活史(life cycle)是指寄生虫完成一代生长、发育和繁殖的全过程及其所需的外界环境条件。各种寄生虫生活史繁简不一,按照生活史过程是否需要中间宿主,大致可分为直接型和间接型两种类型,前者完成生活史不需要中间宿主,如蛔虫、钩虫等;后者完成生活史需要中间宿主,如华支睾吸虫、血吸虫等。有些寄生虫生活史仅有无性生殖,如阴道毛滴虫等。有些寄生虫生活史仅有有性生殖,如蛔虫等。还有些寄生虫兼有有性和无性两种生殖方式才能完成一代发育,称世代交替,如疟原虫及吸虫类。

寄生虫根据动物分类系统分为医学原虫、医学蠕虫及医学节肢动物。寄生虫的生活史因种不同而异。

(一) 医学蠕虫生活史

蠕虫是多细胞动物,包括线虫、吸虫、绦虫以及棘头虫,与医学密切相关的主要是前 3 类。蠕虫生活史包括多个发育阶段,并需不同的外界环境条件,根据寄生虫完成生活史是否需要中间宿主,可将蠕虫分为两大类型:

1. 土源性蠕虫　在发育过程中不需要中间宿主,其虫卵在外界环境中发育成具有感染性的虫卵或幼虫,经口或皮肤侵入终宿主,此类蠕虫称土源性蠕虫(geohelminth)。即直接型生活史。

2. 生物源性蠕虫　在发育过程中需要中间宿主,其幼虫需在中间宿主体内发育为感染阶段才能感染终宿主,并最终发育为成虫,此类蠕虫称生物源性蠕虫(biohelminth)。即间接型生活史。

(二) 医学原虫生活史

原虫是单细胞动物。医学原虫的生活史是指虫体从一个宿主传播至另一个宿主的全过程,也是原虫所致疾病的传播过程,它包括了原虫的生长、发育和繁殖等各个阶段。根据原虫传播方式及完成生活史所需宿主不同,可分为三种类型:

1. 人际传播型　原虫通过直接或间接方式由感染者传播至易感者,只需要一个宿主即能完成其生活史,此型生活史简单,完成生活史只需一种宿主,如阴道毛滴虫。

2. 循环传播型　通过循环方式传播的原虫,有的原虫需要一种以上的脊椎动物作为宿主以完成生活史,如刚地弓形虫。

3. 虫媒传播型　通过媒介昆虫传播的原虫,原虫在吸血昆虫体内繁殖发育后,以吸血昆虫为媒介传播,如疟原虫(生活史有世代交替)。

(三) 寄生虫的感染阶段

寄生虫生活史中能感染人体的发育阶段称为感染阶段(infective stage)。例如,受精蛔虫卵必须发育到感染性虫卵且被人误食后,才能在人体内发育为成虫;华支睾吸虫生活史中有虫卵、毛蚴、胞蚴、雷蚴、尾蚴、囊蚴、童虫及成虫阶段,只有囊蚴阶段才能使人感染,故囊蚴是华支睾吸虫的感染阶段。故寄生虫的感染阶段因种而异。

生活史基本知识与寄生虫病实验诊断(标本采集、诊断虫期)、临床表现(寄生部位)、治疗及疾病控制等有着重要的意义(表 34-1)。

表 34-1　人体寄生虫生活史与寄生虫部位、排卵途径及诊断虫期

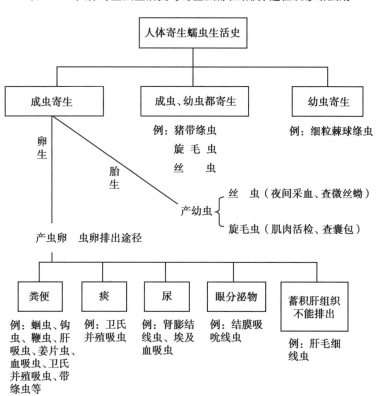

第二节　寄生虫与宿主的相互关系

寄生虫与宿主的相互关系,包括寄生虫对宿主的损害和宿主对寄生虫的影响两个方面。

一、寄生虫对宿主的损害

1. 夺取营养　寄生虫在宿主体内生长、发育和繁殖所需的营养物质来源于宿主,寄生的虫数越多,被夺取的营养也就越多。如蛔虫和绦虫寄生于肠道,以宿主半消化的食物为食,使宿主失去大量营养,并影响肠道的消化吸收功能,引起宿主营养不良。

2. 机械性损伤　寄生虫在侵入宿主及在宿主体内移行、定居等,均可能对宿主造成局部破坏、压迫或阻塞等机械性损伤。如钩虫幼虫侵入皮肤时引起钩蚴性皮炎;并殖吸虫童虫在宿主体内移行引起肝脏损伤;猪囊尾蚴压迫脑组织引起癫痫;蛔虫进入胆道造成胆道堵塞等。

3. 毒性与免疫损伤　寄生虫的分泌物、排泄物、虫体或虫卵死亡崩解物可对宿主产生化学刺激或诱发超敏反应。如溶组织内阿米巴滋养体侵入肠黏膜和肝时,以溶组织酶溶解组织、细胞,致肠黏膜形成溃疡和肝脓肿。又如血吸虫卵内毛蚴分泌可溶性抗原,引起虫卵肉芽肿,导致肝、肠病变,这是血吸虫病最基本的病变,也是主要的致病因素。

寄生虫对宿主的损害通常包括以上 3 个方面作用,常常是综合在一起的,有时因宿主的修复性病变(如组织增生、纤维化)或因病毒、细菌等其他病原生物入侵及继发肿瘤,而加重了对宿主的损害。有些只对某一器官或组织造成损害,而有些则可引起人体不同部位、组织

器官的损害。另外,同一组织器官的损害亦可由不同的寄生虫引起(表34-2)。

表 34-2 常见可引起人体肺、脑、肝损害及嗜酸性粒细胞增多的寄生虫

肺脏损害的寄生虫	肝损害的寄生虫	脑损害的寄生虫	嗜酸性粒细胞增多的寄生虫
蛔虫(幼虫)	蛔虫	广州管圆线虫	蛔虫
钩虫(幼虫)	华支睾吸虫	链状带绦虫(囊尾蚴)	钩虫
旋毛虫(幼虫)	旋毛虫(幼虫)	旋毛虫(囊包)	旋毛虫
血吸虫(童虫)	血吸虫(虫卵)	血吸虫(虫卵)	广州管圆线虫
卫氏并殖吸虫	卫氏并殖吸虫	卫氏并殖吸虫	卫氏并殖吸虫
斯氏狸殖吸虫	斯氏狸殖吸虫	斯氏狸殖吸虫	斯氏狸殖吸虫
溶组织内阿米巴	溶组织内阿米巴	溶组织内阿米巴	血吸虫
细粒棘球绦虫(棘球蚴)	细粒棘球绦虫(棘球蚴)	细粒棘球绦虫(棘球蚴)	华支睾吸虫

寄生虫进入人体并能生活或长或短的一段时间,这种现象称寄生虫感染(parasitic infection)。有明显临床表现的寄生虫感染称寄生虫病(parasitosis)。人体感染寄生虫后,若没有明显的临床表现,但病原体还存在,这些感染者能传播病原体,称带虫者(carrier)。带虫者是最危险且难以控制的传染源。

二、宿主对寄生虫的影响

宿主对寄生虫感染可产生一系列防御反应,包括固有免疫和适应性免疫。其作用结果有3种:①宿主将寄生虫全部消除,并且有抵御再感染能力;②宿主清除部分寄生虫,宿主具有部分抵御再感染能力,大多数寄生虫与宿主的关系属于此类型;③宿主不能有效控制寄生虫,寄生虫在宿主体内发育甚至大量繁殖,引起寄生虫病,严重者可以致死。不同结果的出现与宿主的遗传因素、营养状态、免疫功能以及寄生的虫种和数量等因素有关。

1. 固有性免疫 固有性免疫可非特异性地防御各种入侵病原生物。固有免疫包括:皮肤、黏膜和胎盘的屏障作用;消化液的化学作用;单核-吞噬细胞系统的吞噬作用;体液中补体和溶菌酶的溶细胞作用。另外,人类或某些特定人群对某些寄生虫具有先天不感受性,如鼠疟原虫不能感染人,这亦为非特异性免疫。

2. 适应性免疫 适应性免疫可高度特异性地针对某一特定的病原生物。适应性免疫是由寄生虫抗原刺激宿主免疫系统诱发免疫应答所产生的针对该抗原的免疫反应。

(1)消除性免疫:宿主能消除寄生虫,并对再感染产生完全的抵抗力。如皮肤型黑热病原虫刺激机体产生的免疫,患者痊愈后对同种病原具有完全免疫力。这是人体寄生虫感染中少见的一种免疫类型。

(2)非消除性免疫:是人体寄生虫感染中常见的免疫类型。当体内有活虫寄生时,宿主对同种寄生虫的再感染具有一定的免疫力;若活虫消失,免疫力也随之消失,这种免疫现象称带虫免疫(premunition),如抗疟原虫免疫。宿主感染血吸虫后产生的免疫力对体内活的成虫无明显杀伤效应,但可杀伤再次侵袭的童虫,这种免疫状态称伴随免疫(concomitant immunity)。非消除性免疫是宿主的免疫力与体内寄生虫共存的不完全免疫。

3. 寄生虫性超敏反应 寄生虫抗原可引起宿主发生超敏反应,Ⅰ型超敏反应多见于对

蠕虫的感染,如血吸虫尾蚴引起的尾蚴性皮炎、蛔虫幼虫引起的哮喘。疟原虫感染后可通过Ⅱ型超敏反应引起贫血。疟疾和血吸虫病患者出现的肾小球肾炎属于Ⅲ型超敏反应。血吸虫虫卵肉芽肿的形成则是Ⅳ型超敏反应所致。

在寄生虫感染中,同一寄生虫抗原可引起不同型的超敏反应,如血吸虫可引起Ⅰ、Ⅲ型和Ⅳ型超敏反应。不同的寄生虫抗原可引起同一型超敏反应,如疟原虫和利什曼原虫均可因细胞毒作用而引起宿主溶血性贫血,属于Ⅱ型超敏反应。

第三节 寄生虫病的流行与防治原则

一、寄生虫病流行的基本环节

寄生虫病作为病原生物所致的一类疾病,能在一定地区流行,必须具备3个基本环节,即传染源、传播途径和易感人群。寄生虫病的流行,在数量上可表现为散发、暴发、流行和大流行;在地区上可表现为地方性和自然疫源性;在时间上可表现为季节性。

1. 传染源 是指被寄生虫感染的人或动物,包括患者、带虫者和保虫宿主。有些寄生虫感染的早期尚不能构成传染源,如疟疾患者在血中配子体出现之前;也有些晚期不再排出病原体,如晚期血吸虫病等。

2. 传播途径 是指寄生虫从传染源传播到易感宿主的过程。有的寄生虫可在人群中直接接触传播,而多数寄生虫的传播须包括离开宿主、外界发育和进入新宿主3个阶段。人体感染寄生虫病的途径和方式主要有下列几种:

(1)经口感染:多数寄生虫的感染阶段可以通过食物、饮水等方式经口进入人体,如蛔虫感染期虫卵和华支睾吸虫囊蚴。

(2)经皮肤感染:有些寄生虫的感染阶段可主动地经皮肤侵入人体,如钩虫丝状蚴。

(3)经媒介昆虫感染:有些寄生虫必须在媒介昆虫体内发育为感染阶段,并经媒介昆虫叮刺进入人体,如蚊媒传播的疟原虫和丝虫。

(4)经接触传染:某些寄生虫通过直接或间接接触方式侵入人体,如阴道毛滴虫和疥螨。

(5)经胎盘传播:当母体妊娠时感染某些寄生虫,可经胎盘将病原体传给胎儿,如刚地弓形虫。

此外,尚有其他一些途径也可导致寄生虫感染:①输血感染,如疟原虫;②空气感染,如蛲虫;③自体感染,如链状带绦虫。

3. 易感人群 是指对该寄生虫缺乏免疫力或免疫力低下的人群,这类人群容易感染寄生虫。一般来说,人对人体寄生虫普遍易感。

除上述3个基本环节外,寄生虫病的流行还受3个因素的影响,即自然因素(如环境、温度、光照、雨量等)、生物因素(如中间宿主、媒介等)和社会因素(如政治、经济、文化、卫生、人们的生活习惯和生产方式等)。

二、寄生虫病流行的特点

1. 地方性 因受气候条件、中间宿主及媒介昆虫的地理分布等因素的影响,寄生虫病流行具有明显的地方性。如血吸虫病流行区与钉螺的分布一致。西北高寒地区的环境条件不适宜钩蚴发育,因而无钩虫病流行。

2. 季节性　由于温度、湿度、雨量等自然因素对寄生虫及其中间宿主和媒介节肢动物种群数量的消长和活动产生影响,寄生虫病的流行往往呈现出明显的季节性。如蚊媒传播的疟疾和丝虫病与蚊的季节消长呈正相关。

3. 自然疫源性(人兽共患性)　有些寄生虫除了寄生人体外,还可在其他脊椎动物体内寄生,对人类造成威胁。这类在脊椎动物和人之间自然传播的寄生虫病称为人兽共患寄生虫病(parasitic zoonoses)。这些寄生虫病具有明显的自然疫源性。全球此类疾病约有 70 多种,我国已知有 30 多种,如血吸虫病、华支睾吸虫病等。对于人兽共患病的防治,必须采取人兽兼治的综合措施才能收到稳定的效果。

三、寄生虫病的防治原则

寄生虫的生活史因虫种而异,影响其流行因素多种多样,因此要达到有效的防治,必须根据寄生虫病流行的 3 个基本环节、3 个因素和 3 个特点,采取下列几项措施,从而控制或消灭寄生虫病。

1. 控制或消灭传染源　在流行区,普查、普治患者和带虫者是控制传染源的重要措施。在非流行区,监测和控制来自流行区的流动人口,是防止传染源输入和扩散的必要手段。同时,应加强对保虫宿主的控制与管理。

2. 切断传播途径　针对不同传播途径的寄生虫病,采取综合措施,如加强粪便和水源管理、注意环境和个人卫生以及控制和杀灭媒介节肢动物和中间宿主,是切断寄生虫病传播途径的重要手段。

3. 保护易感人群　加强个人和集体防护,包括预防服药等,广泛进行健康教育,改变不良的饮食习惯及生产方式,提高自我预防和保护意识。

由于大多数寄生虫的生活史比较复杂,影响寄生虫病流行的因素也较多,因而采取单一的防治措施往往难以有效控制寄生虫病的流行。实践证明,我国对寄生虫病采取的综合性防治措施是切实有效的。

第四节　我国寄生虫病防治成就和现状

一、寄生虫病流行的现状

> **我国最早的寄生虫学专业教学单位与科研机构**
>
> 　　1920 年,北京协和医学院设立寄生物学组,为我国最早的寄生虫学专业教学单位,在培养国内外寄生虫学专业人才和科学研究方面做了大量的工作。1921—1928 年,中外学者在协和医学院从事讲学和科学研究,发表许多论文,其中日本血吸虫、姜片虫、钩虫和华支睾吸虫等专著,具有很大的学术影响。
>
> 　　1928 年,洪式闾自筹经费在杭州创办热带病研究所,为我国最早的寄生虫学科研机构。1915 年, 中华医学会在上海出版《中华医学杂志,National Medical Journal of China》,第 1~17 卷(1915—1931)有中文版和英文版,第 18 卷(1932)起只有中文版,其英文版与《Chinese Medical Journal》合刊,我国许多重要的寄生虫病调查研究论文常在该刊发表。

新中国成立以来,通过几代人的努力,对寄生虫病的防控,尤其对疟疾、血吸虫病、利什曼病、丝虫病和钩虫病五大寄生虫病的防治研究取得了显著成效。但是,除淋巴丝虫病外,我们并未真正控制这几种寄生虫病的流行。我国是一个发展中国家,肠道寄生虫感染仍然十分严重;在不发达地区,特别是农村贫困人群中,一种或多种寄生虫感染的现象屡见不鲜。组织内寄生虫病(如囊虫病、棘球蚴病和旋毛虫病等)在我国西南、西北地区也是常见和多发病种。随着国际交往及生活水平的提高和一些不良的饮食习惯,一些境外的寄生虫病在我国也有发现;食源性寄生虫病的种类和发病人数也在不断增加。

1. 生活水平与"富贵病"　近几年来,随着生活水平的提高、人们饮食结构的改变和烹调方法的多样化,导致华支睾吸虫病、带绦虫病在某些地区明显上升,广州管圆线虫的几次暴发给食品安全再次敲响了警钟。人群寄生虫感染由"穷困型"为主向"富贵型"转移和并存。

2. 社会发展与食源性寄生虫病　改革开放以来,我国的贸易往来日益增加,尤其是肉类市场的开放,随着人流与物流增加,与寄生虫有关的食品安全问题已没有"区域性"甚至没有国界。一些与饮食有关的食源性寄生虫病,如旋毛虫病、带绦虫病、并殖吸虫病、华支睾吸虫病和弓形虫病等,其感染率及发病人数逐渐增加,即寄生虫病以农村流行为主变为向城市扩展的趋势。传统意义上的寄生虫病流行特点(季节性、地方性和自然疫源性)面临着挑战,这也给寄生虫病防控带来了严重的问题。

根据 WHO 估计,发达国家食源性疾病的漏报率在 90% 以上,以此推论,我国目前掌握的食物中毒数据仅为实际发生的食源性疾病的"冰山一角",存在如此高的漏报率,除了管理上的问题外,寄生虫的检测和追查传染源手段的限制也是一个重要因素。

3. 药物、器官移植、感染与机会寄生虫病　随着激素、免疫抑制剂等药物的应用,HIV感染降低了人群的免疫力,导致机会致病寄生虫感染的人数在逐渐增多,如弓形虫、隐孢子虫、微孢子虫、蓝氏贾第鞭毛虫和粪类圆线虫。

AIDS 与寄生虫病关系密切,很多 AIDS 患者常混合感染某种机会致病寄生虫,一些寄生虫感染已被列为 AIDS 诊断指标之一。HIV 感染者主要分布在亚洲和非洲等经济不发达地区,这些地区又是肠道寄生虫病的高发区。HIV 导致感染者体内 CD4 T 淋巴细胞大量破坏,机体免疫功能严重受损,感染寄生虫机会增加,因此这些地区 HIV 感染者混合感染寄生虫的情况十分常见。HIV 感染合并寄生虫感染,尤其是肠道寄生虫混合感染,造成其体内病毒复制增加,慢性腹泻、消瘦及营养不良等是导致病情发展加速甚至死亡的重要原因之一。某些寄生虫还会造成感染者免疫力下降,增加对 HIV 的易感性,造成 HIV 的传播和蔓延。因此,在防治 AIDS 同时,研究肠道寄生虫引起的混合感染是一个不可忽视的问题。

4. 多年来的防治与常见寄生虫病　各地的生产方式、自然环境及经济发展状况等不同,导致防治效果不一。如人类常见寄生虫病(某些肠线虫病)经多年来的防治,流行程度已渐渐减轻或得到控制。亦有报道,由于粪便中寄生虫卵和原虫包囊对土壤、水源、蔬菜、瓜果等的污染,使得人群中肠道寄生虫的感染率仍居高不下。群众的健康教育、保健意识和基本防治知识水平有待提高。

5. 生活理念、方式与性源性、宠物源性及旅游源性寄生虫病　随着性病患者增加,性传播寄生虫如阴道毛滴虫、耻阴虱感染增加;弓形虫和贾第鞭毛虫感染等也在增多。此外,阿米巴病的感染率在男性同性恋中特别高,亦被列为性传染的疾病,且患此病的高危人群包括旅游者、流动人群和同性恋者。

6. 动物与人兽(畜)共患寄生虫病 在多种引起人类疾病的病原体中,有些寄生虫可在人和动物之间自然传播。如果对人兽共患寄生虫病毫无警惕和缺乏必要的防范意识及措施,在全球经济一体化和信息时代,一场公共卫生事件所带来的影响会远远超过寄生虫病本身,而且人群感染由"慢性渐发性"为主变为"急性突发性"的频率在增加,并突破了区域性限制,出现了"南病北移"或"区域扩大"现象,如广州管圆线虫病、旋毛虫病等,这与人流、物流及饮食习惯等有关。目前,饲养宠物的人群也在逐渐增多,应警惕动物源性寄生虫病感染。

7. 新现与再现寄生虫病 新现寄生虫病是指新认识的和未确知的寄生虫病(如隐孢子虫病),而再现寄生虫病是指一些早已熟知,发病率已降至很低,不再被视为公共卫生问题,但现在又重新流行的寄生虫病(如广州管圆线虫病)。这些寄生虫病不仅会给人民健康和生命安全带来严重威胁,并可能给经济建设和国家安全带来重大影响(表34-3)。

表 34-3 再现寄生虫病

病原体	所致疾病	传播方式
疟原虫	疟疾	经蚊传播
日本血吸虫	血吸虫病	经皮肤传播
链状带绦虫	绦虫病、囊尾蚴病	经消化道传播
杜氏利什曼原虫	内脏利什曼病	经白蛉传播
刚地弓形虫	弓形虫病	经消化道传播等
蓝氏贾第鞭毛虫	贾第虫病	经消化道传播
并殖吸虫	并殖吸虫病	经消化道传播
广州管圆线虫	广州管圆线虫病	经消化道传播

二、寄生虫病的实验诊断

寄生虫感染诊断分为临床诊断和实验室诊断。临床诊断包括询问病史和物理诊断(X线、CT、MRI、超声等);实验室诊断包括病原检查、免疫检查及 DNA 诊断等。

寄生虫病实验诊断,尤其是病原学诊断,仍然依托传统的形态学方法(虫卵检查、幼虫检查、成虫检查)诊断。寄生虫病的诊断技术在很多方面相对落后于病原微生物学的发展。其发展历程主要经历了形态学方法、免疫学方法和分子生物学方法三个阶段。如对弓形虫、隐孢子虫的诊断,除传统方法外,还可用免疫学与分子生物学的方法进行诊断。目前,在常用的 PCR 方法的基础上发展起来的荧光定量 PCR 方法,已经开始在寄生虫病的检测和诊断中应用。然而,不论常规 PCR 还是荧光素定量 PCR,都对实验操作人员的技术要求很高,除了熟悉仪器的操作程序以外,还要求训练掌握很复杂的生物信息学和统计学的方法(引物设计和结果分析)。此外,昂贵的仪器设备和试剂限制了该方法的推广。在基层,常见寄生虫病实验诊断,尤其是病原学诊断,仍然沿用传统的形态学方法诊断。

三、寄生虫病的防治成就

联合国开发计划署、世界银行和世界卫生组织联合倡议的热带病规划,2000 年以后要求防治的 8 类 10 种主要热带病中,除麻风病、登革热和结核病外,其余 5 种 7 类均是寄生虫病。它们是疟疾、血吸虫病、淋巴丝虫病、盘尾丝虫病、利什曼病、非洲锥虫病和恰加斯病（Chagas disease）。

世界卫生组织等提出要求防治的疾病中，有 4 类寄生虫病（疟疾、血吸虫病、丝虫病和利什曼病）在我国流行。新中国成立时，寄生虫病流行依然猖獗，危害人民健康及生命，严重影响工农业生产。1950 年，国务院颁布的《全国农业发展纲要》中，提出要限期消灭疟疾、血吸虫病、丝虫病、利什曼病和钩虫病等 5 大寄生虫病。几十年来，在政府的高度重视、群众的广泛支持以及专业人员的积极努力下，上述重要寄生虫病的流行范围、受威胁人口及发病人数明显减少，防治成果举世瞩目。但当前我国寄生虫病疫情尚不稳定，要巩固成效，全面控制传播仍是一项艰巨而又长期的任务。

据 2003 年调查，在全国曾有血吸虫病流行的 433 个县（市、区）中仍未得到有效控制的县（市、区）为 110 个。原已经宣布消灭血吸虫病的地区，也有"死灰复燃"的情况。丝虫病虽然在我国已基本消灭，但传染源仍未能完全控制；利什曼病虽然在 1958 年已基本消灭，但每年均有数百例报道；钩虫病调查显示，全国钩虫平均感染率为 17.17％，形势不容乐观。

近年来，广州管圆线虫病的几次暴发则给食品安全再次敲响了警钟。据 2005 年卫生部公布的一项调查显示，食源性寄生虫感染率明显上升，估计广东省华支睾吸虫感染者超过 500 万人。

对寄生虫病的控制是一项涉及面很广的系统工程。既与医学科学进步有关，又与经济发展、文化素质提高、卫生宣传教育普及、政府行为及资金投入等多种因素相关联，因此，控制寄生虫病需要各方面的不懈努力。准确特异的诊断制剂、不断更新的抗寄生虫药物和对抗药性产生机制的认识以及研制出有效的抗寄生虫病疫苗，都是控制寄生虫病危害和提高预防效果的重要保证。寄生虫分子生物学、分子病理学、分子药理学、分子免疫学和功能基因组学研究的开展，将为制定更有效的寄生虫病控制措施提供保证。

（许正敏）

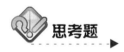

思考题

1. 比较中间宿主、终宿主及保虫宿主。

2. 寄生虫对人体损害有哪些？举例说明在寄生虫感染中：①同一寄生虫抗原可引起不同型的超敏反应；不同的寄生虫抗原可引起同一型超敏反应；②同一寄生虫可引起人体不同部位组织器官的损害；同一组织器官损害亦可由不同寄生虫引起。

3. 说出寄生虫病流行的 3 个环节、3 个因素和 3 个特点。

4. 比较：新现寄生虫、再现寄生虫；理解：机会致病寄生虫（运用前面所学知识），注重少见与常见（AIDS 为常见）的辩证关系、治疗所致利与弊（激素引起免疫力降低）的因果关系；明确：人兽共患寄生虫、食物源性寄生虫、性传播寄生虫（讨论生产方式、生活习惯、生活理念与寄生虫流行环节、因素及特点之间的关系）。

第三十五章 消化道蠕虫

1. 掌握消化道蠕虫的寄生部位、感染阶段、感染途径。

2. 熟悉常见消化道蠕虫与诊断有关的形态、致病性及常用检查方法。

3. 了解消化道蠕虫的流行特点及防治原则。

根据寄生部位不同,将寄生虫分为体表寄生虫、体内寄生虫、腔道寄生虫及组织内寄生虫。消化道蠕虫是人体最常见、分布最广的一类寄生虫,包括线虫、吸虫、绦虫和棘头虫等,多数是通过误食被寄生虫感染阶段污染的食物与水,或生食半生食含感染阶段的肉类而经口感染人体,有的为幼虫经皮肤感染。多数消化道蠕虫的诊断虫期随宿主粪便排出,因此,粪便检查是其常用的实验室检查方法。

第一节 似蚓蛔线虫

似蚓蛔线虫(*Ascaris lumbricoides*)简称蛔虫,成虫寄生于人体小肠,引起蛔虫病。

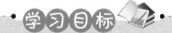

1. **成虫** 呈长圆柱状,形似蚯蚓。活时呈粉红色,死后为灰白色。头端较钝,尾端较尖。体表有细横纹和 2 条白色的侧线。口孔位于虫体顶端,周围有 3 个唇瓣,排列呈"品"字形(图 35-1)。雌虫长 20～35cm,尾端尖直,生殖系统为双管型。雄虫长 15～31cm,尾部向腹面弯曲,生殖系统为单管型。

2. **虫卵** 蛔虫卵有受精卵与未受精卵之分。受精卵呈宽椭圆形,大小为(45～75)μm×(35～50)μm,卵壳外有一层凹凸不平的蛋白质膜,呈棕黄色,卵内含一个大而圆的卵细胞,其两端与卵壳之间可见明显的新月形空隙。未受精卵呈长椭圆形,大小为(88～94)μm×(39～44)μm,卵壳与蛋白质膜均较受精卵薄,卵内充满大小不等的屈光颗粒(图 35-1、彩图Ⅲ)。两种虫卵的蛋白质膜有时可脱落,脱蛋白质膜虫卵无色,应注意与其他线虫卵区别。

二、生 活 史

蛔虫生活史简单,不需要中间宿主。成虫寄生于人体小肠,以肠内半消化食物为营养。

雌、雄成虫交配后,雌虫产卵,一条雌虫每天产卵可达 24 万个。虫卵随宿主粪便排出体外,在潮湿、荫蔽、氧气充足的泥土中,于 21～30℃条件下,约经 2 周,受精卵内细胞发育为幼虫,再经过 1 周,卵内幼虫经 1 次蜕皮发育为感染期虫卵。感染期虫卵被人误食后,在小肠内孵出幼虫,幼虫侵入肠壁的小静脉或淋巴管,经肝、右心到达肺,穿破肺泡毛细血管进入肺泡内,经 2 次蜕皮后,沿支气管、气管到达咽部,然后随人的吞咽动作而进入消化道,在小肠内进行第 4 次蜕皮,再经数周发育为成虫(图 35-1)。自感染期虫卵进入人体到成虫产卵约需 60～75 天,成虫寿命为 1 年左右。

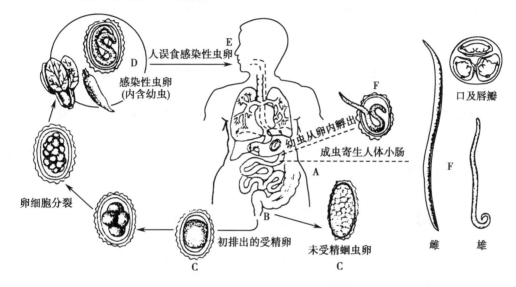

图 35-1　蛔虫形态及生活史
A. 寄生部:小肠;B. 排卵途径:随粪便;C. 诊断虫期:虫卵;
D. 感染阶段:感染性虫卵;E. 感染途径:经口;F. 致病虫期:幼虫、成虫

三、致　病　性

1. 幼虫的致病性　幼虫在肝、肺等组织移行,可造成机械性损伤。尤其以肺的损害最为明显,可出现点状出血、水肿、细胞浸润等,引起蛔虫性肺炎,临床表现为发热、咳嗽、哮喘、痰中带血、嗜酸性粒细胞增高等。有时,幼虫还可侵入脑、肝、脾和肾等器官,引起异位寄生。

2. 成虫的致病性　成虫通过掠夺宿主的营养、机械损伤和毒素作用,引起一系列消化道症状,患者常表现为食欲缺乏、消化不良、腹痛、腹泻或便秘等。儿童严重感染时可出现发育障碍。成虫有钻孔习性,当宿主机体发热、胃肠病变、大量食入辛辣食物或服用驱虫药物剂量不当等因素刺激下,蛔虫可钻入开口于肠壁的各种管道,引起胆道蛔虫症、胰腺炎和阑尾炎等并发症,其中以胆道蛔虫症最常见。此外,大量成虫扭结成团或蛔虫寄生部位的肠段蠕动障碍,可引起肠梗阻。严重者可穿透肠壁引起肠穿孔,导致腹膜炎。虫体代谢产物、分泌物常使患者出现荨麻疹、皮肤瘙痒等Ⅰ型超敏反应及磨牙、惊厥等神经系统症状。

四、实验室检查

1. 病原检查　蛔虫产卵量大,一般用粪便直接涂片法检查虫卵,可取得较好的效果。

采用饱和盐水浮集法或自然沉淀法,检出率更高。对粪便中查不到虫卵的疑似患者,可试用药物性驱虫进行诊断。

2. 其他检查 对不同的并发症可选用不同的诊断方法。如蛔虫性肠梗阻,X 线检查可见成团的虫体阴影。胆道蛔虫症,做十二指肠引流可查见蛔虫卵,B 超、X 线检查也可用于辅助诊断。

五、流行与防治

1. 流行情况 蛔虫呈世界性分布,在温暖、潮湿和卫生条件差的地区,人群感染尤为普遍。人群感染的特点是农村高于城市,儿童高于成人。

2. 流行因素 造成人群感染普遍的主要原因为:蛔虫生活史简单,不需要中间宿主;产卵量大及虫卵对外界因素抵抗力强;用未经无害化处理的人粪施肥或随地大便,使蛔虫卵污染环境;饭前不洗手,生吃不洁的瓜果、蔬菜和食物等。

3. 防治原则 应采取综合措施,如加强卫生宣教,注意饮食卫生,纠正不良的生活习惯,防止食入感染期虫卵,以保护易感人群。加强粪便管理和粪便无害化处理,消灭苍蝇等,以切断传播途径。对患者、带虫者进行驱虫治疗是控制传染源的重要措施。目前,常用驱虫药为阿苯达唑和甲苯达唑。

第二节 十二指肠钩口线虫与美洲板口线虫

寄生于人体的钩虫主要是十二指肠钩口线虫(*Ancylostoma duodenale*,简称十二指肠钩虫)和美洲板口线虫(*Necator americanus*,简称美洲钩虫)。成虫寄生于人体小肠,引起钩虫病,是我国重要的五大寄生虫病之一。

一、形 态

1. 成虫 虫体细长略弯曲,长约 1cm。活时呈淡红色,死后为灰白色。虫体前端有 1 个角质口囊,内有钩齿或板齿(图 35-2)。雌虫尾部尖直,雄虫尾部膨大呈伞状。十二指肠钩虫和美洲钩虫鉴别要点见表 35-1。

表 35-1 两种钩虫成虫主要形态鉴别

鉴别要点	十二指肠钩虫	美洲钩虫
体形	呈 C 形	呈 S 形
口囊	2 对钩齿	1 对板齿
交合伞	略呈圆形	略呈扁圆形
交合刺	两根末端分开	合并成一刺,末端呈钩状

2. 虫卵 两种钩虫卵的形态相似,不易区别,均为椭圆形,大小为 $(57\sim76)\mu m \times (36\sim40)\mu m$,卵壳薄,无色透明,卵内常含 4~8 个细胞,卵壳与卵细胞之间有明显的空隙(图 35-2、彩图Ⅲ)。

二、生 活 史

两种钩虫的生活史基本相同。成虫寄生于人体小肠,借助口囊的钩齿或板齿咬附于肠

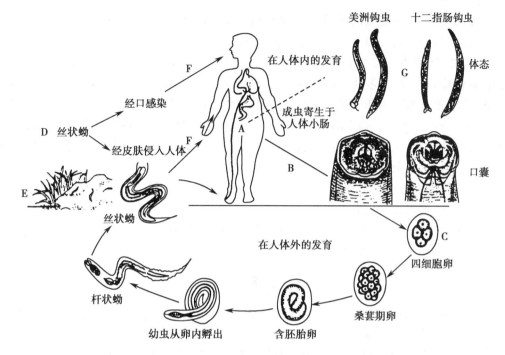

图 35-2　钩虫形态及生活史
A. 寄生部位：小肠；B. 排卵途径：随粪便；C. 诊断虫期：虫卵；D. 感染阶段：丝状蚴；
E. 感染方式：接触疫土；F. 感染途径：皮肤、口等；G. 致病虫期：成虫、幼虫

黏膜上，以血液、组织液、肠黏膜为食，雌虫产的虫卵随宿主粪便排出体外，在温暖、荫蔽、潮湿、氧气充足的土壤中，经 1～2 天孵出杆状蚴，此期幼虫以土壤中细菌和有机物为营养，再经 7～8 天发育，蜕皮 2 次成为丝状蚴，此为钩虫的感染阶段。

丝状蚴有明显的向温性和向湿性，当与人体皮肤接触时，依靠机械性穿刺和酶的作用，通过毛囊、汗腺或皮肤破损处侵入皮肤。多数幼虫进入皮肤小血管或淋巴管，随血流经右心至肺，穿过肺毛细血管进入肺泡，借助于细支气管、支气管上皮纤毛的运动上行至咽，再随宿主的吞咽动作，经食管、胃到达小肠逐渐发育为成虫（图 35-2）。自丝状蚴侵入皮肤到成虫产卵，一般需要 5～7 周。每条雌性十二指肠钩虫日平均产卵 10 000～30 000 个，美洲钩虫日平均产卵 5000～10 000 个。成虫寿命一般 3 年左右。

钩虫主要是经皮肤感染，但十二指肠钩虫也可经口感染。此外，还发现幼虫可通过母体胎盘进入胎儿体内。有报道猪、兔、小牛等动物可作为十二指肠钩虫的转续宿主，人若生食这些肉类，也有可能导致感染。

三、致　病　性

钩虫幼虫侵入人体在肺部移行和成虫在肠道内寄生均可对人体造成损害，最严重的是成虫寄生于肠道引起患者的慢性失血。

1. 幼虫的致病性　丝状蚴侵入皮肤可引起钩蚴性皮炎。局部皮肤有针刺、灼热和奇痒感，继而出现充血斑点或丘疹，1～2 天内出现红肿、水疱，俗称"粪毒"、"着土痒"，若继发细菌感染则可形成脓疱。钩蚴性皮炎多见于与土壤接触的比较薄嫩的皮肤，如足趾、足背、手背、指（趾）间等。

幼虫移行至肺,穿破微血管,引起局部出血及炎症细胞浸润,患者可出现咳嗽、血痰和发热等全身症状,即钩蚴性肺炎。重者可咯血、哮喘。

2. 成虫的致病性 主要是引起贫血。其主要原因是:①钩虫咬附于肠黏膜上,并经常更换咬附部位,造成肠壁散在性出血点;②成虫以血液为食,而且吸血后血液迅速经其消化道排出;③成虫吸血时不断分泌抗凝素,使咬附部位黏膜伤口不易凝血而不断渗血,其渗血量与虫体的吸血量相当。钩虫的吸血活动导致人体长期慢性失血,铁和蛋白质不断丢失,从而出现缺铁性贫血。临床表现为皮肤蜡黄、黏膜苍白、头晕和乏力等,严重时可有心慌、气促等,部分患者可出现全身水肿、心包积液等贫血性心脏病的表现。

成虫以钩齿或板齿咬附于肠黏膜上,造成散在性出血点及小溃疡,引起上腹不适及隐痛、恶心、呕吐、腹泻等消化道症状。

少数患者出现喜食生米、生豆、泥土、破布等异常症状,称为"异嗜症"。妇女感染可引起停经、流产等。婴儿感染后病死率高。

四、实验室检查

1. 标本采集 粪便查虫卵或钩蚴培养查蚴虫;痰液检查见于感染早期,当出现肺部症状时,也可通过痰液查钩蚴。

2. 病原检查 粪便直接涂片法检出率低,轻度感染者易漏检。饱和盐水浮集法检出率高于直接涂片法,是诊断钩虫感染最常用的方法。钩蚴培养法检出率也高,并可鉴定虫种,但需培养5~6天才能出结果。

五、流行与防治

1. 流行情况 钩虫病在世界上分布广泛,尤以热带和亚热带地区为甚。我国除西北少数地区外,各地均有分布,平均感染率为6.12%,两种钩虫混合感染极为普遍。感染率农村高于城市,南方高于北方。北方以十二指肠钩虫为主,南方则以美洲钩虫为主。

2. 流行因素 带虫者和患者是本病的传染源。钩虫病的流行与自然环境、种植作物种类、生产方式及生活条件等因素有密切关系。特别是雨后初晴或久晴初雨之后,在种植红薯、玉米、桑、烟、棉或甘蔗等旱地作物田间劳动,手、足就有较多的机会直接接触土壤中的钩蚴而受感染。

3. 防治原则 加强个人防护,改良耕作方法,减少皮肤接触疫土的机会。加强粪便管理,使用无害化粪便施肥,减少虫卵对土壤的污染。在流行区进行普查普治,是预防、控制钩虫病流行的重要措施。常用药物有甲苯达唑和阿苯达唑等。

第三节 蠕形住肠线虫

蠕形住肠线虫(*Enterobius vermicularis*)简称蛲虫,成虫主要寄生于人体的回盲部,引起蛲虫病。

一、形　态

1. 成虫 虫体细小,乳白色,呈线头状。有头翼和咽管球。雌虫长8~13mm,虫体中部膨大,尾部长而尖细。雄虫长2~5mm,虫体尾部向腹面卷曲(图35-3)。

2. 虫卵　两侧不对称,一侧较平,一侧略凸,形似柿核。大小为(50~60)μm×(20~30)μm。无色透明,卵壳较厚。刚产出的虫卵内含 1 个蝌蚪期胚胎(图 35-3、彩图Ⅲ)。

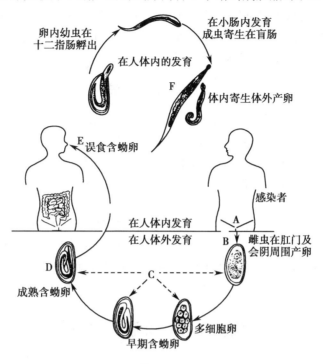

图 35-3　蛲虫形态及生活史

A. 寄生部位:盲肠、结肠;B. 排卵方式:在肛周产卵;C. 诊断虫期:虫卵、成虫;
D. 感染阶段:感染期虫卵;E. 感染途径:经口等;F. 致病虫期:成虫

二、生活史

成虫主要寄生于人体的盲肠、结肠及回肠下段,以肠内容物、组织或血液为食。雌、雄虫交配后,雄虫很快死亡并被排出。子宫内充满虫卵(5000~17 000 个)的雌虫一般不在肠内产卵。当宿主睡眠、肛门括约肌松弛时,雌虫可爬出肛门外,在肛门周围大量产卵。雌虫产卵后大多干枯死亡,少数可经肛门返回肠腔,或进入阴道、子宫、尿道等处,引起异位损害。

黏附在肛门周围皮肤上的虫卵,约经 6 小时,卵壳内幼虫发育成熟,并蜕皮 1 次,成为感染期虫卵。此期虫卵主要经口,也可随空气吸入等方式进入人体,在十二指肠内孵出幼虫,幼虫沿小肠下行,途中蜕皮 3 次,在结肠发育为成虫。自吞食感染期卵至虫体发育成熟产卵需 2~4 周,雌虫寿命一般约 1 个月(图 35-3)。

三、致病性

雌虫在肛门周围皮肤爬行、产卵,刺激肛门及局部皮肤,引起皮肤瘙痒,皮肤被搔破可继发细菌感染。患者常表现为烦躁不安、失眠、夜间磨牙、食欲减退等症状。虫体寄生于肠道可造成肠黏膜损伤,出现慢性炎症及消化功能紊乱。在尿道、阴道、子宫、输卵管等处异位寄生,可引起相应部位的炎症。

四、实验室检查

病原检查,根据蛲虫肠内寄生、肠外产卵这一特点,通常不采用粪便查卵法。透明胶纸法、棉签拭子法操作简便,检出率高,是目前最常用的检查方法,一般在清晨排便之前采样。如在粪便中或夜间在患者肛门周围检获成虫,也可确诊。

五、流行与防治

1. 流行　蛲虫呈世界性分布。我国人群感染也较普遍,尤其在幼儿园等集体生活的儿童感染率更高,12 岁以下儿童蛲虫平均感染率为 10.28%。

蛲虫感染者是唯一的传染源。蛲虫生活史简单,虫卵发育迅速,在外界的抵抗力强,容易通过肛门-手-口直接感染和吸入感染,这是造成人体自体外感染和相互感染的主要原因。

2. 防治　讲究公共卫生、个人卫生,养成饭前便后洗手、不吸吮手指、勤剪指甲的良好卫生习惯。此外,定期烫洗玩具、被褥,不穿开裆裤,亦是防止蛲虫感染的重要措施。托儿所、幼儿园儿童应定期普查普治,常用药物有阿苯达唑或甲苯达唑等。肛周止痒杀虫可用蛲虫膏或甲紫。

第四节　毛首鞭形线虫

毛首鞭形线虫(*Trichuris trichiura*)简称鞭虫,成虫寄生于人体盲肠,引起鞭虫病。

成虫形似马鞭,前细后粗,细部占总长 3/5,粗部占 2/5。雌虫长 35～50mm,尾端钝圆。雄虫长 30～45mm,尾部向腹面呈环状卷曲。虫卵呈纺锤形,大小为(50～54)μm×(22～23)μm,黄褐色。卵壳较厚,两端各具一透明塞状突起,内含一个未分裂的卵细胞(彩图Ⅲ)。

成虫主要寄生于盲肠,亦可寄生于结肠、直肠甚至回肠下段。虫体前端钻入肠壁,以血液和组织液为营养。虫卵随宿主粪便排出体外,在适宜条件下,经 3～5 周,发育为感染期虫卵。人因食入被感染期虫卵污染的食物或饮水而感染。幼虫在小肠内孵出后侵入肠黏膜,经 8～10 天后,幼虫再返回肠腔,移行至盲肠发育为成虫。自误食感染期虫卵至发育为成虫并产卵,约需 1～3 个月,成虫寿命一般为 3～5 年。

成虫细长的前端能侵入黏膜下层或肌层,以组织和血液为食。当虫数较多时,可致肠壁黏膜组织出现充血、水肿或出血等慢性炎症反应,在炎症基础上可形成肉芽肿等病变。轻度感染多无明显症状,只在粪便检查时发现虫卵。重度感染时,因累及横结肠、降结肠甚至直肠和回肠远端,可引起食欲缺乏、腹痛、腹泻、消瘦、贫血等症状。儿童重度感染可导致发育迟缓、营养不良和直肠脱垂。

鞭虫的实验室检查以发现虫卵为依据,常用方法有粪便直接涂片法、饱和盐水浮集法及沉淀集卵法等。

鞭虫广泛分布在温带、亚热带地区,与蛔虫分布相一致,感染率农村高于城市,儿童高于成人。不良的生产方式与生活习惯是传播该病的重要原因之一。此外,虫卵在适宜环境条件下,能保持感染力达数月至数年,但对低温、干燥的抵抗力不及蛔虫卵强,故感染率低于蛔虫,且南方高于北方。防治原则与蛔虫基本相同。

第五节 布氏姜片吸虫

布氏姜片吸虫(*Fasciolopsis buski*)简称姜片虫,是一种寄生于人、猪小肠内的大型吸虫,可引起姜片虫病。

一、形 态

1. 成虫 虫体肥厚,长椭圆形,背腹扁平,形似姜片。活时呈肉红色。长 20～75mm,宽 8～20mm,厚约 2mm,是人体最大的吸虫。口吸盘很小,腹吸盘肌肉发达,较口吸盘大 4～5 倍,2 个吸盘相距很近。睾丸 2 个,高度分支如珊瑚状,前后排列于虫体后半部。卵巢位于睾丸前,分支状。子宫盘曲在卵巢与腹吸盘之间(图 35-4)。

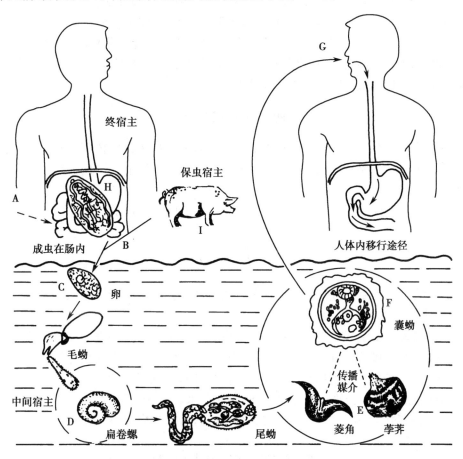

图 35-4 布氏姜片吸虫形态及生活史
A. 寄生部位:小肠;B. 排卵途径:随粪便;C. 诊断虫期:虫卵;D. 中间宿主:扁卷螺;
E. 传播媒介:水生植物;F. 感染虫期:囊蚴;G. 感染途径:经口;H. 致病虫期:成虫;I. 保虫宿主:猪

2. 虫卵 大小为(130～140)μm×(80～85)μm,长椭圆形,是人体中最大的寄生虫卵。淡黄色,卵壳薄,卵盖小而不明显。卵内含有 1 个卵细胞和 20～40 个卵黄细胞(彩图Ⅲ)。

二、生 活 史

姜片虫的终宿主为人及猪,中间宿主是扁卷螺,以红菱、荸荠和茭白等水生植物为传播媒介。

成虫寄生于人或猪的小肠上段,虫卵随宿主粪便排入水中,在适宜的温度下经 3～4 周发育,孵出毛蚴。毛蚴侵入扁卷螺体内,经 1～2 个月的发育繁殖,先后形成胞蚴、母雷蚴、子雷蚴及尾蚴。尾蚴自螺体排出,附着在水生植物或其他物体的表面形成囊蚴,此为姜片虫的感染阶段。囊蚴随水生植物经口进入人或猪的小肠内,在肠内消化液和胆液作用下,囊内幼虫脱囊而出,经 1～3 个月发育为成虫(图 35-4)。成虫寿命约 2 年。

三、致 病 性

姜片虫的吸盘发达,吸附力强,容易造成被吸附的肠黏膜发生炎症反应,肠壁出现点状出血、水肿,甚至可形成脓肿。轻度感染时可无明显症状。感染虫数较多时,可因虫体夺取营养和虫体覆盖肠黏膜,影响宿主的消化与吸收,导致消化功能紊乱和营养不良。表现为腹痛、腹泻、消瘦,严重者出现贫血、水肿等症状。多数儿童可出现程度不等的生长发育障碍、智力减退等。此外,虫数多时还可引起肠梗阻。

四、实验室检查

1. 病原检查 检获粪便中的虫卵或虫体是诊断姜片虫感染的依据。对多数感染者可通过粪检虫卵来确诊,常用方法为直接涂片法,但轻度感染的病例往往漏检,沉淀法可显著提高检出率。少数患者的粪便或呕吐物中有时偶可发现成虫,可作为诊断依据。

2. 免疫检查 对感染早期或大面积普查可采用免疫学检查,常用方法有 IHA、IFA 和 ELISA 等。

五、流行与防治

1. 流行情况 姜片虫病主要流行于东南亚地区。我国 18 个省、市、自治区均有流行,多分布于广种水生植物的湖沼地区。

2. 流行因素 姜片虫病是人畜共患寄生虫病。造成人和猪感染的原因主要是:人、猪粪便污染水体;扁卷螺广泛分布于池塘、沟渠及水田,众多的水生植物可成为其传播媒介;居民常有生食菱角、荸荠等水生植物的不良习惯;以青饲料喂猪。

3. 防治原则 加强粪便管理,防止新鲜粪便下水。开展健康教育,不生吃未经洗净的水生植物。提倡科学养猪。在流行区开展普查普治,治疗药物首选吡喹酮。

第六节 链状带绦虫

链状带绦虫(*Taenia solium*)也称猪带绦虫、猪肉绦虫或有钩绦虫。成虫寄生于人体小肠内,引起猪带绦虫病;囊尾蚴寄生于人或猪的肌肉及组织内,引起猪囊尾蚴病。

一、形 态

1. 成虫 乳白色,背腹扁平,带状,分节,长 2～4m。虫体分头节、颈部和链体 3 部分。

头节近似球形,直径 0.6～1mm,上有 4 个吸盘,顶端具顶突,其上排列有两圈小钩(图 35-5)。颈部纤细,具有生发功能。链体由 700～1000 个节片组成,幼节宽大于长,成节近方形,每一成节均有发育成熟的雌、雄生殖器官各 1 套。孕节长大于宽,内仅有充满虫卵的子宫,子宫由主干向两侧分支,每侧 7～13 支(图 35-5)。

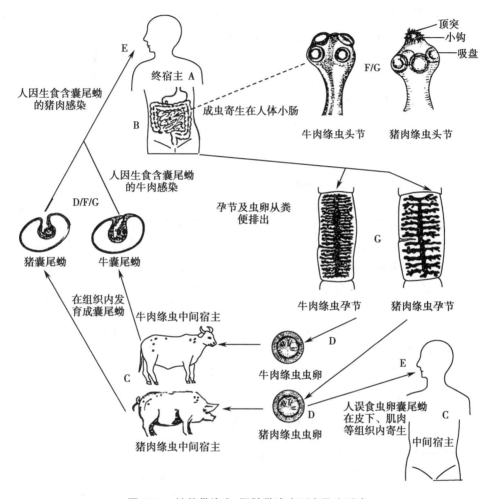

图 35-5　链状带绦虫、肥胖带绦虫形态及生活史
A. 终宿主:人;B. 成虫寄生部位:小肠;C. 中间宿主:猪、人;D. 感染阶段:虫卵、囊尾蚴;
E. 感染途径:经口;F. 致病虫期:成虫、囊尾蚴;G. 诊断虫期:孕节、虫卵、囊尾蚴

2. 虫卵　卵壳薄而透明,极易脱落。镜检所见脱掉卵壳的虫卵多为球形,直径 31～43μm,外层为胚膜,呈棕黄色,其上有放射状条纹,内含一个六钩蚴(彩图Ⅲ)。

3. 囊尾蚴　又称囊虫。卵圆形,大小为(8～10)mm×5mm,为白色半透明的囊状物,囊内充满透明液体,头节凹入囊内呈白色点状,其构造与成虫头节相同。

二、生　活　史

人是本虫唯一的终宿主。成虫寄生于人体小肠上段,以头节固着于小肠壁。末端孕节常单节或多节相连从链体上脱落至肠腔,随宿主粪便排出。孕节或散出的虫卵被猪吞食后,在小肠消化液的作用下,虫卵内的六钩蚴孵出并钻入肠壁血管或淋巴管,随血流到达宿主身体各处,其中主要是到达运动较多的肌肉,如股、肩、心、舌、颈等,经 60～70 天发育为囊尾蚴。含囊尾蚴的猪肉俗称"米猪肉"、"豆猪肉"。人因误食生的或半生的含有活囊尾蚴的猪肉而感染。囊尾蚴在小肠内受胆汁刺激,头节翻出,附着于肠壁上,约经 2～3 个月发育为成虫并排出孕节。成虫寿命可长达 25 年。

囊尾蚴也可寄生于人体组织、器官内,因此,人也可作为该虫的中间宿主。人体感染囊尾蚴的方式有 3 种:①异体感染,误食他人排出的虫卵而感染;②自体外感染,误食自己排出的虫卵而感染;③自体内感染,患者肠道内成虫脱落的孕节或虫卵,因恶心、呕吐等肠逆蠕动而反流至胃、十二指肠处,卵内六钩蚴孵出而造成感染。囊尾蚴在人体内的寿命一般为3～5年,少数可达 15～17 年(图 35-5)。

三、致 病 性

寄生于人体小肠的成虫一般为 1 条,患者多无明显症状,少数有上腹不适、腹泻、恶心、乏力、体重减轻等症状。少数可穿破肠壁或引起肠梗阻。

囊尾蚴可寄生于人体的多种器官和组织,在寄生部位造成占位性病变,引起囊尾蚴病,也称囊虫病,对人体的危害远大于成虫,其危害程度因囊尾蚴寄生的数量和部位而异。囊尾蚴寄生的部位广泛,常见为皮下组织、肌肉、脑、眼、心和肝等处。临床上常见以下几种类型:

1. 皮下及肌肉囊尾蚴病　在皮下寄生可形成结节,多见于头部及躯干,硬度如软骨,与皮下组织无粘连,无压痛。寄生在肌肉时,可出现肌肉酸痛、发胀、肌肉痉挛等症状。

2. 脑囊尾蚴病　虫体压迫脑组织,引起的症状极为复杂,其中尤以癫痫发作最为多见;其次是颅内压增高和精神症状,表现为头痛、呕吐、失语、瘫痪等,严重者可致死。

3. 眼囊尾蚴病　囊尾蚴可寄生于眼的任何部位,症状轻者表现为视力障碍。囊尾蚴一旦死亡,可导致玻璃体混浊、视网膜脱离,并发白内障,继发青光眼等,最终可致眼球萎缩而失明。

四、实验室检查

1. 病原检查　①猪带绦虫病的诊断:询问患者有无吃"米猪肉"及排节片史。对检获的孕节,可依据子宫分支数鉴定虫种。粪检虫卵可用直接涂片法、饱和盐水浮集法。②囊尾蚴病的诊断:诊断方法视寄生部位而异。对皮肤和肌肉囊尾蚴病,可手术摘取皮下结节或浅部肌肉包块活检。

2. 免疫检查　免疫学方法对囊尾蚴病具有辅助诊断价值,实验证明,有效方法为 IHA、ELISA 等。

3. 其他检查　脑和深部组织的囊尾蚴病可用 CT、B 超、MRI 等影像学检查,对辅助诊断深部组织囊尾蚴病有重要的价值。

五、流行与防治

1. 流行情况　链状带绦虫呈世界性分布。在我国分布广泛,主要分布于黑龙江、吉林、山东、河北、河南、云南和广西等地区。患者以青壮年为主,农村多于城市。

2. 流行因素　该病流行因素主要包括:①猪的饲养方法不当,如散养、连茅圈造成猪的感染;②人食猪肉的不良习惯或方法不当,如生食或半生食猪肉等。

3. 防治原则 注意个人卫生,不食生的或未熟透的猪肉。加强肉类检疫。科学养猪,管理好厕所、猪圈,控制人畜互相感染。治疗猪带绦虫病多采用槟榔-南瓜子驱虫,效果良好,还可用吡喹酮、阿苯达唑等。治疗猪囊尾蚴病可用吡喹酮、阿苯达唑等药物,也可手术摘除囊尾蚴。

第七节 肥胖带绦虫

肥胖带绦虫(*Taenia saginata*)又称牛带绦虫、牛肉绦虫或无钩绦虫。成虫寄生于人体小肠,引起牛带绦虫病。

该虫的形态、生活史(图 35-5)、致病性、实验室检查、防治与猪带绦虫都相似。两种带绦虫的区别见表 35-2。

表 35-2 链状带绦虫与肥胖带绦虫的主要区别

鉴别要点	链状带绦虫	肥胖带绦虫
体长	2～4m	4～8m
节片	700～1000 节,略透明	1000～2000 节,肥厚,不透明
头节	球形,直径约 1mm,具有顶突及小钩	略呈方形,直径约 1.5～2.0mm,无顶突及小钩
孕节	子宫分支不整齐,每侧 7～13 支	子宫分支较整齐,每侧 15～30 支
感染阶段	猪囊尾蚴,猪带绦虫卵	牛囊尾蚴
中间宿主	猪、人	牛
致病性	引起猪带绦虫病和囊尾蚴病	引起牛带绦虫病
孕节脱落	数节连在一起脱落,被动排出	单节脱落,常主动爬出肛门

人是牛带绦虫唯一的终宿主,牛为中间宿主,人因食入生的或未熟透的含有牛囊尾蚴的牛肉而感染。患者一般无明显症状,仅时有腹部不适、消化不良、腹泻或体重减轻等症状。偶可引起阑尾炎、肠道阻塞等并发症。多数伴有孕节自行从肛门排出和肛门瘙痒的现象。

牛带绦虫呈世界性分布,在多食牛肉(尤其是在有生吃或半生吃牛肉习惯)的地区和民族中更易造成流行。我国 20 多个省(市、自治区)有散在分布的牛带绦虫患者。新疆、内蒙古、西藏、云南、贵州、四川和广西等地的少数民族地区有地方性流行。

第八节 其他消化道蠕虫

一、微小膜壳绦虫

微小膜壳绦虫(*Hymenolepis nana*)也称短膜壳绦虫。该虫主要寄生于鼠类的小肠,也可寄生于人体,引起微小膜壳绦虫病。

成虫体长为 5～80mm,宽 0.5～1mm。头节呈球形,有 4 个吸盘和 1 个可自由伸缩的顶突,顶突上有 20～30 个小钩,排成一圈。链体由 100～200 个节片组成,最多者可达 1000 个,所有的节片均宽大于长。每个成节有 3 个圆球形睾丸,横列在节片中部。子宫呈袋状,内充满虫卵。

虫卵呈球形或近圆球形,大小为(48～60)μm×(36～48)μm,无色透明,卵壳很薄,内有较厚的胚膜,胚膜两端略凸起并各发出 4～8 根丝状物,内含 1 个六钩蚴。

微小膜壳绦虫既可以不经过中间宿主,也可以经过中间宿主两种不同方式完成生活史。成虫寄生在鼠类或人的小肠内,脱落的孕节或虫卵随宿主粪便排出,若被另一宿主吞食,虫卵在小肠内孵出六钩蚴,然后钻入肠绒毛发育为似囊尾蚴,6 天后,似囊尾蚴自肠绒毛排出,进入肠腔发育为成虫。此外,脱落的孕节和虫卵,在肠内也可孵出六钩蚴,经上述发育过程,完成整个生活史,即在同一宿主肠道内完成生活史,并且可在该宿主肠道内不断繁殖,造成自体内感染。鼠或人体排出的虫卵也可在中间宿主(蚤类、面粉甲虫等)体内发育为似囊尾蚴,鼠或人因食入含有似囊尾蚴的中间宿主而感染。因此,虫卵和似囊尾蚴均是该虫的感染阶段。

该虫的致病作用主要是由于成虫头节上小钩和体表微毛对宿主肠壁造成机械性损伤以及虫体的毒性分泌物所致,在虫体附着的肠黏膜发生充血、坏死。重度感染者(特别是儿童)可出现胃肠道和神经系统的症状。近年的研究发现,宿主的免疫状态对该虫的感染和发育过程影响很大。由于使用类固醇激素治疗造成的免疫抑制,可引起似囊尾蚴的异常增生和播散。

从患者粪便查到虫卵或孕节为确诊的依据,常用直接涂片法,水洗沉淀法、饱和盐水浮集法均可提高检出率。

微小膜壳绦虫呈世界性分布,以 10 岁以下儿童感染率较高。由于微小膜壳绦虫的生活史既可不需中间宿主,虫卵也可直接感染人体,故该虫的流行主要与个人卫生习惯有关。注意环境卫生、消灭鼠类、养成良好的个人卫生习惯和饭前便后洗手等是预防本病的重要措施。驱虫治疗可用吡喹酮和阿苯达唑等。

二、曼氏迭宫绦虫

曼氏迭宫绦虫(*Spirometra mansoni*)属假叶目绦虫,成虫主要寄生于猫科动物,偶然寄生于人体,但其裂头蚴可寄生于人体组织、器官内,引起曼氏裂头蚴病,其危害远较成虫大。

成虫长 60～100cm,头节细小呈指状,其背、腹面各有一条纵行的吸槽。每一成节和孕节均具有发育成熟的雌、雄生殖器官各一套,子宫呈螺旋状蟠曲,略呈发髻状。虫卵椭圆形,两端稍尖,大小为(52～76)μm×(31～44)μm,呈浅灰褐色,有 1 个卵盖,内含 1 个卵细胞和若干个卵黄细胞。裂头蚴白色,带状,长约 300mm,宽约 0.7mm,头节与成虫的头节相似,体不分节但具横皱纹,活动伸缩能力强,在宿主组织中常收缩成团。

曼氏迭宫绦虫完成生活史需要 3 个宿主,即终宿主(主要是犬和猫等肉食动物)、第一中间宿主(剑水蚤)和第二中间宿主(主要是蛙)。多种脊椎动物(蛇、鸟、猪等)可作为转续宿主。人可成为该虫的第二中间宿主、转续宿主甚至终宿主。感染人体的阶段、途径和方式主要有:①用生蛙肉敷贴伤口,包括眼、口、外阴等部位,裂头蚴或原尾蚴直接经皮肤或黏膜侵入;②误食裂头蚴或原尾蚴,如生食或未熟透的蛙、蛇、猪等肉类;③误食感染的剑水蚤,如饮用生水。有报道称原尾蚴有可能直接经皮肤或眼结膜侵入人体。

成虫很少寄生于人体。该虫对人体的危害主要由裂头蚴引起,其危害程度与虫体侵入数量、移行和寄生的部位有关。临床表现可归纳为以下 5 型:①眼裂头蚴病:最常见,表现为眼睑红肿、结膜充血、畏光、流泪、痒等,重者可致失明;②皮下裂头蚴病:累及全身各处,可有游走性皮下结节;③口腔颌面部裂头蚴病:患处有红肿、硬结、虫爬感;④脑裂头蚴病:酷似肿瘤,常出现阵发性头痛、癫痫、视力模糊、抽搐甚至瘫痪;⑤内脏裂头蚴病:临床表现因裂头蚴移行部位而异。

成虫感染可通过粪检,查获节片或虫卵来确诊。裂头蚴病主要靠从局部检出虫体作出诊断。影像学、免疫学检查可辅助诊断。

本病的防治主要是加强健康教育,不用蛙肉贴伤口,不食生的或未熟透的肉类,不饮生水。成虫感染可用吡喹酮和阿苯达唑等驱绦虫药物治疗。裂头蚴病主要以手术摘除虫体为主,也可用 40％乙醇普鲁卡因 2～4ml 局部封闭杀虫。

三、粪类圆线虫

粪类圆线虫(*Strongyloides stercoralis*)是一种兼性寄生虫,寄生世代中,成虫主要寄生于人、犬、猫等的小肠内,幼虫可侵入肺、脑、肝、肾等组织器官,引起粪类圆线虫病。近年来,由于 HIV 感染者和 AIDS 患者不断增加,有关 AIDS 患者混合感染粪类圆线虫的报道也不断增多,因此,在防治 AIDS 的同时,研究肠道寄生虫引起的混合感染是一个不可忽视的问题。

粪类圆线虫在寄生世代的成虫只见有雌性,大小约 2.2mm×0.05mm。虫卵很小,形似钩虫卵。杆状蚴头端钝圆,尾部尖细,长约 0.2～0.4mm。丝状蚴长 0.6～0.7mm,与钩虫丝状蚴极为相似,但咽管约为体长的 1/2,尾部分叉。

粪类圆线虫生活史复杂,包括自生世代和寄生世代,自生世代在外界土壤中完成。在自生世代,成虫在土壤中产卵,数小时内孵出杆状蚴,经 4 次蜕皮后发育为成虫,此过程称为间接发育。外界条件适宜时,自生世代可多次进行。当外界环境不利于虫体发育时,杆状蚴经 2 次蜕皮发育为丝状蚴,此期幼虫对宿主有感染性,可经皮肤或黏膜侵入人体,开始寄生世代,此过程称为直接发育。丝状蚴侵入人体后,经静脉系统、右心至肺,穿过毛细血管进入肺泡后,大部分幼虫沿支气管、气管上达咽部,再经食管、胃到达小肠,钻入小肠黏膜,蜕皮 2 次后发育为成虫。成虫在小肠黏膜内产卵,虫卵发育很快,数小时后即孵出杆状蚴,并自黏膜内排出,进入肠腔,随粪便排出。

当宿主机体抵抗力低下或发生便秘时,寄生于肠道内的杆状蚴可迅速发育为丝状蚴,并进入血液循环,引起体内自身感染。

粪类圆线虫的致病作用与其感染程度、侵袭部位及人体的健康状态(尤其是机体免疫功能状态)有密切关系,临床上主要表现为:①皮肤损伤:丝状蚴侵入皮肤后,可引起小出血点、丘疹,并伴有刺痛和痒感。②肺部症状:轻者表现为过敏性肺炎或哮喘,重度感染者可出现咳嗽、持续性哮喘、呼吸困难、嗜酸性粒细胞增多。肺弥漫性感染病例可出现高热、肺功能衰竭等。③消化道症状:轻者出现卡他性肠炎的症状,重者可表现为水肿性肠炎或溃疡性肠炎,甚至导致肠穿孔。④弥漫性粪类圆线虫病:丝状蚴在自身超度感染者体内,可扩散到心、脑、肺、肝、肾等组织器官,引起广泛性损伤,形成肉芽肿病变,导致弥漫性粪类圆线虫病发生,这种病例常出现在长期使用免疫抑制剂、细胞毒药物或各种消耗性疾病(如恶性肿瘤、白血病、肺结核等)以及先天免疫缺陷和 AIDS 患者中。

粪类圆线虫感染主要依靠从新鲜粪便、痰、尿或脑脊液中检获杆状蚴或丝状蚴或培养出丝状蚴为确诊依据。

粪类圆线虫主要分布在热带和亚热带地区。在我国,据 1996 年调查,全国平均感染率为 0.12%。人的感染主要是与土壤中的丝状蚴接触所致。本虫的防治原则与钩虫相似。

(周振座)

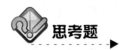 **思考题**

1. 试比较钩虫、蛔虫、鞭虫和蛲虫的寄生部位、感染阶段、感染途径。
2. 试比较猪带绦虫和牛带绦虫的形态、生活史及检查方法。
3. 直接涂片法可诊断哪些寄生虫？为什么？

第三十六章 血液和组织蠕虫

学习目标

1. 掌握血液和组织蠕虫的寄生部位、感染阶段、感染途径。
2. 熟悉常见血液和组织蠕虫与诊断有关的形态、致病性及常用检查方法。
3. 了解常见血液和组织蠕虫的流行情况及防治原则。

血液和组织蠕虫是指寄生于人体心血管系统、淋巴系统和组织内,引起相关组织器官病变的寄生虫,主要有丝虫、旋毛虫、血吸虫、华支睾吸虫、并殖吸虫和细粒棘球绦虫等。所致寄生虫病的严重程度因寄生虫种类、寄生部位、寄生虫数量以及人体的免疫状况而表现各异。

第一节 班氏吴策线虫和马来布鲁线虫

寄生于人体的丝虫有 8 种,我国流行的丝虫为班氏吴策线虫(*Wuchereria bancrofti*)和马来布鲁线虫(*Brugia malayi*),蚊为传播媒介,成虫寄生于淋巴系统,引起淋巴丝虫病。该病是全世界重点防控的十大热带病之一,亦是我国的五大重点防治的寄生虫病之一。从 20 世纪 50 年代开始,我国对丝虫病进行了大规模的防治工作,现已成功阻断了丝虫病的传播,但疫情监测任重道远。此外,国内有少数输入型罗阿丝虫病例报道,均为在国外感染的回国人员。

一、形 态

1. 成虫 两种丝虫成虫形态相似,乳白色,细长如丝线,体表光滑。成虫直接产微丝蚴(图 36-1)。

2. 微丝蚴 虫体细长,头端钝圆,尾端尖细,外有鞘膜。染色后可见体核,在虫体前端无体核处称头间隙。班氏微丝蚴虫体较大,头间隙短,体态柔和,弯曲大而自然,体核清晰可数,排列均匀,无尾核。马来微丝蚴虫体头间隙长,体态硬直,大弯中有小弯,体核密集不易分清,尾部有 2 个尾核(彩图Ⅲ)。

二、生 活 史

两种丝虫的生活史基本相同,均需经过幼虫在蚊体内和成虫在人体内 2 个发育阶段。

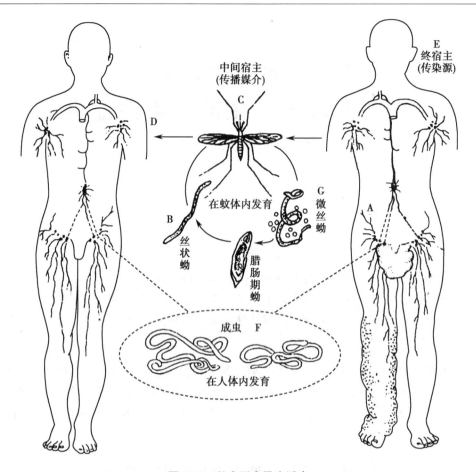

图 36-1　丝虫形态及生活史
A. 寄生部位:淋巴系统;B. 感染阶段:丝状蚴;C. 中间宿主:蚊(传播媒介);
D. 感染途径:皮肤;E. 终宿主:人;F. 致病虫期:成虫;G. 诊断虫期:微丝蚴

成虫寄生于人体的淋巴管和淋巴结内。雌虫产出的微丝蚴大多随淋巴液经胸导管进入血液循环。微丝蚴白天一般滞留于内脏毛细血管中(主要在肺毛细血管中),夜间出现于外周血液,这种昼伏夜出、夜多昼少的现象称为微丝蚴的夜现周期性(nocturnal periodicity)。两种微丝蚴出现于外周血液的时间略有不同,班氏微丝蚴为晚上 10 时至次晨 2 时,马来微丝蚴为晚上 8 时至次晨 4 时。微丝蚴夜现周期性可能与人中枢神经系统(特别是迷走神经)的兴奋与抑制有关。晚上睡眠时,迷走神经兴奋,肺毛细血管扩张,微丝蚴进入外周血液中,而白天迷走神经抑制,内脏(特别是肺)毛细血管收缩,绝大多数微丝蚴滞留在肺毛细血管等处。

当媒介蚊虫叮吸带有微丝蚴的患者或带虫者血液时,微丝蚴随血液进入蚊胃内,脱鞘并穿过胃壁经血腔侵入胸肌,形成腊肠期幼虫,经 2 次蜕皮发育为感染期幼虫,即丝状蚴。随即离开胸肌,进入血腔,到达蚊的下唇。当蚊再次叮人吸血时,丝状蚴从蚊下唇排出,经吸血的伤口或正常皮肤进入人体,随即侵入附近淋巴管,再移行至大淋巴管及淋巴结,经 2 次蜕皮发育为成虫(图 36-1)。自感染丝状蚴至外周血液中查见微丝蚴,班氏丝虫需 3～5 个月,马来丝虫大多为 80～90 天。成虫寿命一般为 4～10 年,个别可达 40 年。

马来丝虫多寄生在上、下肢浅部淋巴系统,以下肢为多;班氏丝虫除在浅部淋巴系统寄生外,更多寄生于深部淋巴系统中,主要见于下肢、阴囊、精索、腹腔、腹股沟和肾盂等部位。人是班氏丝虫唯一的终宿主。马来丝虫除寄生于人体外,还能在多种脊椎动物体内发育成熟。

蚊传播的丝虫的推断

清代末期,随着西方医学思想和医学技术的传入,特别是显微镜的发明和应用,对寄生虫调查研究产生很大影响。1871—1884 年,Mansan 任厦门海港检疫所医生期间,曾撰文报道多种人体寄生虫。例如,在厦门发现班氏丝虫感染者及其微丝蚴在外周血液内定期出现的现象,并提出可能由库蚊传播的推断。

三、致　病　性

丝虫病的发生和发展取决于患者的免疫状况、感染与重复感染程度、感染的虫种和寄生部位等因素。

1. 急性期超敏反应和炎症反应　幼虫和成虫的代谢产物、幼虫的蜕皮液和蜕下的外皮、雌虫子宫分泌物、死虫及其分解产物等均可刺激机体产生局部和全身反应。一般在感染后数周或数月发生,表现为局部淋巴结肿大、压痛。淋巴管炎的特征为逆行性,可见皮下有一条呈离心性发展的红线,俗称"流火"。局部皮肤可出现一片弥漫性红肿,有压痛和灼热感,状似丹毒,故称丹毒样皮炎。班氏丝虫成虫寄生于精索、附睾和睾丸附近淋巴管内,可引起精索炎、附睾炎和睾丸炎。多数患者伴有畏寒、发热等全身症状,称丝虫热。

2. 慢性期阻塞病变　随着急性炎症的反复发作,导致淋巴管内和淋巴结内出现增生性肉芽肿,大量的纤维组织增生,引起淋巴管管腔狭窄或阻塞,淋巴液回流受阻。由于阻塞部位远端的淋巴管内压力增高,以致淋巴管曲张甚至破裂,淋巴液流入周围组织。由于阻塞部位不同,临床表现也因之而异。

(1)象皮肿:流入皮下组织的淋巴液含蛋白质较多,刺激纤维组织增生,使局部皮肤和皮下组织增厚,粗糙变硬,类似象皮,故名象皮肿。上下肢象皮肿可见于两种丝虫病,而生殖系统象皮肿仅见于班氏丝虫病,多见于下肢和阴囊,也可发生于上肢、乳房、阴唇。象皮肿的产生,使局部血液循环发生障碍,皮肤抵抗力降低,易继发细菌感染、形成慢性溃疡,这些病变又可加重象皮肿的发展。

(2)睾丸鞘膜积液:阻塞发生在精索、睾丸时,淋巴液可流入鞘膜腔,引起睾丸鞘膜积液。

(3)乳糜尿:阻塞发生在主动脉前淋巴结或肠干淋巴结,使腰干淋巴压力增高,导致从小肠吸收的乳糜液回流受阻,经侧支流入肾淋巴管,引起肾乳头的淋巴管曲张破裂,乳糜液随尿排出,使尿呈乳白色,即乳糜尿。淋巴液亦可流入肠腔、腹腔,出现乳糜腹泻、乳糜腹水。

四、实验室检查

1. 病原检查　从患者外周血、乳糜尿、抽出液或活检中查出微丝蚴或成虫为诊断依据。常用的检查方法有厚血膜法、新鲜血滴法、浓集法、乙胺嗪白天诱出法及体液(鞘膜积液、淋巴液和腹水)检查法。采血时间以晚上 9 时以后为宜。

2. 免疫检查　免疫检查目前较理想的方法有 IFA 和 ELISA 等。此外,近年来,DNA探针技术已应用于丝虫病的诊断。

五、流行与防治

1. 流行 班氏丝虫病遍及全球,以亚洲和非洲较严重。马来丝虫病主要流行于东南亚、东亚和南亚的 10 个国家。我国于 1994 年已实现基本消灭丝虫病标准(以行政村为单位,人群微丝蚴检出率降至 1‰ 以下)。根据 1997 年病原学与临床监测资料推算,全国尚有微丝蚴血症者 10.57 万人,有丝虫临床表现者 139 万人,因此,对丝虫病的流行监测及预防工作仍不可掉以轻心,高枕无忧。

血液中有微丝蚴的人为传染源,蚊为传播媒介。在我国,传播丝虫病的蚊媒有 10 余种。丝虫病的流行受自然因素和社会因素的影响。

2. 防治 对丝虫病的防治采取综合性措施:①普查普治:对流行区 95% 以上的居民进行普查,感染者用乙胺嗪(海群生)等药物治疗。在流行区,大面积防治可用乙胺嗪药盐,全民服药 6 个月,可控制传染源。②防蚊灭蚊:减少蚊的叮咬,阻断丝虫病的传播。③加强监测:我国的丝虫病已基本消灭,重点是加强监测管理,针对流行环节采取相应的措施,巩固已取得的成就。

我国对丝虫病的防治工作已转入监测工作:①病原学检测:每个调查点检测 500～1000人;②血清学监测:出现阳性者再查微丝蚴;③蚊媒监测:解剖传播媒介,检查蚊体内有无人体丝虫幼虫。监测的终极目标为:受检人群的微丝蚴率在 0.1%,阳性者的微丝蚴密度在 5条以下/60μl 血,未发现感染者,蚊媒监测未发现人体丝虫幼虫。

马来丝虫的流行情况

在印度尼西亚、马来西亚、菲律宾和泰国,周期性马来丝虫引起的森林动物丝虫病,已成为重要的动物源性疾病,不断发生动物至人和人至人的传播。

我国的周期性马来丝虫感染期幼虫经腹腔接种入长爪沙鼠的观察,发现接种 57天雌虫已发育成熟,在其子宫可见到微丝蚴,建立了动物模型。

第二节　旋毛形线虫

旋毛形线虫(*Trichinella spiralis*)简称旋毛虫,成虫和幼虫分别寄生于同一宿主的小肠和肌肉中,引起旋毛虫病,是重要的人兽共患病之一,也是重要的食源性寄生虫病之一。

一、形　　态

1. 成虫 虫体细小如线状,是寄生于人体最小的线虫,雌虫长 3～4mm,雄虫长 1.4～1.6mm(图 36-2)。

2. 幼虫囊包 新产出的幼虫细长,随血液循环移行至横纹肌内,逐渐形成囊包,囊包大小为(0.25～0.5)mm×(0.21～0.42)mm,囊包内常含 1～3 条卷曲的幼虫(彩图Ⅲ)。

二、生　活　史

在寄生于人体的线虫中,旋毛虫的发育过程具有特殊性。成虫和幼虫寄生于同一宿主体内,虫体不需在外界发育,但完成生活史必须更换宿主。成虫寄生于宿主的小肠,幼虫寄

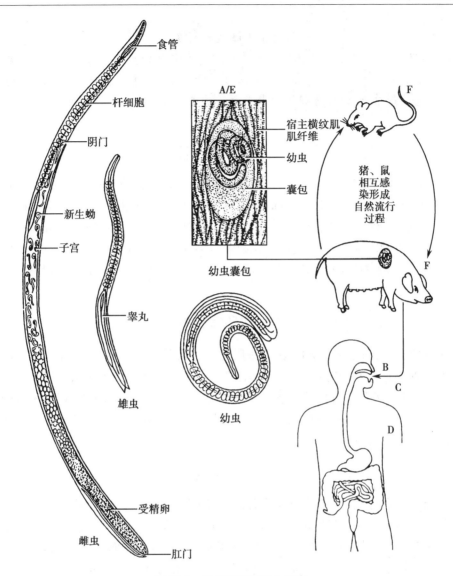

图 36-2 旋毛虫形态及生活史
A. 感染阶段:囊包;B. 感染途径:口;C. 感染方式:生食或半生食含囊包的肉;
D. 寄生部位:小肠(成虫)、横纹肌(幼虫);E. 诊断虫期:囊包

生于横纹肌内,被寄生的宿主既是终宿主,又是中间宿主。猪、犬和鼠等哺乳动物及人均可作为本虫的宿主。

当宿主食入生的或半生的含有活幼虫囊包的肉类后,囊包在消化液的作用下,幼虫从囊包排出,钻入肠黏膜,经 24 小时发育后再返回肠腔,于 48 小时内发育为成虫。雌、雄虫交配后,雄虫大多死亡,雌虫再次侵入肠黏膜,大约在感染后的 5～7 天,开始产出幼虫。每条雌虫一生中可产幼虫 1500～2000 条,产幼虫时间可持续 4～16 周,成虫寿命为 1～4 个月(图 36-2)。

新生幼虫随淋巴和血液循环到达身体各部,但只有侵入横纹肌内的幼虫才能继续发育。幼虫多侵入血液供应丰富的肌肉,如膈肌、舌肌、腹肌和腓肠肌等处形成囊包,幼虫囊包是旋毛虫的感染阶段。

> **旋毛虫人体感染新模式**
>
> 1979-1980 年，哈尔滨市因吃涮羊肉而引起人群感染旋毛虫病，并从食剩羊肉中检获旋毛虫。调查中多次从羊第一胃中发现鼠尸，证明羊不仅在自然环境中可进食含旋毛虫囊包的饲草，还可能直接进食鼠类而造成感染。

三、致 病 性

旋毛虫对人体的致病与食入的幼虫囊包数、幼虫的侵入部位和宿主的免疫力等因素有关。致病过程可分为 3 期：①侵入期（肠型期）：主要引起十二指肠炎、空肠炎，临床表现为恶心、呕吐和腹痛等。②幼虫移行期（肌型期）：主要引起肌肉病变，临床表现为不规则发热、肌肉疼痛、咀嚼和吞咽困难、水肿及嗜酸性粒细胞增多等。患者因心力衰竭、毒血症及呼吸系统感染而死亡。③成囊期（恢复期）：此时，组织的急性炎症消退，全身症状日渐减轻，但肌肉疼痛仍可持续数月。

四、实验室检查

1. 病原检查 通常，取腓肠肌、肱二头肌的一小块肌肉，作压片或切片活检，镜检观察有无囊包，但肌肉活检的检出率仅为 50％，故阴性结果不能排除旋毛虫感染。

2. 免疫检查 免疫检查可辅助诊断，常用方法有皮内试验（IDT）、ELISA 和 IHA 等。

3. 其他检查 在幼虫移行期，血象检查可见白细胞总数与嗜酸性粒细胞显著增多，并出现肌酸尿，可为旋毛虫病诊断综合分析提供参考。

五、流行与防治

1. 流行 旋毛虫病广泛流行于世界各地，我国已有云南、西藏、广西、河南和湖北等省（市、自治区）发生旋毛虫病暴发流行。我国人体旋毛虫病的流行区主要为三片：一是云南、西藏、广西和四川；二是东北三省；三是湖北和河南。死亡病例全部发生在西南地区。

旋毛虫病为人兽共患寄生虫病。动物之间是由于相互蚕食或摄食尸肉而传播，成为人类感染的自然疫源。人的感染与饮食习惯密切相关，主要通过生食或半生食含活幼虫囊包的肉类，尤其是猪肉及其制品。如云南少数民族有吃生皮、生猪肉习惯。又如腌制、熏烤及涮食等方法常不能杀死幼虫等。另外，生熟砧板不分，囊包污染熟食，也是传播的方式之一。故旋毛虫病流行具有地方性、群体性和食源性的特点。

2. 防治 有 150 多种动物可自然感染。预防的关键是不食用未熟的肉类及肉制品，把好"进口关"。加强对动物及肉类检疫；科学养猪，减少传染源。治疗常用药物有阿苯达唑和甲苯达唑。首选药物为阿苯达唑，其疗效好、疗程短、毒性低及副作用小。

第三节 华支睾吸虫

华支睾吸虫（*Clonorchis sinensis*）主要寄生在终宿主的肝胆管内，故称肝吸虫，是引起华支睾吸虫病（肝吸虫病）的病原体。此病因生食或半生食含囊蚴的鱼虾而感染，也属食源性寄生虫病。

一、形　　态

1. 成虫　虫体背腹扁平,狭长,前端稍窄,后端钝圆,形似葵花子。虫体大小为(10～25)mm×(3～5)mm,半透明。雌雄同体,子宫管状,盘曲于卵巢与腹吸盘之间,有一个分叶状的卵巢,受精囊椭圆形,睾丸2个前后排列于虫体的后1/3处,呈分支状,故名华支睾吸虫(图36-3)。

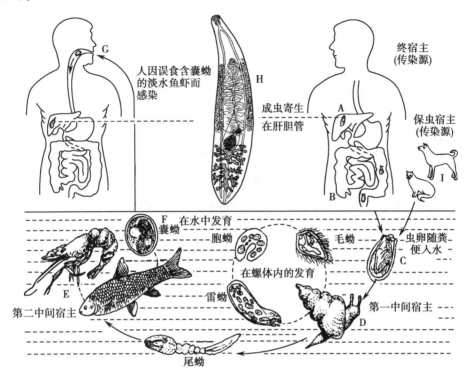

图 36-3　华支睾吸虫形态及生活史
A. 寄生部位:肝胆管;B. 排卵途径:随粪便;C. 诊断虫期:虫卵;D. 第一中间宿主:淡水螺;
E. 第二中间宿主:淡水鱼虾;F. 感染阶段:囊蚴;G. 感染途径:经口;H. 致病虫期:成虫;
I. 保虫宿主:猫、犬和猪等

2. 虫卵　黄褐色,前端较窄,后端钝圆,形似灯泡状。大小平均为(27～35)μm×(11～20)μm,为人体常见寄生蠕虫虫卵最小的一种。卵盖明显,卵盖两侧可见突起的肩峰,卵盖的对端有一疣状突起,内含成熟的毛蚴(彩图Ⅲ)。

二、生　活　史

成虫寄生于人或猫、犬等哺乳动物肝胆管内。成虫产卵,虫卵随胆汁进入肠腔,并随宿主粪便排出体外。

虫卵入水,被第一中间宿主豆螺或沼螺、涵螺等淡水螺吞食,在螺体内孵出毛蚴。毛蚴经胞蚴、雷蚴等无性生殖阶段,形成许多尾蚴。成熟尾蚴陆续自螺体排出入水,遇到第二中间宿主淡水鱼、虾,即可进入其体内发育为囊蚴。囊蚴是肝吸虫的感染阶段。

人或猫、犬等哺乳动物因食入含有活囊蚴的淡水鱼、虾而感染。囊蚴经消化液作用后,后尾蚴在十二指肠脱囊而出,称为童虫,继而经胆总管进入肝胆管发育为成虫。

从食入囊蚴到粪便中出现虫卵约需 1 个月。成虫寿命通常为 20～30 年(图 36-3)。

三、致 病 性

1. 致病机制 成虫寄生在人体肝胆管中,其病变程度因感染轻重而异。成虫的分泌物、代谢产物及虫体机械性刺激,引起胆管上皮细胞脱落、增生,管壁变厚,管腔变窄,周围纤维组织增生,导致肝吸虫病。

2. 临床表现 虫体数量较多时,可致管腔阻塞,引起胆汁淤滞,胆管扩张,表现为阻塞性黄疸;若合并细菌感染,则表现为胆管炎和胆囊炎。虫卵、死亡的虫体及其碎片和脱落的胆管组织,可构成结石的核心,引起胆石症。

儿童反复感染,可致发育障碍,晚期患者可出现肝硬化。一些资料认为,华支睾吸虫感染与胆管上皮癌及肝癌的发生有一定关系。

四、实验室检查

1. 病原检查 直接涂片法操作虽简便,但检出率不高,同时,因华支睾吸虫卵小,容易漏检。常用沉淀法和改良加藤厚膜涂片法,可提高检出率。必要时,可做十二指肠引流查虫卵,还可检出成虫。

华支睾吸虫卵与异形类吸虫卵及灵芝孢子形态和大小相似,容易造成误诊,应注意鉴别。

2. 免疫检查 IDT、IHA 和 ELISA 等方法可用于辅助诊断,其中 ELISA 是目前较为理想的免疫检测方法。

3. 其他检查 用 B 超检查华支睾吸虫病患者时,在超声图像上可见多种异常改变,CT 检查也有较大的诊断价值。

五、流行与防治

1. 流行情况 华支睾吸虫病主要分布于亚洲,特别是东亚和东南亚。在我国,除西北少数省、自治区尚未有报道外,其余 25 个省、市、自治区有不同程度的流行,感染率较高的省份是广东、广西、安徽和海南等。据 2001—2004 年调查报告,流行区感染率为 2.4%,推算流行区感染人数为 1249 万人。

2. 流行因素 华支睾吸虫病属人兽共患病,造成流行的因素如下:①传染源广泛:除人外,还有猫、犬、鼠类等多种哺乳动物可作为该虫的保虫宿主。人及保虫宿主的粪便可以多种方式污染水源。②中间宿主的存在:作为华支睾吸虫的第一中间宿主有多种,在我国,以纹沼螺、长角涵螺和赤豆螺为常见,它们广泛分布于坑塘、沟渠及鱼塘,且常与第二中间宿主共存于同一水域。本虫对第二中间宿主的选择性不强,国内已证实的淡水鱼有 68 种,其中主要是鲤鱼科的种类,如白鲩、黑鲩和鲤鱼等,野生小型鱼类(如麦穗鱼)的感染率较高,且感染度亦较重。此外,细足米虾和沼虾等淡水虾也有囊蚴寄生。③人们的不良饮食习惯:如食用"鱼生"或"鱼生粥"、未烧烤熟透的鱼虾、烹调过程中生熟砧板不分等,是华支睾吸虫病流行的重要因素。

3. 防治原则 华支睾吸虫病防治原则应采取综合性措施:①加强健康教育:改进烹调方法,不吃生的鱼、虾,注意生熟炊具、食具分开;②加强粪管水管:不在鱼塘上建厕所,防止未经无害化处理的人畜粪便污染水源,结合农业生产治理鱼塘或用药物灭螺;③查治病人病畜:目前,应用最多的是吡喹酮和阿苯达唑,前者为首选。

案例讨论(知识与应用)

患者,男,19 岁。上腹部不适、乏力 2 年。童年有食烙干鱼史。近期出现乏力、厌食、上腹部疼痛、消瘦、头晕、低热等症状,遂到医院诊治,因肝大、轻度黄疸和肝功能异常入院。

实验室检查:粪便检获华支睾吸虫卵;B 超检查,胆囊、肝胆管有异常强回声。临床初诊为慢性胆囊炎、胆囊结石。胆囊手术发现胆汁中有蠕动、大小同葵花子状虫体,经病原检查诊断为华支睾吸虫。

思考与讨论:华支睾吸虫病是如何感染的?分析其发病机制。确诊的依据是什么?如何进行防治?

第四节　卫氏并殖吸虫

卫氏并殖吸虫(*Paragonimus westermani*)是人体并殖吸虫病的主要病原体,所致并殖吸虫病为人兽共患病,其虫体在人兽体内均能发育至成熟。卫氏并殖吸虫成虫主要寄生于宿主的肺部,故又称肺吸虫。此病因生食或半生食含囊蚴的蝲蛄感染,属于食源性寄生虫病。

一、形　　态

1. 成虫　虫体肥厚,大小为(7.5~12)mm×(3.5~5)mm,背面稍隆起,腹面扁平,似半粒黄豆。活时呈红褐色。口、腹吸盘大小略同,腹吸盘位于虫体中横线之前。睾丸 2 个,分支如指状,左右并列于虫体后 1/3 处。卵巢 1 个,分 5~6 叶,与子宫左右并列于腹吸盘之后。雌、雄生殖器官并列为本虫的显著特征(图 36-4)。

2. 虫卵　椭圆形,金黄色,大小为(80~118)μm×(48~60)μm,卵壳厚薄不均,在无卵盖一端明显增厚,卵盖大而明显,常略倾斜,内含 1 个卵细胞和 10 余个卵黄细胞(彩图Ⅲ)。

二、生　活　史

卫氏并殖吸虫的终宿主为人和多种肉食类哺乳动物。成虫主要寄生在人和多种肉食动物的肺内,形成的虫囊与支气管相通,虫卵经支气管随痰液或粪便排出。虫卵入水后,在适宜的温度下,约经 3 周孵出毛蚴,毛蚴侵入川卷螺体内,经胞蚴、母雷蚴、子雷蚴的发育和增殖,形成大量尾蚴。成熟尾蚴从螺体排出,侵入溪蟹或蝲蛄体内发育为囊蚴。人或其他肉食动物因食入生的或半生的含有囊蚴的溪蟹、蝲蛄而感染。囊蚴在小肠内脱囊并发育为童虫,童虫穿过肠壁进入腹腔,在各器官间徘徊 1~3 周后,穿过膈肌经胸腔进入肺内发育为成虫。自囊蚴进入终宿主到成虫成熟产卵,一般需 2~3 个月。成虫寿命一般为 5~6 年(图 36-4)。

本虫亦可寄生在皮下、肝、脑、脊髓、心包及眼眶等处,造成异位寄生,但一般不能发育成熟。

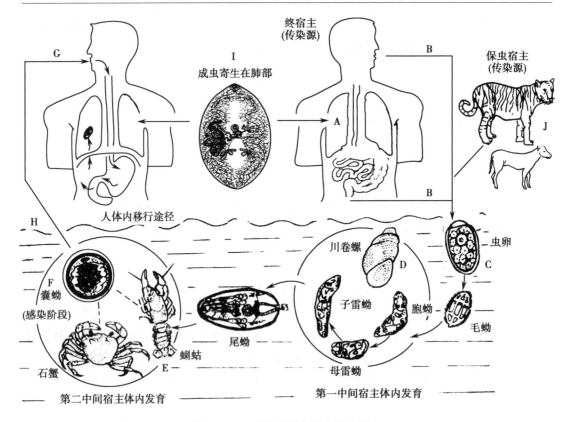

图 36-4 卫氏并殖吸虫形态及生活史

A. 寄生部位:肺;B. 排卵途径:随痰、粪便;C. 诊断虫期:虫卵;D. 第一中间宿主:川卷螺;E. 第二中间宿主:溪蟹、蝲蛄;F. 感染阶段:囊蚴;G. 感染途径:经口;H. 感染方式:生食或半生食含囊蚴溪蟹、蝲蛄;I. 致病虫期:成虫、童虫;J. 保虫宿主:食肉类哺乳动物

三、致 病 性

1. 致病机制 卫氏并殖吸虫主要由于童虫和成虫在宿主组织器官内移行、窜扰、寄生所造成的机械性损伤,其代谢产物还可引起免疫病理反应。基本病变过程可分为急性期和慢性期。在急性期,由于童虫移行引起所经部位的出血和炎症,临床上可有食欲缺乏、腹痛、腹泻、胸痛、咳嗽和荨麻疹等。在慢性期,是由于虫体进入肺内所致,大致可分为脓肿期、囊肿期和纤维瘢痕期。

2. 临床表现 与感染的时间、部位、程度及人体免疫力有关。由于该虫寄生部位的广泛性,多个器官可同时受累,因而临床表现多样。临床上可分为胸肺型、皮下型、腹肝型和脑脊髓型等,其中以胸肺型为常见,主要表现为胸痛、咳嗽、咳铁锈色痰等。皮下型可出现游走性皮下包块或结节,多发生于腹壁,其次为胸壁。腹肝型可有腹痛、腹泻及便血等。脑脊髓型可出现头痛、头晕、偏瘫、视力障碍及癫痫等。

四、实验室检查

1. 病原检查 对于胸肺型,可采集痰液或粪便查虫卵,常用方法有直接涂片法或沉淀法。检查痰液时,宜取清晨咳出的新鲜痰,以 5% 氢氧化钠消化后离心沉淀,然后取沉渣作涂片检查。

2. 免疫检查　可用 ELISA 和 IHA 等免疫诊断方法,但与其他吸虫有交叉反应,应予注意。

3. 其他检查　皮下型患者,可手术摘除皮下包块或结节,若检获童虫或成虫即可确诊。胸肺型及脑脊髓型患者,可用 X 线、CT 扫描与磁共振(CRI)影像学检查。

五、流行与防治

1. 流行情况　卫氏并殖吸虫病在世界分布广泛,已知 30 多个国家和地区有病例报道。我国 25 个省、市、自治区有本虫存在。

2. 流行因素　本病为人兽共患寄生虫病。除人可作为终宿主外,还有多种肉食动物如虎、豹、犬、猫、狮、狼和狐等可感染此虫,是本病的重要传染源。第一中间宿主川卷螺和第二中间宿主溪蟹、石蟹及蝲蛄等的存在是本病传播和流行不可缺少的环节。在卫氏并殖吸虫病的流行区,人们不良的饮食习惯是本病在人群中传播和流行的关键因素,如生吃或半生吃腌或醉溪蟹、石蟹及蝲蛄或蝲蛄酱等,均可误食囊蚴而感染。

3. 防治原则　健康教育是控制该病的重要措施,改变不良的饮食习惯,不生食或半生食溪蟹、蝲蛄,不饮生水是预防感染的关键。常用治疗药物为吡喹酮,具有疗效好、毒性小和疗程短等优点。有压迫症状者,可采取手术切除。

并殖吸虫新种及其人体感染的发现

我国自 1880 年 Manson 发现并殖吸虫以来,其病原虫种只有卫氏并殖吸虫 1 种。1940 年,陈心陶描述了怡乐村并殖吸虫新种,打破了我国并殖吸虫单一虫种的局面。至 1995 年,我国并殖吸虫记录已达 30 种。我国在 20 世纪 60~80 年代,并殖吸虫新种描述高潮是典型的学术研究中的浮躁表现,应引以为戒。近年来,分子生物学技术为并殖吸虫的鉴定提供了甄别手段,澄清了许多形态难以确定的混淆和争议,为传统形态分类的重要补充。对于斯氏并殖吸虫,经过多方研究认为,四川并殖吸虫、会同并殖吸虫和泡囊狸殖吸虫均为同物异名,为重要的病原虫种。

第五节　日本血吸虫

寄生于人体的血吸虫主要有日本血吸虫(*Schistosoma japonicum*)、埃及血吸虫、曼氏血吸虫、间插血吸虫、湄公血吸虫和马来血吸虫 6 种。在我国流行的是日本血吸虫(又称日本裂体吸虫),成虫主要寄生于人体肠系膜下静脉内,引起日本血吸虫病。

一、形　　态

1. 成虫　呈长圆柱状,外观似线虫,雌雄异体,常呈合抱状态(图 36-5)。雄虫略粗短,大小为(10~20)mm×(0.5~0.55)mm,呈乳白色,自腹吸盘以下虫体两侧向腹面卷曲形成抱雌沟,睾丸多为 7 个,呈串珠状排列。雌虫较细长,大小为(12~28)mm×(0.1~0.3)mm,呈灰褐色;卵巢 1 个,位于虫体中部,肠管在腹吸盘后分为两支,延伸至虫体中部之后汇合成单一的盲管。

2. 虫卵　成熟虫卵大小为(74~106)μm×(55~80)μm,椭圆形,淡黄色。卵壳薄,无卵盖,卵壳一侧有一小棘。内含一成熟毛蚴,毛蚴与卵壳之间有大小不等油滴状的毛蚴分泌物质(彩图Ⅲ)。

3. 毛蚴 梨形,大小约 99μm×35μm,周身披有纤毛(图 36-5)。

4. 尾蚴 属叉尾型尾蚴,长 280～360μm,分体部和尾部,尾部又分为尾干和尾叉。体部前端有一头器,头器中央有一单细胞头腺,腹吸盘位于体部后 1/3 处,其周围有穿刺腺 5 对(图 36-5)。

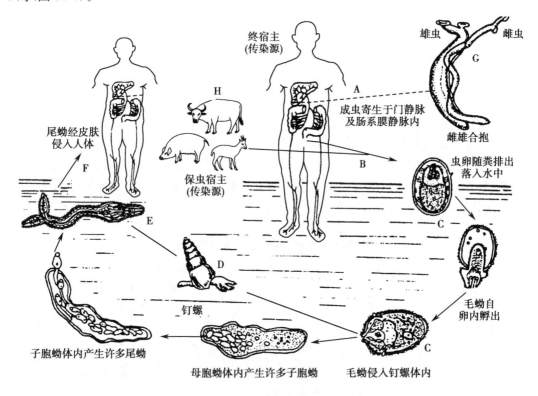

图 36-5 日本血吸虫形态及生活史

A. 寄生部位:门静脉-肠系膜静脉内;B. 排卵途径:随粪便;C. 诊断虫期:虫卵、毛蚴;D. 中间宿主:
钉螺;E. 感染阶段:尾蚴;F. 感染途径与方式:皮肤、接触疫水;G. 致病虫期:成虫、虫卵、尾蚴、童
虫;H. 保虫宿主:哺乳动物

二、生 活 史

日本血吸虫的终宿主是人或其他多种哺乳动物,唯一的中间宿主是钉螺。

成虫寄生于人及多种哺乳动物的门静脉-肠系膜静脉系统。雌虫产卵于肠黏膜下层静脉末梢内,虫卵随血流至肝和结肠肠壁静脉内。在结肠壁静脉内的虫卵成熟后,由于卵内毛蚴头腺分泌的可溶性虫卵抗原能透过卵壳,引起虫卵周围组织和血管壁炎症、坏死。在血流的压力、肠蠕动和腹内压增加的情况下,虫卵可随溃破的组织落入肠腔,并随粪便排出。

排出体外的虫卵必须入水才能进一步发育。虫卵入水后,在适宜条件(20～30℃)下,约经 2～32 小时即孵出毛蚴。当遇到适宜的中间宿主钉螺,毛蚴即进入钉螺体内,经母胞蚴、子胞蚴的发育和无性增殖,产生大量尾蚴。成熟尾蚴自螺体内排出并常在水的表层游动,当人或其他哺乳动物与疫水(含尾蚴的水)接触时,尾蚴即钻入宿主皮肤,脱去尾部后转化为童虫。

童虫侵入宿主的小血管或淋巴管,随血流汇集于门静脉,在此停留并经过一段时间的发育后,最后在肠系膜静脉定居,逐渐发育为成虫。从尾蚴侵入人体至成虫产卵,约需 24 天。通常,在人体感染 30 天后,可在粪便中检获虫卵。成虫在人体内的寿命一般为 2～5 年(图 36-5)。

三、致 病 性

1. 致病机制 血吸虫的尾蚴、童虫、成虫及虫卵均可对宿主产生损害,损害的主要原因是血吸虫各虫期释放的抗原均能诱发宿主的免疫应答,出现一系列免疫病理变化。

(1)尾蚴所致损害:尾蚴侵入宿主皮肤后,可引起尾蚴性皮炎,表现为尾蚴侵入部位出现丘疹、痒感。其本质是Ⅰ型或Ⅳ型超敏反应。

(2)童虫所致损害:移行至肺部时,可因机械性损伤而引起局部炎症。童虫的代谢产物可致超敏反应。

(3)成虫所致损害:成虫在静脉血管内寄生,引起静脉内膜炎和静脉周围炎等。其代谢产物、分泌物和排泄物等,在宿主体内可形成抗原抗体免疫复合物,引起Ⅲ型超敏反应(如血吸虫病肾病)。

(4)虫卵所致损害:虫卵是血吸虫的主要致病阶段。在组织中沉积的虫卵成熟后,卵内毛蚴分泌的可溶性抗原从卵壳上的微孔渗到组织中,刺激宿主发生Ⅳ型超敏反应,引起淋巴细胞、巨噬细胞、嗜酸性粒细胞和浆细胞等聚集于虫卵周围,形成虫卵肉芽肿。随着卵内毛蚴的死亡和组织的修复,坏死物质逐渐被吸收,纤维组织增生,最后引起纤维化。重度感染者,门静脉周围可出现广泛的纤维化,即干线型纤维化,这是晚期血吸虫病的特征性病变。由于窦前静脉的广泛阻塞,导致门静脉高压,引起肝、脾大及腹壁、食管和胃底静脉曲张、上消化道出血及腹水等症状。肠壁肉芽肿纤维化还可导致肠狭窄、肠息肉等。

2. 临床表现 临床上,日本血吸虫病可分为急性血吸虫病、慢性血吸虫病、晚期血吸虫病及异位血吸虫病。急性血吸虫病常见于初次感染者,临床表现为畏寒、发热、肝脾大、肝区压痛、腹胀、腹泻或黏液血便等症状。慢性血吸虫病主要表现为慢性腹泻、黏液血便,肝大较为常见。晚期血吸虫病可出现肝硬化、门静脉高压症、巨脾、腹水或上消化道出血等。儿童反复大量感染者,由于脑垂体功能受到影响,患者表现为侏儒症。还有少数病例,可出现结肠壁明显增厚,甚至发生癌变。重度感染时,童虫也可能在门静脉系统以外寄生并发育为成虫,造成异位寄生,引起异位血吸虫病,异位损害的部位可发生于肺和脑及其他组织或器官。

四、实验室检查

1. 病原检查 粪便直接涂片法简单易行,适用于急性感染者,而慢性期和晚期患者的检出率很低。常用自然沉淀法和毛蚴孵化法,其检出率比直接涂片法高。直肠镜活组织检查主要适用于慢性期和晚期血吸虫病患者。

2. 免疫检查 环卵沉淀试验(COPT)可用于疗效考核、流行病学调查及疫情监测,是国内目前综合查病的主要方法之一。IHA 可用于早期辅助诊断和流行病学调查。ELISA 敏感性高,特异性强,有较好的临床诊断、疗效考核和血清流行病学调查价值。

3. 其他检查 临床上也可采用 X 线、CT 等检查,为血吸虫病诊断综合分析提供线索。

五、流行与防治

1. 流行情况 日本血吸虫病流行于亚洲的中国、日本、菲律宾和印度尼西亚。我国的日本血吸虫病曾流行于长江流域及以南的湖北、湖南、江西、安徽、江苏、云南、四川、浙江、广东、广西、上海和福建 12 个省、市、自治区。经过 40 多年的努力,到 2005 年已有 5 个省(市、自治区)达到传播阻断标准,目前全国血吸虫患者约 79.87 万,急性感染仍时有发生,防治形势任重道远。

七律二首 送瘟神

读六月三十日人民日报,余江县消灭血吸虫病。浮想联翩,夜不能寐。微风拂煦,旭日临窗。遥望南天,欣然命笔。

绿水青山枉自多,华佗无奈小虫何!
千村薜荔人遗失,万户萧疏鬼唱歌。
坐地日行八万里,巡天遥看一千河。
牛郎欲问瘟神事,一样悲欢逐逝波。

春风杨柳万千条,六亿神州尽舜尧。
红雨随心翻作浪,青山着意化为桥。
天连五岭银锄落,地动三河铁臂摇。
借问瘟君欲何往,纸船明烛照天烧。

毛泽东 一九五八年七月一日

---

2. 流行因素 日本血吸虫病的流行因素包括:传染源为人和多种哺乳动物,以患者和病牛为主;虫卵入水的机会;中间宿主钉螺的存在,多孳生在水流缓慢、杂草丛生、腐殖质多的洲滩、湖汊、河畔、水田、小溪、沟渠边等;人畜接触疫水的机会。日本血吸虫病的流行受自然因素、生物因素和社会因素(社会制度、生产方式、生活习惯、水利建设和人口流动等)的影响。

3. 防治原则 目前,我国血吸虫防治的基本方针是"积极防治、综合治理、因时因地制宜"。综合性防治措施包括:①主要通过治疗患者病畜以控制传染源;②通过消灭钉螺、加强粪便管理,确保安全供水,以切断传播途径;③做好个人防护,注重健康教育,以保护易感人群。吡喹酮是目前治疗各期血吸虫病的首选药物。

案例讨论(知识与应用)

患者,男性,23 岁,军人,某年 8 月份,在参加某地抗洪抢险中,下肢经常出现红色小丘疹,有痒感。未及时诊治。2 个月后,常出现腹痛、腹泻,粪便时有黏液、脓血,伴发热、食欲缺乏而来就诊。

体格检查:一般情况尚可,心肺无异常,肝肋下一横指有轻压痛。

实验室检查:白细胞总数升高,嗜酸性粒细胞 8%,粪便查见无卵盖、侧面有小棘的虫卵。

讨论:①急性血吸虫病是如何感染的?②有哪些临床表现和体征?③如何进行诊断?④为什么要采集粪便标本查病原?

第六节　细粒棘球绦虫

细粒棘球绦虫(*Echinococcus granulosus*)又称包生绦虫。成虫寄生犬科食肉动物的小肠,幼虫(棘球蚴)可寄生多种草食动物和人体内,引起棘球蚴病。该病是一种严重危害人类健康和畜牧业生产的人兽共患病,是我国重点防治的寄生虫病之一。随着世界畜牧业的发展而不断扩散,现已成为全球性重要的公共卫生和经济问题。

一、形　态

1. 成虫　该虫是绦虫中最小的虫种之一,长 2～7mm,由头节、颈部及链体组成,链体仅具幼节、成节和孕节各一节,偶可多一节。

2. 虫卵　包生绦虫卵的形态与猪带绦虫、牛带绦虫卵相似,在光镜下难以区别(彩图Ⅲ)。

3. 棘球蚴　为圆形或近圆形的囊状体。其大小和形态因寄生时间长短、寄生部位和宿主而异,小者不足 1cm,大者可达数十厘米。棘球蚴由囊壁及囊内容物组成(表 36-1)。

表 36-1　棘球蚴结构

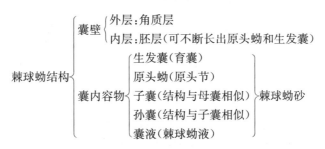

囊壁分 2 层,外层为角质层,内层为生发层。生发层向囊内长出原头蚴、育囊(生发囊)和子囊。每个育囊内含 5～30 个原头蚴,原头蚴也可发育为育囊,育囊又可长出子囊。子囊结构与母囊相似,亦可长出原头蚴、育囊以及与子囊结构相似的小囊(孙囊)。因此,一个棘球蚴可包含几百个以至几千个原头蚴。囊液又称棘球蚴液,原头蚴、育囊、子囊可自囊壁脱落而悬浮于囊液中,统称棘球蚴砂。一个原头蚴在终宿主体内可发育为一条成虫,在中间宿主体内播散可形成一个新的棘球蚴(图 36-6)。

二、生　活　史

细粒棘球绦虫的终宿主是犬、狼等食肉动物,中间宿主是羊、牛和鹿等偶蹄类动物,偶可感染马、灵长类和人。成虫寄生于犬、狼等食肉动物小肠内,孕节或虫卵随粪便排出并污染牧草、水源及周围环境,如被中间宿主(牛、羊等)吞食,六钩蚴在十二指肠内孵出并穿入肠壁的血管或淋巴管,随血液循环到达身体各部。大部分停留在肝、肺等器官,经 3～5 个月后,发育成棘球蚴。

当含有棘球蚴的动物内脏或组织被终宿主吞食后,囊内原头蚴散出,在小肠内约经 8 周发育为成虫。在犬科动物肠道中寄生的成虫一般为数百至数千条。成虫寿命为 5～6 个月。虫卵是细粒棘球绦虫的感染阶段。人因误食虫卵而感染棘球蚴病,棘球蚴在人体内可存活

40 年甚至更长(图 36-6)。

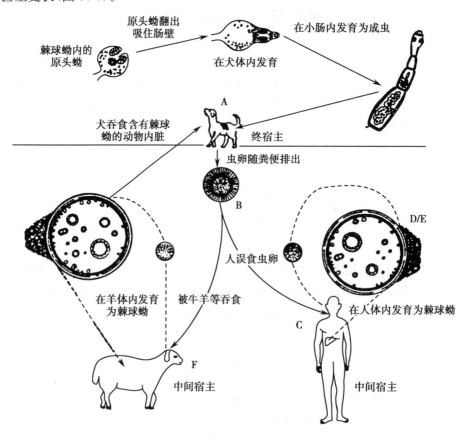

图 36-6 细粒棘球绦虫形态及生活史
A. 终宿主:犬、狼;B. 感染阶段:虫卵、棘球蚴;C. 感染途径:口;
D. 致病虫期:棘球蚴;E. 诊断虫期:棘球蚴;F. 中间宿主:牛、羊、人

三、致 病 性

棘球蚴常寄生于人体的肝、肺,也可在腹腔、脑、骨、皮下肌肉等处寄生,引起棘球蚴病,也称包虫病。

棘球蚴对人体的危害取决于其寄生部位、大小、数量、时间、机体的反应性及有无并发症。主要临床表现为:①局部压迫和刺激症状:肝棘球蚴病可出现肝区疼痛、肝大;肺棘球蚴病可出现干咳、咯血、呼吸急促、胸痛等呼吸道症状;脑部受累则出现颅内压增高症状,如头痛、恶心、呕吐、视乳头水肿、抽搐甚至偏瘫等;棘球蚴可破坏骨质,使之疏松,易造成骨折或骨碎裂;包块压迫门静脉可致腹水,若压迫胆管可致阻塞性黄疸、胆囊炎等。②过敏症状:如荨麻疹、血管神经性水肿。若棘球蚴破裂,大量囊液外流,可导致过敏性休克甚至死亡。③全身中毒症状:可有食欲减退、消瘦、贫血、发育障碍、恶病质等。

棘球蚴破裂,囊内原头节、子囊等进入体腔或其他组织,可引起继发性棘球蚴病。

四、实验室检查

1. 病原检查 有时,可从患者的痰液、尿液、腹水或胸水镜检发现棘球蚴砂或手术摘除的棘球蚴,但严禁穿刺,防止引起过敏性休克或继发性棘球蚴病。

2. 免疫检查　免疫学检查为棘球蚴病常用的辅助诊断方法。常用方法有 IHA、ELISA 等。

3. 其他检查　X 线、CT、超声等影像检查亦有助于本病的诊断和定位。

五、流行与防治

1. 流行情况　棘球蚴病呈世界性分布。在我国,主要流行于新疆、青海、甘肃、西藏和内蒙古的广大牧区,其次为陕西、河北、山西及四川西部,其他省区也有散在病例。

2. 流行因素　细粒棘球绦虫主要在犬与牛、羊等家畜之间传播,人多因与这些动物密切接触而误食虫卵造成感染。在局部造成严重流行的原因是:虫卵对外界环境(牧草、水源及食物)污染严重;人与家畜和环境的密切接触(玩犬、剪羊毛、皮毛加工等);用病畜内脏喂犬或随处乱扔,使终宿主(犬、狼)受感染,反过来又加重了中间宿主感染,导致流行加重。

3. 防治原则　在流行区采取以预防为主的综合性防治措施:①加强宣传教育,注意饮食卫生和个人防护;②禁用动物的内脏喂犬,深埋或焚烧病畜,定期为犬驱虫;③治疗患者主要用手术摘除棘球蚴,对于较小的棘球蚴可用阿苯达唑、吡喹酮等药物治疗。

第七节　其他血液和组织蠕虫

一、广州管圆线虫

广州管圆线虫(*Angiostrongylus cantonensis*)成虫寄生于鼠类肺部血管,幼虫偶尔寄生人体,引起嗜酸性粒细胞增多性脑膜脑炎或脑膜炎。

广州管圆线虫生活史需要 2 个宿主,经历成虫、卵、幼虫 3 个发育阶段(图 36-7)。成虫寄生于鼠类肺部血管,第 1 期幼虫随宿主粪便排出,侵入中间宿主(螺类及蛞蝓)体内,先后发育为第 2 期及第 3 期幼虫。第 3 期幼虫为感染期幼虫,鼠类因吞食第 3 期含幼虫的中间宿主、转续宿主及被幼虫污染的食物而受感染。我国常见的中间宿主有褐云玛瑙螺、福寿螺、中国圆田螺和蛞蝓等。转续宿主主要有黑眶蟾蜍、虎皮蛙、金线蛙、蜗牛、鱼、虾和蟹等。人因生食或半生食中间宿主或转续宿主而感染,也可通过食入被幼虫污染的蔬菜、瓜果或喝生水而感染。由于人是广州管圆线虫的非适宜宿主,故在人体内虫体停留在第 4 期幼虫或成虫早期。

广州管圆线虫病是一种幼虫移行症,能引起多个器官损伤。幼虫在人体侵入中枢神经系统,引起嗜酸性粒细胞增多性脑膜脑炎或脑膜炎。此病以脑脊液中嗜酸性粒细胞显著升高为特征。除大脑和脑膜外,病变还可波及小脑、脑干和脊髓,主要病变为充血、出血、脑组织损伤及肉芽肿性炎症反应。此外,还有鼻部、眼部或肺部广州管圆线虫病的报道。

根据症状、体征及接触史,常采用 ELISA 诊断;少数脑脊液中可查到幼虫或成虫。加强宣传教育,除害灭鼠,不吃未煮熟的食物,不食生菜瓜果,不喝生水,治疗采用阿苯达唑。

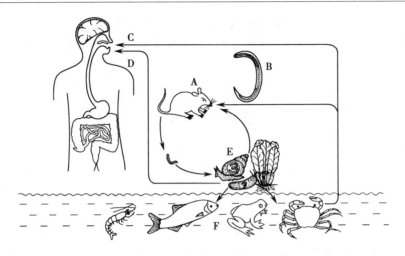

图 36-7　广州管圆线虫形态及生活史

A. 终宿主:鼠;B. 感染阶段:第 3 期幼虫;C. 感染途径:口;D. 感染方式:生食或半生食
中间宿主或转续宿主;E. 中间宿主:螺、蛞蝓等;F. 转续宿主:蛙、鱼、虾和蟹等

从寄生虫病人兽共患的历史中寻找防治对策

　　分析人兽寄生虫感染发现的时空历史关系,探讨局部地区人体寄生虫病的起源与
扩散规律,寻找从源头进行防治对策。例如,我国广州管圆线虫于 1933 年在广州鼠体内
发现,1944 年在台湾地区发现首例患者,两者相距 11 年。由于饮食习惯多样化的影响,
该种寄生虫目前在我国广泛传播。温州市区曾出现暴发流行,1977 年在一次聚餐中 105
人因半生食福寿螺而导致 55 人发病。螺类中间宿主作为食源烹调处理不当是导致感染
该病的重要原因。

　　2006 年,中国疾病预防控制中心寄生虫病预防控制所进行的一项全国性调查结果
表明,福建、江西、浙江、湖南、广东、广西和海南 7 个省、自治区有广州管圆线虫自然
感染。

二、斯氏狸殖吸虫

　　斯氏狸殖吸虫(*Pagumogonimus skrjabini*)主要寄生于犬科和猫科动物肺脏,如果子
狸、犬和猫等。偶尔可寄生于人体,主要引起幼虫移行症。斯氏狸殖吸虫在国外尚未见报
道,本虫是人兽共患兽主人次虫种。

　　成虫狭长,最宽处约在前 1/3 处。腹吸盘略大于口吸盘,位于体前 1/3 处。睾丸 2 个,
分支多,左右并列。卵巢分支多,形如珊瑚,与子宫左右并列。虫卵与卫氏并殖吸虫卵相似,
椭圆形,大多不对称,壳厚薄不均匀。

　　斯氏狸殖吸虫生活史与卫氏并殖吸虫相似。终末宿主多为果子狸、犬和猫等多种哺乳
动物。人可能不是本虫的适宜宿主,在人体内,绝大多数虫体仍处于童虫阶段,很少能发育
成熟。第 1 中间宿主有泥泞拟钉螺、微小拟钉螺和中国小豆螺等小型螺类。第 2 中间宿主
有锯齿华溪蟹、雅安华溪蟹等。蛙、鸟、鸡、鼠和野猪等动物可作为转续宿主。

　　斯氏狸殖吸虫主要寄生于动物肺脏,引起与卫氏并殖吸虫病相似的病变。此虫在人体
内一般不能发育为成虫,因而童虫四处窜扰,造成某些器官或全身损害,引起皮肤或内脏幼

虫移行症。临床上以皮肤型幼虫移行症为多见,占本病患者的50%以上,主要表现为游走性皮下包块或结节,常见于腹部、胸部、腰背部处。因本病损害器官不定,且多个器官同时受累,临床上误诊率较高。

由于人体是该虫的非正常宿主,成虫在人体内不能发育为成虫,在患者粪便中很难发现虫卵,故免疫学诊断及皮下包块活体组织检查是主要诊断方法。病史、体征及其他相关检查等亦有助于本病的诊断。

本虫的流行因素和防治原则与卫氏并殖吸虫相似。

(许正敏)

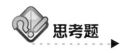

思考题

1. 粪便检查可诊断哪些寄生虫?为什么(说出寄生部位、排卵途径)?

2. 说出经口感染的寄生虫有哪些?经皮肤感染的寄生虫有哪些?

3. 可引起肝脏病变的蠕虫有哪些?可引起肺部病变的蠕虫有哪些?可引起脑部病变的蠕虫有哪些?可引起贫血的蠕虫有哪些?

4. 血吸虫寄生于血管内,为什么要采取粪便进行病原学检查?误食含华支睾吸虫成虫的猪肝后是否能感染华支睾吸虫?粪便检查是否能发现华支睾吸虫卵?为什么?

第三十七章　腔道原虫

学习目标

1. 掌握原虫生活史类型及腔道原虫的寄生部位、感染阶段、感染途径。
2. 熟悉腔道原虫形态、致病性和检查。
3. 了解原虫的种类与腔道原虫流行情况及防治原则。

腔道原虫是指寄生于人体腔道如肠道和泌尿生殖道,引起相关组织器官疾病的单细胞真核生物。常见的有溶组织内阿米巴、蓝氏贾第鞭毛虫及阴道毛滴虫等。前两种主要寄生在肠道,后者寄生于泌尿生殖道。

第一节　溶组织内阿米巴

溶组织内阿米巴(*Entamoeba histolytica*)又称痢疾阿米巴,属于叶足纲寄生虫。主要寄生于人体结肠内,引起阿米巴痢疾,也可侵入其他器官组织,致各种肠外阿米巴病。

一、形　态

1. 滋养体　分为大滋养体及小滋养体(图 37-1)。大滋养体直径为 $20\sim40\mu m$,内、外质分界明显,伪足较大,食物泡中含被吞噬的红细胞。经铁苏木素染色后,核呈圆形,核膜内缘有一层排列整齐、大小均匀的核周染色质粒,核仁小而圆,常居中(彩图Ⅲ)。小滋养体较小,内、外质分界不明显,食物泡中不含被吞噬的红细胞,这是小滋养体与大滋养体的重要鉴别特征,细胞核的形态与大滋养体相同。

2. 包囊　圆球形,直径为 $10\sim16\mu m$,无色透明,囊壁有折光性。经碘液染色后呈淡黄色,可见 $1\sim4$ 个核(彩图Ⅲ)。在单核和双核包囊内,可见棕红色的糖原泡和透明棒状的拟染色体。包囊成熟有核 4 个,糖原泡及拟染色体均消失。核的结构与滋养体相同(图 37-1)。

二、生　活　史

溶组织内阿米巴生活史的基本过程是:包囊→小滋养体→包囊。当 4 核包囊经口感染人体后,在小肠下段经胰蛋白酶等的作用,虫体排出并分裂为 4 个小滋养体(肠腔型滋养体)。小滋养体附着在回盲部的黏膜表面进行二分裂繁殖,部分小滋养体随肠内容物下移,受脱水等因素影响,分泌囊壁形成单核包囊,经 2 次核分裂形成 4 核包囊,随粪便排出。当宿主生理功能紊乱或肠壁受损,小滋养体借伪足及酶和毒素的作用侵入肠壁组织,吞噬红细胞,转变为大滋养体(组织型滋养体)并大量繁殖,导致肠壁溃疡。肠壁组织内的大滋养体可随坏死组织落入肠腔,随粪便排出,或在肠腔中变为小滋养体,再形成包囊排出体外;亦可侵入肠黏膜下的血管,随血液循环到达肝、肺和脑等组织内进行增殖(图 37-1)。

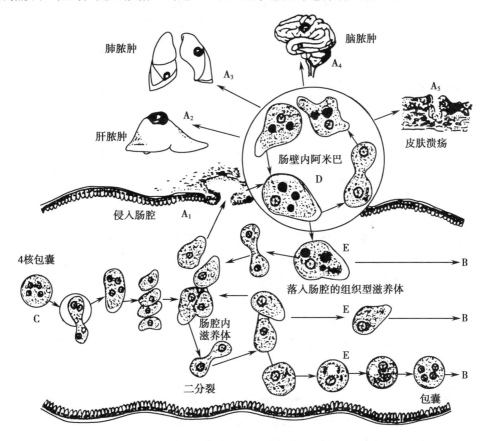

图 37-1 溶组织内阿米巴形态及生活史

A. 寄生部位:肠、肝、肺、脑等;B. 排虫途径:随粪便;C. 感染阶段:4 核包囊;
D. 致病虫期:组织型滋养体;E. 诊断虫期:滋养体、包囊

三、致 病 性

人体感染溶组织内阿米巴后是否发病,受虫体致病因素和宿主防御因素的影响,其中多数感染为带虫状态。

1. 肠阿米巴病 即阿米巴痢疾。大滋养体侵入肠壁组织后,由于其伪足及分泌的酶和毒素的作用,破坏肠壁组织,引起液化性坏死,形成口小底大的烧瓶样溃疡。病变部位多见于回盲部和升结肠。患者可出现腹痛、腹泻、里急后重,粪便呈褐色果酱状,有特殊腥臭味,严重者可并发肠穿孔和继发性细菌性腹膜炎。

2. 肠外阿米巴病 肠壁内的大滋养体可随血流播散至肝、肺、脑等脏器引起脓肿。其中以肝脓肿最常见,多见于肝右叶,表现为发热、右上腹痛、肝大等。

四、实验室检查

1. 病原检查　检查滋养体可用生理盐水涂片法,在急性阿米巴痢疾患者腹泻的新鲜粪便中可以发现活动的滋养体。检查包囊采用碘液涂片法,可发现带虫者及慢性阿米巴痢疾粪便中的包囊。肠外脓肿穿刺液涂片可检出大滋养体。此外,还可取肠病变处的活组织检查。采集标本时,容器要洁净,粪便应新鲜无尿液污染,标本采集后要尽快送检。

2. 免疫检查　可用 IHA、ELISA 等方法查抗体。用 PCR 技术检查 DNA 可进行虫种鉴别和诊断。

3. 其他检查　肠外阿米巴病可用 X 线(肺脓肿)、CT(肺脓肿)及超声(肝脓肿)等检查。

五、流行与防治

1. 流行情况　溶组织内阿米巴分布于全世界,以热带和亚热带地区常见。我国平均感染率为 0.949%,主要在西北、西南和华北地区。近年来,阿米巴感染率在男性同性恋中特别高,欧洲、美国和日本为 20%～30%,故被列为性传播疾病(sexually transmitted disease,STD),本病也是 AIDS 的常见并发症。

2. 流行因素　传染源为粪便排出成熟包囊者。包囊在外界的抵抗力较强,在适宜的温度和湿度下可存活数周,通过蝇或蟑螂的消化道后仍有感染性,并可通过这些节肢动物机械性传播。包囊通过污染的食品、饮水使人体感染。

3. 防治原则　阿米巴病是一个世界范围内的公共卫生问题。在治疗该病的同时,还应加强健康教育,注意环境卫生和驱除有害昆虫,严格进行粪便无害化处理,防止粪便对水源的污染,注重饮食卫生,把好进口关。治疗患者和带虫者常用的药物首选甲硝唑,中药大蒜素和白头翁等也有一定的作用。

案例讨论(知识与应用)

　　患者,男,36 岁,农民。因腹痛、腹泻、便血 2 年未愈就诊。大便每天 4~5 次。体检:中度贫血。粪检:粪便颜色为果酱色,除大量红细胞、白细胞外,并发现有大量以伪足运动、吞噬红细胞的阿米巴滋养体,运动活泼。粪便培养未分离出肠道致病菌。粪便潜血实验阳性。诊断为溶组织内阿米巴感染。经口服甲硝唑治疗,治愈出院。

　　思考与讨论:为什么粪便潜血实验阳性?如何区别寄生虫与其他原因引起的消化道出血,便血的原因是什么? 确诊的依据是什么?

【附】　其他致病性和非致病性阿米巴

寄生于人体消化道的阿米巴,除溶组织内阿米巴外,其余均为非致病性共栖原虫,一般不侵入机体组织。但重度感染或宿主的防御功能降低或伴有细菌感染时,可导致局部炎症,引起肠功能紊乱和腹泻。有些如耐格里属和棘阿米巴属的某些虫种偶可引起人体感染,所致疾病的病死率高,已引起广泛关注。另外,有些种类在粪便检查时常可见到,应注意与溶组织内阿米巴鉴别。其他阿米巴形态及其所致疾病见图 37-2 和表 37-1。

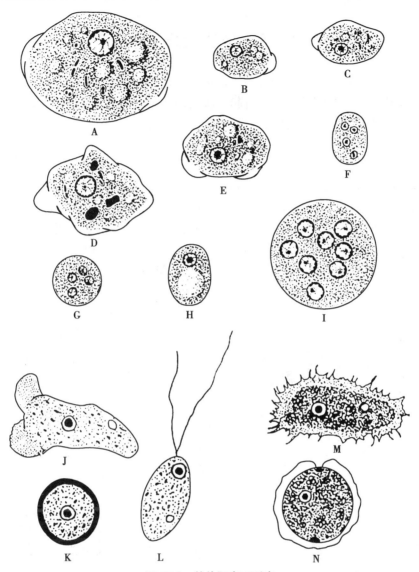

图 37-2 其他阿米巴形态

A. 结肠内阿米巴滋养体;B. 哈氏内阿米巴滋养体;C. 微小内蜒阿米巴滋养体;D. 齿龈内阿米巴滋养
体;E. 布氏嗜碘阿米巴滋养体;F. 微小内蜒阿米巴包囊;G. 哈氏内阿米巴包囊;H. 布氏嗜碘阿米巴
包囊;I. 结肠内阿米巴包囊;J. 福氏耐格里阿米巴滋养体;K. 福氏耐格里阿米巴包囊;L. 福氏耐格里
鞭毛型;M. 棘阿米巴滋养体;N. 棘阿米巴包囊

表 37-1 其他阿米巴及其所致疾病

虫种	人体主要寄生部位	所致疾病
结肠内阿米巴	结肠	不致病
哈氏内阿米巴	结肠	不致病
微小内蜒阿米巴	结肠	不致病
布氏嗜碘阿米巴	结肠	不致病
齿龈内阿米巴	口腔	未确定
耐格里属阿米巴	脑等	原发性阿米巴脑膜脑炎
棘阿米巴	脑、眼	棘阿米巴角膜炎、亚急性或慢性肉芽肿性阿米巴脑炎

第二节　蓝氏贾第鞭毛虫

蓝氏贾第鞭毛虫(*Giardia lamblia*)简称贾第虫,为动鞭纲的原虫。主要寄生于人或哺乳动物的小肠内,也可侵犯胆道系统,引起以腹泻为主的贾第虫病(giardiasis)。如今,贾第虫病已被列入全世界危害人类健康的十种主要寄生虫病之一。

一、形　态

1. 滋养体　半梨形,大小为(9～21)μm×(5～15)μm。两侧对称,前端宽钝,后端尖细,背面隆起,腹面扁平。腹面前部向内凹陷形成吸盘,吸盘中部有 1 对细胞核。有 4 对鞭毛,即前、后侧、腹侧和尾鞭毛各 1 对,1 对平行的轴柱沿中线由前向后连接尾鞭毛(图 37-3)。

2. 包囊　呈椭圆形,大小为(8～14)μm×(7～10)μm,囊壁较厚。碘液染色后呈黄绿色,有 2～4 个核,胞质可见鞭毛的早期结构(图 37-3、彩图Ⅳ)。

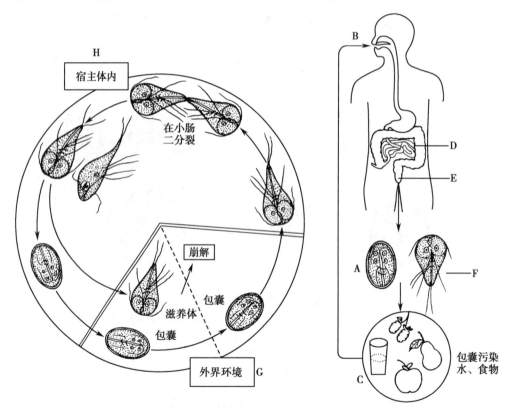

图 37-3　蓝氏贾第鞭毛虫形态及生活史
A. 感染阶段:4 核包囊;B. 感染途径:经口感染;C. 感染方式:污染食物、饮水;
D. 寄生部位:小肠;E. 排虫途径:随粪便;F. 诊断虫期:滋养体、包囊

二、生　活　史

蓝氏贾第鞭毛虫的生活史为人际传播型,只需 1 个宿主,生活史简单。生活史有滋养体

和包囊 2 个阶段。成熟的 4 核包囊为感染阶段,随饮水或食物进入人体后,在十二指肠脱囊形成 2 个滋养体,滋养体吸附于小肠黏膜表面,以二分裂方式进行繁殖。一部分滋养体随肠内容物下移,分泌囊壁形成包囊,并随粪便排出体外(图 37-3)。

三、致 病 性

人体感染贾第虫后,部分为带虫者,另一部分则出现临床症状,重者主要症状为暴发性水泻,粪便带有恶臭、无脓血等。寄生于胆道系统可引起胆囊炎和胆管炎。儿童重度感染可引起营养不良及贫血。

四、实验室检查

1. 病原检查 用生理盐水涂片法,可从腹泻者的新鲜粪便中发现活动的滋养体;用碘液涂片法在成形的粪便中可查到包囊。取十二指肠引流液或胆汁检查,可提高阳性检出率。

2. 免疫检查 用 ELISA 和 IFA 等均有较高的敏感性与特异性。

五、流行与防治

1. 流行情况 蓝氏贾第鞭毛虫分布于全球,据 WHO 估计全世界感染率为 1‰~5‰。我国人群总感染率为 2.52%,呈全国性分布,农村人群中感染率高于城市。

2. 流行因素 排包囊的人和哺乳动物为传染源,感染者一昼夜可排 9 亿个包囊,包囊对外界的抵抗力较强,在 37℃条件下能存活 4 天。包囊污染食物和饮水是导致感染的重要原因。同性恋者也常导致粪-口传播。一些家畜和野生动物常为本虫的储存宿主,包括家畜(牛、羊和猪等)、宠物(猫和犬)和野生动物。故本病也是一种人兽共患病。

3. 防治原则 注意饮食卫生,加强人和动物粪便管理,防止粪便污染水源。积极治疗感染者,控制传染源。常用的治疗药物有甲硝唑和呋喃唑酮等。

案例讨论(知识与应用)

患者,男,23 岁。主诉腹痛、腹泻、恶心及呕吐。患者体温正常,食欲缺乏,腹胀、腹痛、乏力,精神不佳,全身关节疼痛,急性病容,未见其他阳性体征。血常规白细胞高于正常,其他项目正常。粪便软,有恶臭,无黏液和血液。粪便直接涂片检查,见蓝氏贾第鞭毛虫包囊与滋养体。

思考与讨论:蓝氏贾第鞭毛虫病是怎样感染的,感染阶段和致病阶段是否同为一个虫期?其诊断依据是什么?如何预防蓝氏贾第鞭毛虫感染?

第三节 阴道毛滴虫

阴道毛滴虫(*Trichomonas vaginalis*)寄生于女性和男性泌尿生殖道,引起相应部位的炎症病变。

一、形 态

阴道毛滴虫只有滋养体阶段。活体呈无色透明,有折光性,似水滴样,活动力强。经铁苏木素染色后,虫体呈梨形或椭圆形,大小为(7～30)μm×(10～15)μm,一个椭圆形的细胞核位于虫体前 1/3 处,有 4 根前鞭毛和 1 根后鞭毛,后鞭毛向后连接波动膜外缘,波动膜位于虫体前半部的一侧。1 根轴柱由前向后纵贯虫体并伸出体外(图 37-4)。

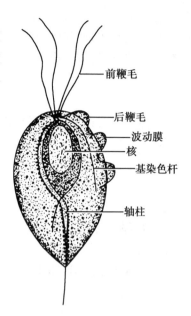

前鞭毛

后鞭毛

波动膜

核

基染色杆

轴柱

图 37-4　阴道毛滴虫形态及生活史
A. 寄生部位:阴道、尿道、前列腺;B. 感染方式:直接、间接接触;C. 标本采集:阴道分泌物、尿液、前列腺液

二、生　活　史

本虫生活史简单。滋养体主要寄生于女性阴道,尤以后穹隆多见,偶可进入尿道。男性感染部位则多见于尿道和前列腺。滋养体在寄生部位以二分裂的方式繁殖,通过直接或间接接触方式传播。

三、致　病　性

多数女性感染后无明显的症状。正常情况下,健康妇女的阴道因乳酸杆菌分解糖原产生乳酸,使阴道内环境的 pH 维持在 3.8～4.4,不利于细菌的繁殖,称为阴道的自净作用。感染阴道毛滴虫后,虫体繁殖消耗了阴道内糖原,影响乳酸杆菌的酵解作用,阴道内的 pH 转为中性或碱性,从而破坏了阴道的自净作用,使得滴虫大量繁殖并促进继发细菌感染,引起阴道炎。表现为阴道分泌物较多,呈灰黄色泡沫状,有异味,外阴瘙痒等。多数病例有尿路感染,出现尿频、尿急、尿痛等症状。男性感染可引起前列腺炎等。

四、实验室检查

1. 病原检查　根据病情不同,取阴道后穹隆分泌物、尿液沉淀物、前列腺液标本,生理盐水涂片可观察活动的滋养体,或涂片用瑞氏或姬氏染色后镜检滋养体。

2. 免疫检查　可用 ELISA 和直接荧光抗体试验(DFA)进行诊断。

五、流行与防治

1. 流行情况　阴道毛滴虫分布于世界各地。我国各地感染率不一。以 16～35 岁年龄组人群感染率最高。

2. 流行因素　传染源为患者和无症状带虫者,主要通过性交直接传播,也可通过公用浴池、浴具、游泳衣裤、坐式厕所等间接传播。阴道毛滴虫在潮湿的衣物上可存活 23 小时,40℃的水中可存活 102 小时,普通的肥皂水中存活 45～150 分钟。因而,在忽视卫生、文明较差的社会中易相互传染。

3. 防治原则　治疗感染者,控制传染源。夫妻双方应同时治疗。首选药物为甲硝唑。注意个人卫生与经期卫生,提倡淋浴。

案例讨论(知识与应用)

　　患者,女,31岁,带下量多数月,色黄如脓,外阴、阴道瘙痒,伴尿频、尿急和尿痛,小便黄短。检查:外阴阴道潮红,分泌物多,色黄质稀如脓,带腥臭味。取阴道分泌物涂片发现活动的虫体。经甲硝唑治疗后症状消失。

　　思考与讨论:根据临床表现与实验室检查,患者初步诊断为什么病?依据是什么?传播途径可能有哪些? 如何防治?

第四节　其他机会致病原虫

　　免疫力正常的机体感染某些原虫后无临床症状,即呈隐性感染。当机体免疫力降低或免疫功能不全时,这些原虫的繁殖能力和致病力显著增强,使患者出现严重的临床症状甚至死亡,此类原虫即机会致病原虫(opportunistic protozoa),如弓形虫和隐孢子虫。这类寄生虫病称机会性寄生虫病(opportunistic parasitosis),是引起 AIDS 患者死亡的重要原因之一。

一、隐孢子虫

　　隐孢子虫(*Cryptosporidium*)可感染哺乳类、鸟类、爬行类、鱼类等动物,是人类重要的机会性致病原虫,可引起腹泻等消化道症状。隐孢子虫是 AIDS 患者合并肠道感染的常见病原体。

　　隐孢子虫卵囊呈圆形或椭圆形,直径为 $4\sim6\mu m$,成熟卵囊内含 4 个子孢子和一团残留体。经改良抗酸染色后,卵囊呈玫瑰红色,囊内子孢子呈不规则排列,残留体呈黑褐色。

　　本虫生活史简单,无性生殖和有性生殖均在同一宿主体内完成。卵囊为其感染阶段。成熟卵囊经口感染人体后,子孢子从囊内排出并侵入肠上皮细胞内发育为滋养体,经增殖,最后形成卵囊并随宿主粪便排出体外。

　　隐孢子虫寄生于小肠黏膜,损害肠绒毛,可引起腹泻等症状,临床症状严重程度与病程长短、宿主免疫力有关。免疫功能正常者,常表现为急性水样腹泻,病程一般持续 $1\sim2$ 周。对于 AIDS 等免疫功能低下者,可导致长期严重腹泻甚至死亡,故隐孢子虫感染常为 AIDS 并发腹泻死亡的原因之一。

　　病原检查取粪便用金胺酚-改良抗酸染色等方法检查包囊。免疫检查可用 ELISA 等方法查血清抗体。还可用 PCR 技术进行相关基因检测,该方法特异性强,敏感度高。

　　隐孢子虫分布于全世界,人类感染者及牛、羊、猫、犬等受感染动物均是传染源,主要经消化道传播。婴幼儿和免疫功能低下者等易发生感染。预防方面要注意饮食卫生,加强对免疫功能低下者的防护。治疗尚无特效药物,巴龙霉素和大蒜素等药物有一定的效果。

二、刚地弓形虫

　　刚地弓形虫(*Toxoplasma gondii*)简称弓形虫或弓浆虫,寄生于人和多种动物的组织细胞内,所引起的弓形虫病(toxoplasmosis)为人兽共患的寄生虫病,也是重要的机会致病性原虫。

　　生活史有 5 个发育阶段(图 37-5)。对人的致病和传播有重要意义的为滋养体、包囊和卵囊。①滋养体(又称速殖子):香蕉形或半月形,平均大小为 $5\mu m \times 1.5\mu m$,多个滋养体寄生于细胞内,形成假包裹。②包囊:圆形或卵圆形,直径 $5\sim100\mu m$,内含数个至数千个虫体。囊内的滋养体称缓殖子,其形态与滋养体相似。③卵囊:圆形或卵圆形,大小为 $11\mu m \times 12\mu m$,内含 2 个孢子囊,每个孢子囊内含 4 个新月形子孢子。

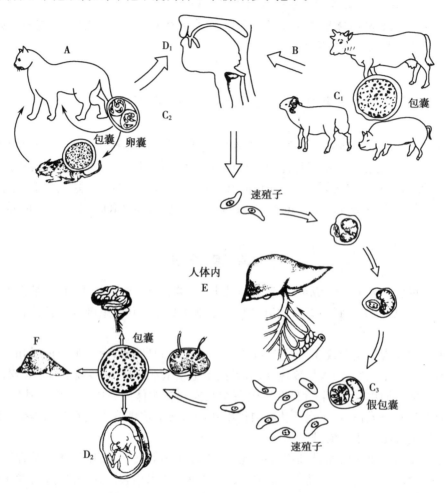

图 37-5　刚地弓形虫形态及生活史
A. 终宿主:猫科动物;B. 中间宿主:人、哺乳动物等;C. 感染阶段:包囊、假包囊、卵囊;D. 感染途径:口、胎盘;E. 寄生部位:人或哺乳动物等体内的有核细胞;F. 致病虫期:滋养体、卵囊、包囊或假包囊

　　弓形虫生活史较复杂。在猫科动物的小肠上皮细胞内进行有性生殖,同时排出卵囊。也可在猫科动物的肠外其他组织细胞内进行无性增殖,故猫科动物是该虫的终宿主兼中间宿主。在人或其他动物体内只进行无性增殖,这些人和动物都是中间宿主。此虫的假包囊、包囊和卵囊均可作为感染阶段,人常因食入猫粪便污染的食物或饮水而感染。在人体内,可寄生于除红细胞外的几乎所有有核细胞中。

　　本虫可导致先天性感染和获得性感染。先天性感染是孕妇感染弓形虫后经胎盘传给胎儿,怀孕 3 个月内发生感染可致先天性畸形如视网膜脉络膜炎、脑积水、小脑畸形、智力障碍等,甚至流产、早产、死胎。获得性感染多数无症状,免疫功能低下者弓形虫增殖扩散,临床表现多样。

隐性感染者若患有肿瘤、长期接受免疫抑制剂、放射治疗等引起医源性免疫受损或免疫缺陷者如 AIDS，均可使隐性感染转变为急性或亚急性感染，从而导致弓形虫病，并可因并发弓形虫脑病而死亡。

目前，常用的实验室检查有染色试验、免疫酶染色试验（IEST）、IHA 和 ELISA 等查抗体。

刚地弓形虫呈世界性分布，可感染多种动物。其传染源主要为动物，虫体的抵抗力较强，可经胎盘、消化道、破损的皮肤黏膜和输血等途径传播。

预防弓形虫感染应加强肉类检查，注意饮食卫生。孕妇应做好健康教育与个人防护及相关检查，如孕前普遍进行的 TORCH 全套检查。治疗的药物有乙胺嘧啶、磺胺嘧啶和螺旋霉素等。

何谓 TORCH?

TORCH 是指可导致先天性宫内感染及围生期感染而引起围生儿畸形的病原体，是一组病原生物的英文名称缩写，各自含义分别为弓形虫（Toxopasma，T）、其他原因（Other agents，O）、风疹病毒（Rubella.virus，R）、巨细胞病毒（Cytomegalo virus，C）和单纯疱疹病毒（Herpes virus，H）。TORCH 在英文中为"火炬"之意，提醒人们对于上述病原体在孕期感染予以足够的重视。

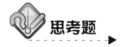

思考题

1. 比较溶组织内阿米巴和蓝氏贾第鞭毛虫生活史的主要异同点。
2. 简述溶组织内阿米巴、阴道毛滴虫检查标本采集送检与注意事项。
3. 简述弓形虫感染阶段、感染途径与方式及防治原则。

（孙　莉）

第三十八章 血液和组织原虫

学习目标

1. 掌握血液和组织原虫的寄生部位、感染阶段、感染途径。
2. 熟悉血液和组织原虫与诊断有关的形态、致病性及常用检查方法。
3. 了解血液和组织原虫的流行特点及防治原则。

　　血液和组织原虫是指寄生于血液或组织内的原虫，主要有杜氏利什曼原虫和疟原虫，分别引起杜氏利什曼病和疟疾，均是通过节肢动物作为媒介传播所致疾病，又称虫媒病（vector-borne parasitic disease）。

第一节　疟　原　虫

　　疟原虫（*plasmodium*）是疟疾的病原体。寄生于人体的疟原虫有 4 种，即间日疟原虫（*Plasmodium vivax*）、恶性疟原虫（*Plasmodium falciparum*）、三日疟原虫（*Plasmodium malariae*）和卵形疟原虫（*Plasmodium ovale*），分别引起间日疟、恶性疟、三日疟和卵形疟。在我国主要有间日疟原虫和恶性疟原虫，三日疟原虫少见，卵形疟原虫罕见。

一、形　　态

　　疟原虫的基本结构包括核和胞质，在环状体后各期还可见呈棕黄色、棕褐色或黑褐色的疟色素，是疟原虫消化分解蛋白质后的最终产物。血片经吉氏或瑞氏染色后，胞质呈蓝色，核呈紫红色。现以经吉氏染色后的间日疟原虫为代表，将红细胞内期各期形态特征描述如下（彩图Ⅳ）：

　　1. 早期滋养体　是疟原虫侵入红细胞内发育的最早时期。胞核 1 个，胞质少，中间有空泡，虫体多呈环状，故又称为环状体。

　　2. 晚期滋养体　也称大滋养体。由早期滋养体发育而来，此时虫体长大，核增大，胞质增多并有伪足伸出，有空泡，胞质中开始出现疟色素。

　　3. 裂殖体　晚期滋养体核开始分裂，胞质继续增多但尚未分裂，疟色素开始增多，此时称未成熟裂殖体。当胞核分裂为 12～24 个时，胞质也随之分裂并包绕每个核，形成裂殖子，疟色素亦已集中成团块，此时称成熟裂殖体。

4. 配子体　是疟原虫的有性时期,由裂殖子发育而来,呈圆形或卵圆形,疟色素分布均匀。雌配子体较大,胞质深蓝,核小而致密,呈红色,偏于一侧;雄配子体较小,胞质浅蓝而略带红色,核大而疏松,淡红色,多位于中央。

除早期滋养体外,其余各期疟原虫寄生的红细胞体积胀大,颜色变浅,出现红色的薛氏小点。三种疟原虫的鉴别主要根据红细胞内虫体的形态及被寄生红细胞的变化(彩图Ⅳ、表38-1)。

表 38-1　三种疟原虫形态鉴别

	间日疟原虫	恶性疟原虫	三日疟原虫
早期滋养体	约为红细胞直径的 1/3,核 1 个,红细胞内常只含 1 个疟原虫	约为红细胞直径的 1/5,核1~2 个,红细胞内常含数个疟原虫	与间日疟原虫相似
晚期滋养体	胞质增多,形状不规则,有伪足及空泡,疟色素细小杆状	外周血中不易见。体小,圆形,疟色素黑褐色,集中	胞质圆形或带状,疟色素棕黑色,颗粒粗
成熟裂殖体	含裂殖子 12~24 个,排列不规则,疟色素集中	外周血中不易见。含裂殖子 8~36 个,疟色素集中	含裂殖子 6~12 个,花瓣状排列,疟色素集中
配子体	圆形,核偏向一侧,疟色素分散	腊肠形,核位于中央,疟色素位于核周	与间日疟原虫相似,仅虫体较小
被寄生红细胞的变化	除环状体外,其余各期均胀大,色淡,有红色的薛氏小点	正常或缩小,常见粗大紫褐色的茂氏小点	正常或缩小,偶可见到齐氏小点

二、生　活　史

寄生于人体的 4 种疟原虫生活史基本相同,需要人和按蚊 2 个宿主。在人体先后在肝细胞和红细胞内裂体增殖,并开始有性生殖的初期发育。在按蚊体内完成配子生殖和孢子增殖。现以间日疟原虫为例叙述如下(图 38-1):

1. 在人体内的发育　包括红细胞外期和红细胞内期。

(1)红细胞外期(简称红外期):在肝细胞内完成。当含有子孢子的雌性按蚊叮人吸血时,子孢子随蚊唾液进入人体,约经 30 分钟后随血流侵入肝细胞内发育增殖,形成红外期裂殖体。裂殖体成熟后内含数以万计的裂殖子。成熟裂殖体胀破肝细胞,裂殖子释出并侵入红细胞,开始红细胞内期的发育。不同疟原虫完成一代红外期裂体增殖所需时间不同,间日疟原虫约需 8 天,恶性疟原虫约需 6 天,三日疟原虫需 11~12 天,卵形疟原虫约需 9 天。

目前,一般认为间日疟原虫和卵形疟原虫的子孢子具有遗传学上不同的两种类型,即速发型子孢子和迟发型子孢子。当子孢子进入肝细胞后,速发型子孢子先完成红外期裂体增殖;而迟发型子孢子经过一段或长或短的休眠期后,才完成红外期裂体增殖。处于休眠期的子孢子称为休眠子。恶性疟原虫和三日疟原虫无休眠子。

(2)红细胞内期(简称红内期):在红细胞内完成。红外期裂殖子侵入红细胞后,先形成早期滋养体,继而经晚期滋养体、未成熟裂殖体,最后形成成熟裂殖体。成熟裂殖体胀破红细胞并释出裂殖子,其中一部分裂殖子被巨噬细胞吞噬,其余裂殖子再次侵入正常红细胞,重复其红内期殖体增殖。不同疟原虫完成一代红外期裂体增殖所需时间不同,间日疟原虫

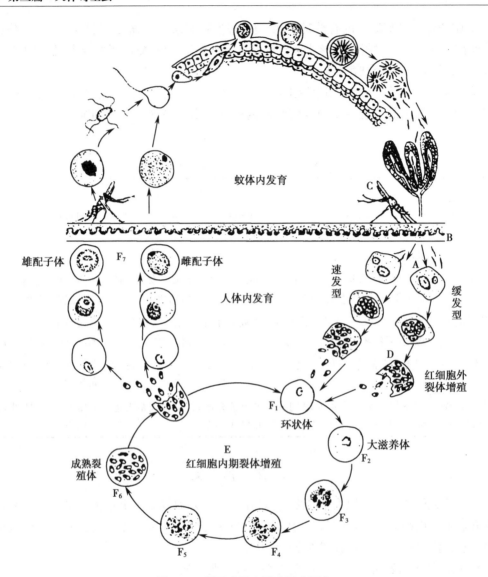

图 38-1　间日疟原虫形态及生活史

A. 感染阶段:子孢子;B. 感染途径:皮肤;C. 传播媒介:按蚊;D. 寄生部位:肝细胞、红细胞内;
E. 致病虫期:红内期成熟裂殖体;F. 诊断虫期:红细胞内期

和卵形疟原虫约需 48 小时,恶性疟原虫约需 36~48 小时,三日疟原虫约需 72 小时。

疟原虫经几代红内期裂体增殖后,部分裂殖子进入红细胞后不再进行裂体增殖,而直接发育为雌、雄配子体。

2. 在按蚊体内的发育　当雌性按蚊叮咬疟疾感染者时,红内期各期原虫被吸入蚊胃,除配子体外,其余各期均在蚊胃内被消化。雌、雄配子体在蚊胃内分别发育为雌、雄配子,两者结合成合子,从而完成配子生殖。合子变长能动,成为动合子。动合子穿过蚊胃壁,在胃弹性纤维膜下形成卵囊(囊合子)。卵囊内的核和胞质不断分裂进行孢子增殖,最终形成数以万计的子孢子。子孢子随卵囊破裂释出或经卵囊上的微孔排出,经血淋巴集中于蚊唾液腺。子孢子是疟原虫的感染阶段,当含有子孢子的按蚊再次叮人吸血时,子孢子即随蚊的唾液进入人体,开始其在人体内的发育。

间日疟原虫的子孢子遗传类型

Shortt 及 Garnham 于 1948 年认为,疟原虫经过一代红细胞外期裂体增殖后,其裂殖子除能进入血流并侵犯红细胞外,还能再次侵入肝细胞,反复不断地在肝脏内发育增殖,形成一个循环。这一学说于 1975 年被 WHO 正式否定。之后,Lysenko 等于 1977 年提出,间日疟原虫的子孢子在进入肝细胞后,在发育增殖的速度上可能是多态的,即有速发型子孢子与迟发型子孢子。直到 1980 年,Krotoski 等研究证实了在间日型的食蟹猴疟原虫子孢子侵入猕猴肝细胞内存在"休眠子"。目前,多数学者认为间日疟原虫的子孢子具有遗传学上不同的两个型。

三、致 病 性

红细胞内期是疟原虫的致病阶段,其致病强弱与侵入的虫种、虫株、数量以及人体的免疫状态有关。从子孢子进入人体到出现临床症状的间隔时间称为潜伏期,恶性疟为 7～27 天,三日疟为 18～35 天,卵形疟为 11～16 天,间日疟短潜伏株为 11～25 天,长潜伏株为 6～12个月或更长。

1. 疟疾的发作　当裂殖体成熟并胀破红细胞后,疟原虫的代谢产物、红细胞碎片及残余血红蛋白进入血液,其中部分被巨噬细胞、中性粒细胞吞噬,刺激这些细胞产生内源性热原质,它和疟原虫的代谢产物共同作用于人体下丘脑的体温调节中枢引起发热,即为疟疾发作。疟疾的一次典型发作表现为寒战、高热和出汗退热 3 个连续阶段。由于疟疾发作是由红内期裂体增殖所致,因而发作具有周期性,此周期与红内期裂体增殖周期是一致的。典型的间日疟和卵形疟隔天发作 1 次,三日疟隔 2 天发作 1 次,恶性疟隔 36～48 小时发作 1 次。不同种疟原虫混合感染或不同批次的同种疟原虫感染时,发作周期也可不规则。

2. 再燃与复发　是指在无新感染的情况下,体内残存的疟原虫再次增殖而引起的发作。疟疾初发停止后,由于残存的红细胞内期疟原虫在一定条件下重新大量增殖又引起的疟疾发作,称为疟疾再燃。而复发是指疟疾初发停止后,血中红细胞内期疟原虫已被消灭,经过数周至年余,又出现的疟疾发作。关于复发的机制目前尚未明了,目前一般认为是由于肝细胞内的迟发型子孢子经发育释放裂殖子再进入红细胞增殖而引起疟疾发作。恶性疟原虫及三日疟原虫无迟发型子孢子,故无复发,仅有再燃;间日疟原虫及卵形疟原虫则既有复发又有再燃。

3. 贫血　疟疾反复发作后,由于大量红细胞裂解、脾功能亢进以及宿主的免疫病理损伤、骨髓造血功能受抑制等,患者可出现贫血。发作次数愈多,病程愈长,则贫血愈严重。

4. 脾大　初发患者多在发作 3～4 天后,脾因充血和单核巨噬细胞增生而肿大。慢性患者可出现脾的纤维化。

5. 凶险型疟疾　大多由恶性疟原虫引起。临床表现复杂,常见有脑型、超高热型、厥冷型和胃肠型等,其中以脑型多见,表现为持续高热、抽搐、昏迷、谵妄等,若不及时治疗,病死率很高。关于发病机制,多数学者认为是由于疟原虫寄生的红细胞膜上出现的疣状突起黏附于血管内皮细胞上,使脑微血管阻塞,引起脑组织缺氧及细胞坏死。

人体感染疟原虫后,体液免疫在疟疾保护性免疫中有十分重要的作用,其中主要是 IgG 和 IgM。保护性抗体不仅有种的特异性,还有株和期的特异性。细胞免疫在疟疾免疫中也起重要作用,主要有巨噬细胞、T 细胞、NK 细胞以及这些细胞分泌的细胞因子。机体感染后的免疫表现为带虫免疫。

四、实验室检查

1. 病原检查 取外周血制作厚、薄血片,经吉氏或瑞氏染色镜检是目前最常用的方法。薄血片的疟原虫形态典型,易辨认。厚血片疟原虫形态有变化,但疟原虫集中,检出率高。因此,可同时制作厚、薄血片检查。间日疟宜在发作后数小时至 10 余小时、恶性疟在发作开始时采血,能提高检出率。

2. 免疫检查 多用于流行病学调查、检测及输血对象的筛选,常用的方法有 IFA、IHA 和 ELISA 等。近年来,PCR 和 DNA 探针技术已应用于疟疾的诊断。

五、流行与防治

1. 流行情况 疟疾是严重危害人类健康的疾病之一,也是全球关注的公共卫生问题,全球每年发病人数达 3 亿~5 亿,每年死亡人数达 100 万~200 万。新中国成立初期,疟疾也是严重危害我国人民身体健康和生命安全的重要寄生虫病,是我国五大寄生虫病之一,每年发病人数逾 3000 万,除西北和西南高寒干燥地区外,疟疾遍布全国。间日疟流行于长江流域以南和黄淮下游一带。恶性疟见于长江以南山区。经多年大规模防治,我国疟疾防治工作已取得显著成绩。但是,根据对全国部分地区的疫情调查结果推算,2004 年全国的实际发病数超过 70 万。防治工作形势依然十分严峻。

2. 流行因素 疟疾的传染源是患者和带虫者,但只有在外周血中有配子体时才是真正的传染源。按蚊是疟疾的传播媒介,在我国以中华按蚊、嗜人按蚊、微小按蚊和大劣按蚊为主。另外,血中带红内期疟原虫的供血者也可通过供血传播疟疾。自然因素中的温度和雨量等通过影响按蚊的数量、活动和原虫在蚊体内的发育而影响疟疾的流行强度。社会因素如政治、经济、卫生水平、生活习惯、社会活动等,也可直接或间接影响疟疾的传播和流行。

3. 防治原则 防蚊灭蚊、预防服药、治疗患者和带虫者是控制疟疾的重要措施,常用的预防性抗疟药有氯喹和乙胺嘧啶等。对现症患者和带虫者,可选用不同的药物进行治疗,以控制症状、防止传播。常用药物有氯喹、伯氨喹、青蒿素、咯萘啶、磺胺多辛和乙胺嘧啶等。

第二节 杜氏利什曼原虫

杜氏利什曼原虫(*Leishmania donovani*)又称黑热病原虫。其生活史有前鞭毛体和无鞭毛体两个时期,前者寄生于白蛉体内,后者主要寄生于人和哺乳动物的巨噬细胞内,引起利什曼病,又称黑热病。

一、形 态

1. 无鞭毛体 又称利杜体。寄生于人和哺乳动物的巨噬细胞内。虫体卵圆形,大小为 $(2.9 \sim 5.7) \mu m \times (1.8 \sim 4.0) \mu m$。经瑞氏染液染色后,细胞质呈淡蓝色或深蓝色,核大而圆,呈红色,动基体位于核旁,细小杆状(彩图Ⅳ)。

2. 前鞭毛体 寄生于白蛉消化道内。成熟的虫体呈梭形,大小为 $(14.3 \sim 20) \mu m \times (1.5 \sim 1.8) \mu m$。核位于虫体中部,前端有动基体和基体,由基体发出 1 根鞭毛游离于虫体外(图 38-2)。

二、生　活　史

杜氏利什曼原虫完成生活史需要人(或哺乳动物)和白蛉两个宿主。当雌性白蛉叮刺患者或受感染的动物(犬是主要的保虫宿主)时,无鞭毛体被吸入白蛉胃内,经发育繁殖为前鞭毛体。当该白蛉再次叮人吸血时,前鞭毛体随白蛉的唾液进入人体,一部分被巨噬细胞吞噬后,虫体逐渐变圆,失去前鞭毛而成为无鞭毛体。无鞭毛体在巨噬细胞内大量繁殖,导致巨噬细胞破裂,释出的无鞭毛体又可侵入其他巨噬细胞,重复上述增殖过程(图 38-2)。

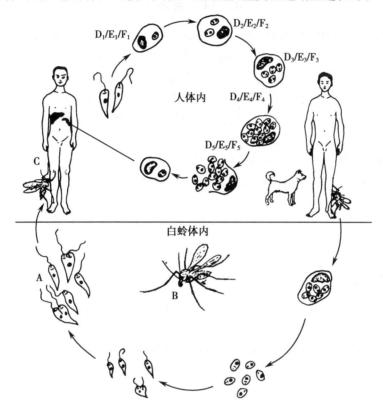

图 38-2　杜氏利什曼原虫形态及生活史
A. 感染阶段:前鞭毛体;B. 感染途径:皮肤;C. 传播媒介:白蛉;D. 寄生部位:
巨噬细胞内;E. 致病虫期:无鞭毛体;F. 诊断虫期:无鞭毛体

三、致　病　性

无鞭毛体在人体巨噬细胞内增殖,导致巨噬细胞大量破坏和增生,从而导致脾、肝、淋巴结肿大,其中以脾大最为常见,出现率在 95% 以上,是黑热病最重要的体征。由于患者浆细胞也大量增生,球蛋白合成增加,而肝功能受损使白蛋白合成减少,导致白蛋白/球蛋白(A/G)比率倒置。因脾功能亢进,血细胞在脾内遭到大量破坏,血中红细胞、白细胞和血小板都减少,出现长期不规则发热、贫血、鼻出血、齿龈出血和皮下出血等症状。

另外,还可造成皮肤的损害,即引起皮肤型黑热病。我国常见的为结节型,常好发于面部或颈部。

四、实验室检查

1. 病原检查 取骨髓、淋巴结穿刺液涂片染色镜检无鞭毛体，也可将穿刺液进行人工培养。

2. 免疫检查 免疫学诊断用 ELISA 和 IHA 等方法检查抗体。此外，DNA 检测技术与传统病原检查相比具有敏感性高、特异性强的特点，并具有确定虫种的优点。

五、流行与防治

1. 流行情况 黑热病是人兽共患寄生虫病，可在人与人、人与动物、动物与动物间传播流行。黑热病在世界上分布很广，主要流行于中国、印度和地中海沿岸国家。新中国成立前，我国的黑热病主要流行于长江以北 17 个省、市、自治区，新中国成立后，由于开展了大规模防治工作，于 1958 年基本消灭了黑热病。近年来，新病例主要在甘肃、四川、陕西、山西、新疆和内蒙古等地。此外，新疆和内蒙古证实有黑热病自然疫源地存在。

2. 流行因素 患者和病犬是本病的传染源；主要通过白蛉叮刺传播；人群普遍易感。

3. 防治原则 在防治上，应积极捕杀病犬，减少传染源。消灭白蛉，以切断传播途径。治疗患者，以控制传染源，常用的特效药物为葡萄糖酸锑钠、喷他脒、二脒替、米替福斯等。

(周振座)

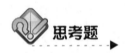 思考题

1. 疟疾发作的典型症状是什么？如何进行病原学诊断（采集标本最佳时间、诊断虫期、用何方法）？

2. 冬春季节出现疟疾的发作，试分析可能由哪些原因引起？

第三十九章 医学节肢动物

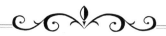

学习目标

1. 熟悉医学节肢动物对人体的危害方式。
2. 熟悉医学节肢动物的生态、变态及昆虫纲、蛛形纲常见虫种所致的危害。
3. 了解医学节肢动物的防治原则。

第一节 概 述

节肢动物门(Arthropoda)是动物界中最大的一门,分布广泛,占动物种类的 2/3 以上。医学节肢动物(medical arthropod)是指与医学有关的,通过寄生、吸血、骚扰、螫刺和毒害、致病及传播病原体等方式危害人类健康的节肢动物。医学节肢动物学(medical arthropodology)是研究医学节肢动物的形态、分类、生活史、生态、地理分布、致病或传播规律以及对疾病的防治措施的科学。它是人体寄生虫学、传染病学、流行病学和公共卫生学的重要组成部分,但它本身又是一门独立的学科。

研究我国昆虫传播寄生虫疾病的先驱者

冯兰洲从 20 世纪 30 年代开始,对我国疟疾、丝虫病及蚊虫媒介作了广泛的调查研究,首先发现我国除班氏丝虫外,尚存在马来丝虫感染者,对班氏丝虫和马来丝虫的微丝蚴及其在蚊体内的发育做了研究,为人和蚊媒体内丝虫病的病原鉴别诊断提供了明确的依据。与此同时,为判断中华白蛉传播利什曼病的机制提供了实验依据。

一、医学节肢动物的主要特征及分类

医学节肢动物的主要特征是:身体左右对称,分节,体表由坚韧的外骨骼组成,有成对的分节附肢。医学节肢动物主要有昆虫纲、蛛形纲、甲壳纲、唇足纲,其中昆虫纲和蛛形纲在医学上有更为重要的意义,见图 39-1 和表 39-1。

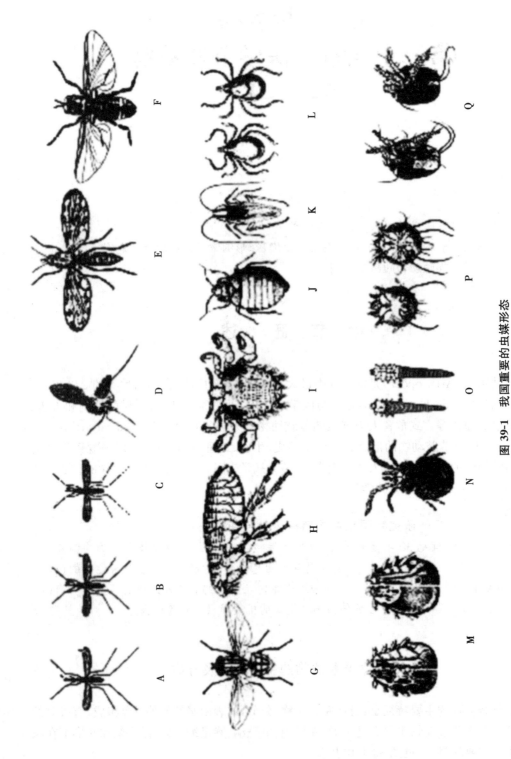

图 39-1 我国重要的虫媒形态

昆虫纲 A~K:A. 按蚊;B. 库蚊;C. 伊蚊;D. 白蛉;E. 蠓;F. 蚋;G. 虻;H. 蚤;I. 虱;J. 臭虫;K. 蟑螂
蛛形纲 L~Q:L. 硬蜱;M. 软蜱;N. 恙螨;O. 蠕形螨;P. 疥螨;Q. 尘螨

表 39-1 主要节肢动物的形态特点和种类

分类	足	触角	头、胸、腹三者关系	主要种类
昆虫纲	3 对	1 对	分头、胸、腹 3 部分,有翅或无翅	蚊、蝇、蚤、虱、白蛉、蟑螂、臭虫等
蛛形纲	成虫 4 对 幼虫 3 对	无	分头胸部和腹部 2 部或头胸腹愈合为一体,无翅	硬蜱、软蜱、疥螨、尘螨、蠕形螨、恙螨等
甲壳纲	5 对	2 对	分头胸和腹两部	蟹、蝲蛄、剑水蚤等
唇足纲	每一体节有 1 对	1 对	由头及若干形态相似的体节组成	蜈蚣

二、医学节肢动物的生态与变态

生态是指节肢动物的生活过程与周围环境各种因素的相互关系。周围环境因素如温度、湿度、地理、季节等,对节肢动物的孳生、活动、食性、栖息、季节消长、越冬等起着重要作用。了解生态对控制或消灭医学节肢动物及其所传播的疾病具有重大意义。

变态(metamorphosis)是指节肢动物从幼虫发育到成虫所经历的一系列(外部形态、内部结构、生理功能、生活习性及行为本能)变化的总和。根据生活史中是否有蛹期,可分为全变态和半变态两种类型。凡经卵、幼虫、蛹和成虫四个发育时期,各期形态和生活习性完全不同的称全变态(完全变态),如蚊、蝇和蚤的发育。凡经过卵、若虫和成虫三个发育时期的称半变态(不完全变态),如虱和蟑螂的发育。

三、医学节肢动物对人体的危害

医学节肢动物对人类的危害可分为直接危害和间接危害两大类。

1. 直接危害 是节肢动物本身对人体造成的危害,包括以下几个方面:

(1)骚扰和吸血:吸血昆虫(如蚊、虱、蚤和臭虫等)常常袭击、叮刺吸血,骚扰人们正常的工作和睡眠。

(2)螫刺和毒害:有些节肢动物有毒腺、毒毛或毒液,螫刺人体后,不仅使局部红肿、剧痛,甚至还可引起全身症状,如蜈蚣、蝎子、松毛虫的毒液及毒毛引起皮炎等;硬蜱叮刺后,唾液可使宿主出现蜱瘫痪,可导致呼吸衰竭而死亡。

(3)寄生:有些节肢动物的成虫或幼虫寄生于人体而致病,如疥螨寄生于皮下引起疥疮;蠕形螨寄生于毛囊引起的蠕形螨病(demodicidosis);粉螨等侵入肺、肠、尿路引起肺螨病、肠螨病和尿螨病;蝇类幼虫寄生于胃肠、尿道和眼等部位引起相应部位的疾病,称为蝇蛆病(myiasis)。

(4)超敏反应:节肢动物的分泌物和代谢产物等都是异源性蛋白,是过敏原,可引起超敏反应,如蚊和蜱叮刺宿主可引起 I 型超敏反应。尘螨的排泄物、分泌物和死亡虫体的分解产物是过敏原,吸入后可引起过敏性哮喘和过敏性鼻炎等。

2. 间接危害 是医学节肢动物作为媒介引起的危害,即医学节肢动物携带病原微生物或寄生虫,在人间、动物间或人与动物间传播。凡能传播病原体的节肢动物称为病媒节肢动物(传播媒介),由其传播的疾病称虫媒病(vector-borne parasitic disease)。节肢动物传播疾病的方式有如下 2 种:

(1)机械性传播:节肢动物对病原体的传播仅起运载和传递作用,在节肢动物体内或体表,病原体的形态和数量均不发生变化。

(2)生物性传播:病原体必须在节肢动物体内发育和(或)繁殖后才传播给人。如蚊传播疟原虫和丝虫等。通常,根据病原体在节肢动物体内的发育与繁殖情况,将病原体与节肢动物媒介的关系分为4类:①发育式:如丝虫微丝蚴发育为丝状蚴,有形态改变,无数量增加;②繁殖式:如鼠疫杆菌在蚤体内的繁殖,仅数量增多;③发育繁殖式:如疟原虫在蚊体内发育繁殖形成的子孢子,形态、数量均发生变化;④经卵传递式:如乙型脑炎病毒在蚊媒中经卵传递到下一代,并使之具有感染性。我国常见的传播媒介与传播的疾病,见表39-2。

表 39-2 我国常见的传播媒介与重要的虫媒病

传播媒介	虫媒病	病原生物	传播方式
蚊	疟疾	疟原虫	叮咬、吸血
	班氏丝虫病	班氏丝虫	
	马来丝虫病	马来丝虫	
	登革热	登革热病毒	
	流行性乙型脑炎	流行性乙型脑炎病毒	
蝇	细菌性痢疾	志贺菌属	机械性传播
	阿米巴痢疾	溶组织内阿米巴	
	蠕虫病	蠕虫卵或幼虫	
	霍乱	霍乱弧菌	
	炭疽病	炭疽杆菌	
	脊髓灰质炎	脊髓灰质炎病毒	
白蛉	黑热病	杜氏利什曼原虫	叮咬、吸血
虱	流行性斑疹伤寒	普氏立克次体	叮咬、吸血
	虱媒回归热	俄拜疏螺旋体	
	莱姆病	伯氏疏螺旋体	
蚤	鼠疫	鼠疫杆菌	叮咬、吸血
	地方性斑疹伤寒	莫氏立克次体	
蜱	森林脑炎	森林脑炎病毒	叮咬、吸血
	蜱媒回归热	波斯、拉氏疏螺旋体	
	新疆出血热	出血热病毒	
	莱姆病	伯氏疏螺旋体	
	Q热	贝纳柯克斯体	
革螨	流行性出血热	汉坦病毒	叮咬、吸血
	地方性斑疹伤寒	莫氏立克次体	
	森林脑炎	森林脑炎病毒	
	Q热	贝纳柯克斯体	
恙螨	恙虫病	立克次体	叮咬、吸血

四、病媒节肢动物的判断

防治虫媒病,必须确定其传播媒介,才能采取有效的防制措施,以阻断传播途径。确认

病媒节肢动物,需有以下证据:

1. 生物学证据 节肢动物必须与人关系密切(如吸人血)、数量多、寿命长,以保证病原体发育和增殖所需的时间。

2. 流行病学证据 病媒节肢动物与其传播的疾病的季节消长一致或基本一致,两者地理分布吻合。

3. 自然感染证据 能在病媒节肢动物体内分离到自然感染的病原体。

4. 实验室感染证据 在实验室内,用人工感染可证实病媒节肢动物对病原体的易感性。

五、医学节肢动物的防制原则

医学节肢动物的防制措施是预防和控制虫媒病感染及流行的一项重要措施。综合性防制,即从病媒节肢动物与生态环境和社会条件的整体观出发,坚持安全有效、经济和简便的原则,因时因地制宜,对防制的对象,综合采用合理的手段和有效方法(环境防制、化学防制、生物防制和物理、遗传及法规防制)组成一套系统的防制措施,把防制对象的种群数量控制到不足以传播疾病的水平。

昆虫资源在医学中的应用

用于保健品和药材配伍,通过营养分析,全世界已确定出了3650余种昆虫可食用,《中国药用动物志》已记述药用昆虫145种。昆虫入药主要通过中药处方,与其他药材配伍,达到治疗的疗效。"七珍丹"就用僵蚕和全蝎等制成,用于医治小儿惊风抽搐。蜂毒用于治疗风湿、类风湿关节炎和高血压等。蜚蠊、蚂蚁等都有很高的药用价值。

第二节 常见医学节肢动物

在节肢动物中,与医学关系较密切的是昆虫纲和蛛形纲,其主要种类、生活史、孳生地、对人体危害等见表39-3、表39-4及图39-1。甲壳纲中与医学有关的种类如淡水蟹、淡水虾、蝲蛄、剑水蚤等,分别作为并殖吸虫、华支睾吸虫、曼氏迭宫绦虫的中间宿主。

表39-3 蛛形纲常见虫种、特征及对人体的危害

虫种	变态	孳生地	栖息场所	危害	防制
硬蜱与软蜱	半变态	草丛和灌木丛、牧场、动物窝巢、洞穴、住房、畜舍等	与孳生地相同	叮咬、吸血:局部炎症、蜱瘫痪;传播森林脑炎、新疆出血热、鼠疫、布氏杆菌病等	消除孳生地、牧场隔离或轮牧,清理牲畜圈舍,药物杀虫,个人防护
恙螨	半变态	潮湿、多草荫蔽处;小溪旁、水塘、树林、草地	与孳生地相同	幼虫叮刺:皮炎;传播恙虫病	消除孳生地、搞好环境卫生、灭鼠、药物杀虫,个人防护

续表

虫种	变态	孳生地	栖息场所	危害	防制
革螨	半变态	枯枝烂叶下、草丛和土壤中、禽类粪堆、仓库储品中	多数在宿主体表，少数寄生于体内；体外分:巢栖型、毛栖型	革螨性皮炎;传播流行性出血热，森林脑炎，地方性斑疹伤寒,Q热,立克次体痘	灭鼠、清理鸽巢和禽舍、药物杀虫、个人防护
疥螨	半变态	寄生于人和哺乳动物皮内	与孳生地相同	引起疥疮	药物治疗,沸水烫洗衣物,卧具,不直接接触患者,不使用其衣服、卧具等
蠕形螨	半变态	寄生于人、哺乳动物的毛囊和皮脂腺	与孳生地相同	引起毛囊炎,与酒糟鼻、痤疮、脂溢性皮炎等皮肤病有关	药物治疗、避免直接接触,不使用患者毛巾、枕巾等

表 39-4 昆虫纲常见虫种、特征及对人体的危害

种类	生活史	孳生地	栖息场所	危害	防制
蚊	全变态	河水、稻田、芦苇塘、污水坑、树洞积水等水体中	阴暗、潮湿及不通风的地方;树洞、花丛、家具背面等处	吸血、骚扰;传播丝虫病、疟疾、乙型脑炎、登革热、黄热病	控制消除孳生地、杀灭幼虫,防制成蚊
白蛉	全变态	洞穴、人房、厕所、畜舍等墙缝中	阴暗无风处:墙边、洞穴、畜舍、土洞、人房等	吸血、骚扰;传播黑热病、皮肤利什曼病、皮肤黏膜利什曼病	控制消除孳生地、药物杀灭成虫、幼虫
蝇	全变态	粪便、垃圾、植物及动物的腐烂物	天花板、电线、悬挂空中的绳索	骚扰,引起蝇蛆病;传播多种寄生虫病、细菌性疾病、病毒性疾病等	控制消除孳生地,消灭蝇蛆,冬季灭蛹、杀灭成蝇
人头虱	半变态	毛发丛内;内衣缝、皱褶	与孳生地相同	吸血、骚扰	注意个人卫生,煮沸内衣,药物灭虱
人体虱	半变态	人类躯干和四肢;内衣缝、皱褶	与孳生地相同	吸血、骚扰;传播流行性斑疹伤寒、战壕热	同人头虱
耻阴虱	半变态	阴部、会阴毛丛内	与孳生地相同	吸血、骚扰	同人头虱

续表

种类	生活史	孳生地	栖息场所	危害	防制
蚤	全变态	动物巢穴、屋角、墙缝、土坑尘土中	宿主的毛丛内、巢穴和居室内	吸血、骚扰;引起潜蚤病,传播鼠疫、鼠型斑疹伤寒、绦虫病(犬复孔绦虫、缩小膜壳绦虫及微小膜壳绦虫)	消灭孳生地,保持环境卫生,灭鼠,药物灭蚤
臭虫	半变态	室内墙壁、地板缝隙中、草垫、床上各种缝隙等	与孳生地相同	吸血、骚扰;可能传播 Q 热、乙型肝炎等	水煮、日光曝晒灭虫,杀虫剂杀虫
蜚蠊	半变态	多栖居野外,少数隐藏于室内如厨房、壁橱、食品柜、灶墙等处隙缝中	与孳生地相同	携带多种病原体,机械性传播细菌、病毒、寄生虫,还可作为美丽筒线虫和缩小膜壳绦虫等的中间宿主	保持室内卫生,药物杀虫

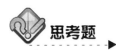 **思考题**

1. 何谓医学节肢动物、全变态、半变态、蝇蛆病及虫媒病? 医学节肢动物对人体有哪些危害?

2. 消灭蚊、蝇可防止哪些疾病传播?

3. 试述生物性传播、机械性传播,运用所学知识举例说明。

(孙 莉)

第四篇

实验指导

实验目的及实验室规则

一、实验目的

病原生物与免疫学实验是本课程的重要组成部分。通过实验，验证专业相关的理论，加深对病原生物与免疫学基本理论和基本知识的理解，为学生能力导向奠定必需的基础。通过实验操作或示教，使学生掌握常见病原生物的形态、实验室检查与鉴定方法；掌握常用的消毒、灭菌方法与无菌技术，建立无菌观念，对学生将来在护理实际工作中防止医院内感染、提高护理技术有着重要意义。通过正确地观察和分析实验结果，培养学生实事求是的科学态度、严肃认真的工作作风以及分析问题和解决问题的专业技能。

二、实验室规则

1. 进入实验室必须穿工作衣，戴工作帽。工作衣应经常清洗，保持洁净。

2. 非实验物品不准带入实验室，必需的学习用具带入后要远离操作台。

3. 实验室内严禁饮食、吸烟或用嘴舐铅笔、湿润标签等，实验操作过程中避免用手触摸头面部等身体暴露部位，以防感染。

4. 实验室内应保持肃静，禁止高声谈笑或随便走动，以保证实验过程有序进行。

5. 实验室内任何物品不得携出室外，使用过的实验物品如培养物、带菌材料、实验动物及器皿等，需按要求处理或放在指定位置，不得随便乱扔或用水冲洗。

6. 实验过程中一旦发生细菌污染实验台面、地面、书本、手或衣服时，应立即报告指导老师，以便及时处理。

7. 实验过程中要节约实验材料，爱护公物。如果损坏实验器材，应及时报告指导老师，并进行登记，由带教老师酌情处理。

8. 实验完毕，应整理实验物品，清理实验台面，打扫实验室卫生。离室前需用消毒液泡手，再以清水冲洗，脱去工作衣、帽，反折收好，关好水、电、门和窗后方可离开实验室。

（李剑平）

免疫学基础实验

实验一　免疫系统、抗原抗体反应及常用生物制品

【实验目的】

1. 学会观察中枢免疫器官和吞噬细胞的吞噬现象。

2. 学会观察 E 玫瑰花结试验和淋巴细胞转化试验的结果。

3. 初步学会观察豚鼠过敏反应实验,熟知其机制和意义。

4. 初步学会玻片凝集试验、试管凝集、单向琼脂扩散试验和斑点金免疫层析试验。

5. 学会用 ELISA 法检测 HBsAg,熟知其意义。

6. 学会识别常用生物制品,熟知其应用。

【实验材料】

1. 示教标本及生物制品　胎儿胸腺标本、吞噬细胞吞噬现象标本片、E 玫瑰花结标本片、淋巴母细胞标本片和淋巴结组织切片标本;常用人工主动免疫、被动免疫生物制品等。

2. 器材　仪器:微量加样器、移液嘴、全自动酶标洗板机、全自动酶标仪、恒温箱、光学显微镜、解剖器械;材料:香柏油、二甲苯、擦镜纸、拭镜液、注射器、生理盐水、琼脂粉、打孔器、有盖湿盒、测量器(厘米尺)、试管、吸管;豚鼠、鸡蛋清、马血清;载玻片、接种环、酒精灯等。

3. 诊断生物制品及待测标本　伤寒沙门菌诊断血清、伤寒沙门菌及大肠埃希菌;伤寒沙门菌诊断菌液;抗 IgG 诊断血清;乙型肝炎病毒表面抗原(HBsAg)检测酶标试剂盒(抗-HBs 包被板、酶标记物、阳性和阴性对照血清、洗涤液、显色剂 A 液、显色剂 B 液、终止液等);免疫胶体金妊娠试验测试条;待测血清标本、尿液标本等。

【实验内容与方法】

(一) 观察胎儿胸腺(示教)

观察胎儿胸腺标本,注意胸腺的解剖位置和结构特点,理解其免疫功能。

(二) 观察吞噬细胞的吞噬现象(示教)

用光学显微镜油镜观察中性粒细胞内被吞噬的细菌及巨噬细胞吞噬鸡红细胞的染色标本片。注意被吞噬物的形态、大小和染色特性。

(三) 观察淋巴结组织切片(示教)

先用低倍镜观察淋巴结的组织结构,再用高倍镜观察淋巴组织内的淋巴细胞、巨噬细胞等。注意淋巴结的被膜、皮质和髓质,理解其胸腺依赖区和非胸腺依赖区的作用。

(四) 观察 E 玫瑰花结试验、淋巴细胞转化试验结果(示教)

1. E 玫瑰花结试验 ①原理：T 淋巴细胞表面具有 CD2 分子(即绵羊红细胞受体),在一定的条件下,绵羊红细胞与 CD2 分子结合,围绕在 T 淋巴细胞表面形成玫瑰花状的细胞团,称 E 玫瑰花结。②结果与意义：淋巴细胞周围结合 3 个或 3 个以上绵羊红细胞即为 E 花结形成细胞。吸附绵羊红细胞的淋巴细胞即为 T 淋巴细胞。此试验常用于检测患者外周血中 T 细胞数量以及判断机体细胞免疫功能。

2. 淋巴细胞转化试验 ①原理：T 淋巴细胞表面具有植物血凝素(PHA)受体,淋巴细胞在体外培养过程中,受到 PHA 的刺激后被激活,T 淋巴细胞的形态和代谢会发生一系列变化,转化为淋巴母细胞。②结果与意义：淋巴母细胞的体积增大、核质疏松、核仁增多、胞质丰富、空泡增多。此试验常用于检测机体细胞免疫的功能状态。

(五) 豚鼠过敏反应(示教)

1. 初次注射抗原 选取体重约 250g 的健康豚鼠 2 只,于其皮下各注射 1∶2 稀释的鸡蛋清 0.1ml。将上述豚鼠分别标记为 A 豚鼠和 B 豚鼠。

2. 再次注射抗原 2～3 周后,取 A 豚鼠,由耳静脉注射 1∶2 稀释的鸡蛋清 1ml。由 B 豚鼠耳静脉注射 1∶2 稀释的马血清 1ml。

3. 结果观察 观察 2 只豚鼠情况,A 豚鼠立即出现不安、竖毛、搔鼻,并出现呼吸困难、抽搐、大小便失禁,最后死亡。B 豚鼠不出现过敏反应。

(六) 玻片凝集反应(操作)

1. 原理 颗粒性抗原(细菌、红细胞等)直接与相应抗体在载玻片上结合,在有电解质存在等条件下出现肉眼可见的凝集现象。本实验是定性实验,多用于细菌和血型鉴定。

2. 步骤与方法 主要包括加用于诊断的已知抗体及待测抗原。

(1)加诊断血清(抗体)：取洁净载玻片 1 张,于载玻片左侧和中间分别加伤寒沙门菌诊断血清 1 滴,右侧加生理盐水 1 滴。

(2)加被测细菌(抗原)：用无菌接种环挑取少许伤寒沙门菌,分别与左侧诊断血清和右侧的生理盐水充分混匀。同法取少许大肠埃希菌与中间诊断血清充分混匀。

3. 结果观察 室温下,2～8 分钟后观察结果。伤寒沙门菌与相应诊断血清发生反应,出现肉眼可见的凝集颗粒;而伤寒沙门菌在生理盐水中不发生凝集,为均匀的混悬液;大肠埃希菌与伤寒沙门菌诊断血清也不发生凝集。

(七) 试管凝集反应(示教)

1. 原理 抗原直接与相应抗体在试管中结合,在有电解质存在等条件下,出现肉眼可见的凝集现象。本实验是半定量实验,多用于检测血清标本中抗体效价,以辅助诊断微生物引起的感染性疾病。

2. 步骤与方法 主要包括：

(1)编号：取洁净小试管 7 支,依次标明管号,置于试管架中。

(2)加稀释待检血清：于上述试管中,各加入生理盐水 0.5ml;取待检血清(稀释倍数为 1∶10)0.5ml 加入第 1 管中,混匀后吸出 0.5ml 加入第 2 管中,混匀后吸出 0.5ml 加入第 3 管,如此对倍稀释至第 6 管,自第 6 管吸出 0.5ml 弃去;第七管不加待检血清作为阴性对照。此时,第 1 至第 6 管稀释倍数分别为 1∶20、1∶40、1∶80、1∶160、1∶320、1∶640。

(3)加诊断菌液：由对照管依次向前,每管加入诊断菌液 0.5ml,此时每管稀释倍数又增加 1 倍。

(4)孵育:振荡试管架,使管内液体充分混匀,置37℃温箱孵育24小时观察结果。

3. 结果观察 试管自温箱取出后,先勿振动。首先观察阴性对照管,管底沉淀物呈圆形、边缘整齐,轻轻振荡,细菌分散仍呈均匀混浊。之后自第1管起与对照管对比观察,如有凝集,可见管底有不同程度的凝集物,液体出现不同程度的澄清。凝集强弱程度可用"+"的多少表示,以出现明显凝集(2+)的血清最高稀释倍数为该血清的凝集效价(滴度)。

4+:细菌全部凝集,上层液体澄清。

3+:约75%的细菌凝集,上层液体轻度混浊。

2+:约50%的细菌凝集,上层液体中度混浊。

1+:约25%的细菌凝集,上层液体较混浊。

－:无凝集现象,管内液体混浊度与对照管相同。

(八) 单向琼脂扩散试验(示教)

1. 原理 被测血清中的抗原向四周扩散的过程中与凝胶中的抗体相遇发生结合,在抗原与抗体比例合适处出现可见的白色沉淀环。沉淀环直径的大小与孔中的待测抗原浓度成正比,从已知标准曲线(或表)上可查出待检标本中抗原的含量。

2. 步骤与方法 包括琼脂板制备、打孔、加样及孵育。

(1)制板:将琼脂粉(1%)加入生理盐水中,加热至100℃融化,再冷却至55℃左右,加入抗IgG诊断血清,混匀。立即将含血清的琼脂倾注于载玻片上,使玻片上形成平整、光滑的琼脂板。

(2)打孔:以打孔器打成单列的孔,孔距约15mm。

(3)加样:每孔加入被测血清,将琼脂反应板置于湿盒中,37℃恒温孵育24小时。

3. 结果观察 观察各孔周围形成的白色沉淀环,测定沉淀环的直径。从已知标准曲线(表)上可查出待检标本中IgG的含量。

(九) ELISA 双抗体夹心法检测 HBsAg(示教)

1. 原理 将抗-HBs包被到固相载体表面,然后与待测样品中的HBsAg发生反应,形成抗原抗体复合物,再加入酶标抗体,则形成抗体-抗原-酶标抗体复合物,洗涤除去未结合的酶标抗体,加入底物显色,根据颜色反应的程度对待测抗原进行定性或定量分析。

2. 步骤与方法 主要包括加样、孵育和洗板等。

(1)加样:将50μl待测血清和阳性、阴性、空白对照血清分别加入抗-HBs包被板的各反应孔内。

(2)加酶结合物:于每孔中各加酶标抗-HBs液1滴(空白对照孔不加),充分混匀后,封板。

(3)孵育:将反应板置于37℃恒温箱中温育30分钟。

(4)洗板:倒去反应板孔中的液体,反复洗涤5次。

(5)加底物:每孔各加显色剂A液、B液各1滴,充分混匀,封板。置37℃恒温箱中孵育15分钟后加终止液。

3. 结果观察 常用目测法及仪测法(仪器检测)。

(1)目测法:阴性对照孔无色,阳性对照孔呈黄色;待测孔颜色与阳性对照孔相近或明显深者为阳性,待测孔呈现无色者为阴性。

(2)仪测法(仪器检测):用酶标仪测429nm吸光度,用空白管调零,读取各孔OD值,标本吸光度/阴性对照吸光度≥2.1者判为阳性。

(十) 斑点金免疫层析试验(双抗体夹心法)**测 HCG**(操作)

1. 原理 以硝酸纤维素(NC)膜作载体,并利用微孔滤膜的毛细管作用,使加于膜条一端的液体标本向另一端渗移,犹如层析一般。标本中的 HCG 在泳动中与金标记物及包被在 NC 膜上的抗-HCG 结合,出现红色反应线条。

2. 步骤与方法 将测试条的测试端浸入尿液中(深度 10～15mm),2～5 秒取出,室温下,平放于水平桌面上 5～15 分钟,观察结果。

3. 结果观察 出现两条紫红色线为 HCG 阳性,仅质控区出现一条紫红色线为阴性。质控线不出现红色线,表明操作不正确或试剂已变质失效。

(十一) 观察常用生物制品(示教)

观察诊断疾病用的生物制品:

1. 伤寒沙门菌"O"诊断菌液,甲型副伤寒沙门菌、肖氏沙门菌、希氏沙门菌"H"诊断菌液。

2. 伤寒沙门菌"O"诊断血清,甲型副伤寒沙门菌、肖氏沙门菌、希氏沙门菌"H"诊断血清;痢疾志贺菌诊断血清。

3. 甲型肝炎病毒抗体,乙型肝炎病毒抗原、抗体检测酶标诊断试剂。

4. 抗-HIV 酶标诊断试剂。

5. 甲胎球蛋白(AFP)及癌胚抗原(CEA)酶标诊断试剂。

观察人工主动免疫常用的生物制品:

1. 活疫苗 卡介苗(BCG)、脊髓灰质炎减毒活疫苗、麻疹减毒活疫苗等。

2. 灭活疫苗 乙型脑炎疫苗、狂犬病疫苗、钩端螺旋体疫苗、斑疹伤寒立克次体疫苗等。

3. 亚单位疫苗 A 群脑膜炎球菌多糖疫苗等。

4. 基因工程疫苗 乙型肝炎疫苗等。

5. 类毒素 破伤风类毒素、白喉类毒素等。

6. 百、白、破三联疫苗(百日咳灭活疫苗、白喉类毒素、破伤风类毒素)。

观察人工被动免疫常用的生物制品:

1. 抗毒素 白喉抗毒素、破伤风抗毒素等。

2. 丙种球蛋白 人血浆丙种球蛋白、胎盘丙种球蛋白。

3. 特异性免疫球蛋白 乙型肝炎免疫球蛋白。

观察常见免疫应答调节剂:

观察胸腺素、IFN、IL-2、TNF、EPO、G-CSF 等。

观察常用免疫抑制剂:

观察环孢素、FK-506、西罗莫司、麦考酚酸酶等。

【实验报告】

1. 绘出吞噬细胞吞噬现象、E 玫瑰花结、淋巴母细胞的形态图。

2. 记录玻片凝集、试管凝集反应的操作步骤及实验结果。

3. 记录单向琼脂扩散试验、酶联免疫吸附试验、斑点金免疫层析试验的结果。

4. 记录豚鼠过敏反应的实验结果。

5. 记录常用生物制品的种类,说出其功能。

【思考与讨论】

1. 注射白喉抗毒素和破伤风抗毒素,可分别用于白喉棒状杆菌和破伤风梭菌外毒素所致疾病的治疗和紧急预防,为什么在注射上述生物制品前要做皮肤试验? 注射同种动物免疫血清时,为什么可引起不同的超敏反应,如血清过敏性休克(Ⅰ型超敏反应)、血清病(Ⅲ型超敏反应)? 说出其区别。

2. 检测患者体内的特异性抗体可辅助诊断相应病原体引起的感染,试问检测患者体内特异性抗体时应采取什么标本? 如何采集?

(李剑平)

医学微生物实验

实验二 细菌形态、结构与形态检查方法

【实验目的】

1. 学会显微镜油镜的使用与保养方法。

2. 学会认识细菌的基本形态与特殊结构,理解实际意义。

3. 初步学会细菌不染色标本检查方法。

4. 学会革兰染色法,熟知其意义。

【实验材料】

1. 染色标本 细菌的基本形态、特殊结构标本示教片。

2. 菌种 葡萄球菌及大肠埃希菌 18～24 小时培养物;变形杆菌及葡萄球菌 18～24 小时肉汤培养物。

3. 器材 仪器:普通光学显微镜、暗视野显微镜;材料:革兰染色液、蒸馏水、水槽、载玻片、盖玻片、酒精灯、接种环、香柏油、二甲苯、镜头纸、吸水纸、火柴等。

【实验内容与方法】

(一) 显微镜油镜的使用与保养(操作)

1. 原理 因为玻璃的折射率(1.515)与空气的折射率(1.000)相差较大,因而当光线通过集光器进入物镜时,由于折射而散失的光线较多,进入到物镜中的光线较少,导致视野昏暗,物像不清晰;而香柏油的折射率(1.520)与玻璃相近,当光线通过时,由于折射而散失的光线较少,进入到物镜中的光线较多,因而视野明亮,物像清晰(实验图 2-1)。

2. 方法 ①将显微镜平放在实验台上,不要将镜台倾斜,以免镜油或菌液流出污染载物台,并影响实验结果。②将低倍镜对准中央聚光器采光。以自然光线为光源时,用平面反光镜;以灯光为光源时,用凹面反光镜。③将载玻片标本放在载物台上,用移动器或固定夹固定。先用低倍镜对好光,然后转换油镜头,放大光圈和升高聚光器。④在标本片上滴 1 滴香柏油,用眼睛从侧面观察,慢慢将油镜头下降至镜油内,但不要碰到载物片,以免损伤镜头。⑤以左眼注视目镜视野内,先用粗调节器缓慢调节至有模糊物像,然后用细调节器调至物像清晰。观察标本时,宜两眼同时睁开,以减少眼睛疲劳。最好用左眼看镜筒内,右眼配合左眼绘图或记录。⑥使用完毕,用擦镜纸(不可用手、布或其他纸类)蘸少许二甲苯将镜头上的镜油擦拭干净,再用擦镜纸拭净残存的二甲苯。将物镜转成"八"字形,反光镜竖起,下降镜筒和聚光器,罩好镜套,放入箱内。显微镜为贵重仪器,使用显微镜时要轻拿轻放,平时放置要注意通风干燥,防霉防晒。

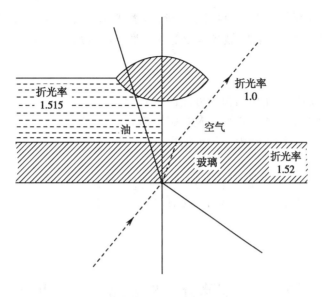

实验图 2-1　油镜原理

（二）细菌的基本形态与特殊结构观察（示教）

1. 细菌基本形态的观察　注意细菌菌体大小、形状、排列特点及染色性。①球菌：葡萄球菌革兰染色标本片；②杆菌：大肠埃希菌革兰染色标本片；③弧菌：霍乱弧菌革兰染色标本片。

2. 特殊结构的观察　①荚膜：肺炎链球菌荚膜标本片。注意荚膜的厚薄。②芽胞：破伤风梭菌芽胞标本片。注意芽胞的大小、形状及其位置。③鞭毛：伤寒沙门菌鞭毛标本片。注意鞭毛的数量及其类型。

（三）细菌不染色标本的检查——压滴法（示教）

1. 以无菌操作，用接种环各取 1～2 环变形杆菌和葡萄球菌菌液，分别置于两张洁净的载玻片中央，并在菌液上覆以盖玻片（勿产生气泡）。

2. 将上述两张载玻片置于暗视野显微镜下观察。变形杆菌能发生方向性位置移动，而葡萄球菌只能在原地颤动。

（四）革兰染色法（操作）

1. 细菌染色标本片的制作　细菌染色标本制作的基本步骤为：涂片→干燥→固定。①涂片：取洁净载玻片一张，用接种环取生理盐水各一环于载玻片两端，以无菌操作，用接种环分别挑取葡萄球菌和大肠埃希菌菌落少许涂于载玻片两端的生理盐水中，并研成均匀混浊的菌液（如系液体标本，则不需加生理盐水，可直接涂于载玻片上）。②干燥：置室温中自然干燥，必要时，可将标本面向上，在火焰上方不烤手的高度略加烘烤，但切不可将涂膜烤焦。③固定：干燥后，将载玻片的背面以钟摆速度通过酒精灯火焰温度最高处 3 次，将细菌固定在载玻片上。

2. 革兰染色　其基本步骤包括：

（1）初染：滴加结晶紫染液 1～2 滴于已固定的标本片上，染色 1 分钟，水洗。

（2）媒染：滴加卢戈碘液 1～2 滴媒染 1 分钟，水洗。

（3）脱色：滴加 95% 乙醇脱色，摇动标本片至无紫色脱下为止，0.5～1 分钟，水洗。

(4)复染:滴加稀释复红 1~2 滴复染 1 分钟,水洗,用滤纸吸干,油镜观察。

结果:镜下观察葡萄球菌染成紫色,为革兰阳性(G^+)菌;大肠埃希菌染成红色,为革兰阴性(G^-)菌。

【实验报告】

1. 记录显微镜油镜的使用与保养方法。

2. 绘出显微镜下细菌的基本形态及特殊结构图。

3. 记录革兰染色的操作步骤及染色结果。

【思考与讨论】

1. 在细菌标本片制作过程中,将玻片连续通过火焰 3 次有何作用?

2. 在革兰染色操作过程中,接种环火焰烧灼目的意义是什么?

(夏和先)

实验三　细菌分布与细菌的人工培养

【实验目的】

1. 了解基础培养基的制备过程及常用培养基的种类和用途。

2. 初步学会细菌接种基本技术,通过无菌操作实训,体会理解无菌理念与技术在护理工作中的重要作用。

3. 熟悉细菌在自然界和正常人体的分布情况,树立无菌观念。

4. 学会观察细菌在各类培养基上的生长现象。

5. 初步学会判断并分析细菌生化反应试验结果。

【实验材料】

1. 试剂与培养基　牛肉膏、蛋白胨、氯化钠;肉汤培养基、琼脂斜面培养基、普通琼脂平板、半固体培养基、血琼脂平板、蛋白胨水、双糖铁(KIA)培养基等。

2. 菌种　葡萄球菌、大肠埃希菌、链球菌、产气肠杆菌、肖氏沙门菌 18~24 小时培养物。

3. 器材　接种环、接种针、酒精灯、火柴、记号笔、无菌棉拭子、无菌吸管、无菌试管、电炉、平皿、烧杯、烧瓶、量筒等。

4. 检查样品　自来水、河水(污水)、泥土等。

【实验内容与方法】

(一)培养基的制备及种类(介绍或示教)

1. 培养基的制备　基本流程为配料→溶解→矫正 pH→滤过澄清→分装→灭菌备用。①取牛肉膏 0.3~0.5g,蛋白胨 1g,氯化钠 0.5g,加入装有 100ml 蒸馏水的三角烧瓶内,混合加热溶化;②调 pH 至 7.2~7.6;③用滤纸过滤澄清;④分装于试管中,分装量为试管高度的 1/3,加塞,包扎管口,高压灭菌后保存备用。

2. 培养基的种类　通常按照物理性状和用途分类。

(1)培养基按照物理性状可分为:①液体培养基:如肉膏汤培养基,主要用于细菌的增菌培养和细菌的生化反应。②固体培养基:在液体培养基中加入 2%~3% 的琼脂,即成为固体培养基。可制成琼脂平板或琼脂斜面,前者用于细菌的分离培养及纯化培养;后者用于保存菌种、细菌的生化反应等。③半固体培养基:在液体培养基中加入 0.2%~0.3%的琼脂即成为半固体培养基,主要用于保存菌种、观察细菌的动力和细菌的生化反应等。

(2)培养基按照用途不同分为:①基础培养基:含有细菌需要的基本营养成分,供营养要求不高的细菌生长繁殖需要,如肉膏汤培养基、普通琼脂平板及普通斜面培养基等;②营养培养基:在普通培养基中加入血液、血清等营养物质即成营养培养基,供营养要求较高的细菌生长繁殖需要,如血琼脂培养基、血清肉汤培养基等;③选择培养基:在培养基中加入抑制非目的菌生长的化学物质或药物,利于目的菌的分离和检出,如 SS 琼脂平板、EMB 琼脂平板等;④鉴别培养基:供细菌生化反应试验用,可根据实验结果鉴别细菌,如糖发酵培养基、蛋白胨水培养基等;⑤厌氧培养基:培养厌氧菌用,如庖肉培养基等。

(二) 细菌接种法(操作)

1. 平板划线接种法　琼脂平板培养基主要用于细菌的分离培养。最常用的接种方法是分区划线法,操作方法如下:

(1)取样:右手握接种环,在火焰上烧灼灭菌。待接种环冷却后,以无菌操作方法蘸取一环葡萄球菌与大肠埃希菌混合培养物。

(2)接种:①左手持普通琼脂平板,用五指固定,向外反转手掌使皿盖向上,皿底落于掌内,用拇指启开皿盖,皿盖与皿底不能超过 45°角。右手将蘸取菌液的接种环轻轻地在平板边缘(为原始部位)涂划。接种划线时,接种环环面与平皿底面保持 30°~45°角,烧灼灭菌接种环,待冷,然后从原始部位开始进行第 1 次划线,划线时,用腕力使接种环来回划动。②用左手大拇指与中指旋转平板约 70°角,进行第 2 次划线,用相同的方法进行第 3、第 4 和第 5次划线,见实验图 3-1。

(3)培养:划线完毕,烧灼灭菌接种环,合上皿盖,并在平板底部做好标记(标本号或标本名称、接种日期等),置 37℃恒温箱培养 18~24 小时后观察结果。

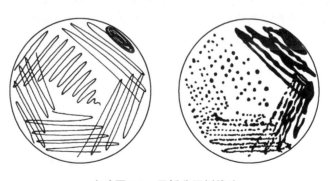

实验图 3-1　平板分区划线法

2. 琼脂斜面接种法　琼脂斜面培养基一般用作纯培养、保存菌种。某些特殊的斜面培养基可作观察生化反应等用途。

(1)取样接种:①按实验图 3-2 所示方法,用左手拇指、食指、中指及无名指握持斜面培养基管;②右手持笔式握接种环或接种针,并在火焰上烧灼灭菌;③右手持接种环的同时,用右手手掌与小指拨取并夹持管塞,将管口通过火焰灭菌;④用接种环或接种针挑取细菌标本(大肠埃希菌),迅速伸入培养管内,在斜面上自底部开始由下向上划一条直线,然后再由下向上轻轻曲折划线。

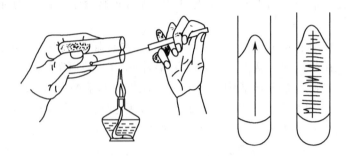

实验图 3-2 琼脂斜面接种法

(2)培养:取出接种环,在火焰上灭菌管口,盖上管塞,灭菌接种环,将培养管做好标记,置 37℃ 恒温箱培养 18～24 小时。

3. 液体培养基接种法 主要用于增菌及细菌的生化反应。

(1)取样:如同斜面培养基接种法,左手下握持肉汤管。

(2)接种:①右手持接种环(针),灭菌冷却后,用右手手掌与小指拨取并夹持管塞,将管口通过火焰灭菌;②挑取少量细菌标本(大肠埃希菌),迅速伸入肉汤管内,在接近液面的管壁上轻轻研磨,使细菌混合于肉汤中,见实验图 3-3。

(3)培养:取出接种环(针),在火焰上灭菌管口,盖上管塞,灭菌接种环(针),将培养管做好标记,置 37℃ 恒温箱培养 18～24 小时。

4. 穿刺接种法 穿刺接种法常用于观察细菌动力及保存菌种。

(1)取样:①如同斜面培养基接种法,左手握持半固体培养基;②右手持接种针,灭菌冷却后,用右手手掌与小指拨取并夹持管塞,将管口通过火焰灭菌。

(2)接种:①蘸取细菌标本(大肠埃希菌),将接种针从培养基正中央垂直刺入近管底部(但不能触及管底),再循原穿刺线路退出,见实验图 3-4。②在火焰上灭菌管口,盖上管塞,灭菌接种针。用同样的方法于另一管接种葡萄球菌。

(3)培养:将培养管做好标记,置 37℃ 恒温箱培养 18～24 小时。

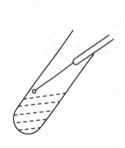
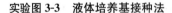
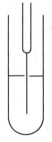

实验图 3-3 液体培养基接种法   实验图 3-4 穿刺接种法

(三)空气、水、土壤、皮肤及咽喉部的细菌检查(操作)

1. 空气中细菌的检查 取普通琼脂平板数个,置于室内或室外任意地点,打开平皿盖,暴露于空气中5～10分钟,然后盖上皿盖。于平皿底面注明采样地点、日期,置37℃温箱培养18～24小时后观察结果。观察不同采样地点的菌落数及特点。

2. 水中细菌的检查 用无菌吸管吸取自来水、河水(或污水)各1ml,放入无菌平皿内。将已溶化且冷至50℃的营养琼脂,分别倾入上述平皿内(琼脂量约10ml),轻摇平皿使琼脂与水混匀。静置冷凝后,做好标记,置37℃温箱培养18～24小时后,观察结果,计算菌落数。

3. 土壤中细菌的检查 取距地面10cm深处的泥土1g,放入10ml无菌生理盐水中混匀成1∶1的泥土悬液,静置数分钟后,吸取上清液0.1ml于普通琼脂平板表面,用无菌接种环涂布均匀,置37℃温箱培养18～24小时后观察结果。

4. 皮肤细菌的检查 取普通琼脂平板一个,用记号笔在平板背面划线分成4部分,标明1、2、3、4。用不同手指分别在1、2、3处轻触琼脂,4处作阴性对照,将琼脂平板置37℃温箱培养18～24小时后观察结果。

5. 咽喉部细菌的检查 用无菌棉拭子擦拭受检者咽喉部采集标本,将棉拭子标本滚动涂布在血琼脂平板边缘,再用灭菌接种环划线分离。贴上标签,置37℃温箱培养18～24小时后,观察结果。或取血琼脂平板一个,打开平皿盖,距离口部10cm处,对着平板用力咳嗽3～5次(需有飞沫喷出后),盖好平皿盖,做好标记,置37℃温箱中培养18～24小时后观察结果。注意菌落特征及溶血情况。

(四) 细菌生长现象的观察(示教)

1. 细菌在液体培养基中的生长现象 将细菌接种在液体培养中,经18～24小时培养,不同的细菌出现不同的生长现象。大肠埃希菌呈均匀混浊生长;枯草芽胞杆菌在表面形成白色菌膜;链球菌在管底形成沉淀。

2. 细菌在固体培养基上的生长现象 将金黄色葡萄球菌与大肠埃希菌分别接种在普通琼脂平板上,经分离培养18～24小时后形成菌落。金黄色葡萄球菌菌落直径1～2mm,金黄色,圆形凸起,边缘整齐,不透明,表面光滑,湿润。大肠埃希菌菌落较大,直径2～3mm,灰白色,圆形,湿润,表面光滑。

3. 细菌在半固体培养基中的生长现象 大肠埃希菌有鞭毛,沿穿刺线向周围扩散生长,穿刺线模糊,四周呈羽毛状或云雾状;葡萄球菌无鞭毛,沿穿刺线生长,穿刺线四周培养基透明澄清。

(五) 细菌分解代谢产物观察(示教)

各种细菌所具有的酶不完全相同,对营养物质的分解能力亦不一致,因而其代谢产物有别。临床常对不同细菌产生的各种代谢产物进行测定(即通常所说的细菌生化反应)来鉴别不同的细菌。

1. 靛基质试验 某些细菌具有色氨酸分解酶,能分解培养基中的色氨酸,产生靛基质,靛基质与对位氨基苯甲醛(靛基质试剂)结合,生成玫瑰靛基质而呈红色。将大肠埃希菌、产气肠杆菌分别接种到2支蛋白胨水中,37℃培养18～24小时后,沿培养基试管壁缓慢加入靛基质试剂0.5ml,使试剂浮于培养物表面,观察结果。接种大肠埃希菌的一管出现红色,为阳性,用"+"表示;接种产气肠杆菌的一管出现黄色,为阴性,用"-"表示。

2. 双糖铁(KIA)试验 是检测细菌分解葡萄糖、乳糖及胱氨酸(半胱氨酸)的组合试验。若细菌分解葡萄糖、乳糖产酸产气,使斜面和底层均呈黄色,且有气体(有的细菌只产酸不产气体);若细菌只分解葡萄糖,不分解乳糖,分解葡萄糖产酸,斜面和底层先呈黄色,但由于培养基中葡萄糖与乳糖的比例为 1∶10,葡萄糖含量少,所生成的少量的酸被空气中氧所氧化,同时细菌生长繁殖过程中,利用含氮物质生成碱性化合物,可中和培养基斜面部分的酸,使斜面又恢复呈红色。底层因处于缺氧状态,细菌分解葡萄糖所生成的酸一时不被氧化而仍保持黄色。某些细菌能分解胱氨酸(半胱氨酸)产生硫化氢,硫化氢与培养基中亚铁离子作用,生成黑色的硫化亚铁使培养基呈黑色。将大肠埃希菌、肖氏沙门菌、痢疾志贺菌分别接种到 KIA 斜面培养基(先穿刺接种,再在斜面上从下而上划线),37℃培养 18～24 小时后,观察结果(实验表 3-1)。

实验表 3-1 几种肠道杆菌在 KIA 斜面上培养基中的生长现象

菌 名	斜 面		底 层			
	颜 色	乳 糖	颜 色	葡萄糖	产 气	H₂S
大肠埃希菌	变黄	⊕	变黄	⊕	有气体	－
肖氏沙门菌	变红	－	变黄、变黑	⊕	有气体	＋
痢疾志贺菌	变红	－	变黄	＋	无气体	－

注:"⊕"表示产酸产气;"＋"表示产酸不产气;"－"表示不分解

【实验报告】
1. 记录培养基的种类及基础培养基的制备程序。
2. 记录空气、水、土壤、皮肤、咽喉部细菌检查的结果,分析其与护理工作的关系。
3. 记录细菌在固体培养基、液体培养基及半固体培养基中的生长现象。
4. 记录并分析细菌生化反应结果。

【思考与讨论】
1. 细菌接种的操作步骤哪些是无菌操作? 属哪一种方法? 你在实验操作中是否按照无菌操作原则进行? 否则可能会出现什么后果?
2. 通过本实验,提示你在将来临床护理工作中应该注意哪些问题?

(夏和先)

实验四 外界因素对细菌的影响

【实验目的】
1. 了解微生物实验室常用的消毒灭菌设备。
2. 掌握常用物理消毒、灭菌方法;常用的化学消毒剂浓度及其应用范围,明确消毒灭菌在护理工作中的意义。
3. 了解抗菌药物敏感试验纸片扩散法,熟悉结果判读方法,理解其临床实际应用。

【实验材料】
1. 器材 仪器:蒸汽压力灭菌器、干热灭菌器、滤菌器、超净工作台、水浴箱、培养箱等;

材料:黑色灭菌纸片、6.2mm 无菌圆形滤纸片、镊子、无菌棉签、抗生素药敏纸片等。

2. 培养基　普通琼脂平板、肉汤培养基、M-H(水解酪蛋白琼脂)培养基。

3. 消毒剂　常用化学消毒剂(高效消毒剂如 2% 戊二醛、0.1% 过氧乙酸、533 含氯消毒剂、2.5% 碘液,中效消毒剂如 75% 乙醇、碘伏,低效消毒剂如 0.1% 苯扎溴铵等)

4. 菌种　金黄色葡萄球菌、大肠埃希菌和枯草芽胞杆菌等。

【实验内容与方法】

(一) 常用消毒灭菌器和滤菌器的介绍(示教)

1. 高压蒸汽灭菌器　是目前医院和实验室常用的灭菌器。高压蒸汽灭菌法是一种迅速、有效、可杀灭包括芽胞在内的所有微生物的灭菌方法。

(1)种类:高压蒸汽灭菌器是目前应用最广泛、灭菌效果最好的灭菌器具,其种类有手提式、直立式和横卧式等。它们的构造及灭菌原理基本相同。

(2)构造及原理:高压蒸汽灭菌器是一个密闭的耐高温和耐高压的双层金属圆筒,两层之间盛水。外壁坚厚,其上方或前方有金属厚盖,盖有螺栓,借以紧闭盖门,使蒸汽不能外溢。高压蒸汽灭菌器上还装有排气阀、安全阀、压力表及温度计。加热后,灭菌器内蒸汽压力升高,温度也随之升高,压力越大,温度越高。

(3)用法:使用高压蒸汽灭菌器时,需加一定容量的水于灭菌器内,放入待灭菌物品后,盖好器盖并将螺旋拧紧加热,待压力升至 34.47kPa 时,打开排气阀,排出器内冷空气,再关闭排气阀。待蒸汽压力升至所需压力(一般为 103.43kPa)时,持续 15～20 分钟即可达到灭菌目的。灭菌完毕,停止加热,缓缓排气,待其压力下降至零时,开盖取物。

(4)用途:高压蒸汽灭菌可用于耐高温、高压及不怕潮湿的物品(如普通培养基、生理盐水、纱布、敷料、手术器械、玻璃器材和隔离衣等)的灭菌。

(5)注意事项:灭菌时必须加足量的水;盛物桶内的物品勿放置过挤;冷空气必须排尽;切不可突然打开排气阀门排气减压,以免因压力骤然下降而使器内液体外冲。

2. 干热灭菌器　干热灭菌法是利用干燥环境进行灭菌。一般有火焰灭菌法和高温干热空气灭菌法。高温干热空气灭菌法常用的仪器是干燥箱。

(1)类型:干燥箱是双层金属钢板制成的、两层间衬以石棉板进行隔热的方形或长方形密闭电器,箱内装有加热器,加热器可安装于底部、顶部或两侧。并有温度调节器和恒温等装置。干燥箱包括电热干燥箱(自然对流式)、电热鼓风干燥箱(强制对流式)和电热真空干燥箱。

(2)原理:利用高温干热对微生物有氧化、蛋白质变性、电解质浓缩等作用,最主要的是通过氧化作用破坏细胞原生质,导致包括芽胞在内的所有微生物死亡。

(3)使用方法与注意事项:①干燥箱内的物品不可放置过挤,物品包的体积不应超过 10cm×10cm×20cm,装载高度不应超过干燥箱高度的 2/3;②有棉塞或包扎有纸张的物品,灭菌温度不得超过 180℃,否则易引起烧焦或起火;③灭菌结束后,关闭电源,让温度自然下降至 50℃以下,箱门打开留一缝隙,让干燥箱室内的温度降至室温后取物,否则冷空气入内,温度骤降引起箱内物品(如玻璃器材)爆裂或热空气冲出引起灼伤;④灭菌过程切勿触摸箱体,以防烫伤;⑤干燥箱不用时或清洁前,应切断电源,不要带电清洁或用金属刷清洁内室钢板,以防电击。

(4)应用:主要用于要求干燥的、耐高温物品灭菌,如玻璃器材、瓷器、凡士林、液状石蜡、药粉以及不耐湿、蒸汽不能穿透的物品的灭菌。

3. 滤菌器 滤过除菌是利用物理阻留的方法,除去液体或空气中的细菌,达到无菌目的。常用的仪器为滤菌器。

滤菌器种类多,常用的滤菌器有纤维素膜滤器、蔡氏滤菌器(滤板以石棉制成)和玻璃滤菌器(滤板以玻璃细砂黏合而成)。滤菌器孔径极小,能阻挡细菌通过。它们可由纤维素膜、陶瓷、硅藻土、石棉或玻璃屑等制成。滤过除菌的效果与滤菌器滤膜的性能、孔径的大小、滤膜的厚薄等因素有关。滤过除菌要求最终过滤的滤膜孔径为 $0.22\mu m$。

(二) 紫外线杀菌试验(操作)

1. 接种 用无菌接种环蘸取大肠埃希菌肉汤培养物,密集划线接种于普通琼脂平板。

2. 贴纸片 用无菌镊子将经灭菌的"回"形黑色纸片分别贴于接种细菌的平板中央表面。

3. 照射 打开平皿盖 2/3,置于超净工作台中央,打开紫外线灯,距离 20～30cm 处照射 30 分钟。

4. 培养观察 用无菌镊子除去黑纸片于消毒缸内,盖好平皿盖,置 37℃温箱培养 18～24 小时观察细菌生长情况。

(三) 煮沸消毒灭菌试验(操作)

1. 编号接种 取 6 支肉汤培养基进行编号,各取 3 管分别接种大肠埃希菌(无芽胞菌)和枯草芽胞杆菌(有芽胞菌)。第 3 和第 6 两管不加热,作为对照。

2. 实验组加热 将第 1 和第 4 两管同时放入 100℃水浴箱内煮沸 5 分钟,迅速取出,放入冷水中冷却。将第 2 和第 5 两管同时放入 100℃水浴箱内煮沸 60 分钟,取出后放入冷水中冷却。

3. 培养观察 将试验组和对照组的肉汤管放入 37℃温箱培养 18～24 小时,观察细菌生长情况。

(四) 化学消毒剂抑菌作用

1. 皮肤消毒试验(操作) 其步骤包括:标记、实验组、对照组等的实训。

(1)标记试验区:取普通琼脂平板一块,用标记笔在平板底部分 5 个区,并标记好 1、2、3、4、5。第 5 区作为空白对照。

(2)未消毒手指触接培养基:用未消毒的两拇指(或两人的拇指)分别在 1、2 区琼脂平板表面轻轻来回涂抹。

(3)消毒手指触接培养基:用 2.5%碘酒棉球或 75%乙醇棉球进行两拇指消毒,待干后,在第 3 和第 4 区琼脂平板表面再做轻轻来回涂抹。

(4)培养与观察:盖好平皿盖,放入 35℃温箱培养 18～24 小时后,观察结果。

2. 常用化学消毒剂的消毒杀菌试验 其步骤包括:划线、实验组、对照组等的实训。

(1)划线:分别将金黄色葡萄球菌(G⁺菌)、大肠埃希菌(G⁻菌)和枯草芽胞杆菌密集划线于 3 个普通琼脂平板上。

(2)贴消毒剂滤纸片:用无菌镊子夹取分别浸有生理盐水、2%戊二醛、0.1%过氧乙酸、533 含氯消毒剂、75%乙醇、碘伏、0.1%苯扎溴铵的 6.2mm 无菌圆形滤纸片,去除滤纸片上多余消毒液,分别贴在 3 种接种有不同细菌的普通琼脂平板表面,中央贴 1 片,周边贴 6 片,每张纸片之间的距离≥24mm,距平皿边缘≥15mm,贴下的纸片不要拖动。

(3)培养观察:将贴有消毒剂纸片的普通琼脂平板放入 37℃温箱培养 18～24 小时后,观察结果。

（五）抗菌药物敏感试验（K-B法示教或操作）

纸片扩散法又称为 Kirby-Bauer（K-B）法，是 WHO 推荐的标准实验方法，是目前医院最广泛应用的定性的常规药敏试验方法。

1. 原理 将含有定量抗菌药物纸片（药敏纸片）贴在已接种待检菌的琼脂平板表面。药敏纸片上的药物借其分子扩散力向周围琼脂扩散，形成一定的药物浓度梯度，距纸片一定距离范围内待检菌的生长受到抑制，因此可形成透明的无菌生长区即抑菌圈，根据抑菌圈的大小即可判定该细菌对某种药物的敏感程度，并与该药物对待测菌的最低抑菌浓度（MIC）呈负相关，即抑菌圈越大，MIC 越小。

2. 操作步骤 包括细菌接种、贴药敏滤纸、培养观察等

（1）M-H 琼脂平板涂布：用无菌棉拭子蘸取大肠埃希菌稀释菌液，在管内壁旋转挤去多余菌液，均匀涂布于 M-H 琼脂平板 3 次，每次平皿旋转 60°角，最后沿平板内缘涂抹一周，盖上平皿盖，置室温干燥 3～5 分钟。

（2）贴药敏纸片：用无菌镊子将药敏纸片贴于琼脂表面（药敏纸片上的字朝上）。直径 9cm 平板可贴 6 张纸片，每张药敏纸片之间的距离≥24mm，距平皿边缘≥15mm，纸片贴牢后不要移动。贴好后置 37℃温箱中培养 16～24 小时后，判读结果。

（3）判读结果：用游标卡尺或 mm 尺测定抑菌圈直径（在平板背面量取）。判读结果，按敏感（S）、中介（I）及耐药（R）报告结果（实验图 4-1）。

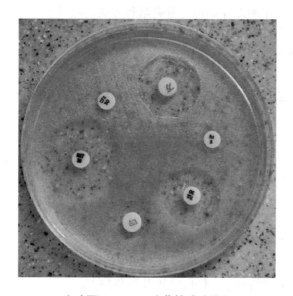

实验图 4-1 K-B 法药敏试验结果

【实验报告】

1. 列出压力蒸汽灭菌器、干燥箱和滤菌器的种类，说明其使用方法、用途及注意事项。

2. 记录并分析紫外线灭菌实验的结果，叙述紫外线的灭菌原理及适用范围。

3. 记录煮沸消毒灭菌实验结果，比较细菌繁殖体与芽胞对热的抵抗力，分析煮沸时间长短对细菌的影响。

4. 记录皮肤消毒试验结果，并分析其实际意义。

5. 记录并分析常用化学消毒剂的消毒灭菌试验结果。

6. 记录药物敏感试验的方法与结果,分析其实际意义。

【思考与讨论】

1. 为什么在护理工作中要始终贯彻无菌观念,执行无菌操作? 消毒灭菌在护理工作中有何重要的临床意义?

2. 分析化学消毒剂的种类、浓度和作用时间对不同种类细菌的消毒效果。在临床上配制和使用化学消毒剂时应注意哪些事项?

3. 试论耐药性产生的原因。如何防控?

(郑韵芳)

实验五 球 菌

【实验目的】

1. 学会认识葡萄球菌、链球菌、肺炎链球菌、脑膜炎奈瑟菌和淋病奈瑟菌的形态及染色特点。

2. 学会认识金黄色葡萄球菌、表皮葡萄球菌、甲型链球菌、乙型溶血性链球菌及肺炎链球菌在血琼脂平板上的菌落特点及溶血性。

3. 初步学会脓汁标本的涂片染色与分离培养方法。

4. 学会血浆凝固酶试验的方法、结果判断及意义分析。

5. 初步学会抗链球菌溶血素 O 试验方法、结果判断及意义分析。

【实验材料】

1. 染色标本 葡萄球菌、链球菌、肺炎链球菌、脑膜炎奈瑟菌和淋病奈瑟菌的革兰染色标本片。

2. 培养物 葡萄球菌、链球菌及肺炎链球菌血琼脂平板培养物。

3. 器材 待检脓汁标本、革兰染色液、酒精灯、载玻片、接种环、吸水纸、火柴、显微镜、香柏油、镜头清洁剂、擦镜纸、兔血浆、生理盐水等。

4. 免疫检查材料 待检血清、快速 ASO 检测试剂盒。

【实验内容与方法】

(一) 化脓性球菌形态和培养物观察(示教)

1. 形态观察 分别取葡萄球菌、链球菌、肺炎链球菌、脑膜炎奈瑟菌和淋病奈瑟菌标本片,置显微镜下,观察细菌的形态、排列、结构及染色特点。

(1)葡萄球菌:葡萄球菌菌体呈球形,排列呈葡萄串状,革兰染色阳性。

(2)链球菌:菌体呈球形或卵圆形,链状排列,革兰染色阳性。

(3)肺炎链球菌:菌体呈卵圆形或矛头状,常成双排列,钝端相对。菌体外有明显荚膜,革兰染色阳性。

(4)脑膜炎奈瑟菌:在患者脑脊液涂片标本中,脑膜炎球菌常位于中性粒细胞内,菌体呈肾形,成双排列,凹面相对,革兰染色阴性。

(5)淋病奈瑟菌:淋病奈瑟菌革兰染色阴性,常成双排列,两球菌的接触面平坦,于染色标本中形似一咖啡豆。在急性淋病患者分泌物标本涂片中,淋病奈瑟菌常位于中性粒细胞内,形态染色与脑膜炎奈瑟菌相似。

2. 培养物观察 分别取金黄色葡萄球菌、表皮葡萄球菌、甲型链球菌、乙型溶血性链球菌及肺炎链球菌血琼脂平板培养物,观察每种菌单个菌落的形态、大小、表面、边缘、透明度、颜色及溶血性。

(1)葡萄球菌菌落特征:2种葡萄球菌的单个菌落均为圆形、凸起、表面光滑、湿润、边缘整齐、不透明、中等大小。金黄色葡萄球菌产生金黄色脂溶性色素,菌落呈金黄色,还可产生溶血毒素,使菌落周围有明显透明的完全溶血环;表皮葡萄球菌产生白色或柠檬色脂溶性色素,菌落呈白色或柠檬色,一般不产生溶血毒素,菌落周围无溶血环。

(2)链球菌菌落特征:2种链球菌在血琼脂平板上形成圆形隆起、灰白色、表面光滑、半透明或不透明的微小菌落。甲型溶血性链球菌菌落周围有 1～2mm 宽的草绿色溶血环;乙型溶血性链球菌菌落周围有 2～4mm 宽、界限分明、完全透明的溶血环。

(3)肺炎链球菌菌落特征:肺炎链球菌在血琼脂平板上形成圆形、光滑、扁平、透明或半透明细小菌落。在菌落周围有草绿色狭窄溶血环,与甲型链球菌相似。培养时间稍久,因本菌产生自溶酶,出现自溶现象,致使菌落中央凹陷,呈脐状。

(二) 脓汁标本的病原学检查方法(操作)

1. 直接涂片 将脓汁涂片,革兰染色(参见实验二)后镜检。注意观察细菌的形态、排列及染色性。

2. 分离培养 包括:

(1)接种分离:将脓汁标本用划线分离法接种于血琼脂平板上(参见实验三),置 37℃温箱中培养 18～24 小时。

(2)染色镜检:次日观察结果(菌落特点及溶血情况等),选取可疑菌落进行涂片,革兰染色,镜检。依菌落特征和涂片染色检查所显示的形态特征,大多可初步判断出细菌的种属。根据需要再作进一步鉴定(生化反应、致病力试验等)。

(三) 血浆凝固酶试验-玻片法(操作)

1. 加生理盐水 取洁净载玻片一张,于两端各加生理盐水一滴。

2. 加细菌 以无菌接种环先后取金黄色葡萄球菌和表皮葡萄球菌培养物少许,分别置生理盐水滴中,制成均匀的细菌悬液,观察有无自凝现象。

3. 加兔血浆 若无自凝,则于每滴悬液中分别加入兔血浆各 1 滴,混匀。2 分钟内如出现颗粒状凝集现象,即为阳性,反之则为阴性。

4. 结果判断 金黄色葡萄球菌能产生血浆凝固酶,此试验为阳性;表皮葡萄球菌不能产生血浆凝固酶,此试验为阴性。

(四) 抗链球菌溶血素 O 试验-胶乳法(操作或示教)

1. 灭活血清 血清标本用生理盐水 1∶50 稀释,56℃灭活 30 分钟。

2. 加稀释与控制血清 在反应板各方格上分别滴加稀释灭活的待检血清及阳性、阴性控制血清各 1 滴,再滴加溶血素 O 溶液各 1 滴。轻轻摇动 2 分钟,充分混匀,并均匀分布于方格内。

3. 加诊断试剂 在各方格内滴加 ASO 胶乳试剂 1 滴,轻轻摇动 8 分钟,将反应板放在实验桌上,有清晰凝集者为阳性。将阳性者 1∶50 稀释的血清进一步稀释成 1∶80,再重复步骤 2 和 3,有清晰凝集者为强阳性。

4. 结果判断 出现凝集现象为抗 O 试验阳性。无凝集现象为抗 O 试验阴性。

【实验报告】

1. 绘出化脓性球菌的镜下形态图。

2. 记录金黄色葡萄球菌、链球菌、肺炎链球菌在血琼脂平板上的生长情况（菌落特征及溶血性）。

3. 写出脓汁标本涂片、染色过程。记录染色、培养结果。

4. 记录血浆凝固酶试验（玻片法）的结果，分析其意义。

5. 记录抗 O 试验结果，说出临床意义。

【思考与讨论】

1. 致病性葡萄球菌与非致病性葡萄球菌有哪些不同？

2. 金黄色葡萄球菌、链球菌、肺炎链球菌在血琼脂平板的溶血环有何不同？为什么？

3. 金黄色葡萄球菌、链球菌所致局部化脓性感染有何不同？为什么？

（吕瑞芳）

实验六 肠道杆菌

【实验目的】

1. 学会认识常见肠道杆菌的形态特征。

2. 学会常见肠道杆菌的分离培养方法。

3. 学会观察肠道杆菌鉴定的常用生化反应。

4. 了解肥达反应的原理、结果判断及临床意义。

【实验材料】

1. 细菌标本片 大肠埃希菌、伤寒沙门菌、痢疾志贺菌的革兰染色标本片，大肠埃希菌、伤寒沙门菌的鞭毛染色标本片。

2. 培养基 SS 琼脂平板、EMB 琼脂平板、肠道杆菌生化反应用鉴别培养基。

3. 诊断菌液 伤寒沙门菌 H 和 O 抗原（TH、TO），甲、乙型副伤寒沙门菌 H 抗原（PA、PB）。

4. 试剂材料 待测血清、生理盐水、有孔塑板或试管、移液管、显微镜、香柏油、乙醚、擦镜纸、接种环、酒精灯等。

【实验内容与方法】

(一) 常见肠道杆菌形态观察（示教）

1. 形态观察 分别取大肠埃希菌、伤寒沙门菌、痢疾志贺菌革兰染色标本片，置于显微镜下，观察细菌的形态、大小、排列及染色性。三者均为革兰阴性短小杆菌，排列不规则。

2. 结构观察 分别取大肠埃希菌和伤寒沙门菌的鞭毛染色片，镜下可见两者具有周鞭毛。

(二) 常见肠道杆菌分离培养与鉴定（示教）

1. 分离培养 将大肠埃希菌、伤寒沙门菌、痢疾志贺菌分别接种在 SS 琼脂平板及伊红亚甲蓝（EMB）琼脂平板上，置 37℃恒温箱培养 18～24 小时，观察结果。

（1）大肠埃希菌生长现象：大肠埃希菌在 SS 琼脂平板上多不生长，少数生长者因分解乳糖呈红色菌落；在 EMB 琼脂平板上，大肠埃希菌菌落呈紫黑色并有金属光泽。

(2)伤寒沙门菌生长现象:伤寒沙门菌不分解乳糖,在 SS 琼脂平板或 EMB 琼脂平板上形成无色菌落,产生 H_2S 的菌株在 SS 琼脂平板上可形成中心黑色的菌落。

(3)痢疾志贺菌生长现象:痢疾志贺菌在 SS 琼脂平板及 EMB 琼脂平板上形成无色菌落。

2. 鉴定　肠道杆菌的常规细菌学鉴定主要依靠生化反应和血清学反应鉴定。

(三)常见细菌生化反应(示教)

常见细菌生化反应详见实验三。

(四)肥达试验(示教或操作)

1. 原理　用已知伤寒沙门菌菌体抗原(O)、伤寒沙门菌鞭毛抗原(H)、甲型副伤寒沙门菌鞭毛抗原(PA)、肖氏沙门菌鞭毛抗原(PB)与患者血清作定量凝集试验,测定被检者血清中有无相应抗体及其效价,以协助诊断伤寒与副伤寒。

2. 方法及步骤　具体步骤如下:

(1)取 10mm×75mm 试管 1 支,加生理盐水 3.8ml 及患者血清 0.2ml,混合使成 1∶20 稀释。

(2)取 28 支小试管分 4 排 7 列置于试管架上,每排 7 支,每列 4 支。于第一列分别标明"O"、"H"、"PA"、"PB"字样。

(3)用 5ml 移液管取 1∶20 稀释血清 2ml 加入试管第一列(纵向加入),每管 0.5ml。

(4)余下的 1∶20 稀释血清 2ml,再加入生理盐水 2ml,稀释成 1∶40。

(5)用 5ml 移液管取 1∶40 稀释血清 2ml 加入试管第二列,每管 0.5ml。

(6)在余下的 1∶40 稀释血清 2ml 试管中,再加入生理盐水 2ml,使成 1∶80 稀释,如上法再分别加入第三列各试管中,并继续将血清等倍稀释直至加完第 6 列为止。

(7)于最后一列各试管内加入生理盐水 0.5ml(不含患者血清)作为阴性对照。

(8)取 O、H、PA、PB 菌液,相应加入各排试管中,每管 0.5ml(横向加入)。此时,每排试管中血清的最后稀释度依次为 1∶40、1∶80、1∶160、1∶320、1∶640、1∶1280。振荡试管架数次,使菌液与血清充分混匀,置 37℃ 温箱孵育 24 小时,观察结果。

3. 结果判断　自温箱或水浴箱取出试管架后,切忌振荡试管。先观察生理盐水对照管,管底为圆形、边缘整齐的细菌沉淀物,若轻摇,细菌散开仍呈混浊。之后,自第一管起与对照管对比观察,如有凝集,可见管底有沉淀的凝集块,边缘不整齐,液体出现不同程度的澄清。凝集强弱以"+"的多少表示(详见实验一)。"H"菌液的凝集呈棉絮状,"O"凝集呈颗粒状。

凝集效价(滴度)的判定:以出现明显凝集(++)的血清最高稀释度为该血清的凝集效价。

4. 结果分析　因沙门菌隐性感染或预防接种,在正常人血清中,可含一定量的相关抗体,且其效价随地区而有差异。如待测血清中所测得效价高于正常值,则有临床意义。一般是伤寒沙门菌"H"凝集效价≥160、"O"凝集效价≥80、引起副伤寒的"H"凝集效价≥80 时,才有诊断价值。

【实验报告】

1. 绘出所见肠道杆菌的形态图。

2. 记录大肠埃希菌、伤寒沙门菌、痢疾志贺菌在 SS 琼脂平板及 EMB 琼脂平板上的生长现象(菌落特征)。

3. 记录肥达试验结果,分析其临床意义。

【思考与讨论】

1. 大肠埃希菌在 SS 琼脂平板为什么形成有色菌落? 为什么又称条件致病菌?

2. 肠道致病菌伤寒沙门菌、痢疾志贺菌在 SS 琼脂平板为什么形成无色菌落? 说出其细菌培养及肥达试验标本采集的注意事项。

(吴华英)

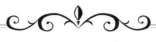

人体寄生虫实验

实验七　医学蠕虫

【实验目的】

1. 学会认识蛔虫、钩虫、蛲虫、鞭虫、肝吸虫、姜片虫、猪肉绦虫、牛肉绦虫、日本血吸虫、卫氏并殖吸虫、斯氏狸殖吸虫的成虫。

2. 初步了解十二指肠钩虫与美洲钩虫口囊、交合伞镜下的主要区别；蛲虫头翼、食管球镜下的主要特点，区别两种微丝蚴。

3. 初步学会镜下识别猪肉绦虫、牛肉绦虫头节、孕节；日本血吸虫毛蚴、尾蚴的特点；旋毛虫囊包幼虫。

4. 学会镜下识别蛔虫卵、钩虫卵、蛲虫卵、鞭虫卵、肝吸虫卵、姜片虫卵、带绦虫卵、日本血吸虫卵、卫氏并殖吸虫卵和棘球蚴砂。

5. 学会辨认肝吸虫、姜片虫、日本血吸虫、卫氏并殖吸虫的中间宿主与传播媒介（螺蛳、鱼虾、蟹、蝲蛄、荸荠、菱角）及感染动物的病理标本。

6. 学会粪便直接涂片法。

7. 了解饱和盐水漂浮法、透明胶纸法、水洗沉淀法及毛蚴孵化法的操作。

【实验材料】

1. 器材　显微镜、竹签、载玻片、透明胶纸、剪刀、漂浮杯、生理盐水、饱和盐水、粪便标本等。

2. 虫体瓶装标本及染色标本　成虫瓶装大体标本：蛔虫、钩虫、蛲虫、鞭虫、肝吸虫、姜片虫、猪肉绦虫、牛肉绦虫、日本血吸虫、卫氏并殖吸虫、斯氏狸殖吸虫；成虫染色玻片标本：钩虫口囊、交合伞染色标本；蛲虫染色标本；绦虫的头节、囊尾蚴、孕节及棘球蚴砂。

3. 虫卵标本　蛔虫、钩虫、蛲虫、鞭虫、肝吸虫、姜片虫、带绦虫、日本血吸虫、卫氏并殖吸虫的虫卵。

4. 中间宿主标本　肝吸虫、姜片虫、日本血吸虫、卫氏并殖吸虫、斯氏狸殖吸虫的第 1 与第 2 中间宿主。

5. 寄生动物的病理标本　血吸虫、猪囊虫等

【实验内容与方法】

（一）标本观察（示教）

1. 成虫大体标本观察　肉眼观察蛔虫、钩虫、蛲虫、鞭虫、肝吸虫、姜片虫、猪肉绦虫、牛

肉绦虫;日本血吸虫、卫氏并殖吸虫、斯氏狸殖吸虫成虫瓶装标本。

2. 中间宿主观察 肉眼观察肝吸虫、姜片虫的中间宿主及姜片虫的传播媒介豆螺、沼螺、涵螺、淡水鱼、虾、扁卷螺及荸荠和菱角,感染囊尾蚴动物病理标本(米猪肉)、孕节。

3. 成虫内部结构及幼虫观察 镜下观察两种钩虫口囊、交合伞、蛲虫的头翼、食管球、两种微丝蚴、旋毛虫囊包;吸虫吸盘、子宫、睾丸;绦虫的头节、棘球蚴砂、玻片染色标本。

4. 虫卵观察 镜下观察蛔虫卵、钩虫卵、蛲虫卵、鞭虫卵、肝吸虫卵、姜片虫卵、带绦虫卵、日本血吸虫卵及并殖吸虫卵标本。

(二)粪便直接涂片法(操作或示教)

1. 操作方法 在载玻片的中央加1～2滴生理盐水,用竹签取米粒大小的粪便与生理盐水涂抹均匀,先用低倍镜观察,必要时转换高倍镜观察虫卵。

2. 注意事项 涂片的厚薄以能透过书上的字为宜,光线不要太强,镜检时按一定的顺序移动视野,以免漏检。鉴别虫卵从卵的外形、大小、颜色、卵壳的厚薄、内容物5个方面区别。

(三)粪便饱和盐水漂浮法(示教)

1. 原理 钩虫卵等虫卵比饱和盐水的比重轻,收集上浮物检查,此法可提高检出率。

2. 操作方法 用竹签取黄豆大小的粪便放于漂浮杯中,加适量的饱和盐水搅匀,去除粪渣块,用滴管缓慢加饱和盐水至略高于杯口,但不能外溢。在杯口盖上载玻片,静置15～20分钟后,将载玻片提起并迅速翻转,镜检。

(四)透明胶纸法(示教)

该方法常用于检查蛲虫卵和牛带绦虫卵,将透明胶纸贴于载玻片上备用。现场检查时,将胶纸掀起大部分,粘贴在肛门周围,然后将透明胶纸贴于原载玻片上镜检。检查应在晚上或早晨大便之前进行,以提高检出率。

(五)水洗沉淀法与毛蚴孵化法(介绍或示教)

1. 水洗沉淀法 取核桃大小粪便于烧杯中,加清水搅拌后用筛过滤于500ml的量杯内,再加清水至接近量杯口,静置20分钟。轻轻倒去上清液,留沉淀物再加水,按此操作2～4次,至上层液体清亮为宜,弃去上清液,取沉渣镜检。

2. 毛蚴孵化法 将沉淀物全部倒入三角烧瓶内,加净水至瓶颈部,置25～30℃的恒温箱中孵化,2～6小时后用肉眼或放大镜观察瓶颈处有无游动的毛蚴,应观察数次。

【实验报告】

1. 镜下绘出无卵盖虫卵 蛔虫卵、钩虫卵、蛲虫卵、鞭虫卵、带绦虫卵、日本血吸虫卵形态图。

2. 镜下绘出有卵盖虫卵 卫氏并殖吸虫卵、肝吸虫卵、姜片虫卵形态图。

【思考与讨论】

1. 粪便直接涂片法可诊断哪些寄生虫?为什么?

2. 血液、痰液、活组织检查可诊断哪些寄生虫?为什么寄生于血管内的血吸虫病原诊断采用粪便标本?

(周振座)

实验八　医学原虫、医学节肢动物

【实验目的】

1. 认识溶组织内阿米巴、阴道滴虫、蓝氏贾第鞭毛虫滋养体及包囊的形态。

2. 认识间日疟原虫滋养体、裂殖体、配子体及恶性疟原虫环状体、配子体，刚地弓形虫滋养体的形态。

3. 了解肠道原虫的包囊碘液染色检查法。

4. 认识蚊、蝇、蚤、虱、蜱、螨。

【实验材料】

1. 器材　显微镜、放大镜、香柏油、碘液、载玻片、盖玻片、滴管、竹签、肠道原虫包囊混合液标本等。

2. 染色标本　阴道滴虫、蓝氏贾第鞭毛虫、间日疟原虫、恶性疟原虫、刚地弓形虫的染色玻片标本。

3. 医学节肢动物标本　蚊、蝇、蚤、虱、蜱、螨玻片标本或针插标本。

【实验内容与方法】

(一) 标本观察(示教)

1. 腔道原虫观察　油镜观察溶组织内阿米巴滋养体、包囊、蓝氏贾第鞭毛虫滋养体、包囊(铁苏木素染色)、阴道滴虫滋养体(姬氏染色)标本。低倍与高倍镜观察蓝氏贾第鞭毛虫包囊碘液染色标本。滋养体注意其外形特点、核的数目与特点、吸盘特征、鞭毛数目等。包囊注意其大小、囊壁特点、核的数目及特点。

2. 血液和组织原虫观察　油镜观察间日疟原虫滋养体、环状体、裂殖体、配子体及恶性疟原虫环状体、配子体、刚地弓形虫滋养体染色标本。间日疟原虫注意疟原虫的细胞核、细胞质、疟色素的颜色和形态特征以及所寄生的红细胞的变化。恶性疟原虫观察环状体、配子体。特别注意环状体的大小、核的数目、多个寄生的特点；配子体的形状、细胞核、细胞质、疟色素的颜色和形态特征。

3. 蚊、蝇观察　肉眼观察卵、幼虫、蛹瓶装标本。手执放大镜观察三属蚊成蚊、常见的蝇针插标本。低倍或体视显微镜观察蚊翅脉、幼虫，蝇翅、足玻片标本。注意三属蚊成蚊形态、体色、口器、触角、触须、翅、足及腹部特征。

4. 蚤、虱、蜱、螨观察　放大镜观察蚤、虱、蜱、螨玻片标本。用低倍镜观察疥螨、恙螨幼虫及蠕形螨玻片标本。

(二) 肠道原虫包囊碘液染色检查(示教或操作)

先用生理盐水制作粪便涂片，加盖玻片后，再沿盖玻片的一侧边缘滴入碘液，以使一部分粪膜被碘液染成浅黄色或黄绿色，另一部分仍保持原色，用高倍显微镜观察碘液染色的溶组织内阿米巴包囊、蓝氏贾第鞭毛虫包囊。或将肠道原虫包囊混合液体标本滴加于载玻片上，然后加盖片，从盖片一侧边缘加一滴碘液镜检。

【实验报告】

1. 镜下绘出溶组织内阿米巴、蓝氏贾第鞭毛虫滋养体、包囊、阴道滴虫滋养体形态图。

2. 镜下绘出间日疟原虫滋养体、裂殖体、配子体及恶性疟原虫配子体形态图。

【思考与讨论】

1. 碘液染色检查可诊断哪些常见的肠道原虫？为什么？

2. 消灭蚊、蝇可防止哪些疾病的传播？为什么？

3. 为什么阿米巴痢疾、蓝氏贾第鞭毛虫病患者新鲜粪便污染食物、水源可感染人体？蛔虫病、钩虫病患者新鲜粪便污染食物、水源不能感染人体？

4. 为什么间日疟原虫标本采检的最佳时间不是在疟疾发作之时？

（孙　莉）

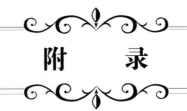

附　录

附录一　呼吸道感染的病原微生物

呼吸道感染的病原微生物是指以呼吸道为侵入门户,在呼吸道黏膜表面或上皮细胞中繁殖或增殖,引起呼吸道局部或呼吸道以外组织器官病变。经呼吸道感染的病原体种类较多,以细菌、病毒多见。病原菌随患者、带菌者、病畜及带菌动物的呼吸道分泌物排出,经空气飞沫、气溶胶及沾有病原菌的尘埃等方式进入呼吸道引起感染(附表 1-1)。

附表 1-1　呼吸道感染的病原微生物

病原体名称	主要生物学特性	致病物质	所致病	标本采送	防治原则
脑膜炎奈瑟菌	革兰阴性球菌,菌体呈肾形,以凹面相对成双排列。抵抗力很弱	脂寡糖抗原、荚膜、菌毛	流行性脑脊髓膜炎,简称流脑	脑脊液、血液、刺破出血斑的渗出液	早发现、早诊断、早治疗和早防控。接种流脑荚膜多糖疫苗预防,治疗首选青霉素 G
肺炎链球菌	革兰阳性球菌,菌体呈矛尖状,以宽端相对成双排列。在机体内可形成荚膜。抗力较弱	荚膜、肺炎链球菌溶血 O、脂磷壁酸	主要引起人类大叶性肺炎,其次为支气管炎	根据病变部位,可取痰液、脓汁、血液或脑脊液	多价肺炎链球菌荚膜多糖疫苗可用于儿童、老人预防等,治疗选用青霉素 G
结核分枝杆菌	菌体细长略弯曲,呈单个或分支状排列,抗酸染色阳性。抗干燥、抗强酸强碱和一般消毒剂,但对湿热、紫外线和乙醇抵抗力弱	主要是菌体成分:脂质(磷脂、脂肪酸、蜡质 D 等)、蛋白质、多糖、荚膜等	肺部感染:引起肺结核,可分为原发感染与继发感染。 肺外感染:经血流等播散,引起脑、肾、骨、关节等结核	不同病变送不同标本:痰液、脑脊液、尿液、粪便、穿刺液等	接种卡介苗进行预防。选用抗结核药物治疗

病原体名称	主要生物学特性	致病物质	所致病	标本采送	防治原则
流感嗜血杆菌	革兰阳性小杆菌或球杆菌,抵抗力较弱	荚膜、菌毛、内毒素和 IgA 蛋白酶	原发感染:多为急性化脓性感染,如化脓性脑膜炎、鼻咽炎、化脓性关节炎等。 继发感染:常继发流感、麻疹等	脑脊液、鼻咽分泌物、痰液、脓汁、血液等	国外有用 b 型荚膜多糖疫苗进行预防。治疗可选用广谱抗生素或磺胺类药物
百日咳鲍特菌	革兰阴性杆菌,有毒菌株有荚膜和菌毛,抵抗力较弱	荚膜、菌毛及多种毒素	百日咳	鼻咽拭子	我国采用百日咳死菌苗与白喉、破伤风类毒素三联疫苗(DPT)进行预防。治疗首选红霉素、氨苄西林
白喉棒状杆菌	革兰阳性棒状杆菌,排列不规则,常呈栅栏、V 字或 L 字形,亚甲蓝染色菌体可见异染颗粒。对湿热较敏感,对日光、寒冷、干燥抵抗力较强	白喉外毒素、索状因子、K 抗原	白喉	鼻咽拭子	目前我国采用 DPT 进行预防,易感者注射白喉抗毒素紧急预防。患者治疗要早期、足量注射白喉抗毒素血清,并联合抗生素。抗毒素使用前做皮试
嗜肺军团菌	革兰阴性杆菌,有鞭毛、菌毛和微荚膜。对常用化学消毒剂、紫外线、干燥敏感,对氯或酸有一定抵抗力	产生多种酶类、毒素和溶血素	军团菌病,也可引起医院感染	下呼吸道分泌物、肺活检组织或胸腔积液	加强水源管理,防止军团菌污染空气和水源。治疗首选红霉素
肺炎支原体	菌体呈高度多态性,如球形、棒状、丝状,在含有血清培养基上形成"油煎蛋"状菌落,对青霉素不敏感	黏附蛋白(黏附素)、荚膜、毒性代谢产物、超抗原	原发性非典型性肺炎	痰液、咽拭子	治疗选用大环内酯类药物或喹诺酮类药物

病原体名称	主要生物学特性	致病物质	所致病	标本采送	防治原则
肺炎衣原体	电镜下呈梨形，专性细胞内寄生，耐冷不耐热，对常用消毒剂敏感	内毒素、外膜蛋白等	肺炎、支气管炎、咽炎、鼻窦炎等	痰、鼻咽拭子、支气管肺泡灌洗液	
流感病毒	单负链 RNA 病毒，有包膜，可分为甲、乙、丙三型，其中甲型流感病毒抗原易发生变异，常可引起大流行。抵抗力较弱		流行性感冒		流行季节前对人群流感疫苗接种，对症治疗，预防继发性细菌感染
腮腺炎病毒	单负链 RNA 病毒		流行性腮腺炎		隔离患者，接种麻疹、腮腺炎、风疹三联疫苗（MMR）进行预防
麻疹病毒	单负链 RNA 病毒，有包膜，抵抗力较弱		麻疹	血液、咽洗液或咽拭子	隔离患者，接种麻疹减毒活疫苗或 MMR 预防，密切接触者可注射丙种球蛋白等进行被动免疫
呼吸道合胞病毒	单负链 RNA 病毒，有包膜，对热、酸、胆汁及冻融敏感		婴儿支气管炎、支气管肺炎		
风疹病毒	单正链 RNA 病毒，有包膜，对紫外线、热、脂溶剂敏感		小儿风疹、胎儿畸形	孕妇血液、胎儿羊水	接种风疹减毒活疫苗或 MMR 预防
腺病毒	DNA 病毒，无包膜，56℃30 分钟被灭活		小儿肺炎	咽拭子、血清	对症和抗病毒治疗
SARS 冠状病毒	单正链 RNA 病毒，对乙醚、氯仿、酯类、紫外线较敏感		SARS（严重急性呼吸道感染综合征）	鼻分泌物、咽漱液等	

续表

病原体名称	主要生物学特性	致病物质	所致病	标本采送	防治原则
鼻病毒	小 RNA 病毒，无包膜，抵抗力较强		普通感冒、急性上呼吸道感染		干扰素有一定治疗效果
水痘-带状疱疹病毒（VZV）	中等大小、有包膜 DNA 病毒，引起潜伏感染		水痘（原发感染）、带状疱疹（复发感染）	皮肤刮取物、水疱液、活组织检查	可接种 VZV 减毒活疫苗预防，治疗可选用阿昔洛韦、阿糖腺苷、干扰素等
新生隐球菌	菌体为圆形酵母样细胞，菌体外有一层荚膜，墨汁负染色镜检可见圆形或椭圆形透亮菌体。对干燥、紫外线及多种化学药物耐受性较强，用甲醛熏蒸可达到消毒目的	荚膜	引起隐球菌病。多为机会感染，引起肺部感染，也可引起肺外组织病变，最易侵犯中枢神经系统引起慢性脑膜炎	痰液、脓液、脑脊液	鸟粪是动物和人的主要传染源，用碱处理鸽粪，可控制此病发生。治疗可选用酮康唑、伊曲康唑、两性霉素 B 等

（夏和先）

附录二 消化道感染的病原微生物

消化道感染的病原微生物是指经消化道途径即粪-口途径传播，病原微生物在肠道中繁殖，经粪便排至环境中，再通过水、手、食物和物品等经口进入。多种细菌、病毒等可以这种途径传播导致疾病发生。消化道传播的微生物所致疾病临床表现分两类：一类以胃肠道症状为主，如致病性大肠埃希菌、志贺菌属、沙门菌属、弧菌属、轮状病毒、急性胃肠炎病毒等；另一类主要引起肠外疾病，如肉毒梭菌、脊髓灰质炎病毒、甲型肝炎病毒等。常见的经消化道感染的病原微生物见附表 2-1。

附表 2-1 常见的经消化道感染的病原微生物

病原体名称	主要生物性状	致病物质	所致疾病	标本采送	防治原则
致病性大肠埃希菌	G⁻杆菌，有周鞭毛、菌毛。生化反应活泼	定植因子、肠毒素、K 抗原	肠外感染：化脓性炎症；肠内感染：引起人类腹泻	标本尽快送检或置于 50% 甘油盐水中保存	治疗选用磺胺类、氟哌酸等

续表

病原体名称	主要生物性状	致病物质	所致疾病	标本采送	防治原则
志贺菌属	G⁻杆菌,无鞭毛、无菌毛	侵袭力、内毒素、外毒素	急性菌痢、中毒性菌痢、慢性菌痢	同上	治疗选用磺胺类、氨苄西林等
沙门菌属	G⁻杆菌,有周鞭毛、多数有菌毛	侵袭力、内毒素、肠毒素	伤寒和副伤寒、食物中毒、败血症	第1周取血液,第2～3周取粪便或尿液	治疗选用氯霉素、氨苄西林等
霍乱弧菌	G⁻杆菌,菌体呈逗点状,有单鞭毛、菌毛	鞭毛与菌毛、霍乱肠毒素	霍乱	快速送检,接种碱性蛋白胨水增菌	补充液体、使用抗生素(氯霉素)
肉毒梭菌	G⁺粗大杆菌,有周鞭毛,有芽胞呈网球拍状	肉毒毒素(嗜神经毒素)	食物中毒	标本立即送检或接种厌氧培养基中,避免正常菌群污染	食品加热;尽早注射多价肉毒抗毒素
脊髓灰质炎病毒	RNA无包膜小球形		脊髓灰质炎	标本用抗生素处理后接种活组织细胞	口服减毒活疫苗
轮状病毒	RNA圆球形		急性胃肠炎	同上	及时输液
甲型肝炎病毒	RNA球形病毒		甲型肝炎	同上	注意饮食卫生,应用减毒活疫苗
戊型肝炎病毒	RNA球形		戊型肝炎	同上	加强食品等卫生管理

(吕瑞芳)

附录三　引起食物中毒的病原微生物

　　食品被微生物污染后,除可引起食品腐败变质外,其中的微生物还可能成为食品源病原微生物,即存在于食品中或以食品为传播媒介的病原微生物。这类微生物直接或间接污染食品后,可以引起人类食物中毒以及肠道传染病和人兽共患传染病的发生。引起食物中毒的常见病原微生物见附表3-1。

　　我国统计资料表明,微生物性食物中毒更为常见,其主要特点:夏秋季多见,多为集体暴发,以胃肠道症状腹痛、腹泻为主,恶心、呕吐、发热较轻,预后良好。

　　细菌性食物中毒是指因摄入被致病菌或其毒素污染的食物引起的急性或亚急性疾病,是食物中毒中最常见的一类。发病率较高而病死率较低,有明显的季节性。

　　真菌性食物中毒是指某些真菌污染食物后产生的真菌毒素经口进入消化道而引起的中毒性疾病。最典型的例子是黄曲霉毒素引发的食物中毒,由霉变的谷物、花生等产生,黄曲霉毒素的直接危害是引发肝癌。真菌较易在糖含量高的食物中繁殖,如腐烂的水果、霉变甘蔗、常温存放的果酱、番茄酱等。这类中毒发生较少,但常常发生慢性中毒,有的可诱发癌症。

附表 3-1　引起食物中毒的常见病原微生物

食物中毒类型	常见病原微生物	主要生物学特性	分布	受染食品
胃肠型食物中毒(急性胃肠炎)	沙门菌类	革兰阴性杆菌,有菌毛、多有周鞭毛。主要抗原有 O 和 H 抗原。对理化因素抵抗力较差	动物和人的肠道	蛋、奶类及奶类制成品、肉类及肉类制成品,特别是家禽类食品(例如烧烤卤味、鹅肠等)。
	金黄色葡萄球菌	革兰阳性球菌,无芽胞、鞭毛。对干燥、热、盐等抵抗力较强,易产生耐药性,耐甲氧西林金黄色葡萄球菌(MRSA)为医院感染最常见致病菌	空气、土壤、人和动物体表及于外界相通的腔道	糕点、雪糕、奶及奶类制成品、蛋制品
	副溶血性弧菌	革兰性阴性弧菌,兼性厌氧,嗜盐,无盐不能生长,不耐热,不耐酸	海洋和海产品	海产品和腌制食品(例如海蜇、墨鱼、咸菜、熏蹄等)
	蜡样芽胞杆菌	革兰阳性大杆菌,芽胞多位于菌体中央或次末端	泥土、水、植物、空气	剩饭、炒饭、冷盘、调味汁、乳和乳制品等
	产气荚膜梭状芽胞杆菌	革兰阳性粗大杆菌,两端几乎平切,芽胞位于次极端,椭圆形,不大于菌体,无鞭毛,在感染人、动物体内有明显荚膜。厌氧,最适宜生长温度为42℃,在牛奶培养基中出现"汹涌发酵"现象	土壤、植物、动物粪便等	肉类及肉类制成品
	黄曲霉	菌丝为分枝状多细胞性有隔菌丝,顶囊球形或近球形,孢子球形或梨形,有小棘,成链排列。在沙保弱培养基上生长良好,室温或35～45℃均可生长,菌落呈黄色	土壤、空气、动植物	花生、玉米、大米、豆类等
神经型食物中毒(肉毒中毒)	肉毒梭状芽胞杆菌	革兰阳性粗短杆菌,芽胞椭圆形,位于次极端,粗大菌体呈网球拍状,有鞭毛,无荚膜。严格厌氧,不耐热,煮沸1分钟即可被破坏	土壤、植物、动物粪便等	罐头食品、肉类制品

(吴华英)

附录四　皮肤感染的病原生物

病原体侵入皮肤引起皮肤感染,导致感染性皮肤病。引起皮肤感染的病原体包括病毒、细菌、真菌和人体寄生虫等。感染性皮肤病的病原体大多通过接触由皮肤侵入人体,例如人类乳头瘤病毒引起的各种疣、某些真菌引起的皮肤癣、日本血吸虫尾蚴引起的皮炎、疥螨引起的疥疮等。有的病原体亦可通过呼吸道传播引起皮肤感染,如水痘-带状疱疹病毒引起的带状疱疹等。有的病原体则由寄生虫的中间宿主带入机体导致感染,如斯氏狸殖吸虫童虫引起的皮下结节与游走性包块等。

皮肤感染的病原微生物见附表 4-1。

附表 4-1　皮肤感染常见的病原生物

病原生物	皮肤病类别	传播途径或方式
单纯疱疹病毒	单纯疱疹	飞沫、唾液、接吻等直接接触传染,也可经病毒污染衣物用品间接传染
水痘-带状疱疹病毒	带状疱疹	经呼吸道黏膜进入体内
水痘-带状疱疹病毒	水痘	主要通过飞沫或直接接触疱液直接传染
人类乳头瘤病毒	疣(寻常疣、扁平疣、跖疣)	主要是在皮肤的损伤处经直接接触和自身接种传染
传染性软疣病毒	传染性软疣	主要通过直接接触传染
犬小孢子菌等真菌	头癣	主要通过与患者或患病动物直接接触传播,也可受污染的理发工具、头巾等间接传染
红色毛癣菌等真菌	手癣和足癣	直接接触与间接接触传染
红色毛癣菌等真菌	体癣与股癣	主要与患者直接接触传染,或与患病的犬、猫接触传染,或与真菌污染的物品间接接触传染
红色毛癣菌等真菌	甲真菌病(甲癣)	趾甲真菌病多由足癣传染,指甲真菌病,除从手传染外,也可由手抓足传染
糠秕马拉色菌	花斑癣(汗斑)	为条件致病菌(慢性病、营养不良、免疫缺陷、糖皮质激素治疗者)
白假丝酵母菌	念珠菌病(念珠菌性甲沟炎等)	为条件致病菌(长期使用抗生素、免疫抑制剂、抗肿瘤药、糖皮质激素等均可引起)
申克孢子丝菌	孢子丝菌病	皮肤外伤后接触到孢子丝菌寄生的土壤与植物后感染
金黄色葡萄球菌 乙型溶血性链球菌	脓疱疮	皮肤屏障破坏,易诱发本病
金黄色葡萄球菌	毛囊炎、疖	皮肤损伤、不洁、多汗、糖尿病可诱发本病
A 群乙型溶血性链球菌	丹毒	多由皮肤或黏膜破损处侵入
麻风分枝杆菌	麻风	与患者密切接触(破损的皮肤、黏膜或患者的衣物等)及呼吸道进入人体

续表

病原生物	皮肤病类别	传播途径或方式
结核分枝杆菌	皮肤结核	外源性感染,通过受损的皮肤、黏膜。内源性感染,细菌通过血流、淋巴系统。还可由呼吸道传播到口腔的皮肤与黏膜
钩虫丝状蚴	钩蚴性皮炎	皮肤接触疫土(含丝状蚴的土壤)
日本血吸虫尾蚴	尾蚴性皮炎	皮肤接触疫水(含日本血吸虫尾蚴的水)
禽类或兽类血吸虫尾蚴	稻田性皮炎(尾蚴性皮炎)	皮肤接触疫水(含禽类或兽类血吸虫尾蚴的水)
斯氏狸殖吸虫童虫	皮下结节与游走性包块	人食入含囊蚴的溪蟹感染
猪囊尾蚴	皮下结节	人食入虫卵感染
曼氏裂头蚴	皮下裂头蚴病	蛙肉外贴伤口等
人疥螨、少数动物疥螨	疥疮	人与人直接接触或间接接触
毛囊蠕形螨、皮脂蠕形螨	皮炎、睑缘炎	人与人直接接触或间接接触
蝇类幼虫	蝇蛆病	产卵于病变部位
蒲螨	螨虫皮炎	是由蒲螨叮咬或接触其分泌物、蜕皮引起
桑毛虫、松毛虫等	毛虫皮炎	毒毛脱落,随风飘扬与人体接触
隐翅虫	隐翅虫皮炎	虫体停于皮肤上被拍打或压碎后引起

(李剑平)

附录五　人兽共患病的病原生物

大多数引起动物感染的生物不能引起人类感染;同样,引起人类感染的生物也不能引起动物感染。但有的生物既能感染动物,又能感染人类。人和脊椎动物由共同病原体引起又在流行病学上有关联的疾病称为人兽共患病。

常见人兽共患病与病原生物见附表 5-1。

附表 5-1　人兽共患病的病原生物

病原生物	引起的人兽共患病	传播途径或方式	动物宿主
鼠疫耶尔森菌	鼠疫	蚤叮咬	鼠、鸟类等
炭疽芽胞杆菌	炭疽	接触、呼吸道、消化道	羊、牛、马、驴、骡、骆驼、猪、鹿等
布鲁菌	布鲁菌病	接触、呼吸道、消化道	羊、牛、马、骆驼及野生啮齿动物
小肠结肠炎耶尔森菌	小肠结肠炎、胃肠炎等	接触、消化道	猪、牛、犬、猫、鸡、鼠等
假结核耶尔森菌	肠系膜淋巴结炎	消化道	鼠类、家兔
产单核细胞李斯特菌	李斯特菌病	消化道、接触等	牛、羊、犬、猪、马、狐狸、鼠、鸡、鸟等
钩端螺旋体	钩端螺旋体病	接触传染	鼠类、猪、蛇、鸡、鸭、鹅、蛙、兔等

病原生物	引起的人兽共患病	传播途径或方式	动物宿主
伯氏疏螺旋体	莱姆病	硬蜱叮咬	鼠、鹿等
恙虫病立克次体	恙虫病	恙螨叮咬	鼠类、兔、鸟类
莫氏立克次体	地方性斑疹伤寒	蚤或虱	啮齿类动物
新生隐球菌	新生隐球菌病	呼吸道	鸽、鸡、鹦鹉等
高致病性禽流感病毒（H5N1）	人感染高致病性禽流感	呼吸道	鸡、鸭、鸟类等
汉坦病毒	肾病综合征出血热	呼吸道、消化道、接触，厉螨、小盾恙螨叮咬	鼠类等
狂犬病病毒	狂犬病	动物咬伤	犬、猫、狼、狐狸、牛、羊、马、兔、鼠等
朊粒	疯牛病	消化道、血液	牛、羊等
口蹄疫病毒	口蹄疫	接触、呼吸道、消化道	猪、牛、羊等
尼帕病毒	尼帕病毒病	接触传染	猪、马、鼠类等
旋毛形线虫	旋毛虫病	消化道	猪、羊、犬、猫、鼠等
华支睾吸虫	肝吸虫病	消化道	猫、犬、猪等
斯氏狸殖吸虫	并殖吸虫病	消化道	猫、犬、果子狸等
布氏姜片吸虫	姜片虫病	消化道	猪
卫氏并殖吸虫	并殖吸虫病	接触疫水	猫、犬等
日本裂体吸虫	血吸虫病	接触疫水	牛等哺乳类动物
猪带绦虫	猪带绦虫病	消化道	猪
牛带绦虫	牛带绦虫病	消化道	牛
细粒棘球绦虫	棘球蚴病	消化道	牛、羊、犬、狼等
微小膜壳绦虫	微小膜壳绦虫病	消化道	鼠
杜氏利什曼原虫	黑热病	白蛉叮刺	犬等
刚地弓形虫	弓形虫病	消化道	猫及猫科动物、鸟类、爬行动物

（李剑平）

附录六　性传播疾病的病原生物

性传播疾病（sexually transmitted disease，STD）是通过性行为或类似性行为接触作为主要传播方式的一类疾病的总称。STD 以往称为"古典性病"，只包括梅毒、淋病、软下疳和性病性淋巴肉芽肿 4 种疾病。随着人们思想意识、道德观念、价值观念的改变和人际交往的日益频繁,人们的性行为也更为开放,导致 STD 种类增多。目前,已确认由性行为传播的疾病有 20 余种,且传播快,遍及全球,其中一些疾病严重危害人类健康和生命,例如梅毒和艾滋病等,是人类面临的重大社会卫生问题。引起 STD 的病原生物,除细菌外,还包括病毒、支原体、衣原体、螺旋体和真菌以及某些寄生虫,见附表 6-1。

附表 6-1　性传播疾病的病原生物

病原体	致病物质	传播途径	所致疾病	标本采送	防治原则
梅毒螺旋体	外膜蛋白、透明质酸酶等,免疫损伤	性接触垂直传播输血、注射间接接触	梅毒	Ⅰ期梅毒采集硬性下疳分泌物、病损组织小块标本;Ⅱ期梅毒采集皮疹、淋巴结穿刺液标本	梅毒是一种性病,应加强性卫生宣传教育,严格社会管理。对患者早期诊断,首选青霉素等药物及时进行彻底治疗
淋病奈瑟菌	菌毛、外膜蛋白、内毒素、IgA1 蛋白酶	性接触产道感染间接接触	淋病淋病奈瑟菌性眼结膜炎	采集泌尿生殖道分泌物或宫颈口表面分泌物标本	宣传性传播疾病知识,严格社会管理,严禁嫖娼卖淫,杜绝不洁性交。新生儿应用硝酸银或蛋白银滴眼,预防淋病奈瑟菌性眼炎。早期诊断、早期治疗
HIV	HIV 选择性侵犯 CD4$^+$ 细胞,导致细胞死亡和功能障碍,免疫损伤作用	性接触、垂直传播、血液传播、医源性传播	获得性免疫缺陷综合征(AIDS)	采集血液、体液检测抗体;病毒分离鉴定、病毒抗原检测、核酸检测	广泛开展宣传教育,普及宣传 AIDS 的预防知识,阻断母婴传播,建立 HIV 感染和 AIDS 的监测系统,掌握流行动态,对供血者进行 HIV 抗体检测,加强检疫。无特效治疗措施
解脲脲原体人型支原体生殖道支原体	特殊的终端结构,神经毒素、磷脂酶及过氧化氢等毒性代谢产物,引起细胞的损伤	性接触垂直传播	非淋球性尿道炎	可采集患者的中段尿、泌尿生殖道分泌物标本	加强卫生宣传教育,切断传播途径,感染者可用红霉素、四环素、阿奇霉素治疗
沙眼衣原体沙眼生物型 D～K 血清型	类似 G$^-$ 菌的内毒素	性接触	泌尿生殖道感染	采集泌尿生殖道分泌物标本	预防尚无特异性方法,积极开展卫生宣传教育,注意个人卫生,杜绝不洁性行为,避免直接或间接接触。积极治疗患者和带菌者。可使用红霉素类、大环内酯类、
沙眼衣原体 LGV 生物型			性病淋巴肉芽肿	采集淋巴结脓肿脓液或腹股沟活检组织标本	

病原体	致病物质	传播途径	所致疾病	标本采送	防治原则
					诺氟沙星、喹诺酮类抗生素进行治疗。性病淋巴肉芽肿还可用磺胺类药物治疗
阴道毛滴虫	虫体毒力、机械损伤作用	性接触传播	滴虫性阴道炎、尿道炎	采集阴道后穹隆及阴道壁分泌物	注意个人卫生和经期卫生,改善公共设施,提倡淋浴,不共用浴具及游泳衣裤,慎用公用马桶。治疗患者和带虫者,夫妻同治

(郑韵芳)

附录七　寄生虫病实验诊断项目及标本采集

寄生虫感染诊断分为临床诊断和实验室诊断。实验室诊断包括病原检查、免疫检查及DNA诊断。寄生虫病病原诊断的项目、诊断虫期及标本的采集,因虫种、寄生部位不同而异,且一种检查项目可诊断多种寄生虫,临床上一种寄生虫可用多个项目检查(附表7-1)。同时,人体可感染多种寄生虫,一种寄生虫可引起人体不同器官的病变,且一个器官亦可有不同的寄生虫感染。

附表 7-1　寄生虫病病原检查项目及标本的采集

检查项目	标本	可诊断寄生虫病	诊断虫期	病原体
直接涂片法	粪便	消化道寄生虫病	虫卵、幼虫、成虫、节片、包囊、滋养体	常用于蛔虫、钩虫、鞭虫、带绦虫、微小膜壳绦虫及部分吸虫、肠道原虫检查。特别适宜蛔虫卵的检查
饱和盐水浮集法	粪便	消化道寄生虫病	虫卵	常用于钩虫、蛔虫、鞭虫、带绦虫、微小膜壳绦虫小于饱和盐水比重的虫卵检查
水洗沉淀法	粪便	消化道寄生虫病、肝胆寄生虫病及血吸虫病	虫卵、包囊	主要应用于蠕虫卵检查,但较费时。比重较小的钩虫卵效果较差,原虫包囊也可用此法
毛蚴孵化法	粪便	血吸虫病	虫卵	适宜于早期血吸虫检查,其特点将沉淀法和孵化法结合进行,可提高检出率

续表

检查项目	标本	可诊断寄生虫病	诊断虫期	病原体
钩蚴培养法	粪便	钩虫病	虫卵	检出率是直接涂片法的7倍,卵出丝状蚴可作虫种鉴定
碘液染色法	粪便	溶组织内阿米巴病	包囊	溶组织内阿米巴
		蓝氏贾第鞭毛虫病	包囊	蓝氏贾第鞭毛虫
阴道分泌物检查	白带	滴虫性阴道炎、前列腺炎、尿道炎	滋养体	阴道毛滴虫
十二指肠引流液检查	胆汁	华支睾吸虫病	虫卵	华支睾吸虫
		肝片形吸虫病	虫卵	肝片形吸虫
痰液检查	痰液	卫氏并殖吸虫病	虫卵	卫氏肺吸虫
		肺阿米巴病	滋养体	溶组织内阿米巴
		细粒棘球绦虫病	棘球蚴	细粒棘球绦虫
尿液检查	尿液	滴虫性阴道炎、前列腺炎、尿道炎	滋养体	阴道毛滴虫
		淋巴丝虫病	微丝蚴	班氏丝虫
血膜染色法	血液	疟疾	滋养体、裂殖体、配子体	疟原虫
		淋巴丝虫病	微丝蚴	班氏丝虫
穿刺检查	骨髓等	黑热病	无鞭毛体	利什曼原虫
括片法与针挑法	皮肤组织	疥疮	成螨	疥螨
		酒糟鼻、痤疮、脂溢性皮炎	成螨	毛囊蠕形螨、皮脂蠕形螨
肌肉活组织检查	肌肉	并殖吸虫病	幼虫	并殖吸虫
		旋毛虫病	囊包	旋毛虫

(许正敏)

附录八　常见感染性疾病免疫学检查及血液标本的采集

免疫学检查为疾病的诊断、预防、治疗、疗效观察和预后判断提供了重要方法和手段。其中,抗原和抗体的检测在感染性疾病诊断中应用广泛。

患者血液标本的采集送检是重要的护理技能之一,也是实验室诊断不可缺少的基本工作流程,更是确保医院检验前质控的重要环节。护理工作人员应掌握针对不同病原体感染的血液标本的采集,并了解临床意义,见附表8-1。

附表 8-1　常见感染性疾病免疫学检查及血液标本的采集

病原生物	检测项目或方法	标本量（ml）	采血时间（空腹、饭后）	正常值或判断标准
流行性感冒病毒	ELISA	2	均可	阴性
麻疹病毒	血凝抑制试验（HI）	2	均可	阴性
流行性乙型脑炎病毒	ELISA	2	均可	阴性
乙型肝炎病毒	ELISA	2	均可	阴性
刚地弓形虫、风疹病毒、巨细胞病毒、单纯疱疹病毒	ELISA	2	均可	阴性
轮状病毒	金标记免疫层析法	2	均可	阴性
狂犬病病毒	免疫荧光法和 EIA	2	均可	阴性
人类免疫缺陷病毒-Ⅰ型	免疫印迹法	2	均可	阴性
伤寒沙门菌、副伤寒沙门菌	Wilda test（定量凝集试验）	2	均可	效价高低
立克次体	外斐反应（Weil-Felix reaction）	2	均可	效价高低
A 群链球菌	抗链球菌溶血素"O"试验（ASO test）免疫比浊法	2	均可	0～200UI/ml
结核分枝杆菌	ELISA	2	均可	P/N 值<2.1 见于结核分枝杆菌感染
肺炎支原体	冷凝集试验	2	均可	效价高低
沙眼衣原体	金标记免疫层析法	2		阴性

注:P/N 值:待测血清与阴性对照吸光度比值

（李智山）

附录九　常见传染病的潜伏期、隔离期

　　感染性疾病是指由病原体感染所致的疾病,包括传染病和非传染性感染性疾病。历史上,传染病曾对人类造成很大的灾难。潜伏期是指从病原体侵入人体起至开始出现最初的临床症状为止的时期。各种传染病的潜伏期不同,可为数小时、数天、数月甚至数年不等。潜伏期通常相当于病原体在体内繁殖、转移、定位,引起组织损伤和功能改变,导致临床症状出现之前的整个过程。因此,潜伏期的长短一般与病原体的侵入数量成反比,即同一病原体在同样条件下,侵入数量越大,其潜伏期越短。

　　隔离是指将处于传染期的患者或病原携带者妥善安置在指定的地方,暂时避免与人群接触,积极进行治疗、护理,并对其具有传染性的分泌物、排泄物、用具等进行必要的消毒处理,防止病原体向外扩散的医疗措施。隔离是预防和控制传染病的重要措施,隔离时间的长短(即传染病的隔离期)是根据该种传染病的传染期所规定的,过长或过短都不妥,原则上是以患者没有传染性不能再传染他人为标准。

常见传染病的潜伏期、隔离期见附表 9-1。

附表 9-1　常见传染病的潜伏期、隔离期

病名	潜伏期		隔离期
	一般	最短～最长	
甲型肝炎	30 天	15～50 天	自发病之日起 21 天
乙型肝炎	60～90 天	30～160 天	急性期隔离至 HBsAg 阴转,恢复期不阴转者按 HBsAg 携带者处理
丙型肝炎	60 天	15～180 天	至血清 HCV RNA 阴转或 ALT 恢复正常
丁型肝炎		4～20 周	至血清 HDV RNA 及 HDAg 阴转
戊型肝炎	平均 6 周	2～9 周	自发病之日起 21 天
脊髓灰质炎	9～12 天	5～35 天	自发病之日起消化道隔离 40 天,但第一周要同时呼吸道隔离
霍乱	1～3 天	数小时～6 天	症状消失后,大便培养隔天 1 次,连续 3 次阴性或症状消失后 14 天解除隔离
细菌性痢疾	1～3 天	数小时～7 天	至症状消失后 7 天或大便培养 2～3 次阴性
伤寒	7～14 天	3～60 天	体温正常后每 5 天粪便培养一次,连续 2 次阴性或体温正常后 15 天解除隔离
副伤寒甲、乙	8～10 天	2～15 天	
副伤寒丙	1～3 天	1～15 天	
沙门菌食物中毒	4～24 小时	数小时～3 天	症状消失后连续 2～3 次粪培养阴性,可解除隔离
阿米巴痢疾	7～14 天	2 天～1 年	症状消失后连续 3 次粪检未找到溶组织阿米巴滋养体或包囊,可解除隔离
流行性感冒	1～3 天	数小时～4 天	退热后 2 天解除隔离
麻疹	9～12 天	6～21 天	隔离期自发病之日起至出疹后 5 天,合并肺炎者至出疹后 10 天
水痘	14～16 天	10～24 天	隔离至水痘疱疹完全结痂或不少于病后 14 天
流行性腮腺炎	18 天	7～25 天	隔离期一般从起病到腮肿完全消退为止,约 3 周
风疹	18 天	14～21 天	至出疹后 5 天解除隔离
流行性脑脊髓膜炎	2～3 天	1～10 天	隔离至症状消失后 3 天,但不少于发病后 7 天
猩红热	2～5 天	1～12 天	隔离至发病后 7 天或症状消失后,咽培养连续 3 次阴性
白喉	2～4 天	1～7 天	隔离至症状消失后连续 2 次鼻咽分泌物培养(间隔 2 天,第 1 次于第 14 病日)阴性或症状消失后 14 天
百日咳	7～10 天	2～21 天	隔离至痉咳发生后 30 天或发病后 40 天

病名	潜伏期		隔离期
	一般	最短～最长	
传染性非典型肺炎	4～7 天	2～21 天	隔离期 3～4 周(待定)
流行性乙型脑炎	10～14 天	4～21 天	于防蚊设备室内隔离至体温正常
森林脑炎	10～15 天	7～30 天	不隔离
登革热	5～8 天	3～15 天	隔离至起病后 7 天
流行性斑疹伤寒	10～14 天	5～23 天	彻底灭虱后隔离至体温正常后 12 天
地方性斑疹伤寒	7～14 天	4～18 天	隔离至症状消失
肾综合征出血热	7～14 天	4～46 天	隔离至热退
艾滋病	约 10 年	9 天至 10 年以上	不隔离
钩端螺旋体病	7～14 天	2～28 天	可以不隔离
狂犬病	3～8 周	10 天～10 年以上	病程中应隔离治疗
腺鼠疫	2～4 天	1～12 天	隔离至肿大的淋巴结消退,鼠疫败血症症状消失后培养 3 次(每隔 3 天)阴性
肺鼠疫	1～3 天	3 小时～3 天	在临床症状消失后,痰培养连续 6 次阴性,方能解除隔离
布氏菌病	1～3 周	7～360 天	可不隔离
炭疽	1～5 天	12 小时～12 天	皮肤炭疽隔离至创口痊愈,痂皮脱落;其他型应症状消失后,分泌物或排泄物连续培养 2 次(间隔 3～5 天)阴性方能解除隔离
淋病	2～5 天		患病期间性接触隔离
梅毒	2～4 周	10～90 天	不隔离
间日疟	13～15 天	2 天～1 年	病室应防蚊、灭蚊
三日疟	24～30 天	8～45 天	
恶性疟	7～12 天		
班氏丝虫病	约 1 年		不需隔离,但病室应防蚊、灭蚊
马来丝虫病	约 12 周		

(袁德凯)

附录十　常用预防接种制剂及其用法

一般来说,通过人工自动免疫方法给机体接种具有免疫原性的疫苗等物质,刺激机体产生特异性免疫应答,从而获得特异性免疫力的方法,称为预防接种。但也有学者认为,将抗原或抗体注入机体,使人体获得对某些疾病的特异性抵抗力,从而保护易感人群,预防疾病发生的方法均称为预防接种。

计划免疫是我国医疗卫生领域的一项重要工作。免疫程序的制定和实施是计划免疫工作的重要内容。免疫程序包括儿童免疫程序及成人和特殊职业、特殊地区人群的免疫程序。我国的儿童计划免疫常用疫苗有 6 种,预防 7 种常见传染病:卡介苗、重组乙型肝炎疫苗、脊髓灰质炎减毒活疫苗、吸附百白破联合疫苗、白破疫苗、麻疹减毒活疫苗。2008 年开始实施的扩大国家免疫规划提供的免费疫苗种类增加到 15 种,新增了甲型肝炎疫苗、乙脑疫苗、流脑多糖疫苗、风疹疫苗、腮腺炎疫苗、钩端螺旋体病疫苗、流行性出血热疫苗和炭疽疫苗,受种人群也有扩展。

现代疫苗的发展和应用已不仅仅是对传染病的预防,通过调整机体的免疫功能,将成为很有前途的治疗性制剂,具有抗感染、抗肿瘤、计划生育、防止免疫损伤等作用。

(一) 扩大国家免疫规划

1. 接种疫苗种类及程序　如前所述,扩大国家免疫规划提供的免费疫苗种类增加到 15 种,疫苗主要为病毒、细菌、螺旋体及类毒素等人工主动免疫制剂,其特点是安全、有效、实用。包括扩大国家免疫规划在内的常用预防接种制剂及其用法见附表 10-1。

2. 接种对象　①现行的国家免疫规划疫苗按照免疫程序,所有达到应种月(年)龄的适龄儿童均为接种对象;②新纳入国家免疫规划的疫苗,其接种对象为规定实施时间起达到免疫程序规定各剂次月(年)龄的儿童;③强化免疫的接种对象按照强化免疫实施方案确定;④出血热疫苗接种为重点地区 16~60 岁的目标人群;⑤炭疽疫苗接种对象为炭疽病例或病畜的间接接触者及疫点周边高危人群;⑥钩端螺旋体疫苗接种对象为流行地区可能接触疫水的 7~60 岁高危人群。

(二) 疫苗的加强、复种和强化

1. 加强免疫　如百白破疫苗在 3 个月龄、4 个月龄、5 个月龄各接种一次完成基础免疫后,再于 18~24 个月龄与 6 岁时分别接种一次百白破疫苗和白破疫苗,即为加强免疫。

2. 复种　主要含义是指有些疫苗不需要进行加强免疫的补种(或免疫失败的补种),如麻疹疫苗 18~24 个月龄的复种。

3. 强化免疫　是根据防病需要,在短时间内对某年龄段人群进行的普遍免疫,它是对常规免疫的加强(无论有否免疫接种史),如脊髓灰质炎疫苗强化免疫。

附表 10-1　常用预防接种制剂及其用法

疫苗名称	疫苗来源与性质	免疫类型	接种对象	初种剂量与方法	免疫期与复种
麻疹活疫苗	病毒/活	人工主动免疫	主要为 8 个月以上的易感儿童	三角肌附着处皮下注射 0.2ml,注射丙种球蛋白后,至少 1~3 个月才能注射	免疫期 4~6 年,7 岁加强 1 次
风疹减毒活疫苗	病毒/活	人工主动免疫	12 个月~14 岁及青春期少女、育龄期妇女,接种 3 个月内避免妊娠	三角肌处皮下注射 0.5ml,可与其他儿童期疫苗同时使用,但须在不同部位	10~28 天产生抗体,维持 10~20 年

疫苗名称	疫苗来源与性质	免疫类型	接种对象	初种剂量与方法	免疫期与复种
腮腺炎减毒活疫苗	病毒/活	人工主动免疫	8个月龄以上的易感者	三角肌处皮下注射 0.5ml	免疫期 10 年
麻疹、腮腺炎、风疹减毒活疫苗	病毒/活	人工主动免疫	8个月龄以上的易感者	三角肌处皮下注射 0.5ml	免疫期 11 年,11~12 岁复种
水痘减毒活疫苗	病毒/活	人工主动免疫	1~2 岁儿童和免疫功能低下的高危人群	上臂皮下注射 0.5ml,可与其他儿童期疫苗同时使用,但须在不同部位。15 岁以上间隔 6~10 周 2 次注射	随接种时间而降低
脊髓灰质炎糖丸活疫苗	病毒/活	人工主动免疫	3 个月~4 岁	生后 3 个月始口服三联混合疫苗,连服 3 次,间隔 1 个月,冬春季服用,温开水送服	免疫期 3~5 年,4 岁加强 1 次
甲型肝炎减毒活疫苗	病毒/活	人工主动免疫	1 岁以上儿童,成人	上臂皮下注射,一次 1.0ml,注射过丙种球蛋白者,需 8 周后注射	保护期 4 年以上
甲型肝炎灭活疫苗	病毒/死	人工主动免疫	1 岁以上儿童,成人	1~18 岁 0.5ml,19 岁以上 1.0ml,三角肌	14 天产生保护性抗体,维持 1 年,在 6~12 个月加强免疫,可保护 20 年
乙型肝炎疫苗(重组酵母疫苗)	编码 HBsAg 的基因、酵母菌/抗原	人工主动免疫	新生儿及易感者	全程免疫:5~10μg 按 0、1、6 个月各肌内注射 1 次,新生儿首次应在生后 24 小时内注射,部位以三角肌为宜。HBsAg、HBeAg 均阳性母亲的新生儿首次须 10μg,并可先注射 HBIG 2~4 周后再开始 0、1、6 个月方案注射	全程免疫后抗体生成不佳者可再加强免疫 1 次,免疫期 5~9 年
乙型肝炎免疫球蛋白(HBIG)	免疫血清/抗体	人工被动免疫	HBsAg 阳性母亲(尤其 HBeAg 阳性)所产新生儿,医源性或意外受 HBsAg 阳性血污染者	新生儿生后 24 小时内和 2 个月龄各肌注 1 次,每次 1ml(100U),医源性污染后立即肌注 5ml	免疫期 2 个月
甲型流感疫苗	病毒/活	人工主动免疫	主要为健康成人	疫苗按 1∶5 生理盐水稀释后,每侧鼻孔喷入 0.25ml,稀释后 4 小时内用完	免疫期 6~10 个月

疫苗名称	疫苗来源与性质	免疫类型	接种对象	初种剂量与方法	免疫期与复种
流行性乙型脑炎疫苗	病毒/死	人工主动免疫	6个月～10岁	皮下注射2次,间隔7～10天,6～12个月龄每次0.25ml,1～6岁每次0.5ml,7～15岁每次1.0ml,16岁以上每次2.0ml	免疫期1年,以后每年加强注射1次
流行性出血热双价疫苗	病毒/死	人工主动免疫	流行区易感人群及其他高危人群	0、7、28天注射3次,每次1ml,高危人群6～12个月加强1针	免疫期2年
人用狂犬病疫苗	病毒/死	人工主动免疫	被狂犬或其他患狂犬病动物咬、抓伤及被患者唾液污染伤口者	于咬伤当天和3、7、14、30天各注射2.0ml,5岁以下1.0ml,2岁以下0.5ml,严重咬伤者可在注射疫苗前先注射抗狂犬病血清	免疫期3个月,全程免疫后3～6个月,再次被咬伤需加强注射2次,间隔1周,剂量同左,若超过6个月再被咬伤则需全程免疫
精制抗狂犬病血清	免疫血清/抗体	人工被动免疫	被患狂犬病的动物咬伤者	成人0.5～1.0ml/kg,儿童0.5～1.5ml/kg,半量肌注,半量伤口局部注射,愈早应用愈好	免疫期3周
卡介苗(BCG)	细菌/活	人工主动免疫	新生儿及结核菌素试验阴性的儿童	于出生后24～48小时内皮内注射0.1ml	免疫期5～10年
流脑A群多糖菌苗	细菌/死	人工主动免疫	15岁以下儿童及少年,流行区成人	皮下注射1次25～50µg	免疫期0.5～1年
炭疽菌苗	细菌/活	人工主动免疫	牧民、屠宰、兽医和皮毛加工人员	皮肤划痕法:滴2滴菌苗于上臂外侧,间距3～4cm,于其上划"井"字,痕长1～1.5cm,严禁注射	免疫期1年,需每年接种1次
钩端螺旋体菌苗(单价或多价)	螺旋体/死	人工主动免疫	流行区人群	间隔7～10天三角肌皮下注射2次,14～60岁0.5ml、1.0ml,7～13岁减半,1年后加强1针,剂量同第2针	接种后1个月产生免疫,维持1年
吸附精制破伤风类毒素	外毒素脱毒/类毒素	人工主动免疫	发生创伤机会较多的人群	全程免疫:第一年间隔4～8周肌内注射2次,第二年1次,剂量均为0.5ml	免疫期5～10年,每10年加强注射1次0.5ml

续表

疫苗名称	疫苗来源与性质	免疫类型	接种对象	初种剂量与方法	免疫期与复种
精制破伤风抗毒素	免疫血清/抗毒素	人工被动免疫	破伤风患者及创伤后有患破伤风危险的人	治疗:新生儿24小时内1次或分次肌注2万～10万U,余者不分年龄均为5万～20万U,肌内或静脉注射,以后视病情决定追加用量及间隔时间;预防:不分年龄均为1500～3000U/次,皮下或肌内注射,伤势严重者剂量加倍	免疫期3周
吸附精制白喉类毒素	外毒素脱毒/类毒素	人工主动免疫	6～12岁	皮下注射2次,每次0.5ml,间隔4～8周	免疫期3～5年,翌年加强1次0.5ml,以后每3～5年注射1次0.5ml
精制白喉抗毒素	免疫血清/抗毒素	人工被动免疫	白喉患者,密切接触又未受过白喉类毒素免疫者	治疗:依病情决定,3万～10万U肌内或静脉(滴)注射;预防:皮下或肌内注射1次1000～2000U,亦可同时与白喉类毒素0.5ml分两处注射	免疫期3年
百、白、破混合制剂(百日咳菌苗、白喉、破伤风类毒素)	细菌和毒素/死	免疫血清/抗毒素	人工被动免疫	全程免疫:第1年间隔4～8周肌内注射2次,第2年1次,剂量均为0.5ml	免疫期同单价制品,全程免疫后不再用百白破混合制剂,加强免疫用白破或百白二联制剂
多价精制气性坏疽抗毒素	免疫血清/抗毒素	人工被动免疫	受伤后有发生气性坏疽的可能者及气性坏疽者	治疗:3万～5万U静脉注射,同时,适量注于伤口周围组织内,以后视病情而定;预防:皮下或肌内注射1次1万U	免疫期3周
精制肉毒抗毒素	免疫血清/抗毒素	人工被动免疫	肉毒中毒或可疑有肉毒中毒者	治疗:1万～2万U肌内或静脉注射,以后视病情决定;预防:1000～2000U皮下或肌内注射1次	免疫期3周

续表

疫苗名称	疫苗来源与性质	免疫类型	接种对象	初种剂量与方法	免疫期与复种
人丙种球蛋白	血清/球蛋白	人工被动免疫	丙种球蛋白缺乏症患者，麻疹或甲型肝炎密切接触者	治疗：丙种球蛋白缺乏症，每次肌注 0.5ml/kg；预防麻疹 0.05～0.15ml/kg 1 次肌注（不超过 6ml）；预防甲型肝炎：儿童 0.05～0.1ml/kg 1 次肌注，成人为 3ml	免疫期 3 周

注：预防接种制剂由于生产厂家不同，剂型和剂量可有不同，使用方法可以与表中所列不一致，此时以制剂说明书使用方法为准

（李水仙）

附录十一　生物安全、医院内相关科室感染及监测

一、生　物　安　全

广义的生物安全是指由现代生物技术开发和应用所能造成的对生态环境和人体健康产生的潜在威胁及对其所采取的一系列有效预防和控制措施。涉及能致病的生物因子、病原体、生物气溶胶、生物战和生物恐怖、实验室相关感染、医院感染、突发公共卫生事件等。

病原生物实验室研究的对象是病原微生物，如果在管理和操作病原体中一旦有所疏漏或错误就会发生实验室感染，造成威胁，进而可能造成病原体扩散或传染病的流行。

我国于 2004 年 10 月 1 日国家质量监督检验检疫总局与国家标准化管理委员会联合发布了《实验室生物安全通用要求》（GB19489—2004）。2004 年 11 月 12 日，由国务院（第 424 号令）公布施行了《病原微生物实验室生物安全管理条例》。

这些"标准"、"法规"的出台与实施，标志着我国病原微生物实验室的管理工作步入了法制化轨道，对我国实验室安全管理、公共卫生体系建设具有里程碑意义。

二、病原微生物的分类

根据病原微生物的传染性、感染后对个体或群体的危害程度，可将病原微生物分为四类，见附表 11-1。

附表 11-1　病原微生物的分类

分类	危害程度	主要病原微生物
第一类	指能够引起人类或动物非常严重疾病的微生物，包括我国尚未发现或已宣布消灭的微生物。属于高致病性微生物	如天花病毒、类天花病毒、克里米亚-刚果出血热病毒（新疆出血热病毒）、埃博拉病毒、猴痘病毒等 29 种病原体

续表

分类	危害程度	主要病原微生物
第二类	指能够引起人类或动物严重疾病,比较容易直接或间接在人与人、动物与人、动物与动物间传播的微生物。属于高致病性微生物	如肾综合征出血热病毒、高致病性禽流感病毒、HIV、乙型脑炎病毒、脊髓灰质炎病毒、狂犬病病毒、SARS冠状病毒、西尼罗河病毒、炭疽芽胞杆菌、布鲁菌、结核分枝杆菌、霍乱弧菌、鼠疫耶尔森菌等70种病原体
第三类	指能够引起人类或动物疾病,但一般情况下对人、动物或环境不构成严重危害,传播风险有限,实验室感染后很少引起严重疾病,并具备有效防治措施的微生物	如百日咳鲍特菌、破伤风梭菌、致病性大肠埃希菌、脑膜炎奈瑟菌、伤寒沙门菌、志贺菌属、葡萄球菌、弯曲菌、腺病毒、其他肠道病毒、鼻病毒、登革病毒、肝炎病毒、风疹病毒、疱疹病毒、流感病毒、伯氏疏螺旋体、白假丝酵母菌等275种病原体
第四类	指通常情况下不会引起人类或动物疾病的微生物	如小鼠白血病病毒、豚鼠疱疹病毒等病原体

三、医疗感染性废弃物的处理

医疗废弃物的处理也属于生物安全的一个重要环节。医疗废弃物是指医疗卫生机构在诊疗、护理、预防、保健以及其他相关活动中产生的具有直接或间接感染性、毒性以及其他危害性的废弃物。其可分为化学废弃物、感染性废弃物和放射性废弃物。废弃物的处理应按照国家、地区或地方的相关要求进行。在实验室内,废弃物最终的处理方式与其污染的情况是密切相关的。其处理的首要原则是所有感染性材料必须在实验室内清除污染,一般采用化学消毒和高压灭菌等方式。利器(包括针头、小刀、金属和玻璃等)应直接放置于锐器收集容器内,不得对废弃针头等锐器进行折弯、折断、回盖等处理,以免造成锐器伤所致的院内感染。锐器伤是导致卫生人员发生血源性传播疾病(HBV、HCV、HIV等)的最主要的职业危险因素,且护士是医院内发生率最高的职业群体。

四、生物安全与工作行为

在临床诊疗、护理工作的过程中,强化生物安全,树立无菌操作的理念,严守无菌操作工作行为是防止交叉感染、医源性感染及环境感染的重要保障。安全防护是医务工作者必备的知识与技能,安全防护就是通过防护工具来避免工作人员暴露于气溶胶、喷溅物以及意外接触等危险。工作中主要的安全防护用具有工作服、面罩、手套以及鞋等。养成良好的个人防护意识也是生物安全防护的重要一环。规范个人行为,在工作区,不要吸烟、饮食、处理隐形眼镜、使用化妆品、存放食品等。在工作时必须穿工作服,在结束工作时要脱下工作服并及时洗手。在给患者抽血时,应戴手套。如果手套破损、刺破或失去其屏障功能则应立即更换。工作结束时,除去手套并洗手,洗手时应严格遵守洗手的规程。不要清洗或重复使用一次性手套。在处理生物材料时,穿着适用的防护服。用完防护服要消毒灭菌后再洗涤。工作用鞋要防水、防滑、耐扎、舒适、可有效保护脚部。在工作时,如果发生微生物或有害物质溅出,要佩戴防护眼睛。

五、医院感染相关科室及监测

医院感染科的工作任务是对可能发生医院感染的各临床科室及医技科室进行监测。护理工作是医院各临床科室工作的重要组成部分,其工作质量好坏也是影响到科室的感染的原因之一,医院感染的几率以手术室、重症监护病房、新生儿室、中心供应室等多见,危急程度重的患者和波及范围广的科室为主要监测对象。其感染监测的内容主要包括病原体、易感人群、媒介因素和环境等的监测。

(一) 监测环境的重点科室

1. 手术室 手术室应严格按照无菌要求进行各种操作,以保证手术的安全。倘若其空气中有细菌,可直接沉降在手术切口、医务人员的手或手术器械上,将会引起切口感染。

2. 重症监护病房 监护病房的患者免疫力低下,病情严重,发生感染的机会更大,即使少量细菌也会导致患者的局部、呼吸道、泌尿道等感染,甚至更严重的脓毒血症。

3. 中心供应室 其负责提供全院的无菌器材和医疗用品,同时还要对大量污染的循环使用的器材进行消毒灭菌。因此,要保证无菌器材的质量、安全,就必须建立一套严格的消毒灭菌的管理制度和监测手段,同时工作人员也要有严格的无菌观念。

4. 血液透析室及血库 血液透析室周围环境常有血液污染,接受血液透析的患者机体免疫力低下,非常容易发生感染。此处也是肝炎病毒等血源性传播的重点区域,医务人员常有较大感染的危险,所以定期进行采样监测是必需的工作计划。通过输注污染的血液也可导致严重的感染。

5. 新生儿室 新生儿对感染性疾病有高度的敏感性,例如孕妇产前检查时所携带的病毒及阴道的 B 群链球菌常为医院感染的重要感染源,因此必须加强新生儿室的管理和监测,保证新生儿免受感染。

6. 临床注射治疗室和实验室 这些科室是直接为患者提供诊治的场所,来往人员较多,因此由空气中的细菌造成污染的几率非常高,所以定期进行环境采样监测和严格执行无菌操作,才能避免患者发生医院感染。

(二) 空气中细菌含量的监测

空气监测常用的方法是平皿沉降法。其就是:将 5 个普通琼脂培养基或血琼脂培养,分别置于室内空间同一平面 5 个不同的点(室内 4 个角及中央),打开平皿盖,让平皿暴露 15 分钟后盖上平皿盖,置于 35~37℃温箱中孵育,次日观察平皿菌落,计数 5 个平皿生长菌落总数,根据 100cm² 培养基中降落细菌总数相当于 10L 空气中所含细菌数而计算 1m³ 空气中的细菌数。

根据卫生部标准要求,普通手术室、产房、婴儿室等空气中细菌总数不得超过 500CFU/m³。

(三) 物体表面污染菌的监测

各科室(手术室、新生儿病房、ICU 等)物体表面细菌引起的污染与空气不同,其特点为不均污染,所以在采样时应注意:①样本来源:采样标本要有代表性,需将物体表面分为污染、半污染和清洁三个区进行采样;②样本数量:采集的标本数量要大,因为评价污染状况是以污染率为考核指标,标本量的大小与可信性呈正相关。

物体表面采样方法有棉拭子采样法和压印法,前者较常用。棉拭子采样就是用 5cm× 5cm 的正方形无菌规格板放于物体(台面、地板、墙壁等)表面,用浸湿无菌生理盐水的棉拭子在规格板内来回涂抹 10 次,将已采样的棉拭子放入盛有定量的无菌生理盐水试管中后送检。

卫生部标准要求各类病房物体的细菌数不得超过 8CFU/cm²（CFU：菌落形成单位）。

（四）医务人员手部细菌的监测

医务人员的手常直接或间接地接触患者或污染品，在医院感染传播中有着非常重要的作用。监测手部细菌的目的是为了解手部细菌的污染情况和评价手的清洁和消毒效果。

手部细菌监测采样部位是右手每个手指屈面，用生理盐水浸湿的棉拭子往返涂抹一次，然后将采样后的棉拭子放于含有 10ml 无菌生理盐水的试管中送检。卫生部的医院感染标准是医务人员手部细菌数不得超过 8CFU/cm²。

（五）医院环境细菌污染监测

医院环境污染的监测主要是对重点场所或有选择的环境监测。我国对医院环境细菌监测控制标准见附表 11-2。

附表 11-2　医院环境细菌监测控制标准

监测对象	细菌菌落总数
门诊候诊室（空气）	＜4000CFU/m³
手术室、产房、婴儿室（空气）	＜500CFU/m³
病房物面、医护人员手	＜8CFU/cm²
婴儿室、儿科病房物面、食具和医护人员手	不得检出沙门菌
消毒后医疗用品	不得检出病原微生物
灭菌后医疗用品	不得检出病原微生物

此外，医院感染监测还需对化学消毒剂（碘伏、75％乙醇、消毒液等）及其消毒效果、紫外线杀毒效果及压力蒸汽灭菌效果等进行监测。

监测的目的是防制，因此，建立健全的规章制度、娴熟的专业技能及崇高的职业道德是规避院内感染的重要保障。同时，通过教育、管理、监控、干预等亦是有效措施。卫生行政与感染控制部门应对医院中这一常见的职业伤害给予足够的重视，以确保医护工作者在安全的环境中工作，患者在安全的环境中医疗。

（李智山）

附录十二　临床病原生物检查标本的采集、送检及注意事项

一、病原检查标本采集的基本要求

1. 明确检查目的　认真核对检验单上的患者姓名、性别、年龄、床位及要求标本的类型、来源、临床诊断等，确保有目的检查，查出病原，对早诊、早报、早治和预防隔离有着十分重要的意义。

2. 规范操作程序　在采集血液、脑脊液或穿刺液标本时，应严格无菌操作，以避免杂菌污染。粪便、肛拭子或咽拭子标本采集虽无需严格无菌操作，同样要注意避免杂菌污染。

3. 采集的部位与时间　根据不同标本的检查要求，应选择合适的部位与时间，尽量在

使用抗菌、抗寄生虫药物之前采集。

4. 盛放标本的容器　血液、脑脊液等无菌标本采集后，必须放置在无菌容器内，其他标本亦尽量用无菌容器盛放且不能混有消毒剂。

5. 标本的送检　病原检查结果的可靠性与标本采集方法、送检时间有密切关系：①时间和方法：标本采集后须注意并核对患者的姓名、年龄、采样的日期、病房、床位，并立即送检。如不能及时送检，可将标本放入培养基或保存液中保存运送；部分标本可放在 4℃ 保存运送；特殊病原（如脑膜炎奈瑟菌或淋病奈瑟菌）需要在 35～37℃ 保温送检；溶组织内阿米巴滋养体、阴道毛滴虫要立即送检，若室温较低，滋养体失去活力，影响检查结果。②安全防护：由于许多标本含有病原生物，在采集、送检标本过程中，必须注意防止污染环境、导致传播或自身感染。

二、血液和骨髓标本的采集、送检及注意事项

1. 采血时间　①采血培养应该尽量在使用抗菌药之前进行，在 24 小时内采集 2～3 份血培养（一次静脉采血注入到多个培养瓶中应视为单份血培养）。对间歇性寒战或发热，应在寒战或体温高峰到来之前 0.5～1 小时采集血液，或于寒战或发热后 1 小时进行。特殊的全身性和局部感染患者采血培养的建议：可疑急性原发性菌血症、真菌菌血症、脑膜炎、骨髓炎、关节炎或肺炎，应在不同部位采集 2～3 份血标本。不明原因发热（如隐性脓肿）、伤寒热和波浪热，先采集 2～3 份血标本，24～36 小时后估计体温升高之前（通常在下午）再采集 2 份以上。可疑菌血症或真菌菌血症，但血培养持续阴性，应改变血培养方法，以获得罕见的或苛养的微生物。可疑细菌性心内膜炎，在 1～2 小时内采集 3 份血标本，如果 24 小时后阴性，再采集 3 份以上的血标本。入院前 2 周内接受抗菌药物治疗的患者，连续 3 天，每天采集 2 份。②寄生虫标本采集：采集时间原则上亦选择在应用抗寄生虫药之前，但有些需服抗寄生虫药，如丝虫检查方法之一，乙胺嗪白天诱出法。班氏微丝蚴采血时间应在晚上 10 时至次晨 2 时，马来微丝蚴晚上 8 时至次晨 4 时采外周血。间日疟、三日疟应选择发作后数小时至 10 余小时内采外周血为宜。恶性疟则在发作时就可采血检查，但最佳时间应在发作后 20 小时左右。

2. 采血部位及皮肤消毒程序　①采血部位：通常从肘正中静脉采集，亚急性细菌性心内膜炎等病则以肘部动脉或股动脉采血为宜。丝虫病、疟疾常采耳垂或手指血，婴儿疟疾宜在足跟部采血。②皮肤消毒程序：首先 75％乙醇擦拭静脉穿刺部位待 60 秒。再用 1％～2％碘酊作用 30 秒或 10％碘附 60 秒，从穿刺点向外画圈消毒，至消毒区域直径达 3cm 以上。最后 75％乙醇脱碘。对碘过敏的患者，用 75％乙醇消毒 60 秒，待乙醇挥发干燥后采血。③培养瓶消毒程序：先用 75％乙醇擦拭血培养瓶橡皮塞，作用 60 秒。再用无菌纱布或无菌棉签清除橡皮塞表面残余乙醇，然后注入血液。④静脉穿刺和培养瓶接种程序：在穿刺前或穿刺期间，为防止静脉滑动，可戴乳胶手套固定静脉（不可接触穿刺点）。然后用注射器无菌穿刺取血后，勿换针头（如果行第 2 次穿刺，应换针头）直接注入血培养瓶。血标本接种到培养瓶后，轻轻颠倒混匀以防血液凝固。立即送检，切勿冷藏。

3. 采血量　血培养必须严格无菌操作，以培养液体积的 1/10 为宜，成人采血量是 16～20ml，每次血培养至少应采集一套（一瓶需氧培养、一瓶厌氧培养），先注入需氧再注入厌氧瓶。儿童 2～5ml，新生儿尽量采集。血液和肉汤之比为 1∶5～1∶10。

采集的血液应立即注入含肉汤培养瓶内，并迅速轻摇，使之充分混合，防止血液凝固。

丝虫厚血膜法取 3 大滴血于干净的载玻片中央,疟疾薄血膜取血 1 小滴,并立即推片,班氏微丝蚴、马来微丝蚴浓集法检查需采静脉血 2ml。

4. 骨髓采集　①对怀疑患有细菌性骨髓炎的患者,应在严格消毒后抽取骨髓 1ml 进行培养;②杜氏利什曼原虫的无鞭毛体检查可采用髂前上棘穿刺法、棘突穿刺法。

5. 安全采集　必须注意在采集标本过程中避免注射器针头等锐器对采样人员的刺伤,以免造成感染。尤其是通过血液传播的疾病,如乙型肝炎、丙型肝炎和 AIDS 等。

三、尿液标本采集、送检及注意事项

1. 中段尿采集法　必须严格无菌操作,弃去前段尿,取中段尿 10～20ml 于无菌容器内。

2. 肾盂尿采集法　可用导尿管采集肾盂尿,该法为确定菌尿是否来自肾脏。

3. 膀胱穿刺尿采集法　无菌操作,以无菌注射器作膀胱穿刺。该法主要用于厌氧菌的培养。

4. 结核分枝杆菌检查法　用一洁净容器取 24 小时尿。

5. 寄生虫检查　离心沉淀法取尿液 3～5ml,置离心管内离心后,取沉渣镜检。

6. 注意事项　正常人的尿液通常是无菌的,但在外尿道,尤其是接触体表部分(即体表与体表相通的腔道口),可有正常菌群的存在,在采集尿液标本时,必须严格无菌操作,防止污染。导尿虽然可以减少污染,但多次重复导尿可造成逆行感染。故多采用中段尿培养。

四、粪便标本的采集、送检及注意事项

1. 自然排便采集法　挑取有脓血、黏液部分的粪便 2～3g 或液状粪便取絮状物 1～2ml,置于无菌广口瓶、蜡纸盒中或置于保存液、增菌液中送检。志贺菌检验标本常用甘油缓冲液盐水送检。霍乱弧菌检验标本常用碱性蛋白胨水送检。结核分枝杆菌培养可取 3～5g 粪便。寄生虫粪检量一般为 5～10g,若自然沉淀法、尼龙袋集卵和血吸虫毛蚴孵化,则粪检量在 30g 以上。

2. 直肠拭子采集法　对不易获得粪便或排便困难的患者及幼儿,可用直肠拭子法。先将拭子前端用无菌甘油盐水湿润,然后插入肛门 4～5cm,幼儿 2～3cm 处,轻轻在直肠内旋转,擦取直肠表面黏液后取出,置入无菌试管或保存液中送检。

3. 注意事项　送检粪便要新鲜,盛标本的容器要求清洁、干燥、密封,防止水、尿、药品污染,送检过程中应避免污染环境。标本要及时送检,如溶组织内阿米巴滋养体宜在粪便排出后 30 分钟进行。

五、呼吸道标本的采集、送检及注意事项

1. 自然咳痰法　以晨痰为佳,采集标本前应用清水、冷开水漱口或牙刷清洁口腔和牙齿,有义齿者应取下义齿。尽可能在用抗菌药物之前采集标本。用力咳出呼吸道深部的痰,痰液直接吐入无菌、清洁、干燥、不渗漏、不吸水的广口带盖的容器中,标本量应≥1ml。咳痰困难者可用雾化吸入加温至 45℃的 100g/L NaCl 水溶液,使痰液易于排出。标本应尽快送检,不能及时送检的标本室温保存≤2 小时。

2. 介入采集法　介入采集法主要有支气管镜采集法、防污染毛刷采集法、环甲膜穿刺经气管吸引法、经胸壁针穿刺吸引法及支气管肺泡灌洗法等,均需按相应操作规程采集,且

必须注意采集标本时,尽可能避免定植在咽喉部的"正常菌群"污染。

3. 小儿取痰法　用压舌板向后压舌,将拭子伸入咽部,小儿经压舌刺激咳嗽时,可喷出肺部或气管分泌物粘在拭子上送检。幼儿还可用手指轻叩胸骨柄上方,以诱发咳痰。

4. 注意事项　痰液标本以晨痰为佳,咳前需充分漱口,采取的痰液必须是肺部深部的痰液,不应混有唾液。标本采集后应及时送检。寄生虫检查标本应注意保温,以免影响检出结果。结核分枝杆菌或真菌培养的痰液标本如不能及时送检,应放置 4℃冰箱保存;结核分枝杆菌检查,收集 24 小时痰液为宜。

(李智山)

病原生物与免疫学教学大纲（参考）

（供五年一贯制护理专业用）

一、课 程 任 务

病原生物与免疫学是护理专业的一门必修医学基础课,内容包括免疫学基础、医学微生物和人体寄生虫三部分。通过学习,学生能够掌握免疫学基本知识、基本理论及病原生物（医学微生物、人体寄生虫）的主要生物学特性、致病性,熟悉临床常见超敏反应和感染性疾病的致病机制,了解感染性疾病的实验室诊断方法、所致疾病传播和流行特点及防治原则。为学好护理专业相关基础课程（药理学、病理学等）及后续专业核心课程,奠定必备的基础。

二、课 程 目 标

1. 掌握重要的免疫基本理论与知识。

2. 熟悉临床常见超敏反应、免疫学诊断、预防及治疗。

3. 掌握常见病原微生物和人体寄生虫的主要生物学特征、致病性,为感染性疾病护理和预防奠定必备的基础。

4. 学会应用病原生物与免疫学理论与知识,正确、及时地采送实验诊断标本,以保证检验结果的正确性和可信性。

5. 熟练掌握无菌操作技术。

6. 具有生物安全意识,强化在护理工作中防止院内感染的理念。

7. 具有实事求是、严谨踏实的工作作风和敬畏生命、爱岗敬业的职业精神。

三、教学时间分配

教学内容	学时		
	理论	实践	总学时
1. 免疫学概述	1		1
2. 抗原	2		2
3. 免疫球蛋白	2		2
4. 补体系统	2		2
5. 免疫系统	2	1	3
6. 主要组织相容性复合体	1		1

续表

教学内容	学时		
	理论	实践	总学时
7. 免疫应答	2		2
8. 抗感染免疫	1		1
9. 超敏反应	3		3
10. 免疫学应用	2	1	3
11. 微生物概述	1		1
12. 细菌的形态与结构	2	2	4
13. 细菌的生长繁殖与代谢	1	2	3
14. 细菌的分布与消毒灭菌	2	2	4
15. 细菌的遗传与变异	1		1
16. 细菌的致病性与感染	3		3
17. 球菌	2	2	4
18. 肠道杆菌	2	2	4
19. 厌氧性细菌	1		1
20. 分枝杆菌属	1		1
21. 其他细菌	1		1
22. 其他原核细胞型微生物	1		1
23. 真菌	1		1
24. 病毒的基本性状	1		1
25. 病毒的感染与免疫	0.5		0.5
26. 病毒感染的检查方法与防治原则	0.5		0.5
27. 呼吸道病毒	0.5		0.5
28. 肠道病毒	0.5		0.5
29. 肝炎病毒	2		2
30. 虫媒病毒	0.5		0.5
31. 疱疹病毒	0.5		0.5
32. 反转录病毒	0.5		0.5
33. 其他病毒及朊粒	0.5		0.5
34. 人体寄生虫概述	2		2
35. 消化道蠕虫	3	1	4
36. 血液和组织蠕虫	2	0.5	2.5
37. 腔道原虫	1	0.5	1.5
38. 血液和组织原虫	1	1	2
39. 医学节肢动物	2	1	3
合　计	55	16	71 机动 1

四、教学内容和要求

单元	教学内容	教学要求	教学活动参考	参考学时 理论	参考学时 实践
一、免疫学概述	(一)免疫的概念	掌握	理论讲授	1	
	(二)免疫的功能	掌握	多媒体演示		
	(三)免疫在医学中的作用	熟悉	讨论		
二、抗原	(一)抗原的概念、特性和分类		理论讲授	2	
	1. 抗原的概念和特性	掌握	多媒体演示		
	2. 抗原的分类	了解	讨论		
	(二)决定抗原免疫原性的条件		自学		
	1. 异物性	熟悉			
	2. 抗原分子的理化特性	了解			
	3. 宿主方面的因素	了解			
	4. 免疫方法的影响	了解			
	(三)抗原的特异性与交叉反应				
	1. 抗原的特异性	熟悉			
	2. 交叉反应	熟悉			
	(四)医学上重要的抗原物质				
	1. 病原微生物	掌握			
	2. 细菌的外毒素和类毒素	掌握			
	3. 动物免疫血清	掌握			
	4. 异嗜性抗原	熟悉			
	5. 同种异型抗原	熟悉			
	6. 自身抗原	熟悉			
	7. 肿瘤抗原	熟悉			
三、免疫球蛋白	(一)抗体和免疫球蛋白的概念	掌握	理论讲授	2	
	(二)免疫球蛋白的分子结构		多媒体演示		
	1. 免疫球蛋白的基本结构	熟悉	讨论		
	2. 免疫球蛋白的其他成分	了解	自学		
	3. 免疫球蛋白的分类	熟悉			
	4. 免疫球蛋白的功能区	熟悉			
	5. 免疫球蛋白的水解片段	熟悉			
	(三)免疫球蛋白的生物学活性				
	1. 特异性结合抗原	掌握			

续表

单元	教学内容	教学要求	教学活动参考	参考学时 理论	参考学时 实践
	2. 激活补体	掌握			
	3. 结合 Fc 受体	掌握			
	4. 通过胎盘和黏膜	掌握			
	(四)五类免疫球蛋白的特性与功能				
	1. IgG	掌握			
	2. IgM	掌握			
	3. IgA	掌握			
	4. IgD	了解			
	5. IgE	掌握			
	(五)人工制备抗体的类型	掌握			
	1. 多克隆抗体	了解			
	2. 单克隆抗体	熟悉			
	3. 基因工程抗体	了解			
四、补体系统	(一)补体系统的组成与性质		理论讲授	2	
	1. 补体系统的组成与命名	熟悉	多媒体演示		
	2. 补体的来源和理化性质	了解	讨论		
	(二)补体系统的激活与调节		自学		
	1. 经典激活途径	熟悉			
	2. 旁路激活途径	熟悉			
	3. MBL 激活途径	熟悉			
	4. 补体激活途径的调节	了解			
	(三)补体系统的生物学功能				
	1. 溶解细胞作用	掌握			
	2. 调理作用	掌握			
	3. 过敏毒素作用及趋化作用	掌握			
	4. 清除免疫复合物	掌握			
	5. 免疫调节作用	掌握			
五、免疫系统	(一)免疫器官		理论讲授	2	1
	1. 中枢免疫器官	熟悉	多媒体演示		
	2. 外周免疫器官	熟悉	讨论		
	(二)免疫细胞		自学		
	1. T 细胞	掌握			
	2. B 细胞	掌握			

续表

单元	教学内容	教学要求	教学活动参考	参考学时	
				理论	实践
	3. 自然杀伤细胞	熟悉			
	4. 抗原呈递细胞	掌握			
	(三)细胞因子				
	1. 细胞因子的概念	熟悉			
	2. 细胞因子的作用特点				
	3. 细胞因子的分类	了解			
	4. 细胞因子的生物学作用	了解			
六、主要组织相容性复合体	(一)主要组织相容性复合体的概念及基因结构		理论讲授	1	
	1. 主要组织相容性复合体的概念	熟悉	多媒体演示		
	2. HLA 复合体的基因结构	熟悉	讨论		
	3. HLA 复合体的多态性与单倍型遗传	了解	自学		
	(二)HLA 分子的结构、分布与功能				
	1. HLA 分子的结构	了解			
	2. HLA 分子的分布	熟悉			
	3. HLA 分子的功能	熟悉			
	(三)HLA 在医学上的意义				
	1. HLA 与器官移植	了解			
	2. HLA 分子的异常表达和临床疾病	了解			
	3. HLA 与疾病关联	了解			
	4. HLA 与法医学的关系	了解			
七、免疫应答	(一)免疫应答的概念、类型、过程及特点		理论讲授	2	
	1. 免疫应答的概念	掌握	多媒体演示		
	2. 免疫应答的类型	掌握	讨论		
	3. 免疫应答的基本过程	掌握	自学		
	4. 免疫应答的主要特点	掌握			
	(二)T 细胞介导的细胞免疫应答				
	1. 抗原呈递和识别阶段	熟悉			
	2. 活化、增殖和分化阶段	熟悉			
	3. 效应阶段	熟悉			
	(三)B 细胞介导的体液免疫应答				

单元	教学内容	教学要求	教学活动参考	参考学时 理论	参考学时 实践
	1. B细胞对TD抗原的免疫应答	掌握			
	2. B细胞对TI抗原的免疫应答	了解			
	3. 抗体产生的一般规律	掌握			
八、抗感染免疫	（一）概述		理论讲授	1	
	1. 先天免疫	掌握	多媒体演示		
	2. 获得性免疫	掌握	讨论		
	（二）固有免疫应答的抗感染免疫作用	熟悉	自学		
	（三）适应性免疫应答的抗感染免疫作用	熟悉			
九、超敏反应	（一）Ⅰ型超敏反应		理论讲授	3	
	1. 变应原	掌握	多媒体演示		
	2. 发生机制	掌握	讨论		
	3. 临床常见的Ⅰ型超敏反应性疾病	掌握	自学		
	（二）Ⅱ型超敏反应				
	1. 发生机制	熟悉			
	2. 临床常见的Ⅱ型超敏反应性疾病	熟悉			
	（三）Ⅲ型超敏反应				
	1. 发生机制	熟悉			
	2. 临床常见的Ⅲ型超敏反应性疾病	熟悉			
	（四）Ⅳ型超敏反应				
	1. 发生机制	熟悉			
	2. 临床常见的Ⅳ型超敏反应性疾病	熟悉			
	（五）四型超敏反应的比较	熟悉			
	（六）超敏反应的防治原则				
	1. 查明变应原并避免接触	掌握			
	2. 特异性脱敏疗法和减敏疗法	掌握			
	3. 药物防治	熟悉			
十、免疫学应用	（一）免疫学诊断		理论讲授	2	1
	1. 抗原抗体的检测	熟悉	多媒体演示		
	2. 细胞免疫的检测	了解	讨论		
	（二）免疫学预防		自学		
	1. 人工主动免疫	掌握			

单元	教学内容	教学要求	教学活动参考	参考学时	
				理论	实践
	2. 人工被动免疫	掌握			
	3. 过继免疫	了解			
	4. 计划免疫	掌握			
	(三)免疫学治疗				
	1. 分子治疗	了解			
	2. 细胞治疗	了解			
	3. 生物应答调节剂治疗	了解			
	4. 免疫抑制剂治疗	了解			
	实验1 免疫系统、抗原抗体反应及常用生物制品	学会	技能实践(操作与示教、结果与分析)		2
十一、微生物概述	(一)微生物概念及分类	掌握	理论讲授	1	
	(二)微生物与人类的关系	了解	多媒体演示		
	(三)医学微生物学及其研究成果	了解	讨论 自学		
十二、细菌的形态与结构	(一)细菌的大小和形态		理论讲授	2	2
	1. 细菌的大小	掌握	多媒体演示		
	2. 细菌的形态	掌握	讨论		
	(二)细菌的结构		自学		
	1. 基本结构 细胞壁	掌握			
	细胞膜	熟悉			
	细胞质(质粒、核糖体)	掌握			
	核质	熟悉			
	2. 细菌的特殊结构(荚膜、鞭毛、菌毛、芽胞)	掌握			
	(三)细菌的形态检查方法				
	1. 不染色标本检查法	了解			
	2. 染色标本检查法	熟悉			
	实验2 细菌形态、结构与形态检查方法	学会	技能实践(操作与示教、结果与分析)		2
十三、细菌的生长繁殖与代谢	(一)细菌的生长繁殖		理论讲授	1	2

单元	教学内容	教学要求	教学活动参考	参考学时 理论	参考学时 实践
	1. 细菌生长繁殖的条件	掌握	多媒体演示		
	2. 细菌生长繁殖的规律	熟悉	讨论		
	(二)细菌的人工培养		自学		
	1. 培养基	了解			
	2. 细菌在培养基中的生长现象	熟悉			
	3. 人工培养细菌的意义	熟悉			
	(三)细菌的代谢产物及意义				
	1. 细菌的分解代谢产物及其意义	了解			
	2. 细菌的合成代谢产物及其意义	掌握			
	实验 3 细菌分布与细菌的人工培养	学会	技能实践（操作与示教、结果与分析）		1
十四、细菌的分布与消毒灭菌	(一)细菌的分布		理论讲授	2	2
	1. 细菌在自然界的分布	熟悉	多媒体演示		
	2. 细菌在正常人体的分布	熟悉	讨论		
	(二)消毒与灭菌				
	1. 基本概念	掌握			
	2. 物理消毒灭菌法	掌握			
	3. 化学消毒灭菌法	掌握			
	实验 4 外界因素对细菌的影响	熟练掌握	技能实践（操作与示教、结果与分析）		2
十五、细菌的遗传与变异	(一)细菌的变异现象		理论讲授	1	
	1. 形态与结构的变异	了解	多媒体演示		
	2. 菌落变异	了解	讨论		
	3. 毒力变异	熟悉	自学		
	4. 耐药性变异	熟悉			
	(二)细菌遗传变异的物质基础				
	1. 细菌染色体	了解			
	2. 质粒	熟悉			
	3. 噬菌体	了解			

单元	教学内容	教学要求	教学活动参考	参考学时 理论	参考学时 实践
	(三)细菌变异的机制				
	1. 基因突变	了解			
	2. 基因转移与重组	了解			
	(四)细菌遗传变异在医学上的实际意义				
	1. 在诊断疾病方面的意义	掌握			
	2. 在治疗疾病方面的意义	掌握			
	3. 在预防疾病方面的意义	掌握			
	4. 在基因工程方面的意义	了解			
	(五)细菌的耐药性与防制				
	1. 抗菌药物的种类及其作用机制	了解			
	2. 细菌的耐药机制	了解			
	3. 细菌耐药性的防制原则	熟悉			
十六、细菌的致病性与感染	(一)细菌的致病性		理论讲授	3	
	1. 细菌的毒力	掌握	多媒体演示		
	2. 细菌的侵入数量	熟悉	讨论		
	3. 细菌的侵入途径	掌握	自学		
	(二)感染的来源与类型				
	1. 感染的来源	掌握			
	2. 感染的类型	掌握			
	(三)医院感染				
	1. 医院感染的概念、分类	掌握			
	2. 医院感染常见的病原体、特点及传播途径	熟悉			
	3. 常见的医院感染及诱发因素	掌握			
	4. 医院感染的预防与防控	熟悉			
十七、球菌	(一)葡萄球菌属　生物学性状、致病性	掌握	理论讲授	2	2
	实验室检查	熟悉	多媒体演示		
	防治原则	了解	讨论		
	(二)链球菌属				
	1. 链球菌　生物学性状、致病性与免疫性	掌握	自学		

续表

单元	教学内容	教学要求	教学活动参考	参考学时	
				理论	实践
	实验室检查	熟悉			
	防治原则	了解			
	2. 肺炎链球菌　生物学性状、致病性	熟悉			
	(三)奈瑟菌属				
	1. 脑膜炎奈瑟菌　生物学性状、致病性、标本采集与送检	掌握			
	2. 淋病奈瑟菌　生物学性状、致病性、标本采集与送检	掌握			
	实验5　化脓性球菌	学会	技能实践（操作与示教、结果与分析）		2
十八、肠道杆菌	(一)埃希菌属　生物学性状、致病性	掌握	理论讲授	2	2
	实验室检查	熟悉	多媒体演示		
	防治原则	了解	讨论		
	(二)志贺菌属　生物学性状、致病性	掌握	自学		
	实验室检查	熟悉			
	防治原则	了解			
	(三)沙门菌属　生物学性状、致病性	掌握			
	实验室检查	熟悉			
	防治原则	了解			
	(四)其他菌属				
	1. 变形杆菌属	了解			
	2. 克雷伯菌属	了解			
	实验6　肠道杆菌	学会	技能实践（操作与示教、结果与分析）		2
十九、厌氧性细菌	(一)厌氧芽胞梭菌		理论讲授	1	
	1. 破伤风梭菌	掌握	多媒体演示		
	2. 产气荚膜梭菌	熟悉	讨论		
	3. 肉毒梭菌	熟悉	自学		
	(二)无芽胞厌氧菌				
	1. 生物学性状	了解			

续表

单元	教学内容	教学要求	教学活动参考	参考学时	
				理论	实践
	2. 致病性	熟悉			
	3. 实验室检查	了解			
	4. 防治原则	了解			
二十、分枝杆菌属	(一)结核分枝杆菌		理论讲授	1	
	1. 生物学性状	掌握	多媒体演示		
	2. 致病性与免疫性	掌握			
	3. 实验室检查	熟悉	讨论		
	4. 防治原则	熟悉	自学		
	(二)非典型分枝杆菌	了解			
	(三)麻风分枝杆菌	了解			
二十一、其他细菌	(一)其他革兰阴性菌		理论讲授	1	
	1. 铜绿假单胞菌	掌握	多媒体演示		
	2. 流感嗜血杆菌	熟悉	讨论		
	3. 百日咳鲍特菌	了解	自学		
	4. 军团菌属	了解			
	5. 布鲁菌属	了解			
	(二)其他革兰阳性菌				
	1. 白喉棒状杆菌	熟悉			
	2. 炭疽芽胞杆菌	熟悉			
	3. 放线菌	了解			
	(三)弧菌属与弯曲菌属				
	1. 霍乱弧菌	熟悉			
	2. 副溶血性弧菌	了解			
	3. 弯曲菌属	了解			
二十二、其他原核细胞型微生物	(一)支原体　生物学性状、致病性	熟悉	理论讲授	1	
	(二)立克次体　生物学性状、致病性	熟悉	多媒体演示		
	(三)衣原体　生物学性状、致病性		讨论		
	(四)螺旋体		自学		
	1. 钩端螺旋体　生物学性状、致病性	熟悉			
	2. 梅毒螺旋体　生物学性状、致病性	熟悉			
	3. 其他螺旋体	了解			
二十三、真菌	(一)概述	熟悉	理论讲授	2	

续表

单元	教学内容	教学要求	教学活动参考	参考学时	
				理论	实践
	(二)皮肤感染真菌	熟悉	多媒体演示		
	(三)机会致病性真菌	熟悉	讨论 自学		
二十四、病毒的基本性状	(一)病毒的大小与形态	熟悉	理论讲授	1	
	(二)病毒的结构与化学组成	掌握	多媒体演示		
	(三)病毒的增殖		讨论		
	1. 病毒的复制周期	熟悉	自学		
	2. 病毒的异常增殖	熟悉			
	(四)病毒的干扰现象	掌握			
	(五)理化因素对病毒的影响				
	1. 物理因素	熟悉			
	2. 化学因素	熟悉			
	(六)病毒的变异				
	1. 病毒变异的常见类型	了解			
	2. 病毒变异的生物学意义	熟悉			
二十五、病毒的感染与免疫	(一)病毒感染的途径与类型		理论讲授	0.5	
	1. 感染方式与途径	掌握	多媒体演示		
	2. 感染类型	掌握	讨论		
	(二)病毒的致病机制		自学		
	1. 对宿主细胞的致病作用	熟悉			
	2. 免疫病理作用	熟悉			
	3. 导致遗传物质改变	熟悉			
	(三)抗病毒免疫	熟悉			
二十六、病毒感染的检查方法与防治原则	(一)病毒感染的检查方法	了解	理论讲授	0.5	
	(二)病毒感染的防治原则		多媒体演示		
	1. 病毒感染的预防	了解	讨论		
	2. 病毒感染的治疗	熟悉			
二十七、呼吸道病毒	(一)流行性感冒病毒		理论讲授	0.5	
	1. 生物学性状	掌握	多媒体演示		

单元	教学内容	教学要求	教学活动参考	参考学时	
				理论	实践
	2. 致病性与免疫性	掌握	讨论		
	3. 实验室检查	了解	自学		
	4. 防治原则	熟悉			
	(二)麻疹病毒				
	1. 生物学性状	熟悉			
	2. 致病性与免疫性	掌握			
	3. 防治原则	熟悉			
	(三)腮腺炎病毒	了解			
	(四)风疹病毒	熟悉			
	(五)冠状病毒	了解			
二十八、肠道病毒	(一)脊髓灰质炎病毒		理论讲授	0.5	
	1. 生物学性状	了解	多媒体演示		
	2. 致病性与免疫性	了解	讨论		
	3. 实验室检查	了解			
	4. 防治原则	熟悉			
	(二)柯萨奇病毒与埃可病毒	了解			
	(三)轮状病毒	了解			
二十九、肝炎病毒	(一)甲型肝炎病毒		理论讲授	2	
	1. 生物学性状	掌握	多媒体演示		
	2. 致病性与免疫性	掌握	讨论		
	3. 实验室检查	了解	自学		
	4. 防治原则	熟悉			
	(二)乙型肝炎病毒				
	1. 生物学性状	掌握			
	2. 致病性与免疫性	掌握			
	3. 实验室检查	熟悉			
	4. 防治原则	熟悉			
	(三)丙型肝炎病毒	熟悉			
	(四)其他肝炎病毒	了解			
三十、虫媒病毒	(一)流行性乙型脑炎病毒	熟悉	理论讲授	0.5	
	(二)登革病毒与森林脑炎病毒	了解	多媒体演示 讨论 自学		

单元	教学内容	教学要求	教学活动参考	参考学时	
				理论	实践
三十一、疱疹病毒	(一)单纯疱疹病毒	熟悉	理论讲授	0.5	
	(二)水痘-带状疱疹病毒	熟悉	多媒体演示		
	(三)EB 病毒	了解	讨论		
	(四)巨细胞病毒	了解	自学		
三十二、反转录病毒	(一)人类免疫缺陷病毒	掌握	理论讲授	0.5	
	(二)人类嗜 T 细胞病毒	了解	多媒体演示		
			讨论		
三十三、其他病毒及朊粒	(一)出血热病毒	熟悉	理论讲授	0.5	
	(二)狂犬病病毒	熟悉	多媒体演示		
	(三)人乳头瘤病毒	了解	讨论		
	(四)朊粒	了解	自学		
三十四、人体寄生虫概述	(一)寄生现象、寄生虫、宿主及生活史	掌握	理论讲授	2	
	(二)寄生虫与宿主的相互关系	掌握	多媒体演示		
	(三)寄生虫病的流行与防治原则	熟悉	讨论		
	(四)我国寄生虫病防治成就和现状	了解			
三十五、消化道蠕虫	(一)似蚓蛔线虫		理论讲授	3	1
	1. 形态	熟悉	多媒体演示		
	2. 生活史	掌握	讨论		
	3. 致病性	熟悉	自学		
	4. 实验室检查	了解			
	5. 流行与防治	了解			
	(二)十二指肠钩口线虫与美洲板口线虫		理论讲授		
	1. 形态	熟悉	多媒体演示		
	2. 生活史	掌握	讨论		
	3. 致病性	熟悉	自学		
	4. 实验室检查	了解			
	5. 流行与防治	了解			
	(三)蠕形住肠线虫		理论讲授		
	1. 形态	熟悉	多媒体演示		

续表

单元	教学内容	教学要求	教学活动参考	参考学时	
				理论	实践
	2. 生活史	掌握	讨论		
	3. 致病性	熟悉	自学		
	4. 实验室检查	了解			
	5. 流行与防治	了解			
	(四)毛首鞭形线虫		理论讲授		
	1. 形态	熟悉	多媒体演示		
	2. 生活史	掌握	讨论		
	3. 致病性	熟悉	自学		
	4. 实验室检查	了解			
	5. 流行与防治	了解			
	(五)布氏姜片吸虫		理论讲授		
	1. 形态	熟悉	多媒体演示		
	2. 生活史	掌握	讨论		
	3. 致病性	熟悉	自学		
	4. 实验室检查	了解			
	5. 流行与防治	了解			
	(六)链状带绦虫		理论讲授		
	1. 形态	掌握	多媒体演示		
	2. 生活史	掌握	讨论		
	3. 致病性	熟悉	自学		
	4. 实验室检查	了解			
	5. 流行与防治	了解			
	(七)肥胖带绦虫		理论讲授		
	1. 形态	掌握	多媒体演示		
	2. 生活史	掌握	讨论		
	3. 致病性	熟悉	自学		
	4. 实验室检查	了解			
	5. 流行与防治	了解			
	(八)其他消化道蠕虫		理论讲授		
	1. 微小膜壳绦虫	了解	多媒体演示		
	2. 曼氏迭宫绦虫	了解	讨论		
	3. 粪类圆线虫(见于免疫功能低下, 如 AIDS)	了解	自学		

单元	教学内容	教学要求	教学活动参考	参考学时 理论	参考学时 实践
三十六、血液和组织蠕虫	(一)班氏吴策线虫和马来布鲁线虫		理论讲授	2	0.5
	1. 形态	了解	多媒体演示		
	2. 生活史	熟悉	讨论		
	3. 致病性	了解	自学		
	4. 实验室检查	了解			
	5. 流行与防治	了解			
	(二)旋毛形线虫		理论讲授		
	1. 形态	熟悉	多媒体演示		
	2. 生活史	掌握	讨论		
	3. 致病性	熟悉	自学		
	4. 实验室检查	了解			
	5. 流行与防治	了解			
	(三)华支睾吸虫		理论讲授		
	1. 形态	熟悉	多媒体演示		
	2. 生活史	掌握	讨论		
	3. 致病性	熟悉	自学		
	4. 实验室检查	了解			
	5. 流行与防治	了解			
	(四)卫氏并殖吸虫		理论讲授		
	1. 形态	熟悉	多媒体演示		
	2. 生活史	掌握	讨论		
	3. 致病性	熟悉	自学		
	4. 实验室检查	了解			
	5. 流行与防治	了解			
	(五)日本血吸虫		理论讲授		
	1. 形态	熟悉	多媒体演示		
	2. 生活史	掌握	讨论		
	3. 致病性	熟悉	自学		
	4. 实验室检查	了解			
	5. 流行与防治	了解			
	(六)细粒棘球绦虫		理论讲授		

续表

单元	教学内容	教学要求	教学活动参考	参考学时	
				理论	实践
	1. 形态	熟悉	多媒体演示		
	2. 生活史	掌握	讨论		
	3. 致病性	熟悉	自学		
	4. 实验室检查	了解			
	5. 流行与防治	了解			
	(七)其他血液和组织蠕虫				
	1. 广州管圆线虫	了解			
	2. 斯氏狸殖吸虫	了解			
	实验7 医学蠕虫	学会	技能实践(操作与示教、结果与分析)		1
三十七、腔道原虫	(一)溶组织内阿米巴		理论讲授		
	1. 形态	熟悉	多媒体演示		
	2. 生活史	掌握	讨论		
	3. 致病性	熟悉	自学		
	4. 实验室检查	了解			
	5. 流行与防治	了解			
	(二)蓝氏贾第鞭毛虫		理论讲授		
	1. 形态	熟悉	多媒体演示		
	2. 生活史	掌握	讨论		
	3. 致病性	熟悉	自学		
	4. 实验室检查	了解			
	5. 流行与防治	了解			
	(三)阴道毛滴虫		理论讲授		
	1. 形态	熟悉	多媒体演示		
	2. 生活史	掌握	讨论		
	3. 致病性	熟悉	自学		
	4. 实验室检查	了解			
	5. 流行与防治	了解			
	(四)其他机会致病原虫		理论讲授		
	1. 隐孢子虫	熟悉	多媒体演示		
	2. 刚地弓形虫	熟悉	讨论自学		

续表

单元	教学内容	教学要求	教学活动参考	参考学时 理论	参考学时 实践
三十八、血液和组织原虫	(一)疟原虫		理论讲授	1	1
	1. 形态	熟悉	多媒体演示		
	2. 生活史	掌握	讨论		
	3. 致病性	熟悉	自学		
	4. 实验室检查	了解			
	5. 流行与防治	了解			
	(二)杜氏利什曼原虫		理论讲授		
	1. 形态	熟悉	多媒体演示		
	2. 生活史	掌握	讨论		
	3. 致病性	熟悉	自学		
	4. 实验室检查	了解			
	5. 流行与防治	了解			
三十九、医学节肢动物	(一)概述		理论讲授	2	1
	1. 医学节肢动物的主要特征及分类	熟悉	多媒体演示		
	2. 医学节肢动物的生态与变态	熟悉	讨论		
	3. 医学节肢动物对人体的危害	熟悉	自学		
	4. 病媒节肢动物的判断	了解			
	5. 医学节肢动物的防制原则	了解			
	(二)常见医学节肢动物	熟悉			
	实验8 医学原虫、医学节肢动物	学会	技能实践(操作与示教、结果与分析)		

备注:教学活动参考内容包括理论讲授、多媒体演示、讨论及自学,老师可根据学生情况、章节难易程度,因材施教、灵活采用。

五、大 纲 说 明

(一) 学时说明

本教学大纲为五年一贯制护理专业教学使用。课程总学时为 72 学时,其中理论教学 56 学时,实践教学 16 学时。

(二) 教学要求解释

理论授课的教学要求分为掌握、熟悉和了解三个层次。"掌握"是指学生对所学的知识熟练应用,能综合分析和解决临床护理工作的实际问题;"熟悉"是指学生对所学的知识基本掌握;"了解"是指学生对学过的知识点能记忆和理解。实践的教学要求分为熟练掌握和学会两个层次。"熟练掌握"是指学生能独立、正确、规范地完成所学的技能操作,并能熟练应用;"学会"是指学生能基本完成操作技能,会应用所学技能。

(三) 教学建议

1. 开课时间——承上启下 本课程开课时间,宜在学完人体结构学(解剖学、组织胚胎学)等课程后开始,为后续课程奠定必备的知识、理论与技能。

2. 内容顺序——循序渐进 本课程由医学微生物、人体寄生虫及免疫学基础三部分组成。由于医学微生物、人体寄生虫内容(致病性、免疫性、诊断、防治等)均涉及免疫学基础,有其内在的连贯性和衔接性,相互渗透,且有规律可循,故教学讲授顺序可拟定为免疫学基础、医学微生物、人体寄生虫。考虑到毕业生的知识结构、文化层次、学习能力等条件,遵循先易后难的原则,以利教师教、学生学。在制订学期授课计划的顺序时,亦可考虑为医学微生物、人体寄生虫、免疫学基础或医学微生物学总论、免疫学基础、微生物各论、人体寄生虫。总之,以学生为主体,学生易懂易学为原则。

3. 内容取舍——求真务实 由于该课为医学基础课,又是传染病、预防医学的桥梁课。传染病有地方性特点,因此,部分内容(认知、能力)要求及教学内容(含实验课)的取舍,可因地制宜,因条件、生源而定(可作为选修课,在制订授课计划时,作为机动)。免疫学基础、医学微生物学总论基本知识(11~16章)、病毒概述(24~26章)、人体寄生虫概述及常见病原生物等必须严守大纲。

4. 教学理念——与时俱进 针对专业,密切联系工作实际,突出能力导向,引导学生联想、思考与分析:理论与实践、知识与应用、学习与工作、延伸与拓展。

5. 教学方法——实用有效 以学生为主体,因材施教、扬长避短。本课程属医学基础课,其主要内容为形态学范畴,故在教学过程中多采用实物标本、教具、多媒体等,力求内容直观、生动,效果事半功倍。深化职业(专业)能力导向主题,以启发式、问题式及讨论式等有机的结合进行教学活动。

6. 成绩评估——客观科学 采用课堂提问、平时作业、实验操作、实验报告、学习态度、阶段测验及期末考试等综合评定。各项成绩考核标准、分数权重,根据学生情况、教学条件等学校自行拟定。

(许正敏)

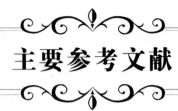

主要参考文献

1. 许正敏. 病原生物与免疫学基础. 北京：人民卫生出版社,2004.

2. 何维. 医学免疫学. 北京：人民卫生出版社,2005.

3. 金伯泉. 医学免疫学. 第 5 版. 北京：人民卫生出版社,2009.

4. 沈关心. 医学免疫学. 第 2 版. 北京：人民卫生出版社,2007.

5. 贾文祥. 医学微生物学. 北京：人民卫生出版社,2005.

6. 李凡,刘晶星. 医学微生物学. 第 7 版. 北京：人民卫生出版社,2008.

7. 许正敏,杨朝晖. 病原生物与免疫学. 第 2 版. 北京：人民卫生出版社,2010.

8. 刘辉. 免疫学检验. 第 3 版. 北京：人民卫生出版社,2010.

9. 肖纯凌,赵富玺. 病原生物学与免疫学. 第 6 版. 北京：人民卫生出版社,2009.

10. 詹希美. 人体寄生虫学. 北京：人民卫生出版社,2005.

11. 李雍龙. 人体寄生虫学. 第 7 版. 北京：人民卫生出版社,2008.

12. 刘荣臻. 病原生物与免疫学. 第 2 版. 北京：人民卫生出版社,2006.

中英文名词对照索引

（卢恩昌）

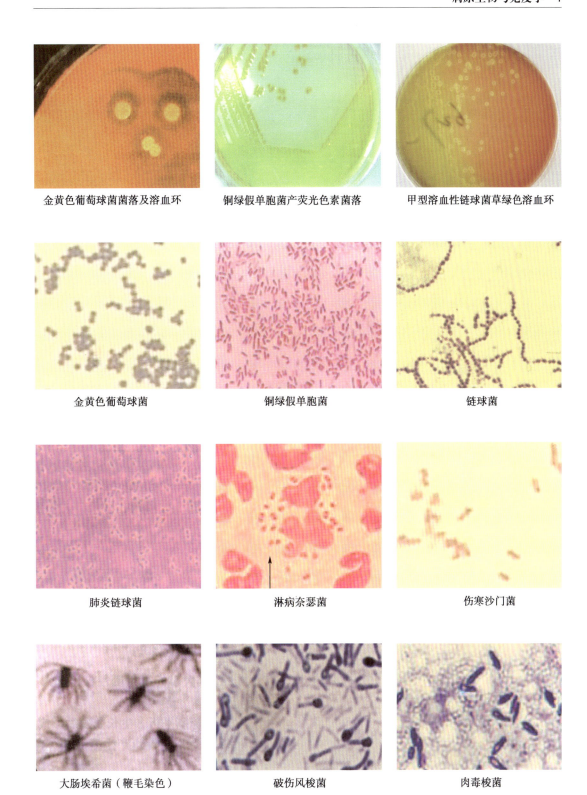

金黄色葡萄球菌菌落及溶血环　　铜绿假单胞菌产荧光色素菌落　　甲型溶血性链球菌草绿色溶血环

金黄色葡萄球菌　　铜绿假单胞菌　　链球菌

肺炎链球菌　　淋病奈瑟菌　　伤寒沙门菌

大肠埃希菌（鞭毛染色）　　破伤风梭菌　　肉毒梭菌

彩图Ⅰ　医学微生物（细菌）

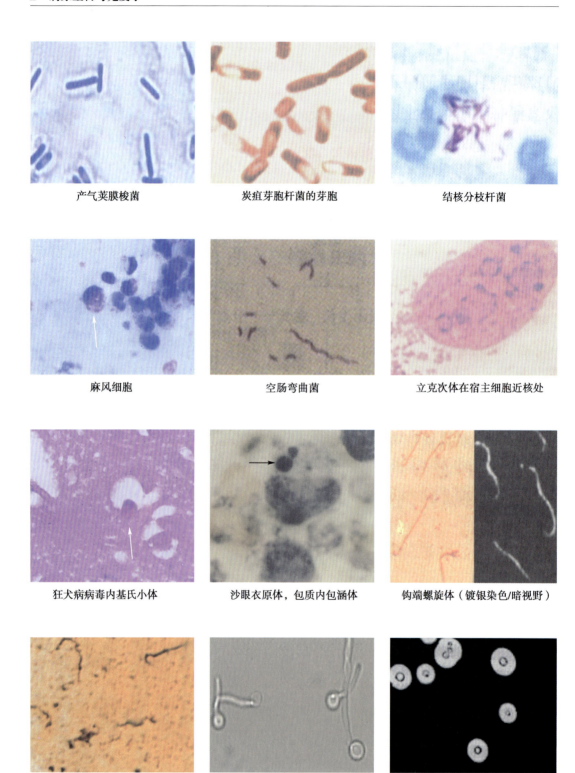

产气荚膜梭菌

炭疽芽胞杆菌的芽胞

结核分枝杆菌

麻风细胞

空肠弯曲菌

立克次体在宿主细胞近核处

狂犬病病毒内基氏小体

沙眼衣原体，包质内包涵体

钩端螺旋体（镀银染色/暗视野）

梅毒螺旋体（镀银染色）

白假丝酵母菌芽管

新生隐球菌（墨汁负染色）

彩图Ⅱ 医学微生物（细菌、立克次体、螺旋体、真菌）

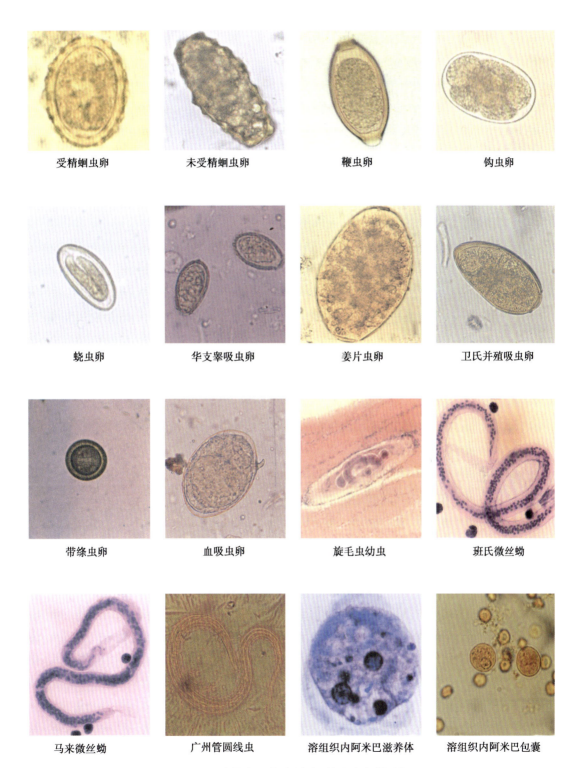

受精蛔虫卵	未受精蛔虫卵	鞭虫卵	钩虫卵
蛲虫卵	华支睾吸虫卵	姜片虫卵	卫氏并殖吸虫卵
带绦虫卵	血吸虫卵	旋毛虫幼虫	班氏微丝蚴
马来微丝蚴	广州管圆线虫	溶组织内阿米巴滋养体	溶组织内阿米巴包囊

彩图Ⅲ　人体寄生虫(蠕虫卵、幼虫及腔道原虫)

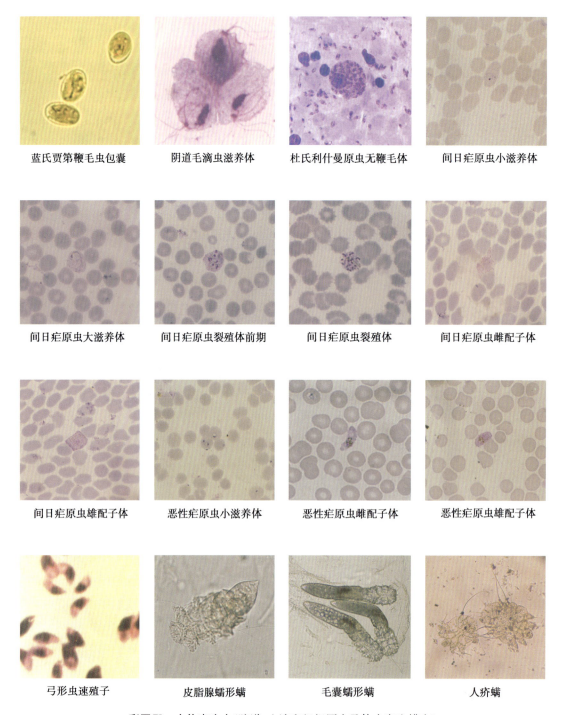

蓝氏贾第鞭毛虫包囊 　　阴道毛滴虫滋养体 　　杜氏利什曼原虫无鞭毛体 　　间日疟原虫小滋养体

间日疟原虫大滋养体 　　间日疟原虫裂殖体前期 　　间日疟原虫裂殖体 　　间日疟原虫雌配子体

间日疟原虫雄配子体 　　恶性疟原虫小滋养体 　　恶性疟原虫雌配子体 　　恶性疟原虫雄配子体

弓形虫速殖子 　　皮脂腺蠕形螨 　　毛囊蠕形螨 　　人疥螨

彩图 Ⅳ 　人体寄生虫（腔道、血液和组织原虫及体内寄生螨虫）